Versuch
einer
Kritik der Echtheit
der
Paracelsischen Schriften

von

Karl Sudhoff

II. Theil

Paracelsische Handschriften

I. Hälfte

Berlin

Druck und Verlag von Georg Reimer

1898

Paracelsus-Handschriften

gesammelt und besprochen

von

Karl Sudhoff

I. Hälfte

Berlin
Druck und Verlag von Georg Reimer
1898

Einleitung.

Als ich mich vor fünfzehn Jahren auf die Suche nach Handschriften Hohenheim'scher Werke begab, war mein Trachten durchaus nicht darauf gerichtet, unbekannte, im Druck noch nicht erschienene Schriften des Paracelsus aufzustöbern. Im Gegentheil, des gedruckt unter seinem Namen Vorhandenen schien mir mehr als zuviel: die Handschriftensuche wurde aus kritischen Rücksichten unternommen. Ich hoffte, echte Originalhandschriften aufzufinden und an der Hand der mir bekannt gewordenen Schriftzüge und durch andere von seiten der Handschriften gewonnene Anhaltspunkte das grosse vorhandene Material zu sichten und in engeren Grenzen als echt nachweisen zu können.

Doch es erging mir ganz anders! Neue und immer neue Schriften unter Hohenheim's Namen tauchten auf, sodass es mir manchmal bange wurde um den Erfolg, bange vor der Unmöglichkeit einer endlichen Sichtung des immer mehr anschwellenden Stoffes.

Jeder neuen Schrift stand ich durchaus skeptisch gegenüber; nur mühsam rang sich bei einzelnen Schriften und ganzen Schriftengruppen nach und nach der Gedanke durch, dass man es bei denselben doch wohl mit echten Entwürfen Hohenheim'schen Geistes zu thun habe. Doch davon später! — — Als ich daran ging, mich nach Handschriften umzusehen, gab mir die Richtung des Forschens zunächst eine Stelle in Huser's Vorrede an den Leser im ersten Bande der Baseler Quartausgabe, wo er über die Quellen berichtet, aus welchen er seine „Autographa und andere Manuscripta“ geschöpft hat. Die Stelle ist im I. Theile dieses Werkes S. 373 zum Abdruck gebracht. Ich bin auf den Spuren aller dieser Darleiher gewandelt, aber in allen Fällen waren meine Nachfragen und Nachforschungen vergebens; nirgends ein positives Ergebniss. Nur in wenigen Fällen sind mir handschriftliche Spuren der von Huser genannten Handschriften begegnet, aber auch in diesen anfangs scheinbar positiven Fällen führte das Weiterbeschreiten der gefundenen Fährte immer in die Irre oder die Fussspur war plötzlich völlig verschwunden. Doch bieten wenigstens zwei dieser Irrfahrten nach Paracelsusmanuscripten erhebliches Interesse und theilweise Ergebnisse, die nicht ganz gering zu schätzen sind.

Besprechen wir zunächst die Resultate unserer Nachforschungen über

die Paracelsushandschriften in Neuburg an der Donau.

Sie waren zu Huser's Zeiten im Besitze des Bayernherzogs Philipp Ludwig Pfalzgrafen bei Rhein (* 1547, † 1614, regierte seit 1569).

Dass sich auf der Pfalzgräflichen Bibliothek zu Neuburg an der Donau Paracelsische Handschriften befanden, war in den Kreisen der Verehrer Hohenheim's schon in den sechziger Jahren des 16. Jahrhunderts bekannt. Der Hüter dieser Handschriften war Johann Kilian „fürstlicher Renntschreiber“ und „Chemicus“, der mir schon 1545 als Neuburger Drucker begegnet ist. Pfalzgraf Ottheinrich (* 1502, † 1559, regierte seit 1556) hatte ihm diese und andere philosophisch-alchemistische Handschriften für „sein lebenlang bey handen zu behalten und zu seinem nutz zu brauchen verordnet“[1]). Noch zu Ende des 16. Jahrhunderts berichtet der Augsburger Arzt Dr. Karl Widemann, den wir als fleissigen Sammler und Abschreiber Paracelsischer Manuscripte noch kennen lernen werden, von diesen Neuburger handschriftlichen Schätzen und ihrem Hüter: „Der Bibliothecarius haist Johann Kilian ain alter Mann“ (vgl. unsere Handschrift No. 98 Blatt 40). Durch seine Beziehungen zu Hans Kilian kam Georg Fedro von Rodach wohl besonders in den Geruch des literarischen Diebstahls an Hohenheim. Er hatte dem Kilian seine „Aquila coelestis siue correcta hydrargyri praecipitatio“ gewidmet und in der Vorrede berichtet, dass dieser ihm „librarios Othenrici Electoris thesauros aperuit“ und Kilian hatte zu Fedro's „Chirurgia minor“ ein deutsches Preislied auf die Trias Medicin—Chemie —Magie in kurzen Reimpaaren geliefert „Neopyrgi ad Danubium

[1]) Auf Bl. 18a des gleich zu besprechenden Münchener Aktes schreibt Pfalzgraf Philipp Ludwig, dass diese „Theophrastische Bücher“ an ihn selbst „erblich gelangt“ und seinem Diener, dem Hans Kilian „uff sein leybslebenlang verschrieben“ seien. Vielleicht waren sie theilweise aus dem Nachlass des Pfalzgrafen bei Rhein und Herzog in Bayern Ernst, der 1540—1554 Erzbischof in Salzburg war, in Neuburger Besitz gelangt. Jedenfalls ist das Interesse der Bayernherzöge und Pfalzgrafen Ernst, Ottheinrich, Philipp Ludwig, Ernst und Johann Wilhelm für Hohenheim und seine Werke beachtenswerth.

IX. Sept. Anni M.D.LXII". (Vergl. meine Paracelsistenbibliographie, Centralbl. für Bibliothekswesen X. Jahrg. S. 320f. und Theil I dieses Werkes unter Fedro).

Heute befindet sich nichts Handschriftliches mehr in Neuburg an der Donau, was Paracelsus beträfe. Doch wurde mir von dort der Weg zu einem wichtigen Neuburger Aktenstücke gewiesen, das auf dem Königlichen allgemeinen Reichsarchiv in München lagert. Schon vor langen Jahren wurden mir durch die gütige Vermittelung der königlichen Reichsarchivverwaltung in München eingehende Mittheilungen darüber und theilweise Abschriften übersendet. Im letzten Jahre habe ich selbst durch ein ganz einzig dastehendes Entgegenkommen des Herrn Archivdirectors Freiherrn von Oefele das betreffende Actenheft auf dem Reichsarchiv einsehen können zu einer Zeit als das Archiv für die Benutzung geschlossen war. Dem hochverehrten Herrn sei auch hier noch mein ganz besonderer Dank ausgesprochen.

Der Aktenband trägt die Bezeichnung **„Pfalz-Neuburg A. VIII. No. 5"** und enthält auf 94 Blättern in 46 Nummern „Acta, die in Neuburg verwahrten Manuscripte der philosophisch-medicinischen Werke des Theophrastus Paracelsus, deren Verleihung an Erzbischof Ernst von Köln u. A. betreffend, 1585—1694".

Auf Blatt 11 und 12 dieser Akten finden wir eine Uebersicht über das ganze in Neuburg verwahrte handschriftliche Material an philosophisch-alchemistischen Werken, welche kurz vor 1590 angefertigt wurde.

> „Summa et signa aller Philosophischen Alchimeybücher, so weiland Pfalzgraf Ottheinrich Churfürst etc. Hansen Kilian sein lebenlang bey handen zubehalten und zubrauchen Verordnet und zuegestellt hat mit der Condition, — dass Er Sy also verwaren well, damit Sy seiner Churfürstlichen gnaden successor des fürstenthumbs Neuburg Mein gnädiger herr Herzog Philipps Ludwig Pfalzgraf etc. daselbs nach sein kilians todt alle bei einander finden und zu seiner fürstlichen gnaden handen nemen mög ...."

Es werden verzeichnet:

39 Bände in Folio, signirt A—Q_1

64 Bände in Quarto, signirt AA—SS_2

33 Bände in Octavo, signirt AAA—GGG_1 (PPP wird 4mal gesetzt)

5 Bände in Sedecimo, signirt AAAA—EEEE

also in Summa 141 Bände. Es wird gleichzeitig bemerkt, dass 104 dieser Bücher in drei Truhen verpackt für Herzog Ernst von Bayern, Kurfürst und Erzbischof von Köln, der sie abschreiben zu lassen wünschte und nach Jahresfrist wieder zurückzuliefern versprach, nach Augsburg „zum Lindenmair Burgern und Gastgeber" geschickt worden seien, wo sie der „Schreiber“ des Kurfürsten in Empfang nahm; 6 Bände (KK. LL. QQ. PP_1. FF_2. PPP) habe er selbst (Kilian) dem Erzbischof Ernst zu Freising und zwei weitere (BB_1 und QQ_1) in Neuburg selber übergeben; mithin waren an Erzbischof Ernst im ganzen 112 Bände verliehen worden. Zwei weitere Bände befanden sich damals in Heidelberg (G und II_1) und 28 waren noch zu Neuburg „im schneckhen stüblen“ verblieben, was alles im einzelnen mit den Signaturen belegt wird, die freilich bei dem Rest im Schneckenstüblein nur 22 Nummern ergeben.

Ueber die 104 zuerst genannten Bände, welche Erzbischof Ernst von Köln (1585) entliehen hatte, wird vom 13. Oktober 1595 — 12. September 1607 eine weitläufige Correspondenz geführt zwischen Neuburg und dem Erzbischof. Meistens wird da von „ettlichen Philosophischen Alchimey Büchern“ gesprochen; in zwei Schreiben heisst es „Theophrastische und andere Philosophische Bücher“; im Concept des ersten Schreibens dagegen sind die Worte „unndt andere des Theophrasti Paracelsi“ ausgestrichen. Ob also und wieviele Paracelsushandschriften sich darunter befanden, lässt sich nicht mehr sagen. Der Kurfürst theilt gelegentlich mit, dass er die Bücher „binnen unnser Statt Lüttich under unsern dergleichen noch mehrern stehen habe“ und verspricht zuletzt, sie nach Frankfurt am Main in die verabredete Herberge zur Gerste zu schicken, was niemals geschehen zu sein scheint. Der Bevollmächtigte des Pfalzgrafen hatte in Frankfurt vom 11. September bis 20. October 1607 vergeblich auf den Gesandten des Erzbischofs gewartet. Ich habe auch in Lüttich Nachforschungen angestellt, welche keinerlei Erfolg hatten; auch Prof. le Paige an der dortigen Universität, der sich eingehend mit Erzbischof Ernst beschäftigt hat, vermochte keine Spur von diesen Handschriften zu finden. Mit dem 12. September 1607, dem Datum des letzten Schreibens des Kurfürsten aus Schloss Arnsberg, ist jede Spur von diesen 104 Handschriften erloschen; sie scheinen völlig untergegangen zu sein.

Fast hundert Jahre weiter lässt sich der Rest der 141 Neuburger Handschriften verfolgen. Am 9. Juni 1688 wurde die oben genannte „Summa et signa aller Philosophischen Alchimeybücher“ und das Verzeichniss der an Erzbischof Ernst geliehenen Bücher an „Ihre Churfürstliche Durchlaucht nacher Heidelberg“ gesendet und als am 6. Januar 1694 Johann Wilhelm Kurfürst und Pfalzgraf bei Rhein, Herzog zu Jülich, Cleve und Berg (* 1658 † 1716, reg. seit 1690) von Düsseldorf aus an den Kurfürstlichen Hofrath zu Neuburg den Befehl ergehen liess „Ihr sollet die von dem Theophrasto in unserem darobigen Archiv befindliche Manuscripta alsbald hiehero sicher abschicken“ (Bl. 85), wurden von dem Archivar Bader laut Bericht vom 21. Januar 1694 im Neuburger Archiv noch „solche inn .37. libellen bestehende manuscripta“ vorgefunden und nach Düsseldorf geschickt, wo über den Verbleib derselben nichts mehr zu erfahren war; auch die Akten Kurfürst Johann Wilhelm's in Mannheim und München sollen nichts darüber ergeben.

Ueber einen Theil dieser 37 Manuscripte enthält aber das Aktenheft noch wichtige Mittheilungen aus früherer Zeit, zunächst über die 6 Bände, welche Hans Kilian persönlich dem Kurfürsten Ernst in Freising übergeben hatte. Dies geschah am 3. Mai 1585. Der Kurfürst hat dieselben „Doctor Johannj Huser zu grossen Glochaw in Slesien, Medico .. gerecht in den Druckh zu bringen alsbald zuegestellt“. Das Verzeichniss dieser 6 Handschriften mit genauer Inhaltsangabe ist noch vorhanden; es lautet [Bl. 5 und 6]:

Theophrastische bücher seiner Handschrift,
den 2. May A°. 85 mit mir gein Freising genomen.

In philosophia.

[IX, 45]	De Nymphis, Sylvanis, Pygmeis et Salamandris	12 bletter.
IX, 27]	De generatione stultorum	8 bletter.
[IX, 162]	De inventione artium	10 bletter.
[Th. I No. 86 S. 48]	De sensu et instrumentis	7 bletter.
[IX, 1]	De lunaticis	10 bletter.
[Th. II No. 83 u. 88]	De generatione et Corruptione Regnorum	8 bletter.
[IX, 111]	De Mala et bona fortuna	8 bletter.
[IX, 79]	De arte presagia [!]	11 bletter.
[IX, 263]	De demoniacis et obsessis	10 bletter.
[I, 67]	Opus paramirum	48 bletter.
[Th. I No. 86]	De tempore laboris et requiei	8 bletter.
[Th. II No. 88 Bl. 413 f.]	De virtute humana	8 bletter.
[IX, 280]	De sanguine ultra mortem	5 bletter.
[IX, 311]	De homunculis	4 bletter.
[?]	De incantationibus	13 bletter.
	Originale fragmentorum, prognosticationum et aliorum librorum	34 bletter.
[Th. II No. 95 Bl. 127]	Sermo Ob der weltlich gewalt über das blut zurichten hab	6 bletter
[IX, 321]	De animalibus ex Sodomia	4 bletter

In Medicina.

[IV, 118—207] De podagricis et aliis decem morbis

Nemlich

[IV, 118]	von der wassersucht	
[IV, 125]	vom Schwinen oder schwindsucht aridura und hectica	
[IV, 132]	von farbsuchten i. e. geelsucht	
[IV, 147]	vom Slag	
[IV, 155]	von der Daubsucht oder unsynnigkeit	
[IV, 165]	von Würmen	
[IV, 173]	vom Stullauf i. e. Rot Ruer	
[IV, 181]	vom Podagra, Zipperlen und andern seinen speciebus	
[IV, 190]	von der fallenden sucht	
[IV, 200]	vom kalten wehe oder fieber	
[IV, 138]	von der Colica	
	Alles 101 bletter	
	Sambt allerley fragmenten zur Artzney gehorig 102 stuckh und stücklin.	
[IV, 367]	von hinfallenden Siechtagen der Muetter, so allein den frauen anhangt	38 bletter
[Chir. Fol.°, 402]	von offnung der haut und Irer naturlicher verletzung	17 bletter
[V, 151]	De morbis ex incantationibus, impressionibus inferioribus	folia 15.

Ex fragmentis Theophrasti

[V, 151]	1. Zu den unsichtbaren kranckheiten
[V, 154]	2. De desperatis morbis
[V, 157]	3. De morbis somnii
[IX, 275 (?)]	4. Aliud frag. de somniis
	Alles in 4to 20 bletter

Diese bücher alle hab Ich am Erchtag nach Jubilate A°. 85 Meinem gnedigsten herrn dem Churfürsten zu Cölen duch Doctor Johann Huserum Medicum Glogaviesem von seiner Churf. gnaden wegen empfangen zu Freising geliefert, dergestalt, wann Sy von Neuem gerecht zudruckhen gebraucht worden sind, das Sy alsdann Meinem gnedigen fürsten und hern herzog philipps ludwigen Pfalzgrafen etc. an Abgang und an schaden unverzüglich wider gein Neuburg gelifert werden sollen.

(Wo sich die angeführten Schriften in der Huser'schen Quartausgabe finden, habe ich mit Band- und Seitenzahl an den Rand gesetzt, ebenso den Verweis auf Theil I und II dieses Werkes bei den von Huser nicht aufgenommenen Abhandlungen.)

Auf Anregung Hans Kilian's mahnte Pfalzgraf Philipp Ludwig

den Kölner Kurfürsten Ernst von Bayern am 24. August 1588 um Rücksendung dieser Handschriften [Bl. 18], welche denn auch laut einem im Original vorhandenen Begleitbriefe Huser's [Bl. 20] aus Frankfurt am Main vom 6. April 1589 bald stattfand. Gleichzeitig sendet Huser die 3 ersten Bände seiner Baseler Quartausgabe an den Pfalzgrafen mit „ettlichen Küchlin unserer teütschen Terra sigillata so in Schlesien gefunden wirdt . . . wider gifft, pestilentzische fieber, rotten wehe etc.“[1]). Aus einem weiteren Briefe Huser's ist zu ersehen, dass bis zum 25. April 1590 fünf Bände der Baseler Quartausgabe erschienen waren.

Doch Huser hatte ausser den in dem eben abgedruckten Verzeichniss genannten noch andere Paracelsusmanuscripte aus Neuburg benutzt. Er hat seinen Famulus Paulus Linckh „mit einem schreiben, deß datum Strigaw in Slesien, den 28. Augusti Anno 86“ nach Neuburg gesendet, um, wie Hans Kilian berichtet [Bl. 1], „nach ettlichen Defecten, die Er, damit des theuren Manns Theophrasti Büeher, souil menschlich und müglich, Correct und gantz in publicum kommen möchten, under andern, noch bey meinen Hannden habenden Büchern, Sy seyen Theologisch oder nit, sich umbsehen . . . unnd von Ime, was Er vermaint zum werckh dinstlich, aufgeclaubt, und doch damals nit mit sich genomen, sonnder bis Er an seiner wider Haim Rais in Slesien, hieher komb, bey mir gelassen . .“ Eine Erklärung Paul Linck's über die von ihm ausgesuchten Manuscripte ist noch abschriftlich vorhanden, sie lautet [Bl. 15/16]:

> Nachdem ich Paulus Linckh von Zeitz Philosophiae et Medicinae studiosus von dem Ernvessten und hochgelarten heren Iohanne Husero Medico zu grossen Glogaw in Slesien, meinem geliebten herren und Preceptore, gegen Neuburg an der Thonaw bin verschickht und von Ime mir ist bevolhen worden, Mich in des treffenlichsten Philosophi und Medici Theophrasti Paracelsi handschriften (welche der Ehrenvesste und wolgeachte herr Iohann Kilian etc. under seinen hannden) zu ersehen, Ob ettwo noch ettliche Tractaten zum Buch Philosophiae magnae gehörig unnder denselben Theophrastischen Autographis zufinden, damit Sy sambt andern Theophrastischen büchern, welche obgedachtem meinem herren etc. Ioh. Husero zu Freising seind überlifert worden, mochten in truckh verfertigt und publicirt werden.

[1]) Diese Striegauer Siegelerde war von Huser's Lehrer Joh. Scultetus vom Berg gen. Montanus (* 1531 zu Striegau, † 1604) entdeckt und beschrieben worden; es werden eine Nürnberger Ausgabe seiner Schrift über die Terra sigillata erwähnt von 1585 und eine Baseler von 1597, beide in 4°; mir kamen sie noch nicht vor Augen.

Also bin Ich diesem bevelch mit müglichem Vleis nachgegangen, Mich darinnen ersehen und unnder denselbigen dise vier volgende Tractat zum buch Philosophiae magnae gehörig ligend befunden: [Aus dem andern büntl][1])

[IX, 187] 1. De votis alienis . . . . 8 bletter
[IX, 225] 2. De superstitionibus et ceremoniis . . . . . 6 bletter
[IX, 208] 3. De Auctoritate etc. sanctorum . . . . 6 bletter
[IX, 293] 4. De animabus hominum post mortem apparentibus 4 bletter

Dessgleichen 7 und ein halbs andere bletter[2]), die Medicin und Philosophey betreffend. [Aus dem dritten büntl][1])

Solche vier Tractat sambt den $7^1/_2$ blettern sind mir auf mein bittlichs ersuchen im namen meins herrn von gedachtem herrn Iohann Kilian zuleßen geben worden und Sy auf die wider anher Reis abzuschreiben bey Ime verlassen.

Belangend aber die Theophrastischen Autographa (welche Doctori Iohann Wintern von Andernach zu Strassburg seligen gelihen worden) So diselbigen zu meines herren oder meinen hannden kommen wurden, Promittir ich hiemit, das diselben neben andern zu Freising empfangenen büchern, dem herren Ioh. Kiliano gegen Neuburg zu seinen handen sollen zugestellt werden Entweders durch uns selbs Oder mit eignen gewißen boten, Datum Neuburg an der Thonaw den 9. Octobris im 1586ten Jar.

Paulus Linck Zicensis
Philosophiae et Medicinae
studiosus.

Wann Linck die genannten 4 Bücher und $7^1/_2$ Blätter mit nach Schlesien nahm, oder ob er sie in Neuburg später abgeschrieben hat, geht aus den Akten nicht hervor, wohl aber ist aus dem „Catalogus" des 9. Bandes der Huser'schen Baseler Quartausgabe ersichtlich, dass sie für die Textgestaltung benutzt sind; denn Huser bemerkt bei allen 4 Abhandlungen ausdrücklich, dass er das Autogramm Hohenheim's [in Neuburg!] seinem Text zu grunde gelegt hat.

Beachtung verdient auch der Hinweis Linck's auf die „Theophrastischen Autographa", welche Dr. Johann Winter von Andernach zu Strassburg bei seinen Lebzeiten aus Neuburg a. D. entliehen hatte.

Günther von Andernach (1487—1574) nimmt in dem Kampfe der Galenisten und Paracelsisten in der Mitte des 16. Jahrhunderts eine

---

[1]) Originalnotiz Kilian's bei einer Aufzählung derselben Schriften auf Blatt 17.
[2]) „ein stuckh eines blats" ebenfalls auf Blatt 17.

vermittelnde Stellung ein und wird in der Geschichte der Medicin als „Conciliator" geführt. wenn auch in Kleinwächter's Artikel im Biogr. Lexikon der Aerzte II, 678f davon nichts zu merken ist[1]). Dass sich Günther über die Lehrmeinungen Hohenheim's auch noch über das gedruckt Erschienene hinaus zu unterrichten trachtete, geht aus der hier beurkundeten Entlehnung von Handschriften des Einsidler Genius deutlich hervor.

Wie eine von Pfalzgraf Philipp Ludwig für Huser und Linck ausgestellte Vollmacht zur Erkundung und Rückforderung dieser in Verlust gerathenen Neuburger Handschriften mittheilt (ausgestellt zu Neuburg an der Donau am 7. October 1586), hatte Philipp Ludwig's Vater Pfalzgraf Wolfgang (* 1526, † 1569) aus der Zweibrücker Linie, 1559 in Neuburg zur Herrschaft gelangt, von den Büchern, die von seinem Vorgänger Otto Heinrich dem Hans Kilian anvertraut waren, dem Doctor Günther von Andernach geliehen [Bl. 13 und 14]:

> Acht bücher sein Theophrasti hanndtschrifft: das erst De morbo Caduco vel de caducis, das annder De podagricis, das dritt vonn der Bergsucht, das vierdt Sermo date Caesarj, das fünfft de Peste, das Sechst vonn den unsichtbaren Kranckheiten, das Sibendt de vera influentia unnd das Acht de morborum origine etc.

Diese Handschriften auszukundschaften ist Paul Linck von Neuburg weiter gereist, scheint aber bei seinen Nachforschungen keinen Erfolg gehabt zu haben; wenigstens sind alle hier genannten Schriften in der Huser'schen Sammelausgabe nach Niederschriften anderer gedruckt, keine nach Theophrasti Handschrift, in welcher sie Günther entlehnt haben soll.

Eine eigenhändige Notiz Kilian's auf Blatt 17 a besagt Folgendes:

> Thobias Creulin von Giengen der Arznei Doctor überschickt sub dato den 6. Augusti Ao. etc. 78 aus Augsburg nachvolgende Theophrastische bücher, so er seinem vermelden nach im legato von Doctor Andernach seeligen empfangen:
>
> 1. De peste

---

[1]) Ausschlaggebend für Günther von Andernach's Stellung zur Paracelsischen Medicin sind seine Darlegungen in dem 2. Dialog des 2. Theiles (Commentarius) des gewaltigen Folianten von mehr als 1670 Seiten, der sich „De medicina veteri et nova tum cognoscenda tum faciunda" betitelt und 1571 bei Henricpeter in Basel erschienen ist. Hérissant übergeht dies vollkommen in seiner eingehenden Inhaltsangabe dieses Werkes in dem „Catalogue raisonné des ouvrages de J. Gonthier" p. 68—70, welcher seinem „Éloge historique de J. Gonthier D'Andernach", Paris 1765. 8⁰ (XX + 88 SS.) angehängt ist.

2. De morbo caduco.
3. Von der Bergsucht.
4. De causis et origine morborum.
5. De sensu et instrumentis.
6. Ettliche fragmenta.

Die vier ersten der hier genannten „Bücher“ (Handschriften) sind mit den Nummern 5, 1, 3 und 8 des obigen Vezeichnisses zweifellos identisch; sind sie thatsächlich nach Neuburg zurückgeliefert worden, so erweckt die Jahrzahl 1578 Erstaunen. Man fühlt sich versucht 1587 oder 1588 zu setzen; doch folgt direct nachher auf demselben Blatte die Notiz, dass Paul Linck am 9. October 1586 die 4 Tractate zur Philosophia Magna ausgesucht habe. Verwunderlich ist auch, dass Kilian von diesen an Günther von Andernach geliehenen Handschriften in dem Hauptverzeichniss der 141 Neuburger Handschriften („Summa et signa“ s. oben), wo doch alles Entlehnte mit aufgeführt ist, kein Wort sagt und dass er sie in einer Eingabe vom Sommer 1588 an Philipp Ludwig [Bl. 1b] noch als ausständig nennt. Sollte er die Rückkehr dieser Handschriften Linck und Huser verheimlicht haben?? — — —

Als Johann Huser seine Sammelausgabe mit Unterstützung Kurfürsts Ernst von Köln vorbereitete, wollte er sich auf die philosophischen, medicinischen und chirurgischen Schriften beschränken; die Theologie schloss er von der Veröffentlichung aus. So spricht auch unser Aktenheft Bl. 13a von dem „vorhabenden nutzlichen unnd löblichen gutten werckh, alle deß theuren Philosophi unnd Medicj Theophrastj Paracelsj bücher in Philosophia et medicina gerecht in den truckh zubringen“. Dass sich aber bei Huser, der wie sein Lehrmeister Joh. Montanus gut katholisch war, das Bestreben Hohenheim's Schriften kennen zu lernen, auch auf die Theologie erstreckte, haben wir oben schon in seiner Instruction an Linck kennen gelernt, in der es ausdrücklich heisst „sie seien theologisch oder nicht.“ Dass dies Interesse für die Theologie des Paracelsus später noch zunahm, dafür bietet uns das Neuburger Aktenheft noch einen wichtigen Beleg.

Als seine Sammelausgabe schon drei Jahre lang erschienen war, bezw. der Druck der Chirurgica schon 3 Jahre stockte, war Huser im October 1594 nochmals in Neuburg a. D. und entlehnte von dort eine ganze Reihe rein theologischer Abhandlungen. Das Aktenstück über diese Entlehnung ist noch abschriftlich vorhanden und lautet (Bl. 30 u. 31):

Theophrasti paracelsi Tractatus
sua manu scripti e 2do fasciculo.

Prologus in vitam beatam . . . . $7\frac{1}{2}$ bletter

De summo et aeterno bono	$7^{1}/_{2}$ Bletter
De faelici liberalitate	$7^{1}/_{2}$ Bletter
De honestis utrisque divitiis	$7^{1}/_{2}$ bletter
De officiis beneficiis et stipendiis	$7^{1}/_{2}$ Bletter
De ordine doni	$7^{1}/_{2}$ bletter
De votis alienis	8 bletter
De Religione perpetua	$7^{1}/_{2}$ bletter 4 halb drunder
De Ecclesijs veteris et novi Testamenti	13 bletter
De re Templi ecclesiastica	$7^{1}/_{2}$ bletter
De Superstitionibus et ceremonijs	6 Bletter
De potentia Gratiae Dei	$7^{1}/_{2}$ bletter
De Thoro legittimo	$20^{1}/_{2}$ bletter
De Thoro, vidua et Virgine	$7^{1}/_{2}$ bletter
De nupta et alienis rebus non concupiscendis	$7^{1}/_{2}$ bletter
Von der Eehordnung und Aigenschaft	9 bletter
De Martirio Christi et nostris delicijs	$7^{1}/_{2}$ bletter
De Remissione peccatorum	$7^{1}/_{2}$ bletter
De Sanctorum auctoritate	6 bletter
De venerandis sanctis	$7^{1}/_{2}$ bletter
De Resurrectione et glorificatione corporum	8 bletter
De Animabus hominum post mortem apparentibus	4 halb blätter
De Magnificis et superbis	8 bletter
In Esaiam prophetam 4 capita et sursum corda	$12^{1}/_{2}$ bletter

Septem folia fragmentorum cum parva schedula.
Drunder Viere nur halben beschrieben.

E 3° fasciculo.

Naturalium et harum rerum similium interpretationis [!] super quatuor Evangelistas . . . . 76 bletter

Dise oben Verzeichnete Tractatus bekonne ich Johann Huserus Churfl. Cölnischer Von hauß auß bestalter Leib medicus und Burger zu Glogaw etc. daß ich dieselben auf gnedige bewilligung deß Durchleuchtigen Hochgebornen fursten und herren herren Philips Ludwigen Pfalzgraven bey Rein herzogen in Bairn etc. meines gnedigen fürsten und herren von Hanßen Kilian etc. solche Tractatus so baldt ich diselben durchsehen oder abcopiert werde haben ganz und ohne schaden auf meinen Uncosten wiederumb in Ir. F. G. Bibliothec gegen Neuburg zu liefern ganz treulich sonder gefahrden. Actum Neuburg den 10. octobris stylo novo A°. 1594. Daß zu mehrer Sicherung hab ich mein Sigl zu ende wissentlich aufgedruckt.

Diese theologischen Abhandlungen sind uns alle noch heute handschriftlich erhalten., wir werden sie in den unten zu beschreibenden Handschriften sämmtlich noch antreffen. Von Werth ist, dass sie hier an einer Stelle als Paracelsisch aufgeführt und bezeugt werden, an welcher Irrthümer über die Verfasserschaft von vornherein wenig wahrscheinlich sind; auch heisst es ja ausdrücklich Tractatus sua manu scripti.

Das 2. und 3. Bündel, welchem sie auf der Neuburger Bibliothek angehörten, enthielt auch die von Linck 1586 ausgesuchten Abhandlungen zur Philosophia magna und die Fragmente zur Medicin und Philosophie. Enthielt das zweite Bündel vielleicht nur Schriften zur Philosophia Magna? Wir werden in einer Görlitzer Handschrift (s. unten unsere No. 83) die Mehrzahl der eben angeführten theologischen Schriften als Philosophiae magnae partes (XXX—LI) zusammengestellt finden in etwas anderer Reihenfolge. Vgl. auch das Heidelberger Mscr. No. 90.

Darüber, dass Huser diese theologischen Abhandlungen wieder nach Neuburg zurückgeliefert hat, findet sich zwar im weiteren Inhalt des Aktenheftes keine Angabe; doch kann man wohl aus dem Fehlen eines Mahnbriefes auf pünktliche Rücksendung schliessen. Auch diese theologischen Handschriften sind also wohl 1694 mit nach Düsseldorf versendet worden und dort verschollen. Bei den jesuitischen Rathgebern Johann Wilhelm's werden sie vielleicht nicht die beste Aufnahme gefunden haben. In welche Fährlichkeiten diese Neuburger Handschriften auf ihren Wanderungen geriethen, davon kann man sich eine Vorstellung machen, wenn man auf Bl. 36 liest, dass Erzbischof Ernst am 11. September 1597 mittheilen lässt, man wolle aus den Büchern einen „Extract“ machen lassen, „was guett oder nicht ... die buecher so nichts richtigs [enthalten] soll man nuhr verbrennen“. Das scheint an dieser Stelle freilich auf Alchemystisches und Medicinisches zu gehen. Aber wo war das Ende abzusehen, wenn einmal der Grundsatz der Vernichtung des „Unrichtigen“ aufgestellt war — und Johann Wilhelm war nicht Entleiher wie Ernst, sondern Besitzer! — —

Wenn aber nach Lage der Dinge die Hoffnung nur ganz gering ist, dass sich von diesen 141 Neuburger Handschriften noch irgendwo ein Rest erhalten haben sollte, so beweist der Münchener Aktenband über ihre Verleihung jedenfalls, wie grossen Werth man durch anderthalb Jahrhunderte auf diese Paracelsusreliquien in den Händen der Bayernherzöge gelegt hat. Es war sicher nicht der Chemicus Hans Kilian allein, der sie zu schätzen wusste.

Die Handschrift des den kärntner Ständen gewidmeten Werkes in Klagenfurt.

An zweiter Stelle nennt Huser als Darleiher „ein Ersame Landtschafft deß Ertzhertzogthumbs Kärnten“, welche ihm „die drey Bücher, so Theophrastus derselben selbst dedicirt hatt“ gutwillig mitgetheilt habe. Vor Jahren habe ich mich um Aufschluss nach Klagenfurt gewendet. Trotz des sehr freundlichen Entgegenkommens des Archivars des kärntner Geschichtsvereins in Klagenfurt Herrn August von Jaksch und des Herrn Landeskanzleidirectors Baron Jabornegg waren dort alle Bemühungen vergeblich. Die ständische Aktensammlung wird zwar dorten verwahrt, aber die Ausschussprotokolle beginnen erst 1581 und Akten vor 1590 sind nicht vorhanden. Auch die Bamberg-Wolfsberger Akten (worin sich die Abtheilung Villach befindet) in Klagenfurt, Wolfsberg und dem Wiener Staatsarchiv lieferten Herrn von Jaksch keinerlei Ausbeute über Paracelsus. Es wird also auch die werthvolle Schriftensammlung, welche Hohenheim den kärntner Ständen widmete, enthaltend die Chronik von Kärnten, die Defensionen, den Labyrinthus und die Tartarusschrift, im Original verloren sein. Eine fast befremdliche Spur derselben bei einem Wiener Sammler aus der Mitte unseres Jahrhunderts werde ich weiter unten erwähnen.

Dass die kärntner Stände Werth auf diese Paracelsische Gabe gelegt haben, geht aus folgendem Schreiben hervor, welches auf dem Innsbrucker Statthalterei-Archiv verwahrt wird. Ich verdanke dasselbe, wie manchen andern werthvollen Aufschluss, der Freundlichkeit des dortigen Archivars des Kaiserlichen Raths Dr. von Schönherr. Das Schreiben ist an den Erzherzog Ferdinand, späteren Landesfürsten von Tirol gerichtet, der sich damals in Wien befand. Er war zu jener Zeit Statthalter in Prag; als er die Regierung in Tirol antrat, ging seine Registratur mit ihm, sodass sich das Schreiben jetzt in Innsbruck befindet.

Das Schreiben lautet folgendermaassen:

> Durchleüchtigister hochgeborner fürst, eur fürstlich durchleücht, sind unser gehorsame und willigiste Dienst underthenigist zuvor berait. Genedigister herr, von eur fürstlich durchleücht ist uns verschiner zeit ain genedigist schreiben und bevelch des dato Wienn den zwainzigisten vergangen monats augusti dits dreiundsechzigisten jars an ein gemaine landtschaft dises landts Kherndten lautendt zuekumen, welches wir in irem abwesen empfangen, eröffendt und volgends daraus gehorsamist vernomen, wie eur fürstlich durchleücht gelaubwierdig

bericht, als solle ain landtschaft etliche vil schriften und püecher, so weilland Theophrastus Paracelsus, der erznei doctor etc. beschriben bei einander haben und aufbehalten lassen mit genedigistem begern, das wir dieselbigen eur fürstlichen durchleücht zw underthenigem angenemen gefallen alle zu ersehen und was für eur fürstlichen durchleücht etwo darinnen gefellig sein möchte, abschreiben zu lassen, aufs fürderlichist neben ainem inventario zueschicken sollen etc. Hierauf und zw underthe-niger volziehung zaigen eur fürstlich durchleücht wir in gehorsamb an, das bei einer landschaft handen des obernennten doctoris Theophrasti Paracelsi seligen puecher oder schriften nicht mehr als drey püecher die er einer landtschafft gelassen und überantwurt ligend, welche wir unverzogendlich eur fürstlich durchleücht heten zue schicken nicht underlassen. So seien aber dieselben under einer landtschaft handlungen und schriften verlegt gewesen und erst dise täg nach langem, vlaissigen nachsuechen gefunden worden. Die haben wir originaliter zusamen in ain puech einbinden lassen und übersenden die eur fürstlich durchleücht hiemit bei aignem poten mit gehorsamister bite, eur fürstlich durchleücht wellen genedigist verordnung thuen, auf das dieselbigen nach genugsamer ersehung oder beschreibung einer landtschaft mit gelegenhait widerumb zuegeschickt und überhendiget werden, und thuen hiemit eur fürstlich durchleücht unsern genedigisten herrn ein ersame landtschaft sambt uns underthenig und gehorsamblichen bevelchen. Datum Clagenfurt am zwenundzwainzigisten tag octobris anno etc. im dreyundsechzigisten.

Eur fürstlichen durchleücht
underthenig
und gehorsamb

N. einer ersamen landtschaft in
Kherndten verordent ausschuss.

Erzherzog Ferdinand von Tirol (* 1529, † 1595), der Gemahl der Philippine Welser, dessen Beziehungen zu Leonhard Thurneysser von Hermann Kopp erwähnt werden (Die Alchemie in älterer und neuerer Zeit, Heidelberg 1886 I, S. 109), hatte also in Erfahrung gebracht, dass die kärntner Stände Paracelsische Schriften besässen, und am 20. August 1563 von Wien aus das Verlangen ausgesprochen, diese Schriften zur Durchsicht und eventuellen Abschriftnahme geliehen zu erhalten. Der Landschaftsausschuss lässt auf dieses Verlangen unterm 22. October 1563 obige Antwort ergehen. Es hatten sich nur drei Bücher nach langem Suchen vorgefunden, welche der Ausschuss in einen Band binden liess und dem Erzherzog mit der Bitte um Rückgabe zusendete[1]).

Da dies im Jahre 1563 geschah und Arnold Birckmann's Erben 1564 diese Schriften Hohenheim's mit der Widmung an die kärntner Stände zum Abdruck brachten (Theil I No. 64) und dieser Kölner Text direct auf das Klagenfurter Original zurückgeht, so wird zweifellos in Wien oder Prag eine genaue Abschrift genommen worden sein, welche dem Kölner Drucke zu Grunde gelegt wurde. Die Auffindung dieser kostbaren Reliquie, welche dem Eingreifen des Erzherzogs Ferdinand zu danken ist, hat in den Kreisen der Paracelsusjünger grosses Aufsehen erregt. Die Paracelsisten Bodenstein und Toxites hatten schon im März 1564 Kunde davon und von der beabsichtigten Kölner Drucklegung, wie die Widmung der No. 61 des ersten Theiles beweist (vgl. auch Theil I S. 101). Wer den Erzherzog zu seinem Eingreifen anregte (Thurneysser oder die schlesischen Paracelsisten?) und wer dem Kölner Paracelsusfreunde Dr. Theodor Birckmann die Abschrift übermittelte, bleibt vorläufig noch im Dunkeln.

Das Original ist damals jedenfalls wieder nach Klagenfurt zurückgelangt; denn Huser gibt ja selber an, dass er es (um 1585) von dort leihweise erhielt und benutzte. Der weitere Verbleib ist unbekannt. Eine unsichere Spur aus jüngster Zeit ist noch zu erwähnen.

Moriz Bermann berichtet im „Alt- und Neu-Wien“ 2. Aufl. 1881 S. 688: „In einem Briefe, den der gelehrte Antiquar Franz Gräffer in seiner Autographen-Sammlung besass, spricht Paracelsus von seinem Aufenthalte in Wien folgender Art: „Sie (die Aerzte nämlich) haben aber befunden, besser sei, so ich zu St. Stefan bin, sie seien auf dem Hohen Markt, gang ich an den Lugeck, dass sie gen St. Laurenzen gehen, welcher Gegenwärtigkeit von ihnen nicht zu gelassen, sondern erfreuen sich, mich zu verletzen, so ich vierzig Meilen von ihnen bin. Haben also dermassen ein Knopf gemacht, daß ich an Tag zu kommen mit meinen Werken nicht befinden hab mögen.“

Aberle schreibt dazu (a. a. O. S. 21 Anm. 17): „Die Herren Dr. Ludw. A. R. v. Frankl und M. Bermann konnten mir keine Aufschlüsse geben, wohin der Brief des Paracelsus nach Gräffer's Tod kam, in dessen Autographensammlung er sich befunden hatte. Auch

---

[1]) Aberle berichtet in „Grabdenkmal, Schädel und Abbildungen des Theophrastus Paracelsus“, Salzburg 1891 S. 532 Anm. 143 nach v. Teuffenbach und v. Voltelini kurz von dieser Entlehnung, verwechselt aber den Erzherzog Ferdinand von Tirol mit Kaiser Ferdinand I. (1556—1564).

meine weiteren Nachforschungen waren vergeblich. Aus Bermann's Mittheilungen, insbesondere einer Stelle des angeblichen Briefes geht hervor, dass Paracelsus auch in Wien mit den Aerzten in Fehde lebte." Aberle hat also offenbar nicht gewusst, woher die von Bermann angeführte Stelle stammt. Besass Gräffer das wirkliche Autogramm Hohenheim's, was Bermann berichtet, so war das ein sehr werthvolles Schriftstück, dessen Verlust man nur auf das Allerlebhafteste bedauern kann. Denn dieser Brief ist echtestes Geisteswerk Hohenheim's — nur nichts Unbekanntes!! Die Stelle steht nämlich in der Widmungsepistel der viel beregten drei Schriften an die kärntner Stände, am 24. August 1538 von St. Veit datirt, welche Huser im 2. Bande der 4°-Ed. S. 144—149 zum Abdruck bringt und die zuerst schon in Köln mitabgedruckt war (Theil I No. 64). Bei Huser findet sich die von Bermann angeführte Stelle wörtlich ebenso S. 146 Zeile 2 v. u. bis 147 Zeile 7 v. o. Hat Gräffer, dessen „Kleine Wiener Memoiren" (die im 2. Theile S. 287—294 von Paracelsus in Wien handeln) 1845 erschienen sind, — hat Gräffer diesen Brief wirklich im Autogramm besessen, so ist wenigstens ein Fragment, wenn nicht das Ganze, der drei an die kärntner Stände 1538 gesendeten Schriften bis in unser Jahrhundert gerettet worden und war um die Mitte desselben noch in bekannten Händen; wir dürften also die Hoffnung hegen, diese kostbare Hinterlassenschaft Hohenheims noch einmal irgendwo auftauchen zu sehen!

Der Augsburger Bürger Lorenz Dehn, welchen Huser an vorletzter Stelle aufführt, wird uns im Folgenden als Besitzer Paracelsischer Handschriften mehrfach begegnen. Der schon genannte fleissige Abschreiber Paracelsischer und verwandter Manuscripte Dr. Karl Widemann nennt ihn in mehreren der zehn uns erhaltenen Handschriftenbände seiner Feder als Darleiher der von ihm copirten Handschriften. Von Dehn's Handschriften selber scheint aber keine auf uns gekommen zu sein.

Auch im Uebrigen war weder in Pettau, noch Hagenau, noch Ansbach, noch Solothurn, noch Bern eine Spur von den Handschriften zu finden, welche Huser noch zu Ende des 16. Jahrhunderts benutzen konnte. Auch die reichen handschriftlichen Schätze, die der Schlesier Johannes Scultetus Montanus (Schultheiss vom Berg, 1531—1604), Arzt in Hirschberg, zusammengetragen hatte, scheinen unwiederbringlich verloren. Nur 3 oder 4 Handschriften sind uns begegnet, welche nach seinem Besitze und vielleicht unter seinen Augen im Anfang der 60er Jahre des 16. Jahrhunderts in Görlitz geschrieben sind (vgl. No. 15, 83, 84 und 85). In einer dieser Handschriften (No. 84) wird sogar auf die Ansicht des Montanus in einer textkritischen Frage ausdrücklich hingewiesen.

Damit ist aber auch völlig erschöpft, was sich heute nach der Arbeit eines halben Menschenalters auf Bibliotheken und Archiven sagen lässt über die Quellen der ersten Sammelausgabe der Werke Hohenheim's. In Bayern, Schlesien, Franken, im Elsass, in der Schweiz, in Kärnten und Steiermark ist alles untergegangen was die Hand Hohenheim's und seiner Schüler der Nachwelt hinterlassen wollte. Originalhandschriften besitzen wir keine, von keinem einzigen Werke des Paracelsus. Insofern ist also bis heute all mein Suchen vergeblich gewesen. Was sich zur Prüfung der Echtheit der schon bekannten Schriften Hohenheim's aus dem Studium der erhaltenen Handschriften ergeben wird, ist darum einigermassen mager ausgefallen. Doch wird das Studium der Handschriften dazu beitragen, unser Bild von dem geistigen Schaffen Hohenheim's nach mancher Seite hin wesentlich zu erweitern.

Ausser den Huser'schen Angaben über die handschriftlichen Grundlagen seiner Sammelausgabe sind aber auch noch manche andere gedruckte Notizen über Paracelsushandschriften beachtenswerth, wenn sie auch nicht gerade Originalhandschriften betreffen. Ich stelle im Folgenden einiges aus der Literatur zusammen, was mir aufgestossen ist, indem ich hier als schon gegeben voraussetze, was im ersten Theile dieses Werkes über Paracelsische Handschriften von den Herausgebern mitgetheilt worden ist, beispielsweise von Johannes Staricius S. 509 und an vielen anderen Stellen. Ich werde gelegentlich im Laufe der Handschriftenbesprechung auf viele Hinweise derart noch zurückkommen. Einige handschriftliche Verzeichnisse von Paracelsusmanuscripten habe ich an's Ende dieser Einleitung gesetzt. Doch zunächst zu den gedruckten Berichten!

Daniel Georg Morhof kommt in seinem „Polyhistor“ (Editio III, Lubecae, 1732 4°. Vol. I p. 92) in dem Kapitel De libris mysticis et secretis unter der christlichen Theosophie nach Dionysius Areopagita auch auf unseren Theophrastus zu sprechen und erwähnt dabei Folgendes: „Plures etiam ab illo in Theologicis libri sunt posthumi, quam in Medicis et Physicis editi sunt. Nam in Bibliotheca Isaaci Vossii penè in omnes Novi Foederis libros commentarios prolixos, ab eo scriptos, inveni.“ Er hat also die Commentare zu Schriften des neuen Testaments selbst gesehen. Weitere Andeutungen über Paracelsushandschriften gibt er bei den libris physicis secretioribus (p. 100): „Multa, et quidem longè plura, quàm edita sunt, à Paracelso scripta sunt, quae hinc illinc à curiosioribus asservantur. Meminit in Exercitationibus suis, nuper editis, Clariss. Wagenseilius Manuscripti alicujus Paracelsici, quod illi in Bibliothecâ Scorialensi monstravit Bibliothecarius, unde ille arcanum illud Steganographicum, è sanguine humano parandum, descripsit: cujus ope amici, toto orbe sejuncti, omnia animi sensa plenè planèque invicem communicare possunt. Sed ille liber cum ceteris forte in cineres nupero incendio redactus est.“ Ob sich dies magische Manuscript oder andere Paracelsushandschriften noch auf der Bibliothek des Escorial befindet, habe ich noch nicht erfahren können, doch habe ich Wagenseil's Schrift eingesehen; das Resultat der Prüfung gibt die Anmerkung[1]).

Unter den Novatores in philosophia kommt Morhof bei Paracelsus abermals auf die Theologica zu sprechen (Vol. II. pag. 119): „Exstant non solum inter Opera ejus edita, multa Theologica, sed inter inedita etiam. Et adhuc supersunt in IV. Evangelistas Commentaria, quae lingua Germanica scripta, in Bibliotheca Isaaci Vossi latitant, in qua ipse ego vidi.“ Friedrich Mook ist seinerzeit an diesen Angaben mit einigen malitiösen Wendungen vorüber gegangen und hat in Leiden, wo er die Paracelsusdrucke bearbeitet hat, nicht einmal nach Paracelsushandschriften gefragt. Es hat denn auch meines Wissens noch niemand

---

[1]) Joh. Christophori Wagenseilii Doct. in Acad. Altdorf. Prof. Exercitationes sex varii argumenti. Altdorfi Noricorum 1687. 4°. (4 Bll. + 244 SS.). Er berichtet in seiner Exercitatio secunda (S. 68), dass er vor 22 Jahren die Bibliothek des Escorial besucht habe, wo man ihm „Codicem praegrandem, manu exaratum“ gezeigt habe, „cujus elegans e tenui rubro corio ligatura, multo argento, circa oras et in medio muniebatur; erantque aliqua insculpta, e quibus constabat, Philippo III. Hispaniarum Regi opus dicatum fuisse [reg. 1598—1621]. Prima pagina monebat, contineri eo Volumine, Theophrasti Paracelsi, Leonhardi Thurnheuseri, Cornelii Agrippae aliorumque, quorum nomina non recte teneo, Insignium Alchymistarum, schedas arcanas, quas nemini mortalium communicaverant, post obitus eorundem repertas, et congestas. Magna libri intus quoque species, scriptura auro interpolata eximia, hieroglyphicae figurae, accuratissime pictae, paene innumerae“. Was sich in diesem magischen Codex, zu dessen marktschreierisch empfohlener geheimer Weisheit ich kein besonderes Vertrauen habe, angeblich Paracelsisches befunden haben mag, wird nicht gesagt, vermuthlich allerhand rare „Experimenta“. Die Anweisung zum magischen Gebrauche des Menschenblutes zur Fernsprache unter Freunden, zu Liebestränken und zu Heilzwecken, welche Wagenseil S. 69—74 daraus mittheilt, wird keineswegs direct als Paracelsischen Ursprungs bezeichnet; über den Verfasser wird kein Wort gesagt. Dass der in seinen Augen so unschätzbare Codex vermuthlich in dem grossen Brande untergegangen sei, spricht Wagenseil schon aus.

diese von Morhof gewiesene Spur verfolgt, obgleich ein vollständiges Inhaltsverzeichniss dieser Paracelsushandschriften schon vor mehr als 180 Jahren gedruckt erschienen ist.

Im Jahre 1716 wurde in Leiden herausgegeben der „Catalogus librorum tam impressorum quam manuscriptorum bibliothecae publicae universitatis Lugduno-Batavae“ in Folio. Darin werden von Seite 358 bis 403 aufgeführt die „Manuscripti bibliothecae Vossianae, pretio emptae“, von welchen die „Mss. Chymici, praecipue Germanice“ einen grossen Theil ausmachen. Diese ganze werthvolle Sammlung ist auch für die Geschichte der Chemie noch nicht verwerthet, was recht sehr zu wünschen wäre. In ihr werden S. 360—367 auch zahlreiche Paracelsica genannt, die ich hier übersichtlich zusammenstelle, damit der Reichthum dieser einzig dastehenden Sammlung deutlich in die Erscheinung tritt:

Mss. Chymici, praecipue Germanice. In folio.

No. 3. .... Secretum The. Paracels. p. 360. vers. .... Bohemica lingua.

6. Alchymia. X. tractatus de Lap. Ph. super capitulum Archidoxorum Paracelsi Magni. Demonstratio domus thesauri, et clavis ejus.

14. ... gradatio, et transmutatio metallorum Theoph. Paracelsi ... .. Paracelsi ars divinatrix, et amatrix, &c. Germanice.

16. Theophrastus Paracelsus de viribus membrorum et spirituum. Item praeparationes medicamentorum.

17. ... Theophr. Paracelsus de gradationibus, et metallorum transmutationibus, et aliis praeparationibus.

21. ... Theophrastus Paracelsus de viribus membrorum.

24. De prologo, et initio voluminis Limbi aeterni, liber primus Theophrasti Paracelsi magni; praecedit imago ipsius distincta coloribus.

De coena Domini nostri I. C. declaratio.

Liber de coena Domini ex capite VI. Iohannis. Item ex capite 1, 3, 4.

De eadem ex caeteris auctoribus Euangelii. Item super varias epistolas Pauli, Iohannis, Petri, Psalmum CXV, epistolam Iudae.

De VII punctis idololatriae Christianae.

Libri septem de coena Domini.

De jejunio, et castigando.

De votis alienis.

Commentarius in orationem Dom.

Super Ave Maria, et hujus responso. Ad Simeonis verba.

De confessione, poenitentia, et remissione.

De S. Trinitate duo sermones.
De partu Virginis.
Passione Dom.
Baptismate Christiano.
Sacramento corporis Ch.
Coena Domini ex lumine naturae.
Resurrectione mortuorum.
Desperatis morbis.
Sanguine ultra mortem.
Martyrio Christi.
Remissione peccatorum.
Re templi Ecclesiastica.
Officiis, beneficiis, et stipendiis.
Resurrectione, et glorificatione corporum.
Sensu, et instrumentis.
Superstitionibus et ceremoniis.
Nupta, et alienis rebus non concupiscendis.
Hominibus obsessis spiritu malo.
Baptismate.
Vita beata.
Generatione, et destructione regnorum.
Morbis somniorum.
Characteribus.
Mumia.
Thoro, vidua, et virgine.
Invocatione Mariae virginis.
Salutatione ejusdem.
Nativitate Mariae, et Christi.
Ecclesiis Vet. et N. Testamenti.
Agnoscendo, ad Clementem VII.
Date Deo quod est Dei, et alii varii sermones.
Liber de justitia.
Poenitentia.
Imaginibus idololatriae.
Sursum corda.
Venerandis sanctis.
Sanctorum auctoritate, et blasphemiis.
Sermo de purgatorio,
decalogo.
Explicatio in Danielem prophetam. Germanice.

No. 25. Philippi Theophrasti Paracelsi magni opera omnia Theologica, in quibus sunt explicatio in Euangelia Matthaei, et sermones in similitudines Euangeliorum.

De miraculis Christi super obsessos, et super infirmos.

Genealogia Christi libris novem.

De secretis secretorum, in quo de vita Christiana.

Enarratio cap. XXIII Matthaei.

De Antichristo.

Religione perpetua.

De ordinarii domini.

Thoro legitimo. Germanice.

No. 26. Alchimia Paracelsi, constans variis formulis, et experimentis, ut de medicina super venerem et mercurium.

30. ... Theophrastia, h. e. theatrum universae doctrinae Theophrasti. Philosophia ejusdem. Idem de limbo aeterno, perpetuoque homine novo secundae creationis, et Christo filio Dei. Germanice.

Mss. Chymici, praecipue Germanice. In quarto.

No. 4. Aur. Theophrastus Paracelsus de natura rerum naturalium. German.

8. ... Effigies ipsius Aureoli Theophrasti ab Hohenheim aetat. anno 47. satis perite picta coloribus anno 1561. ... in fine rursus est effigies eiusdem.

14. Arcana Theophrasti Paracelsi.

15. Archidoxis Theophrasti pars prima, quae continet diversa, mixtim Latine et Germ.

17. ... Thesaurus thesaurorum Alchimiae Theophrasti, scriptus an. 1588. ... Colloquium Wolfgangi Kappleri et Christophori Schaffneri cum Theophrasto Paracelso .... Paracelsi medicina universalis.

35. Onomasticum iuxta Alphabetum i. e. explicatio, et revelatio fundamentalis verborum Paracelsi absconditissimorum ...

38. ... Speculum naturale Theophrasti Paracelsi.

56. Chirurgiae vulnerum Theophr. Paracelsi capital. XV. .... Theophrastus Paracelsus von hailung de zauberischen schäden.

Wir werden diese 18 Handschriften alle im Laufe dieses Bandes einer eingehenden Besprechung unterziehen.

Peter Fridr. Arpe schreibt in seinen „Feriae Aestivales. Sive scriptorum suorum historia. Liber singularis.“ Hamburgi 1726 8°. S. 121—123. „Multi sub ipsius [Paracelsi] nomine circumferuntur MSS. Codices, quorum abundans messis apud Js. Vossium fide catalogi, a D. G. Morhofio confecti. Quo in numero, Magiae Theophrasti Paracelsi libri IX. Darinnen die Geheimnisse aller Geheimnisse ohn Erzürnung GOttes, bey dem Reichthum des Ewigen und Zeitlichen zu erlangen. MS.

Parum aut nihil differt a scripto, de Magia veterum, quod dicunt, Arbatel et latine in operibus H. C. Agrippae: Germanice cum clavicula Salomonis. Vesaliae 1686. 4. ap. Andr. Luppium excusus est. Nisi quod in Codice MS. copiosior ʂermo sit & major ordinis ratio, adjectique Characteres et sigilla Plane[t]arum inveniantur.

Prima haec pars est majoris operis et continet prolegomena. Cujus reliquas VIII. partes, a Theophrasto promissas, non autem fuisse perfectas, Paulus Nagelius in fine illius tradidit. Compendium ejus exhibet Boisardus de divinat. c. I. p. 27.

Circum fertur et alius libellus: Geheimniss aller Geheimnisse: ipsius Paracelsi nomine, ope campanulae, ex electro confectae, docens evocare genios.

Quis dubitet, quin omne sit hoc rationis egestas.

Hujusmodi multa sub ejus nomine occurrunt, et erat Codex MS. in bibliotheca Scorialensi nitidissimus, hujus, nec non Agrippae et Turnheiseri mysteriis praegnans, ex quo arcanum Steganographicum et de biolichnio, retulit Wagenseilius exerc. II. miscell.

Ejus nomine Usus practicus Psalmorum Regis Davidis extat MS. variis arcanis et mire contortis characteribus instructus, quem in imitationem Hebraeorum confecisse credibile, qui in his mirabilia venari solent, exemplo R. Isaaci Luriae, cujus usus Psalmorum, cum nominibus sanctis, quae inde extrahuntur, mihi ad manus est, ex versione, Pauli Frid. Opitii Theologi nostri.

Sic multa alia suspecta sub ejus nomine veniunt, quem in MS. commentario de Catoptromantia, quo utor, Salomonis Regis interpretem agere quidam affirmant. Sunt mihi et alia de eo, quae crediderim inedita.

De septem stellis.

Philosophia de ordine doni.

Liber Gemmarum.

Sursum corda.

Experimenta Theophrastica.

Onomasticon. De quibus suo tempore quaeram. Liber de Metallifodinis, qui adjicitur, non ipsius est, sed Nicolaum Soleam Boemium, autorem habet.“

Die Schrift „Magiae libri novem“ wird uns unter Hohenheim's Namen noch mehrfach handschriftlich begegnen (Vgl. Abschnitt V dieses

Bandes No. 132—134), ebenso das „Geheimniss aller Geheimnisse“ von der Glocke aus Electron (No. 130 und 131), das auch schon gedruckt uns bekannt geworden ist (Theil I No. 419 u. s. w,). De ordine doni ist vielfach handschriftlich erhalten (vgl. im IV. Abschnitt dieses Bandes No. 83 S. 360, No. 89, No. 95 und 108), ebenso das Sursum corda, das auch gedruckt erschien (Theil I No. 312). Wegen der Experimenta Theophrasti kann ich wohl auf den III. Abschnitt dieses Bandes verweisen No. 70—73. Einen Psalmencommentar werden wir im IV. Abschnitt wohl kennen lernen, aber keinen kabbalistischen usus practicus Psalmorum, der mir als Paracelsisch überhaupt nicht begegnet ist; ebensowenig ist mir ein Liber gemmarum handschriftlich oder gedruckt bekannt geworden. Zu der Schrift De septem stellis vergleiche die No. 136 im V. Abschnitt dieses Bandes. Welches „Onomasticon“ gemeint ist, lässt sich nicht sagen; gedruckt und handschriftlich ist ja manches derart erhalten. Die Handschrift im Escorial ist uns bei Morhof schon begegnet.

Pierre Borel verdient nirgend viel Glauben; so seien denn die beiden Hohenheim betreffenden Handschriften, welche er in der Bibliotheca chimica erwähnt (Heidelbergae 1656. 12°. S. 172 und 207) nur kurz genannt: „Tinctura solis, quam Paracelsus propria manu scriptum Comiti de Hardeck dedit“ und „Theoph: Helvetii testamentum, MS. ex Barnaudi à Crista Comment. in Epitaphium“; zu Barnaudus vgl. Theil I. No. 246. Ebenso wenig Beachtung verdient wohl ein handschriftliches „Destillir-Buch“ Paracelsi, welches in der Bibliotheca Ludeviciana, Lipsiae 1705. 4° p. 119 angeführt wird. Derartige kleine Nachweise wären in den zahlreichen gedruckten Katalogen von privaten Bibliotheken wohl noch manche zu finden; doch bezweifele ich, dass mir damit viel entgangen ist, dass ich nicht alles durchstöbert habe.

In Herman Fictuld's „Probier-Stein“ habe ich (2. Aufl. 1753. S. 122) nur gefunden, dass er bei den Autoren erster Klasse von Hohenheim sagt: „Wir glauben aber, dass seine mehresten Schrifften von dieser Kunst [der Alchemie] noch im Verborgenen ligen, wie dann auch wir drey sehr rare Manuscripta hinter Schloss und Riegel wissen, die als ein Heiligthum aufbehalten werden.“

Etwas mehr Beachtung verdient die folgende kleine typographische Rarität.

Im Jahre 1786 erschien zu Wien ein „Catalogus Manuscriptorum Chemico-Alchemico-Magico-Cabalistico-Medico-Physico-Curiosorum“ (50 + 12 SS. 8°), welchen Hermann Kopp (Die

Alchemie in älterer und neuerer Zeit, Heidelberg 1886. Bd. II. S. 223f.) besprochen hat[1]). Alle darin aufgeführten Handschriften waren zu einem festen Preise abschriftlich zu beziehen. Es werden darin folgende Paracelsische Handschriften genannt:

1. (S. 19 No. 30) Arcana divina, seu distincta et succincta Descriptio non solum Lapidis philosophici, sed et omnium totius naturae Arcanorum, decerpta ex propriis Manuscriptis Theophrasti Paracelsi datis in Schafhusen ad Rhenum die 9. Martis 1551. Ab eodem traditis Imperatori Maximiliano nunquam impressis, nec cuipiam communicandis, nisi Possessori summi Magisterii aut viro probo omnibus virtutibus Taciturnitateque ornato, mit Figuren, deutsch.
   [Hatte nach dem Preisverzeichniss 5 Bogen Folio und war um 5 fl. in Abschrift zu haben.]
2. (S. 19 No. 35) Der goldne Schlüssel Philippi Theophrasti aller seiner gehabten Arcanen, aus einem uralten Manuscript aufs fleissigste abcopiert, und dem Kunstbegierigen treuherzig entdeckt. 1583. 70 Seiten.
   [Fol. 17½ Bogen, Zu 17 fl. 30 kr. zu haben.]
3. (S. 29 No. 162) Der Prophet Daniel durch Theophrastum ausgelegt 50 Blat. Weigel's Handschrift.
   [4°. 13 Bogen für 12 fl.]
4. (S. 32 No. 174) Coelum Philosophorum &c. Liber vexationum Philippi Theophrasti Paracelsi a Sendivogio Psalterium chemicum etc. Manuale vocatum. Kunst und Natur der Alchemie, und was darauf zu halten sey. 10 Blat.
   [4° 2½ Bogen für 11 fl. 15 kr.]
5. (S. 32 No. 190) Reiteratio (mein) Theophrasti Paracelsi etlicher dicta halben, wovon des Lapidis Philosophorum sammt deutlichen Bericht seiner vollkommenen Präparation, nebst der Weisen Rosengarten und anderen Schriften desselben 80 Blat.
   [4°. 20 Bogen für 20 fl.]

---

[1]) Doch ist der als Vermittler von Abschriften auf S. 10 genannte Gräffer der jüngere, Buchhändler in Wien, wohl nicht identisch mit „Herrn Rudolf Gräffer, vornehmen Buchhändler in Wien“, wie Kopp S. 224 meint; denn auf der letzten Seite des Anhangs nennt er sich „A. Gräffer der jüngere“. Das Büchlein ist beim Verkauf der Bibliothek Kopp's in meinen Besitz gelangt.

6. (S. 41 No. 266) Theophrasti Paracelsi Arcanum Arcanorum s. Magisterium Philosophorum de Sacra Campanula Angelorum, deutsch. 7 Blat.
[4°. 1¾ Bogen zu 1 fl. 45 kr.]

7. (Im Anhang S. 10 No. 70) Via Sexta Philippi Theophrasti, i. e. Praeparatio Lapidis Philosophorum per Vitrificationem Solis cum Sphaera Saturni &c. 72 Blätter 4°.
[Im Original für 2 fl. käuflich.]

Von diesen Handschriften ist No. 4 eine vielfach gedruckte Paracelsische Schrift (Huser 4°-Ed. Bd. VI, S. 375—395; Fol°.-Ed. I, S. 926 bis 933); Gräffer wird also mit seinem erhöhten Preis nur ganz Unkundige haben verlocken können. Eine Hohenheim zugeschriebene Auslegung des Propheten Daniel (No. 3) ist häufig handschriftlich erhalten (s. Abschnitt IV) und 1618 in der „Philosophia mystica" gedruckt erschienen (Theil I No. 306). Das Arcanum Arcanorum de sacra campanula Angelorum (No. 6) dürfte identisch sein mit dem unten in Abschnitt V besprochenen „Geheimnüss de campana philosophica" No. 131. Die Arcana divina (No. 1) erwähnt auch Karl Kiesewetter, wie wir gleich sehen werden; vgl. Abschnitt V No. 136. Zur „Reiteratio" und der Weisen Rosengarten (No. 5) ist das Wiener Mscr. 11266 gegen Ende zu vergleichen (No. 130 in Abschnitt V). Der goldene Schlüssel (No. 2), und die Via sexta sind mir niemals begegnet und meines Wissens auch sonst nirgends erwähnt worden; ob uns dabei etwas Werthvolles entgangen ist, scheint mir sehr zweifelhaft (vgl. Theil I No. 418). Einigermaassen nach Paracelsus zu schmecken scheint auch die S. 27 No. 123 genannte „Oratio Eremitanea 2 Blat" aus der Baron Lindenberg'schen Sammlung.

Wohin diese Wiener Manuscriptensammlung gekommen ist, habe ich nicht erfahren können. Da sie noch vor 100 Jahren in Schätzung stand, ist sie vielleicht noch irgendwo vorhanden. Für Hohenheim wird nicht viel Werthvolles zu Tage kommen, wenn sie noch einmal irgendwo auftauchen sollte.

Ungefähr aus derselben Zeit wie diese Wiener Collection stammt auch die reiche Sammlung alchemistischer und verwandter Manuscripte, welche unser moderner Occultist, der jung verstorbene Karl Kiesewetter als „Glücksbrunner Handschriften" vielfach in seinen Schriften erwähnt und benutzt hat. Er hatte sie von seinem Urgrossvater dem Berginspector zu Glücksbrunn Johann Haussen (1729—1802) einem eifrigen Sammler und Rosenkreuzer als Familieneigenthum überkommen;

anscheinend handelt es sich meist um Abschriften Johann Haussens selbst. Kiesewetter erwähnt daraus in seinem „Faust in der Geschichte und Tradition“ Leipzig 1893, 8° zwei ungedruckte dem Paracelsus zugeschriebene Schriften. Zunächst S. 420 die „angeblich 1515 [!] von Paracelsus zu Schaffhausen dem Kaiser Maximilian I. übergebene: Magia Divina seu Praxis Cabulae Albae et Naturalis, welche sich schon im Titel als Gegenstück der weissen Magie zum Höllenzwang kund gibt.“ Es werde darin die Beschwörung der Weltfürsten gelehrt, doch geht Kiesewetter nicht weiter darauf ein. Jedenfalls steht dies Werk in nahem Zusammenhang mit den eben bei dem Wiener „Catalogus“ von 1786 unter No. 1 angeführten Arcana divina, wie die Schenkung an Kaiser Maximilian in Schaffhausen am 9. März 1551 [!] darthut. Identisch ist sie übrigens nicht, wie wir aus No. 136 des V. Abschnitts sehen werden, deren Kenntniss ich der Güte der Frau Mutter des Herrn Kiesewetter verdanke.

Mehrfach kommt Kiesewetter auf ein Zauberbuch des 16. oder 17. Jahrhunderts zu sprechen, das sich betitelt: „Ein Büchlein Theophrasti Paracelsi von Olympischer Geister Citierung, Schatzgraben und andern probaten Künsten, mehrteils aus des Königs Salomonis und andern probaten Autoribus abgeschrieben und in der Wahrheit also befunden worden“ (S. 768). Es komme nur handschriftlich vor, sei aus dem Schemhamphoras und der Luppius’schen Clavicula zusammengestoppelt und dem Paracelsus, welcher es angeblich seinen Schülern zum neuen Jahr zu schenken pflegte, untergeschoben. Dass darin die Citirung der Geister mittelst einer aus Electrum magicum bereiteten Glocke gelehrt wird, berichtet Kiesewetter an anderer Stelle (S. 283; vgl. auch S. 93 und 329f.). Dass dies Büchlein mit dem gedruckten „Geheimniss aller Geheimnisse“, dem handschriftlichen „Geheimniss der Campana Philosophica“ (Abschnitt V, No. 131) und dem Wiener magischen Codex No. 11266 (Abschnitt V, No. 130) in engstem Connex steht, geht aus diesen dürftigen Angaben über das von mir in dieser Gestalt noch nicht gesehene Büchlein zweifellos hervor.

Auf die „Glücksbrunner Handschriften“, die sich heute noch im Besitz der Familie Kiesewetter befinden und zum Verkaufe stehen, ist auch das Folgende zurückzuführen:

Franz Hartmann, Arzt und „Theosoph“ in Hallein, gibt in seinem „The Life of Paracelsus and the substance of his Teachings“.. London 1887 8° auf S. 208ff. einen Excurs über the Elixir of Life und führt darin Stellen an aus einem Mscr., welches noch nicht veröffentlicht sein soll, und sagt in der Anmerkung 1 S. 208 „The extracts given below of his writings on the Elixir of Life are taken from an original MS.

in private posession". Die mit Hartmann geführte Correspondenz ergab, dass auch dies Original-Mscr. sich im Besitz Karl Kiesewetter's befand. Anfragen bei Kiesewetter selbst haben kein endgültiges Resultat ergeben, es hat sich aber doch so viel herausgestellt, dass von einem Originalmscr. Hohenheim's keine Rede sein kann.

Meine Nachfragen in Memmingen nach den beiden Briefen an den Memminger Stadtmagistrat, welche noch zu Ende des 18. Jahrhunderts der bekannte Prediger, Stadtbibliothekar und Schriftsteller Johann Georg Schelhorn besass († 22. Nov. 1802)[1]) haben kein Resultat ergeben, ebensowenig wie mein Durchstöbern der erreichbaren gedruckten Chroniken etc. von Memmingen eine Spur von Hohenheim's Aufenthalt in diesem schwäbischen Orte aufzufinden vermochte. Auch Friedrich Dobel, der Verfasser von „Memmingen im Reformationszeitalter nach handschriftlichen und gleichzeitigen Quellen", Augsburg 1878, hatte von den Paracelsusbriefen keine Kunde. An der Echtheit derselben kann übrigens kein Zweifel sein. Christoph Gottlieb von Murr hat sie in seinem Neuen Journal zur Litteratur und Kunstgeschichte 2. Theil 1799 im Anhang S. 257—261 abdrucken lassen und gibt auf der Tab. III desselben Bandes „E Bibliotheca Reu. Dom. Schelhornii" eine facsimilirte Nachbildung der ersten drei Zeilen des ersten Briefes und der Unterschrift:

„Augspurg, den x.tag Octobris Anno etc. xxxvj,
E, E, W, gehorsamer
Theophrastus von Hohenhaim, der heiligen
gschrift vnd beder Artzney doctor,"

(Vgl. die Nachbildung weiter unten im I. Abschnitt).

Auch das mit rothem Wachs unterlegte Siegel Hohenheim's hat Murr nach diesen Briefen auf S. 259 abgebildet; es stimmt vollkommen überein mit dem Siegelabdruck, welchen wir an den Baseler Briefen an Bonifacius Amerbach fanden (vgl. unten in Abschnitt I No. 4 u. 5) und im 2. Hefte der Paracelsusforschungen S. 178 nachbilden liessen.

Es ist sehr bedauerlich, dass diese zwei Memminger Briefe, welche sich noch vor nicht ganz hundert Jahren in gelehrten Händen befanden, völlig verloren sein sollen. Beachtet hat sie noch kein Biograph Hohenheim's, obgleich sie immerhin Berücksichtigung verdienen als Beispiel der vielen

---

[1]) Vgl. Benedict Schelhorn, Lebensbeschreibung einiger des Andenkens würdiger Männer von Memmingen. Memmingen 1811 S. 55—98.

Reisecalamitäten, welche unseren Vielgewanderten betroffen haben. Ein Glück, dass sie uns v. Murr wenigstens im Druck erhalten hat! (Vgl. Theil I, No. 475.)

Hiermit mag es genug sein der Nachweisungen über Berichte von Handschriften Hohenheim's in der gedruckten Literatur! Als Uebergang zur Beschreibung und Besprechung der Handschriften selbst werde ich zwei handschriftliche Verzeichnisse Paracelsischer Schriften mittheilen, welche mir begegnet sind.

I.

In dem unten im II. Abschnitte unter No. 52 zu besprechenden Codex Vossianus chymicus in 4° No. 56 findet sich an zweiter Stelle ein

Catalogus Librorum et variarum rerum et artificiorum, quae omnia habentur apud doctorem Jonam Atelwertinum, Canonicum nouj Monasterij herbipolensis

aus der zweiten Hälfte des 16. Jahrhunderts.

Nach Anführung von Schriften des Lull, Roger Baco, Arnold von Villanova, Geber, Rasis u. s. w. heisst es:

Theophrasti paracelsj

paracelsica quaedam **scripta non impressa.**

Regimen in peste, cui non extat simile nunquam editum uel scriptum.

Speculum eiusdem constellatum.

Herbarij eiusdem fragmentum.

prologus. vber die vier Euangelisten.

De mucilagine fragmentum.

Libri 14 paragraphorum.

Explicatio in Mathaeum.

Eiusdem epistola ad Witebergenses.

Tabula chirurgica.

philomela.

De curanda Epilepsia ad Caesarem Ferdinandum.

Ex oleo lini mirabilis medicina.

Singularia quaedam experimenta.

De Imaginibus.

De discrimine temporum.

De generatione et corruptione quatuor corporum elementatorum.

De carnibus et Mumia.
De somno et vigilia.
Tres orationes pro instructione nostri spiritus.
Außlegung der Propheceiung Theophrasti.
Theophrasti paradoxa.

Eine ganze Anzahl der hier genannten Schriften werden wir handschriftlich noch kennen lernen; Einiges ist später noch gedruckt worden. Manches freilich ist mir auch heute noch völlig unbekannt oder bei der kurzen Titelangabe nicht sicher wiederzuerkennen

II.

Im Mscr. No. 43. Fol. des Cisterzienser Stiftes **Osseg** in Böhmen (siehe Abschnitt II No. 45) findet sich Bl. 6a—7b folgender

Catalogus librorum Theophrastj

Diese nachvolgenden büecher sein alle Inn Truckh gebracht worden.

[1564[1])]	Opus Chirurgię magnae, begreifft Inn sich 13. büecher.
[1562]	Spittal buech.
[1564]	Philosophia Atheniensis.
[1564]	Ain besonder buech von der hinfallenden sucht.
[1562]	Modus spermacandj [! statt pharmacandi].
[1562]	Paramirum.
[1565]	Paragranum.
[1564]	Kerntische Cronikh.
[1567?]	Do inuontionibus.
[1553]	Laborinthus.
[1563]	Von den .3. principijs.
[1567]	Astronomia et Astrologia.
[1536? 1567?]	Prognosticatio.
[1567]	Außlegung vber die prognostication Johan Liechtenbergers.
[1569]	Außlegung vber die gefundenen figuren, so zu Nürnberg, Imm Carthauser Closter gefunden worden.
[1529, 1564]	Büechlein vom Frantzosenholtz.
[1565, 1570]	Vom Vitriol.
[1570]	Vom Schwebell.
[1567]	Vexationes.
[1563]	Von der Pestilentz.
[1571]	Paragraphorum.

[1]) Die Jahrzahlen des ersten Druckes sind von mir beigesetzt.

[1568]	Außlegung vber den Aphorismum Hypocratis.
[1562]	De gradibus.
[1561]	Anathomia.
[1567]	Von der Bergkrankhaitt drey büecher.
[1565]	Von den vnsichtbaren krankheitten, werckhen vnd dingen. .5. büecher.
[1567]	Von Hexen.
[1570]	Archidoxis .10. büecher.
[1570]	Occulta philosophia.
[1568]	Praeparationes de Mineralijs.
[1568]	Phisionomia.
[1567]	Von den krankhaitten so die vernunfft berauben.
[1562]	Baderbuech von selbst warmen bädern.
[„]	Vom langen leben .5. büecher Latteinische Exemplar.
[1570]	Von öffnung der hautt.
[„]	Von heilung der schäden.
[1530]	Von Imposturen der Frantzosen.
[1570]	Tinctura phisicorum.
[„]	Vom Terpentin.
[„]	Vom Saltz.
[„]	Vom Magnett.
[„]	Vom Arsenico.
[„]	Vom Elementwasser.
[„]	De generationibus Mineralium vnd der Metallen.
[1565]	De origine morborum.
[1570]	Vom hönig.
[1563]	Vom Tartaro Imm menschen.
[1565]	Aderlaß Buech.
[?]	Vom Diet oder Regiment der Patienten.
[?]	Von Ceremonien.
[1570]	Von Corallen.
[1570]	Von der schwartzen vnd weyssen Nießwurtz.
[1568]	Von Sant Johanskrautt.
[„]	Von der persicaria oder wasserpfefferkrautt.
[1570]	Von der Englischen Distell.
[1568]	Vom Harn des menschen.
[1571]	Astronomia magna siue Philosophia sagax.

Jedenfalls ist dies Verzeichniss des Gedruckten nicht vor 1571 abgefasst. Die meisten der 57 Schriften lassen sich leicht feststellen. Was der Schreiber mit „Vom Diet oder Regiment der Patienten“ meint, ist nicht klar; ein Abschnitt aus der „Grossen Wundarznei“, deren sich dort mehrere ähnlicher Ueberschrift und Inhalts finden, kann doch kaum gemeint sein. „Von Ceremonien“ ist meines Wissens nicht gedruckt.

Es folgt von derselben Hand ein neues Verzeichniss ungedruckter Schriften Bl. 7a—13b.

Catalogus oder kurtze Verzaichnuss aller Theophrastischen Paracelsischer Büecher, die Ich bey meinen Handen, vnd noch nitt Imm truckh khommen, sonder noch Inn gehaim vnd verborgen sein.

Drey büecher, dz Erst de spiritu vitę, dz ander De Viribus membrorum interiorum, dz dritt De Confortatione membrorum vnd sein in medicina .3. oder .4. bogen papir. Darinnen beschreibt er erstlich vom spiritu vitę, wie er sich hellt Inn allen glidern, vnd die sterckt, darnach lernet er In yeden glid sein besonder Artzney vnd arcanum zubereitten, vnd wie mann den menschen mitt Artzney die Nieren, gallen, miltz etc. vertreiben vnd nemmen khan, mit allen Iren krankhaitten.

[erschien 1572]

Lib: de Imaginibus, dz buech hellt [ausgestrichen und „hatt“ übergeschrieben] .13. Capittl, sein .7. bogen.

Darinn schreibt es erstlich von den bildern vnd Abgöttern, die könig Manasse ließ machen, vnd von seiner Zauberey.

Von dem bildt könig Nebucadnezers.

Was Theophrastus von bildern vnd kirchen gemäld halt.

Von den bildern vnd gemälden, so Petrus de Abano In padua hinder Ime verlassen.

Von der kirchfart ghen Regenspurg zu der schönen Maria. etc.

Von den figuren so zu Nürnberg Imm Carthauser Closter sein gefunden worden.

Von andern vilen gefundenen bildern.

Wie der Abgott Beel gemacht ist worden.

Wie die menschen bey den heyden sein zu Abgöttern gemacht worden.

Von allen heidnischen Abgöttern.

Von den similitudinibus, bildern, figuren vnd farben, so amm himel gesehen werden.

Von den philosophischen bildern vnd figuren, wz sy dardurch Inn Alchimia vnd Inn andern künsten prefigurirn.

Von den Necrocomicen, so vom himel fallen.

Wie die Gamahey sein worden erfunden.

Von vilerlei Chiromantia.

Von bildern vnd figurȩn, so sich ann wurtzeln vnd kreütern erzeigen.

Von der siben Planeten vnd .12. himlischer Zaichen, bildern vnd Caracteren wz sy vermögen.
Ain stimm auß den lüfften zuhaben.
Bilder nach den Influentzen zumachen, ains wunderbarlichen vermögens.
Inn wz gestalt vnd von wz Materj alle bilder gemacht müessen werden.
Wie mann die Influentzen aller siben Planeten khan haben, alls offt mann will durch ain Constelliert Christallen vnd Stählin oder fewerspiegell Constelliern soll, auch alle Gamachey.

[erschien 1572].

Fünff büecher oder Particull in philosophia sein .6. bogen.
Dz erst ist von vnderschaid der zeitt, von Zaichen, Mon, Monat, tag und stundt darinnen alle Krefft behalten werden.
Dz ander von geberung vnd erhaltung der .4. Elementischen Corpora.
Dz dritt vom fleisch vnd der Mumia.
Von der schelmen Mumia.
Von der rechten Mumia.
Von der Constellierten Mumia.
Woher die kunst Necromantia kumbt.
Von dem [!] Magnetischen Mumia, dardurch man alle lieb erhellt.
Von den allerhöchsten Magnetischen Curen, die durch Mumia geschehen.
Dz viertt vom Vnderscheid der Corpora vnd spiritus, wie vill auch gaister sein.
Dz fünfft von schlaffen vnd wachen der leiber vnd gaister.
Von dem Reden, auffstehen vnd vmbgehen, so der Mensch Imm schlaff thuet.
Wie man von einem schlaffenden menschen die Hexengaister, schwäre treüm, vnd böse gesicht treibt.
Welche geister warhafft oder lugenhafft seyen.
Wie mann Imm schlaff wahrhafftige treüm haben khan.
Von dingen die da schlaffen machen.

[Erschien 1572].

Lib: de religione perpetua. sein .6. bogen.

Von der Religion der { Propheten. / Apostell. / Jünger. / des Gaists.

Von der Religion der
- Artzney.
- Magica.
- Caracteristen vnd Exorcisten.
- Cabalia vnd Warsager.
- Natur.
- Juristen.
- Rhetoren.
- Musikhen.

[Nie gedruckt.]

Archidoxis Magię .7. bücher.

Lib: j. De signis Zodiaci et Misterijs eorum, sein .16. bogen.
Darinnen setzt er erstlich ettliche wörter, so sy vber ain schlangen oder andern vergifften wurm gesprochen werden, niemandt khain schaden mehr thuen.
Ettlich Caracter vnd wörter wider die fallend sucht.
Ain Zaichen mitt ettlichen Caractern zumachen, vnd bey Im zutragen, für des hirns schwinden vnd alle andere krankhaitten des haubts.
Ain Zaichen mitt ettlichen Caracteren bey Im zutragen wider dz paralisim.
. . . . . wider den Krampff vnd hertz zittern.

Lib. II. De 12. sigillis et Secretis illorum.
Darinnen schreibt er wie mann .12. Sigill soll machen nach den .12. himmlischen Zaichen, mitt sondern Caractern vnd nach derselbigen Krafft vnd tugent, vnd wo für ain yeden zutragen sey.

Lib: III. Von dor Natur vermögen.
Ain bildt zumachen damitt mann alle Meüß vertreibt vnd todtet.
Ain bildt, dz alle schaff behüett werden vor den schelmen, dz sy gesundt werden, auch auff andere thier mehr.
Alle mukhen Inn ain kreys zusammen bringen.

Lib. IIII. De transmutationibus metallorum et tempore eorum.
Darinnen lernet er die .7. Metall verwandlen, ye ains Inn dz ander nach himlischen lauff der .12. Zaichen vnd .7. Planeten vnd sein .7. Tafeln darinnen mit ainander verglichen werden die Metall, Zaichen vnd Planeten.

Lib. V. De Speculi constellatione.
Darinnen lernet er .3. Spiegl Zumachen von ettlichen zusammen gesetzten Metallen nach Astronomischer kunst vnd himmlischen lauff der Zaichen vnd Planeten.
Imm ersten soll man sehen alle menschen, vich, Kriegsrüstung vnd schlachtordnung.

Imm andern alle vergegne vnd geschehne Reden, wortt vnd anschläg.
Imm dritten alle schrifften Inn briefen, büechern, vnd alles so Inn der feder sein mag, wie verborgen es Immer ist.

Lib. VI. De Compositione Metallorum.
Darinnen beschreibt er Inn gemain grosse haimlikheitt von Metallen, vnd fürnemlich wie mann die Metall nach den himmlischen Coniunctionen der .7. Planeten soll zusamen setzen, vnd schmeltzen, dz sy Magische vnd vbernaturliche krefft vnd tugendten bekhommen.

Lib. VII. De sigillis planetarum.
Darinnen lernet er .7. Pfenning oder Sigill machen von den .7. Metallen nach himlischen lauff der Planeten, der gestallt dz sy der .7. Planeten Krafft vnd tugendten bekhommen.

[Erschien zuerst 1571 Buch I—IV, 1572 Buch V—VII].

De Vita longa .5. büecher, des Teütschen Originalls sein .16. bogen.
Im ersten beschreibt er wz dz leben vnd der Todt sey .....
Im .4. vnd .5. buch schreibt er wider derohand [?] von den Magischen Astronomischen vnd vbernatürlichen dingen, Alls von Fantaseyen, Imaginationen, Impressionen, Influentz, vnd vom obern vnd vndern gestirn.

[Ist 1574 in deutscher Uebersetzung erschienen; kannte der Schreiber hier das deutsche Original??]

Lib: De Votis alienis, dz ist ain schöne philosophia, sein .6. bogen .3. tractat.
Darinn Philosophiert er gar hoch vnd trefflich von gelübden, Ayden, Verhaissen vnd Zusagungen, so wir menschen gott vnd Ainander selbs geloben, vnd wie alle gelübd sollen vnd müssen gehalten werden, Es sey Inn dieser oder Jener welt oder wz vns sonst darauff begegnet, vnd woheer die seelen vnd menschengaister, die nach dem todt vmbgehen, Ir vrsprung haben, vnd wy sy wider ain ende nemmen, vnd vertriben werden.

[Vor Huser (1590) nicht gedruckt.]

Lib: De generatione hominis, Ist auch ain schöne philosophia, sein .5. bogen.
Darinnen schreibt er erstlich wz der sperma sey wz In herfür bring.
Von der fantasey vnd woheer sy Iren vrsprung nemm.

wz vrsach {
die frawen vnfruchtbar sein.
offt die kinder weder vatter noch mutter gleich sehen.
Knäblein oder maidlein Imm muetter leib empfangen werden.
offt .2. kinder mittainander geboren werden.
offt .2. kinder Imm muetter leib ann ainander wachsen vnd also geboren werden.
wie lang auch dz kind Inn muetter leib zuwachsen hab.

[Zuerst 1575 lateinisch gedruckt.]

Lib: De ordine Donj sind .4. bogen.
In diesem buch schreibt er von gaben gottes vnd weltlicher ordnung, wie ain ordnung soll gehalten werden Inn allen weltlichen stenden, vnd thailts aus zu .4. Monarchias.

[Nie gedruckt.]

De natura rerum .7. büecher, sein .16. bogen.
Lib, I. de generationibus rerum naturalium.
Darinnen schreibt er . . . . . [eingehende Inhaltsangabe].
Lib: 2. de crescentibus rerum naturalium.

. . . . .

Lib: III. De conseruationibus rerum naturalium.

. . . . .

Lib: IIII. De Vita rerum naturalium.

. . . . .

Lib. V. de morte rerum naturalium.

. . . . .

Lib. VI. de resuscitatione rerum naturalium.

. . . . .

Lib. VII. de transmutationibus rerum naturalium.
Darinnen lernet er vielerlay Proceß die Metallen zu transmutiren. Die Mineralia, Edelgestain, vnd vill ander ding mehr.

[Es fehlt also das 8. und 9. Buch in diesem Mscr. wie in manchem andern; die ersten 7 Bücher erschienen zuerst 1572.]

Lib: De Creatione hominis sein .3. bogen.
Darinnen Philosophirt er gar trefflich von der schöpfung des menschen auß dem ersten Capittl Moysi. [1575 gedruckt.]

Lib: II. paracelsicj sein .2. bogen.
Darinnen lernet er vom lapide philosophorum vnd ain tinctur zumachen. [Kaum zu identificiren.]

Hernach volgen seine Theologische büecher.

Not. Die aine außlegung ist noch nitt geschriben, habs noch nitt gar.

Außlegung vber den Euangelisten Matheum baide thaill.

Der erste ist allain vber die .23. Capittl. Der ander thaill ist vber alle .28. Capittl, gehet auf alle .4. Euangelisten, sein vber .100. bogen.

Eucharistia.

Dz sein seine büecher, so er vom nachtmall oder Sacrament geschriben, sein bey .70. bogen vnd sein dise

*De Cena dominj prolog: et Init:

*Lib: j philosophiae de limbo ęterno perpetuoque homine nouę et secundę creationis ex Christo filio Dej Volumen primum.

De Baptismate Christiano et de pęnitentia, Dz ist, vom Tauff Ioannis zur Rainigung des leibs.

De regeneratione, dz ist vom Tauff Christj zu abwaschung des alten Adams vnd der Seelen zum ewigen leben.

*De Cena dominj lib: collectus ex auctoribus Euangelij.

*De Cęna dominj nostri Jhesu Christj Declaratio.

*De Cęna dominj ex Capitulo sexto Joannis.

De Sacramento corporis Christj .2. büecher oder thaill.

*De Cęna dominj super pater noster.

Außlegung vber {
*Den Propheten Daniel .12. Capittl .12. bogen.
Die Epistell Iacobj .3. bogen.
*Dz Aue Maria $^1/_2$ bogen.
*Dz Magnificat ain bogen.
*Dz Nunc dimittis $^1/_2$ bogen.
}

[Das mit * Bezeichnete ist 1618 gedruckt].

De inuocatione Beatę Marię Virginis dz sein fünff bogen, vnd ist von der Anrüffung Marię der Muetter Gottes, der Engel vnd aller hailigen.

Ain Sermon de trinitate Ain bogen.

Ain Sermon de passione dominj ain bogen.

Lib: de Sancta Trinitate .16. Capittl. sein .7. bogen.

De Septem punctis Idolatriae [!] Christianę.

Der {1. 2. 3. 4. 5. 6.} Punct ist {
Vom kirchen gehen.
Vom betten.
Vom feyren.
Vom fasten.
Vom Allmosen geben.
Von Kirchfarten, Ablaß, zun hailigen lauffen.
}

Der 7. Punct ist Von tempeln, glockhenleütten, Altärn, Predigstüelen, Creützgengen, Closter, bildern.

.12. bogen.

[Alles nie gedruckt.]

De Imaginibus Idolatrię [!] sein .3. bogen.
Darinnen schreibt er wz von kirchen bildern zuhalten, wz sy bedeütten, vnd welche mann aus den kirchen thuen, oder darinnen leiden soll.

[Nie gedruckt.]

Außlegung Theophrastj vber .33. Psalmen Dauids, von dem .75.ten biß auff den .108.ten Psalmen sein bey .100. bogen.
Mehr ain außlegung vber .42. Psalmen Dauids, nemlich von dem .109.ten biß auf den .150.ten Psalmen, Ist bey .200. bogen.

[Nie gedruckt.]

Wenn wir dies ganze Verzeichniss durchgehen und mit dem des „Gedruckten“, das vorhergeht, vergleichen, so ist es sehr beachtenswerth, dass von dem „Nicht gedruckten“ nur eines noch im Jahr 1571 gedruckt erschienen ist und vier genannte Schriften 1572 unter die Presse kamen. Wir gewinnen also (vorausgesetzt dass wir es mit einem Kenner der Paracelsischen Literatur zu thun haben, und ein solcher hat zweifellos diese Verzeichnisse zusammengestellt) mit grossser Wahrscheinlichkeit als Abfassungszeit das Jahr 1571. Das Verzeichniss des Gedruckten ist ja sicher nicht vor 1571 verfasst, das des Nichtgedruckten nicht nach 1571, beide also ungefähr gleichzeitig.

Alle bisher genannten theologischen Handschriften sind auch anderwärts erhalten, einige aber nur einmal bis heute aufgefunden.

Derselbe Schreiber hat nun noch ein drittes Verzeichniss angefügt:

Bl. 14a—15a

Verzaichnus ettlicher Theophrastischer büecher, so bey mir Just vnd klar gefunden werden.

(1) Von der Zerstörung der Synagogen mitt .12. Capittl, vber den Liechtenberger.
(2) In Esaiam den fürnembsten Propheten .4. Capittl.
(3) Vom bett der wittib vnd Junkhfrawen.
(4) Ain buech vom vnderschid der Reich vnd geburden [siehe No. 27].
(5) Von der zeügnuß Christj.
(6) Von vergebung der sünden.
(7) Von kirchen sachen.

(8) Von Aemptern, Pfründen vnd Stipendijs.
(9) Von aufferstehung und glorificierung der leiber [siehe No. 28].
(10) Von Sinn vnd Instrumenten.
(11) Vom Aberglauben vnd Ceremonien.
(12) Vom mann nemmen, vnd wie mann frembde sachen nitt begehren soll.
(13) Von der beicht, buß, vnd verzeihung der Sünden.
(14) Ex libro Sermonum der Erkantnuß ad Clementem septimum.
(15) Von der ander erkantnuß ad Clementem .7.
(16) Von den großmechtigen vnd stolzen.
(17) Von der kirchen Allten vnd newen Testament.
(18) Von glückseliger freyhaitt.
(19) Von bederley erlichen Raichtumb.
(20) Sermon, Auß dem Spruch . gebt dem Kayser, wz des Kaysers, vnd gott wz gottes ist.
(21) Ob der weltlich gewalt amm leib zu straffen hab, dz vbel so so [!] wider gott vnd den nächsten geschicht.
(22) Ob der glaub zustraffen sey.
(23) Wie man die lieben hailigen Eheren soll.
(24) Vorred Theophrastj Inn die Epistel .3. Johannis.
(25) Ain buech aus dem thaill vber die Epistell Petrj.
(26) Von dem seligen leben.
(27) Von geburt vnd vnderschaidung der Reich .2. Capittl. [vgl. No. 4].
(28) Von der aufferstehung der leiber [siehe No. 9].
(29) Ain buech aus dem thaill von anrueffung vnd drukhung oder Peinigung der vndersten Inn der höll.
(30) Vom Ehebett Matthej Am 19. Ob dem menschen, so ein Eheweib hatt gebür mit einer andern zuhausen.
(31) Weitter aus 8° Pauls die leer, so vns den Ehestand beschreibt, vnd zu lernen gibt Zu den Corinthern amm .7.
(32) Außlegung wz die Ehe betrifft . begriffen Imm alten Testament genes: amm .j. Laßt vns menschen machen.
(33) Von der Ehe ordnung vnd aigenschafft neyen Sermonis [!] vnd vnderschaid.
(34) Ain ander Sermo von der Ehe gesetzt, auff dz wort gottes qui potest capere capiat, der nemmen khan der nemme.
(35) Sermo .2. Von der Ehe der Priester, gesetzt auff dz Euangelium. So es dann ein solches ist mit den frawen, so zimbt es sich nitt zuwiben.
(36) Sermon vber dz wort, Ain Newen befelch gib ich euch.

(37) Sermo vber dz wort, Lieb deinen gott, vnd deinen nechsten alls dich selbsten.
(38) Von menschlicher krafft.
(39) Von gwalt der hailigen dryfachen zeichen, vnd Iren schmehungen. [Huser 4°-Ed. IX, S. 208ff.]
(40) Etliche teill von den Egiptischen tägen.
(41) Vff Natern vnd Basiliskhen wirdestu gehn, vnd tretten auff die Lewen vnd Drakhen.
(42) Sermo von dem fegfeür. [Gedruckt 1618].
(43) Von denen die aus den Clöstern lauffen.
(44) Was gottes ist, dz gehört gott. [siehe No. 20.]
(45) Sermo vber das wort gottes: Nöttige sy herein zugehen.
(46) Von der Junkhfraw Inn geburt.
(47) Vom nachtmall des Herrn, der bueß, gerechtikhaitt, tauff, bildtnuß, gottesdienst, dryualtikhaitt.
(48) Dz buech so Theophrastus mit seiner aignen handt geschriben ann Martin Luther, pomeran, vnd philippum Melanthon. 5. 12. vnd 39. Capittl Matthej.
(49) Sermo vber den 84. Psalmen.

Dieser letzte Titelkatalog (dessen Zahlen von mir beigesetzt sind) umfasst etwa die Hälfte des ganzen überlieferten theologischen Materials; das Meiste ist auch sonst bekannt, Einiges ist mir aber noch nicht gelungen zu identificiren, da der Schreiber dem Latein, das sonst in den Ueberschriften fast immer gebraucht ist, ängstlich aus dem Wege geht; seine Uebersetzungen sind oft nicht zum besten gerathen. Es ist mir zweifelhaft, ob der Verfasser dieses dritten Verzeichnisses derselbe ist, der die beiden vorhergehenden zusammengestellt hat, trotzdem die im letzten Verzeichnisse genannten Schriften alle im ersten und zweiten noch nicht genannt sind. Da alle drei von derselben Hand geschrieben sind, so ist vielleicht das Ganze nur eine Abschrift, wenn auch die Schriftzüge recht wohl aus dem Jahre 1571 oder 1572 stammen könnten.

Woher stammen denn nun alle diese Verzeichnisse eigenen handschriftlichen Besitzes? Wer hatte denn eine so ausgebreitete Kenntniss und so reiche Sammlungen? Sollen wir trotz des süddeutschen Schreibers wieder nach Schlesien auf Montanus blicken?? Ausser den Neuburger Bayernherzögen ist uns neben Montanus kein so reicher Handschriftenbesitzer bekannt geworden. Oder dürfen wir den Herrn von Rosenberg daneben nennen?? (vgl. Abschnitt IV No. 88 und 89).

In dem Osseger Mscr. folgt noch ein anderes Verzeichniss von Titeln von derselben Hand auf Blatt 16 geschrieben, doch sind es keine Paracelsica mehr, sondern andere Werke meist magischen Inhalts. Der Rest der Handschrift wird weiter unten No. 45 besprochen. Er ist z. Theil von anderer Hand geschrieben und von unserem Schreiber der Verzeichnisse überarbeitet.

Und nun zu den Handschriften selbst!

Die Masse des Gefundenen ist ja nicht gering, der Werth desselben sehr verschieden. Originalhandschriften von Werken Hohenheim's sind, wie oben schon gesagt, leider nicht darunter.

Ueber die Vollständigkeit der gesammelten Handschriften gebe ich mich keiner Selbsttäuschung hin. Gewiss werden an mir nicht zugänglichen Stellen noch Handschriften Paracelsischer Werke aufgefunden werden — wenigstens hoffe ich im Interesse der künftigen Gestaltung der Texte mit Bestimmtheit darauf. Auch kann ich noch immer nicht glauben, dass alle Originalhandschriften unwiderbringlich verloren sind.

Dass aber noch viele neue Abhandlungen auftauchen werden, halte ich für wenig wahrscheinlich. Ich habe im Folgenden bei den noch nicht gedruckten Schriften die Auszüge aus den Handschriften, auch bei den kleineren Fragmenten, so vollständig gegeben, dass es wohl jederzeit und allenthalben möglich sein wird, festzustellen, ob der Inhalt etwa neu aufzufindender Handschriften schon anderwärts vorhanden ist oder nicht. Es ist deswegen auch viel mehr gegeben als das Incipit und Explicit der Handschriften, wie es für eine einfache Aufzählung der Manuscripte genügt hätte. Vielleicht habe ich nur zu oft des Guten etwas zu viel gethan, besonders bei der Theologie, aber die Verführung, noch mehr zu geben, war häufig recht stark; ich habe ihr nach Kräften widerstanden. Es war mir auch darum zu thun, von dem Reichthum der erhaltenen noch ungedruckten Abhandlungen unter Hohenheim's Namen wenigstens eine ungefähre Vorstellung zu geben, was auf dem fast gänzlich neuen Gebiete der Paracelsischen Theologie eine gewisse Weitschweifigkeit entschuldigen mag, zumal wenig Aussicht vorhanden ist, dass gerade diese Abhandlungen jemals gedruckt werden. Möge man mir es zu gute halten, dass die Schwierigkeiten für den Mediciner gerade auf diesem Gebiete nicht gering waren! — — — —

Es war mein Bestreben, die Handschriften ihrem Inhalt nach möglichst zusammen zu ordnen. Doch habe ich nur ausnahmsweise ganz heterogene Theile einer und derselben Handschrift an verschiedenen Stellen besprochen und für gewöhnlich den ganzen Inhalt auch umfangreicher Handschriften im Zusammenhang gelassen. Die ausführliche Inhaltsübersicht zu Anfang und eine vollständige Zusammenstellung aller handschriftlichen Fundstellen für jede einzelne Abhandlung am Ende wird allen billigen Ansprüchen für die Nutzbarmachung des gebotenen Materials zu entsprechen suchen.

Ueber die Eintheilung des Buches ist Folgendes zu bemerken.

Der erste Abschnitt gibt einige kleine Schriftstücke, die meist im Original auf uns gekommen sind, Briefe, Actenstücke, Consilien, Recepte. Zu meinem grossen Bedauern ist diese erste Abtheilung die dürftigste von allen.

Im zweiten Abschnitt werden alle Handschriften zusammengeordnet, welche diejenigen Schriften enthalten, die Huser in seine Sammelausgabe aufgenommen hat. Es ist dabei nach Möglichkeit die Reihenfolge der Huser'schen Ausgabe eingehalten; nur einige wenige kleine Abhandlungen und Fragmente sind dabei schon mit besprochen, die Huser nicht gekannt oder wenigstens nicht veröffentlicht hat; sie werden am Ende dieses zweiten Abschnittes kurz verzeichnet. Ganz zerstreut und vereinzelt kommen auch im weiteren Verlaufe des Buches noch Abhandlungen vor, die Huser veröffentlicht hat, wie man dies aus der Zusammenstellung am Ende ersehen mag.

Die Abschnitte III—VI bringen Schriften, welche in der Huser'schen Sammelausgabe nicht zu finden sind und zwar zunächst im dritten Abschnitt allerlei Chemisches und Alchemistisches, das nur zum allerkleinsten Theile als Nachlese zu Huser gelten kann.

Der umfangreichste Abschnitt ist der vierte. Er umfasst das Gebiet der theologischen Schriften, die Huser von seiner Ausgabe ausschloss. Nur Weniges und gewiss nicht das Bedeutendste davon ist zu Beginn des dreissigjährigen Krieges veröffentlicht worden.

Der fünfte Abschnitt enthält die Magie und Verwandtes. Trotz ihres abstrusen Inhaltes konnte ich auch an diesen Handschriften nicht vorübergehen, selbst wenn, wie höchst wahrscheinlich, keine Zeile davon echt sein sollte.

Der sechste Abschnitt bringt einige Handschriften vermischten Inhalts, die sich ohne Zwang nicht in die übrigen Abtheilungen einfügen liessen.

Bei den Citaten habe ich die Orthographie der Handschriften stets beibehalten; die Abkürzungen sind allenthalben aufgelöst. Die vielfachen chemischen, alchemistischen und verwandten Charactere und Zeichen nachschneiden zu lassen, schien mir unnöthig. Ich habe dafür die betreffenden Wörter gesetzt, dieselben aber, um kenntlich zu machen, dass das Original an deren Stelle ein Zeichen setzt, *cursiv* drucken lassen.

I.

Briefe, Aktenstücke, Consilien
und sonstige zum Theil autographische
Schriftstücke.

1. Breslau, Stadtbibliothek (Rhedigerana) No. 258. Fol. 463 SS. „Epistolae virorum Illustrium ad Erasmum Roterodamum." Es sind lauter Briefe an Erasmus, 167 Nummern.

Auf „Fol°. 412" der Brief Hohenheim's an Desiderius Erasmus vom Jahre 1526 [?]. Es ist der 151. Brief der Sammlung; auf „Fol°. 413" steht die Adresse „Theologorum Patrono Eximio domino Erasmo Roterodamo vndicunque doctissimo suo optimo". Adalbert Horawitz hat diese Briefsammlung in seinen „Erasmiana" Heft III und IV Wien 1883 und 1885 besprochen ohne den Brief des Theophrastus zu erwähnen. Er ist ja schon lange in seinem Wortlaute bekannt und von Schubert und mir nach der Rhedigerana neu herausgegeben und eingehend besprochen worden unter Beigabe einer Nachbildung in Lichtdruck. Ich kann also für alles Weitere auf diese Veröffentlichung verweisen: Paracelsus-Forschungen Heft II Frankfurt a. M. 1889 S. 99—122 und Tafel III. (Vgl. Theil I No. 498.)[1])

2. u. **3.** Basel, Staatsarchiv St. 73. D. 17 und 18. Zwei Eingaben Hohenheim's an den Magistrat von Basel aus dem Jahre 1527, welche nicht von seiner eigenen Hand geschrieben sind. Von Schubert und mir gleichfalls 1889 veröffentlicht im 2. Hefte der Paracelsusforschungen. S. 10—15 und S. 33—36.

4. u. **5.** Basel, Kirchen-Archiv C. I. 2. Tom. I fol. 316 u. 317. Zwei Briefe Hohenheim's aus Colmar an Bonifacius Amerbach in Basel vom 28. Februar und 4. März 1528, von seiner eigenen Hand geschrieben. Sie finden sich in der grossen Briefsammlung der Amerbach, welche heute auf der Baseler Uni-

---

[1]) In Albrecht W. J. Wachler's, Thomas Rehdiger und seine Büchersammlung in Breslau, Breslau 1828, 8° konnte ich diese Briefsammlung nicht erwähnt finden.

versitätsbibliothek verwahrt wird. Veröffentlicht mit Lichtdruckwiedergabe im zweiten Hefte der Paracelsusforschungen 1889 S. 61 und 72—73, Tafel I. u. II.

6. St. Gallen, Stiftsarchiv, Tom. XXII der Pfäferser Abtheilung. Miscellenband des Pfäferser Archivs, welcher nur Pfäferser Handschriften aus dem 16. und 17. Jahrhundert enthält; darin auf Blatt 410 und 411 ein „Concilium, für min gnedigen Herrn", d. h. ein ärztliches Gutachten Hohenheim's für Johann Jacob Russinger Abt in Pfäfers (1517 bis 1549) aus dem Jahre 1535; von Hohenheim selbst auf einen Foliobogen geschrieben, von welchem es 3 Seiten einnimmt, während sich auf der 4. Seite die gleichfalls von ihm herrührende Aufschrift findet:

„Consilium für min, g, H, von doctor
theofrastum
theofrastus."

Auch dies Schriftstück ist im 2. Hefte der Paracelsusforschungen veröffentlicht S. 172—175. Professor F. A. Flückiger hat es 1891 besprochen und wiederabdrucken lassen in der Schweizerischen Wochenschrift für Pharmacie. (Vgl. Theil I. No. 500.)

Ich füge hier sogleich ein bisher nicht veröffentlichtes dem Paracelsus zugeschriebenes Consilium an, welches freilich nur in einer Abschrift aus dem Anfang der zweiten Hälfte des 16. Jahrhunderts überliefert ist und dessen Abstammung von Hohenheim vorerst noch bezweifelt werden kann.

7. Wien, k. k. Hofbibliothek. Ms. 11200. (Ms. Ambras. 158.) Aus dem 16. Jahrhundert, 257 Bll. 4°. Auf dem Pergamentumschlag steht vorn „Georgius Handschius Doctor me scripsit", es sind aber doch mehrere Schreiber an dieser Hdschr. thätig gewesen, die in der Zeit wenig abweichen und wohl alle in die Mitte des 16. Jahrhunderts fallen. (Zu Handsch vgl. Haller, Bibl. med. pract. II, p. 227 f. und unten No. 59.)

Auf dem ersten Blatte, welches wie das zweite und dritte keine Folienbezeichnung trägt, der Sammeltitel „Miscellanea Theoricae et Practicae Medicinalis ex probatissimorum nostra tempestate medicorum secretis et promptuarijs congesta per Georgium Handschium Lippensem Germanobohemum. Pragae 1550." Auf dem vierten mit 1 bezeichneten Blatte, welches die alte Seitensignatur „126" trug, beginnen

„Formulae Medicamentorum aliquot. Georgius Handschius Lippensis Pragae 1. 5. 4. 9.“ Es folgen „Collectanea de febribus humoralibus Hieronymi Bretij in gymnasio Patauino“, „Experimenta et secreta Doct. Gerhardi Medici Archiducis Ferdinandi“, „Experimenta D. V. Fabri“, „Experimenta D. Zoppelij“, „Cura morbi Gallici M. Curtij praeceptoris D. Galli“, „Ex Secretis Doc. Galli Archiatri Regis Ferdinandi“. Auf Blatt 209 beginnen allerlei **Consilia** zuerst von Montanus, dann von Benedictus Victorius Faventinus, von Doctor Gallus. An das letzte des Gallus „pro iuvene sed sterili uxore Magistri M. Collini“ ist direct angefügt das folgende Consilium des Paracelsus, welches den Schluss der Rückseite des Blattes 240 einnimmt und das ganze Blatt 241 mit Ausnahme der ersten Zeilen der Rückseite, welche schon früher von derjenigen Hand beschrieben waren, welche die anderen Consilien geschrieben hatte. Das Paracelsische Consilium ist also von anderer Hand etwas später an eine zufällig freie Stelle der Handschrift an den Schluss der anderen ärztlichen Consilia hingeschrieben worden. Es folgen von der früheren Hand beschrieben noch einige Blätter „Medicina occultata et superstitiosa“ Collectaneen aus Agrippa, Cardanus, Alex. Benedictus, Fernelius, Mich. Blondus, Arnold v. Villanova. Bl. 245b—254a ein Index contentorum.

Das Consilium des Paracelsus ist spätestens 1570—1580 geschrieben, wahrscheinlich noch etwas früher; es lautet folgendermassen:

Consilium .D. Theophrasti Paracelsi pro Domino Bernharto Rechlingero. Augustano qui laborauit vehementi stranguria, ex ipsa rursus Ischuria, ita quod nihil illi profuit praeter catetherim, & multi medici scripserunt consilia pro illo.

Vester Junckher mein Dienst syndt euch allzeit bereit, demnach wir nechst verlassen haben, das ich e. v. solle mein ratschlag zustellen, hab ich denselbigen also geordnet, wie ich abgeschiden bin, erstlich die coleram zu extinguiren, als dann zum harnen, vnd hauptwehe weyter handlen,

Zu extinguiren die Coleram sol also geschehen, das yr von den trociscis Alkakenge, aber de olibano bei euch allmal habt, vnd von selbigen ein wenig als ein halb (a) haselnus gros gebrauchet ynn eynem trunck wein, Morgens von den trociscis de alkakengi, vnd zu nacht von den trociscis de olibano, morgens 2 stund darauff fasten, vnd zunacht 2 stund nach essens, vnd das ym Jar virmal thun, acht tag nacheinander, Ein mal ym Hornung, Zum ander im Mertzen, zum dritten ym aufgang

Augusti, zum virden ym Nouember. Die ertznei dienet, auf das, wie ich von der cholera mit euch geredet hab.

* Weiter zum harnen, vnd zumselbigen allen, daruon yr mir gesagt habt, ist mein radt also, das yr euch lasset ein lautern schonen Cristallen, zu dem aller kleinisten stössen, vnd des .2. lot, vnd sie ynn ein gutten weissen wein legenn, ij mas, vnd also vom selbigen wein trincken, den ersten vnd den letsten trunck, so yr vber tisch gehet, das treibt von euch all Choleram, die euch die kranckheit macht, vnd ist ein sonderlich heimlich stuck, vnd lass yn euch kein steyn vnd gries wachsen, vnd wann die 2 mas aussindt, acht ich auf 14 tag, so habt yr ein halb ([a]) Jar genug darnach aber also auf 14 tag mit eynem neuen Cristallenn.

Weiter so euch ein Not mit dem harnen zustunde, welchs doch nach den trociscis vnd dem puluer nit glaublich ist zukomen, so brauchet die nachuolgende stuck, lassen euch kein not zustehen,

Als nemet Saffran, ynn eynem secklein, der nicht gestoßen sey, ein lot, bindet es tzwischen die gemecht an das ror, so treibt es denselben Harn aus, vnd macht das er sich nicht kan verstellen, Oder nemet hasenplut vnd fuchsblut zusammen gleichvil, vnd derret es zu einem puluer ynn eynem backofen, aber itlichs besonder, ist noch besser, vnd darnach gemischet, vnd als dan j lot frue eingenommen, das wendet euch all not, vnd treibt euch den harn on allen schmertzen, vnd so es euch am aller hertesten ankeme, vnd gar bös were, so nemet j lot benedictum laxatiuum vnd .j. quintin species lithontripon wol uermischt, vnd genisset es gantz hinein, diese stuck syndt allein angetzeigt so yr ynn nöten weren.

Es scheint mir recht wohl möglich, dass dies Consilium wirklich von Hohenheim herstammt. Specifisch Paracelsisch ist der „lautere schöne Cristall“ als Mittel gegen Harngries und andere „tartarische“ Erkrankungen der Harnwege; wir werden ihn auch in dem folgenden Recepte contra lapidem wiederfinden.

* [Mit anderer Tinte] In libello e morbo gallico habet hic autor ita In der neuen hufft kranckheit stand ab vom regiment, brauch die heylung der alten, die do prouocirn den harn, auff halbe zeit .Demnach mit dem Alcali cristallino far fort biß In end der heylung. Denn die hufftkranckheit freuen sich in diesem Alkali.

([a]) Die mit a bezeichneten beiden „halb“ sind im Mscr. übergeschrieben.

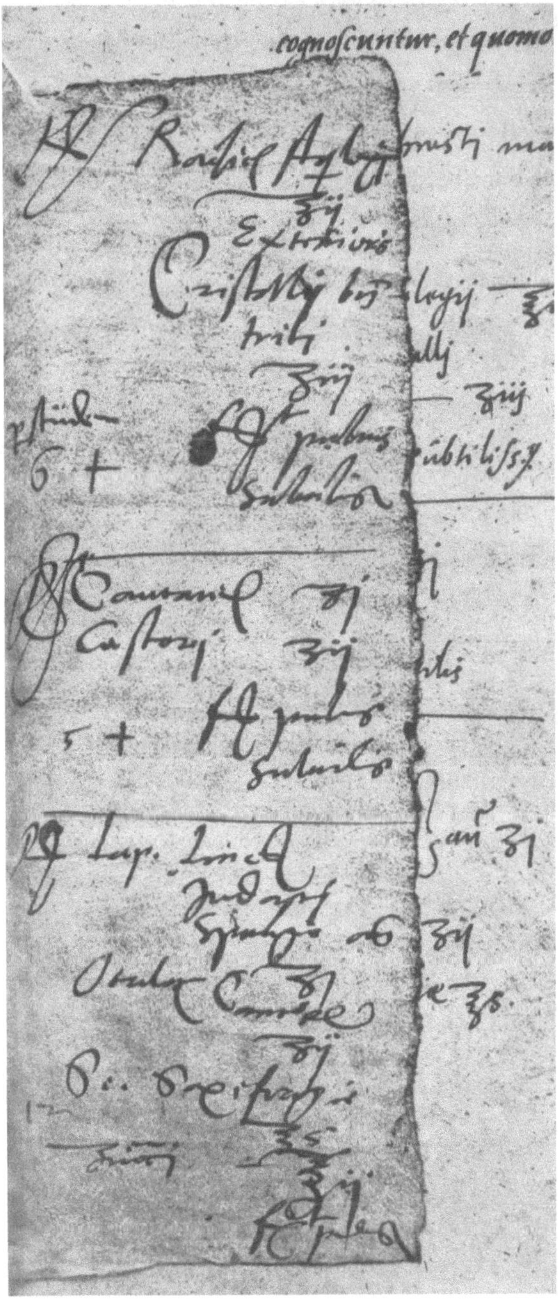

Ein Zettel von Hohenheim's Hand aus einer Wiener Handschrift (Ms. 11144).

7a. Im Ms. 11144 der Wiener Hofbibliothek, welches wir im zweiten Abschnitte unter No. 10 genauer besprechen werden, finden sich zwischen Blatt 126 und 127 zwei Zettel eingeheftet, deren erster ein Autogramm Hohenheim's zu sein scheint. Auf dem zweiten Zettel findet sich von einer Hand um 1600 geschrieben die folgende Notiz:

„Inueni Theophrasti manu hec Recepta scripta contra lapidem“; darauf wird eine Abschrift des vorhergehenden autographischen Zettels gegeben.

Eine eingehende Vergleichung des ersten Zettels mit andern echten Schriftstücken lässt es für mich als zweifellos erscheinen, dass derselbe wirklich von Hohenheim herrührt.

Der autographische Zettel lautet:

Rp. Radicis Aquilegij
℥ ij
Exterioris
Cristallj bis
tritj ʒ iij
pro stück — fiat puluis
6 + — subtilis

Rp. Cantaridum ʒ j
Castorej ʒ ij
5 + — fiat puluis
subtilis

Rp. Lap. Lincis
Judaicj
Spongie āā
ʒ j
Oculorum Cancrorum
ʒ ij
Se. Saxifragie
12 — ℥ s
Zuccarj ℥ ij
fiat puluis.

Dass auch der Inhalt dieses Zettels, welcher drei Recepte für tartarische Erkrankungen der Harnorgane bietet, speciell für „usnea, grando et lapis vesicae“, wohl für Paracelsisch gelten kann, wird ein Vergleich mit den Recepten aus der Baseler Zeit lehren, welche sich auf Seite 333—338 des 3. Bandes der Baseler Quartausgabe finden. Ueber Krebsaugen, lapis iudaicus, lapis lyncis, lapis spongiae, die auch in der arabischen Medicin als Heilmittel bei Harnconcrementen zum Theil eine grosse Rolle spielen[1]), wäre noch besonders das Buch von den Tartarischen Krankheiten vom Jahre 1538 zu vergleichen im 18. Capitel (a. a. O. Band II S. 327); freilich sollen sie dort nicht mehr einfach gepulvert und gemischt gegeben werden, sondern jedes für sich besonders präparirt. Crystalli oder Crystalli Tartari (a. a. O. Bd. III S. 231) sind gleichbedeutend mit unserm Cremor Tartari, Tartarus depuratus, Kali bitartaricum.

8. Auf der Brüsseler königlichen Bibliothek findet sich in der Autographensammlung ein Zettel, welcher für Hohenheim's Handschrift dort gehalten wird. Er lautet:

„Zu denn schwarzen bosen blattern
Coriander safft mit brosam von weißen
brot lege daruber
Ein anders dar zu
Rosen safft bonen mehel mach
ein pflaster daruber
Ein anders
mach ein pfalster [!] von bron
kressarfft [!] gersten mehel vnd
h honick"

Vielfache Vergleiche einer Photographie dieses Zettels mit allem was bisher von Hohenheim's Hand gefunden wurde, lassen es als gänzlich ausgeschlossen erscheinen, dass dieser Zettel von Paracelsus geschrieben ist. Auch der Inhalt dieses Zettels ist sicher nicht von Hohenheim, was seine physische Autorschaft zwar nicht ausschlösse, aber den Zettel für uns völlig werthlos macht. Ich habe übrigens das Quartblatt auch im Original auf der Handschriftenabtheilung der Brüsseler Bibliothek eingesehen. Der sonst sehr zuverlässige Sammler, von welchem die Bibliothek die ganze Autographencollection erwarb, hat sich also dennoch getäuscht oder ist getäuscht worden.

---

[1]) Vgl. z. B. P. de Koning, Traité sur le calcul dans les reins et dans la vessie par Abū Bekr Muhamed ibn Zakarīyā al-Rāzī [Rhazes] Leyde 1896. 8° p. 21, 73, 149, 151, 167, 197, 199, 207, 238, 241, 243, 247 u. s. w.

Taf. II.

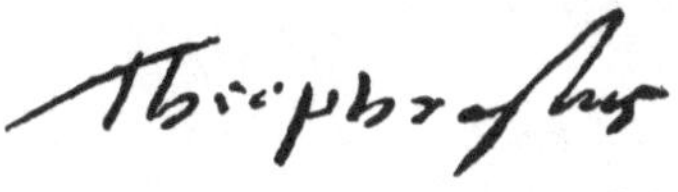

Brief an Erasmus, 1526.

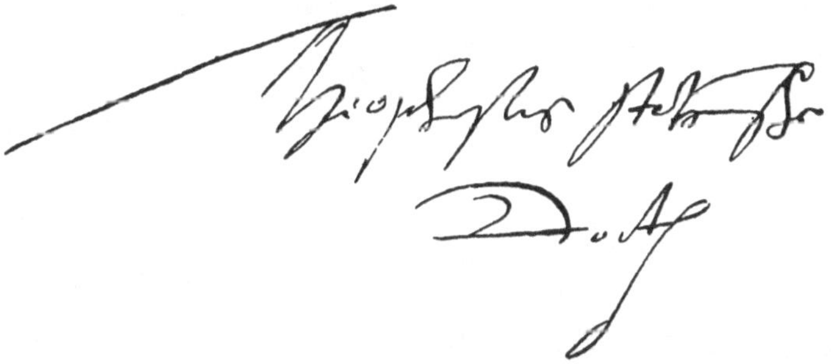

1. Brief an Amerbach, 1528.

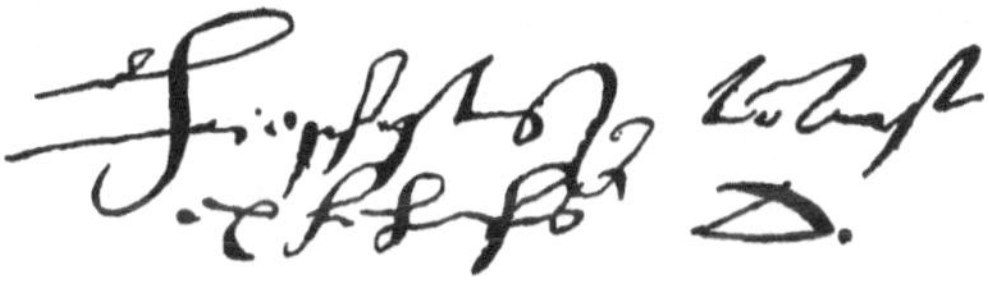

2. Brief an Amerbach, 1528.

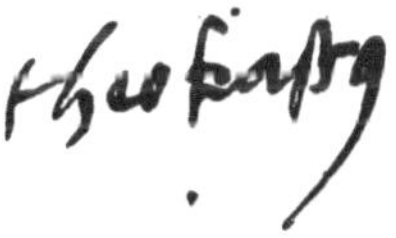

Consilium für den Abt von
Pfeffers, 1535.

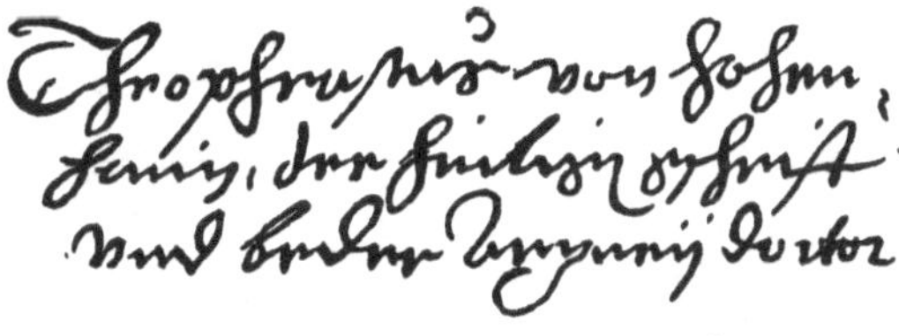

Brief an den Magistrat
von Memmingen, 1536.

Eigenhändige Unterschriften Hohenheim's.

II.

Schriften, welche sich in den Huser'schen Sammelausgaben gedruckt finden.

9. Auf der Universitätsbibliothek zu Utrecht befindet sich in einem Sammelbande „Medici Octav No. 101", eingebunden zwischen Paracelsi libri V. de Vita longa, Basileae s. a. [1562] (besprochen Theil I No. 46) und Adam von Bodenstein's Isagoge in Arnoldi de Villa nova Rosarium Chymicum, Basileae 1559 (beschrieben in meiner Bibliographie der Paracelsisten, Centralblatt für Bibliothekswesen X. Jahrg. 1893 S. 318 No. 2) eine Papierhandschrift in kl. 8° von 48 Bll. ohne Seitenbezeichnung mit den Bogensignaturen A_1—F_8, zierlich geschrieben, aus der 1. Hälfte des 16. Jahrhunderts, vielleicht noch vor 1550 angefertigt von einem Berufsschreiber.

Der Titel lautet:

Labyrinthus, Medicorum errantium, Doctoris. Theophrasti paracelsi ab hohenheim utriusque Medicinae Doctoris. ac omnium medicorum longe principis:

Alterius non sit qui suus esse potest.

Ingenij quisquis Theophrasti fila sequutus.

Tutus ab insidijs est labyrinthe tuis.

Anfang der Praefatio: Quia error in qualibet re periculosus est et is qui errat . . . .

Anfang des Caput primum: primus ac principalis error omnis Medicinae uocatur sapientia, sine quo libro nemo unquam quicquam fructuosum ac laude dignum efficiet . . . .

Der Schluss lautet: . . . . . ac caliginoso Labyrinthi errore, lumen naturae ducem sequitur. finis.

Der Text stimmt vollkommen mit der Nürnberger Ausgabe des Candidaten der Medicin Achatius Morbach vom Jahre 1553 überein (Theil I No. 30). Gegen die naheliegende Vermuthung, dass unsere Handschrift eine Abschrift dieses Druckes wäre, spricht der Character der Schriftzüge, die anscheinend in die Zeit vor 1553 fallen. Wahrscheinlich war das Buch schon frühzeitig ins Latein übersetzt worden und machte nun handschriftlich in lateinischem Gewande seinen Weg. Ein solches Mscr. kam dem Achatius Morbach zur Hand und wurde in Nürnberg gedruckt. Das Original lagerte in Klagenfurt und wurde dort erst 1563 auf Antreiben Erzherzog Ferdinands wieder aufgestöbert (vgl. die Einleitung S. 13ff.) und 1564 von Dr. Theodor Birckmann zum Druck gebracht (Theil I No. 64). Hohenheim hatte den „Labyrinthus“ schon früher geschrieben, als er ihn den Kärntner Ständen mit 2 (3) andern Schriften widmete, also vor 1538. Vermuthlich hat er ihn schon 1537 in Wien drucken lassen wollen. Ob die lateinische Uebersetzung schon zu Hohenheim's Lebzeiten oder gar auf seine Veranlassung hin entstand, wer will das heute entscheiden! Unwahrscheinlich ist es nicht. Jedenfalls hat es nichts Befremdliches, anzunehmen, dass der „Labyrinthus“ ebenso wie jede der beiden andern später den Kärntnern gewidmeten Schriften in den Kreisen der Schüler und Anhänger cursirte; denn die 3 Schriften gehören keineswegs nothwendig zusammen. Uebrigens sind ja alle drei resp. vier Schriften nach alter lateinischer Uebersetzung herausgegeben worden. Der Labyrinthus, wie gesagt, 1553 von Morbach, welcher nichts über seine Vorlage berichtet; die Defensionen und die Tartarusschrift 1566 von Adam von Bodenstein (Theil I No. 74) und dieser sagt ausdrücklich, dass er diese beiden Bücher handschriftlich so vorgefunden habe: „Hos libros .. quidam ante multos annos in linguam latinam transtulit“, also wohl gleichfalls vor 1553. Aehnlich sagt Toxites in seiner lateinischen Sonderausgabe des 4. Stückes, der Kärntner Chronik, 1575 (Theil I No. 162), das Büchlein sei „in sermonem latinum ab aliquo olim Theophrasti studioso conversum“. Danach wäre also auch die Annahme zulässig, dass die ganze Kärntner Dedicationsschrift in allen ihren Theilen auf einmal in's Lateinische übersetzt worden sei und lateinisch handschriftlich umging. Eine andere Handschrift des lateinischen Labyrinthus und der Kärntner Tartarusschrift werden wir sofort kennen lernen (No. 10). Alle diese erhaltenen Uebersetzungen sind keine wörtlichen, sondern mehr umschreibend ziemlich frei gehalten.

Der Titel unserer Handschrift weicht von dem Morbach's ab. Der Cand. med. hat die Lobeserhebungen, welche seine handschriftliche Vorlage wohl auch enthielt, getilgt und selbst das ihm vielleicht nicht voll verständliche „ab Hohenheim“ weggelassen. Er sagt einfach: „Labyrinthus medicorum errantium, D. Theophrasti Paracelsi“; lobende Epitheta musste er schon aus Rücksicht auf seine facultas medica vermeiden. Den Paracelsusholzschnitt hat vermuthlich der Verleger veranlasst; wer weiss ob nicht der Hirschvogel'sche Originalstich von

1540 dem Manuscript eingeklebt war, das Morbach oder dem Verleger zu handen gekommen war? (Vgl. unsere No. 147 am Ende.) Das Distichon bildet die auffälligste Uebereinstimmung zwischen unserm Mscr. und dem Nürnberger Drucke; vielleicht hat es der junge Mann aber doch schon in seiner Vorlage angetroffen und aus ästhetischen Rücksichten passiren lassen; denn es passt nur halb zu der farblosen, neutralen Haltung des Kandidaten der Arzneiwissenschaft.

Unserm Mscr. fehlt wie dem Nürnberger Drucke das Vorwort an die Hippokratischen Doctores und das Ende der Beschlussrede Huser 4° Ed. II S. 191—193 und 243, beides Zusätze Hohenheim's, welche er erst bei der letzten Durchsicht im Sommer 1538 in Kärnten machte, als er die Schriften zu einem Widmungsgeschenk an die Stände zusammenfügte. Dass sie nicht als Ganzes ad hoc geschrieben wurden, beweist die Sonderwidmung der Tartarusschrift an Johann von Brandt in Efferding aus dem Jahre 1537. Uebrigens werden wir in der folgenden Wiener Handschrift des Labyrinthus auch das Vorwort an die Hippokratiker und die ganze Schlussrede lateinisch finden. Wenn unser Utrechter Mscr. wirklich nicht von dem Drucke abgeschrieben ist, so besteht doch zwischen ihm und dem Drucke ein sehr naher Zusammenhang. Auf der viertletzten Seite findet sich als einzige bemerkenswerthe Textabweichung als Marginale ein „si volemus" eingefügt, welches den Sinn durchaus nicht beeinflusst und gänzlich überflüssig ist; keine Ausgabe hat dieses Einschiebsel, welches man dem Abschreiber auf's Konto setzen muss.

10. Wien, Hofbibliothek Ms. 11144 |:Med. 31.:| 200 Bll. Fol. in der Mitte des 16. Jahrhunderts (etwa um 1560) von einer Humanistenhand schön geschrieben.

Bl. 1a **LABORINTHVS.**

Bl. 2a Aureolus Theophrastus paraclesus [!] Vtriusque medicinae Doctor. Hypocratis Doctoribus. S. P. D.

Tempus iam mihi adesse uidetur commodum, ut indicem et proferam libros ex quibus medicinam ego didicerim. Igitur hoc in primis scitote uiri medici amicissimi, me libros, quos ab antecessoribus nostris hactenus scriptos accepimus, arbitrari, non sufficere nec dignos esse, ex quibus medicina discatur. Sunt enim non solum imperfecti, ut in quibus multum desideratur, sed ita incertae scripturae, ut magis ad errores fallaciásque, quàm ad rectam discendi uiam legentem ducere uideantur. Quae etiam causa maxima est, cur eos deserendos, abijciendos, et negligendos existimo . porro autem negari hoc non potest.

Discipulus magistrum requirit: et doctore opus habet, qui excellere in arte aliqua uelit. Quia igitur uidebam opus esse, ut a magistro quopiam discipulus disceret, de hoc semper cogitaui et sollicitus fui, vbi nam, et quis ille Magister esset, à quo medicinae studiosus, commode discere posset, cum ex praedictis libris perfecta doctrina non discatur. Haec dum cogito, incidit forte, [2b] Quid si scriptus liber nullus in mundo nunquam fuisset, nec adhuc esset, item, quid si medicus nullus uiueret, à quo tum discendum? ...... [3b] .. sapiens eam non aspernabit, etc. quod de medicina dictum est, quam deus praecipue amat, et in ea ultrò operatur. Bene ualete. Datum, 1. Augusti Anno 38°.

Bl. 4a—6b Praefatio In Laborinthum medicorum errantium. Doctoris Aureoli Theophrasti paraclesi [!]: |
Quia error in qualibet re periculosus est, et is qui errat, iam huc iam illuc tendit, nusquam erroris terminum aut finem inuenit, nec quorsum denique pergat scire potest: requiritur et necesse est, ut ab alio educatur, et uiam rectam exeundi cognoscat is, qui in errore est ...... Beati deinde, sine tenebris, sine dolis ambulant, nec fraus in cordibus eorum inuenitur: |

Bl. 6b—8a Theophrastus paraclesus, Lectori salutem.
Quoniam id à quibusdam uitij mihi obijcitur, quod is ego sim, qui illotis manibus, ac ui quasi ad medicinam prosiliam, nec per ianuam ac rectam uiam ad eam ingrediar. Excusatione mihi in hoc opus est, humanissimi lectores, et aduersum istos nugatores ...... sine quo nihil perfectum esse potest.

Bl. 8b Caput Primum. De Primo ac principaliori Medicinae libro, ex quo quilibet medicus artem suam haurire debet, qui liber ex sola diuinitate proficiscitur: |
Primus ac principalior liber, omnis medicinae, uocatur sapientia, sine quo libro, nemo unquam quicquam fructuosum, aut laude dignum efficiet .....
Vndecimus Liber Quomodo morbi generatio ex uera philosophia cognoscatur.
Vnum adhuc superest obliuione haud pretereundum de origine nempe et causis morborum, quomodo istae iuxta philosophiam ueram et iudicentur. Arbitror autem neminem esse, qui ignoret, à ueteribus quatuor humores poni, ex quibus tanquam fontibus, omnes aegritudines, ut ipsi dicunt, oriantur et causentur. Hae dum ita esse, falsò arbitrantur, et tamen pro ueris dicunt, interim recti originis, rectaeque causae morborum obliuiscuntur,

seminis scilicet, ex quo crescere morbi solent. porro autem non nego, imò et scio et fateor, hominem mycrocosmum esse, ex quo etiam illud sequitur, quatuor elementa in ipso esse, quae illi, quatuor humores iniuste appellitant ...... Abite uos maledicti, in gehennam ignis aeterni, aegrotus sui, et quando medicinis uestris mihi subuenistis, scientiam à me accepistis, et neminem ea subleuastis, Deum uestrum, uestrum magistrum, ac instructorem deseruistis, discere ab eo recusastis, thesauros ac aurum apud homines quesiuistis in terra, celum neglexistis, opera mea in natura sita, non dignati estis expiscari, ut medicis uiris aequum fuerat, sed pigre ac incautè egistis, uoluntariè errastis etc. Haec et eiusmodi alia, uereor multis nostrorum, in extremo illo die occinet. Cauete igitur moneo, oculosque aperite, ut hanc maledictionem et hoc horrendum iudicium effugiatis: |

Schluss: . . . . . [59a] . . nugis ac Caliginoso laborinthi errore, lumen naturae, ducem sequuntur. [Hier schliesst der Druck!] Sed finem huic epilogo imponam, postquam unum addidero, illud nempe, me hactenus efficere non potuisse, ne apud doctos quidem, ut hic de laborintho libellus in lucem prodiret . . . . [59b] . . . Quare uos, medicinae discipuli, auditores ac lectores huius libelli, moneo, nisi ingrati, sic uelitis huic Moecenati, gratos uos ostendite, et pedibus manibusque efficite ut sentiat, suam industriam uobis gratam et charam fuisse. Datum .1. Septembr. aō. 38°.

Wir haben hier also eine zweite Handschrift des lateinischen „Labyrinthus“, welche von dem Nürnberger Druck und der Utrechter Handschrift (No. 9) zunächst darin abweicht, dass sie die Zuschrift an die Hippokratiker und das Ende der Beschlussrede enthält, welche dem Druck und der Handschrift fehlen. Im Uebrigen stimmt unsere Handschrift bis auf Kleinigkeiten ganz mit dem Druck von 1553 überein, nur das 11. Capitel ist sonderbarerweise in völlig neuer Uebersetzung gegeben; ich habe deshalb oben den Anfang und den Schluss dieses Capitels etwas ausführlicher mitgetheilt. Die Beschlussrede stimmt dagegen wieder völlig mit dem Drucke, soweit dieser sie gibt. Eine Erklärung für diese andere Uebersetzung eines einzigen Capitels, während vorher und nachher alles übereinstimmt, vermag ich nicht zu geben. Jedenfalls steht unsere Handschrift dem Drucke und dem Utrechter Mscr. ganz selbständig gegenüber, auf handschriftlicher Sonderüberlieferung beruhend wie das Folgende.

Bl. 60 unbeschrieben.

Bl. 61a der Titel **TARTARVS.**

Bl. 62a Liber De Tartaro uel ut alij uocant de calculo et arena. Ab eximio uiro Aureolo Theophrasto paraclesi [!] Medicinae Vtriusque Doctore diligenter conscriptus.

Bl. 62b Honorifico Ac nobili Viro Domino Joanni à Brand Juris Vtriusque Doctori et parocho in Eferdingen, amico suo summo Aureolus Theophrastus paraclesis [!] Medicinae utriusque Doctor. S. P. D.

Ego semper in omni Vita mea singulariter affectus fui, erga artem illam nobilissimam, quam philosophiam adeptam Vulgo uocant . . . . . [64a] . . Interim adeptae philosophiae creator, te et uos omnes custodiat. Bene vale. Datum etc.

Bl. 64b—142b Libri de Tartaro uel tartareo morbo, Caput primum . . . . . die 22 Capitel.

Bl. 142b—143 die Conclusio.

Alles stimmt bis auf Kleinigkeiten mit der lateinischen Uebersetzung der Kärntner Tartarusschrift, welche Bodenstein 1566 in Strassburg mit den Defensionen herausgab (Theil I No. 74 S. 100—328) nach einer handschriftlich umlaufenden lateinischen Uebersetzung, wie dies bei No. 9 oben S. 56 auseinandergesetzt ist. Eine Abschrift dieses circulirenden lateinischen Textes bietet unser Mscr., dessen Werth eben in der Erhärtung unserer im ersten Theile S. 116 ausgesprochenen Vermuthung liegt. Denn dass unsere Handschrift nicht von diesem Drucke abgeschrieben ist, sondern auf älterer handschriftlicher Ueberlieferung beruht, ist zweifellos. —

Zwischen Blatt 126 und 127 sind die beiden Receptzettel eingeklebt, welche wir oben S. 49f. unter No. 7a besprochen haben.

Bl. 144—150 sind unbeschrieben.

Auf Blatt 151a der folgende Titel:

THEOPHRASTI ex hohenheim Heremitae insignis Vtriusque Medicinae Doctoris **De gradibus et Compositionibus Receptorum ac naturalium libri Septem.**

Bl. 152a—153b. Theophrastus ex hohenheim Heremita, utriusque Medicinae Doctor, physicus et Ordinarius Basiliensis. Clariss: D. Christophero Clausero .D. Medicorum ac phisicorum Tigurinorum eruditissimo. suo: D.

Excellentissimum atque optimum cuiusque veri Medici est, ut suam ipsius ac propriam Veritatem Medicam probe cognitam habeat . . . . Vale . Basileae. 4°. Idus Nouembr.

Bl. 154a—155a Theophrastus ex hohenheim. Vt: Med: Doctor et

phisicus Basiliensis. Ornatissimo studiosorum Tigurinorum coetui. S. . . . .

. . . Basileae ex Museo nostro. III. Idus Nouembr. Anno 1527.

Bl. 155a—155b Rei Medicae Peritissimo .D. Theophrasto Eremitae &c. Erasmus Roterodamus S.

. . . . . Erasmus Roterodamus suapte manu.

Bl. 156a—162a Theophrasti Ex hohenheim Vtriusque Medicinae Doctoris. De Gradibus et Compositionibus Receptorum et naturalium liber primus: Caput primum.

Antequam de gradibus tractare incipiam, obseruandae sunt complexiones naturae. . . .

Bl. 162a—169a Liber secundus . . . . Bl. 169a—176a liber tertius . . . .

Bl. 176a—180b liber Quartus . . . . . Bl. 181a—185b liber quintus . . . . .

Bl. 185b—192b liber sextus . . . . . Bl. 192b—200a liber Septimus . . . .

. . . quoniam nauci sunt, instar niuis, qui pridem fuit, pridemque desijt, in nihilum abituros: |

Theophrasti ex hohenheim De gradibus et Compositionibus Receptorum ac naturalium. FINIS.

Das wären also die 7 Bücher „De gradibus“ (Huser 4°-Ed. VII S. α_5^v—60; Fol°.-Ed. I. S. 951—976), wie sie samt dem Briefe an Clauser, an die Züricher Studenten und dem Erasmusbriefe von Bodenstein 1562 in Mühlhausen zum ersten Male zum Druck befördert wurden, und zwar alles in der nämlichen Reihenfolge wie in diesem ersten Druck (Theil I, No 43).

Der Brief an Clauser weist im Vergleich mit diesem ersten Drucke, welcher also mit der Handschrift etwa gleichalterig ist, sehr bemerkenswerthe Abweichungen auf. Es findet sich schon eine ganze Reihe von besseren Lesarten, welche gedruckt erst 1590 bei Huser begegnen; aber auch Huser gegenüber finden sich noch Abweichungen von Belang. Jedenfalls stammt unsere Handschrift aus guter Quelle, deshalb ist es sehr zu beachten, dass unser Mscr. am Ende keine Jahrzahl gibt, während der erste Druck hier schon „Anno XXVI“ hat und so alle künftigen. Das Originalmscr. hat Huser nicht gesehen; es wäre aber von grosser Wichtigkeit, wenn die Jahrzahl 1526 als unsichere Ueberlieferung betrachtet werden könnte, denn sie ist mir lange verdächtig und es sprechen mir dringende Wahrscheinlichtskeitsgründe dafür, sie in 1527 zu ändern. Dass unser Mscr. aus guter Ueberlieferung keine Jahrzahl bietet, begrüsse ich darum mit Freuden. Vielleicht hat Huser in seiner besseren handschriftlichen Quelle gleichfalls keine Jahrzahl vorgefunden und daher die der unsicheren Bodenstein'schen Ueberlieferung herübergenommen(?).

Auch der Brief an die Züricher Studenten steht der Huser'schen besseren Lesart sehr nahe und zeigt keine der Abweichungen des ersten Druckes (Theil I No. 43); an einigen andern Stellen weicht er aber doch etwas von Huser ab.

Der Brief des Erasmus zeigt einige kleine Besonderheiten des Textes, welche keine andere Ueberlieferung bietet, doch kann ich dieselben nicht als bessere Lesarten betrachten. Bemerkenswerth ist es noch besonders, dass dieser Brief des Erasmus sich auch in unserer Handschrift hier neben den Briefen nach Zürich findet wie sonst meistens. Er wird ja auch in dem Brief an die Zür'cher Studenten als Beleg angezogen und ist insofern hier auch an seinem Platze. (Vielleicht hatte ihn Hohenheim den Freunden in Zürich schon früher oder bei dieser Gelegenheit mitgetheilt.) Inhaltlich gehört er ja nicht nothwendiger Weise hierher und man kann Huser nicht tadeln, dass er ihn im 3. Band hinter der Baseler Tartarusschrift eingefügt hat, da er ja eine tartarische Krankheit behandelt. Jedenfalls ist er sehr früh schon samt dem Brief an die Zür'cher Studenten zu der Schrift „De Gradibus" gesammelt worden, zu welcher eigentlich nur der Brief an Clauser streng genommen gehört, da er widmungsweise mit diesem Buche an Clauser gesendet wurde.

Die Abweichungen des Textes der 7 Bücher „De Gradibus" sind im Vergleich zu Huser und Bodenstein nicht sehr zahlreich oder bedeutungsvoll. Immerhin verdient unsere aus guter Ueberlieferung stammende Handschrift bei der künftigen Textredaction mit herangezogen zu werden.

11. Wien, Hofbibliothek 11114 und 11115 |:Med. 30 u. 31:|. Zwei Bände schön geschrieben aus der zweiten Hälfte des 16. Jahrhunderts. Auf den goldgepressten Pergamentdeckeln die Bezeichnung E. A. B. C. V. | 17. G. L. B. V. S. B. 53.
Bl. 1—213 und 214—534.

Bl. 1—73a. **Das Buch von den Tartarischen Krankhaiten**, nach dem alten namen vom Stain, Sannd, oder Grieß, durch den Hochgelerten Herrn Theophrastin [!] von Hohenhaim, Beder Ertzneien Doctorn, **No. 1**
Widmung an Brandt von Eferding und 22 Capitel samt Beschlussrede.
Huser 4°-Ed. Bd. II S. 244—340; Fol°.-Ed. I S. 282—316.
Bl. 74 und 75 unbeschrieben.

Bl. 76a—133a [ursprünglich hatte die Foliirung wieder mit „1" begonnen; am Fusse der Seite: **No. 3.**]

Von der Wassersucht Capit: primum de nomine et vocabulo . . . . .

Es folgen „Von Schwinden . Aridura", „Von farbsuchten", „De Colica Von dem Grimenn" u. s. w., die 11 Tractate in derselben Reihenfolge, wie sie Huser 4°-Ed. IV S. 118—207; Fol°.-Ed. I S. 515 bis 548 gibt, also nicht in der Anordnung des ersten Druckes von 1564 (Theil I No. 63). Doch haben wir es keineswegs mit einer Abschrift des Huser'schen Textes zu thun. In Einzelheiten weicht der Text öfters von dem Huser'schen etwas ab und stimmt dann manchmal mit dem ersten Drucke. Er hat aber auch Lesarten, welche von den beiden gedruckten Texten abweichen. Das Facsimile auf S. 137 Huser's ist auch von unserer Hdschr. nicht entziffert. Der Schreiber schreibt „Car . . ." und malt im Uebrigen dieselben Züge nach, welche Huser hat nachschneiden lassen. Solches ungefähre Nachmalen ungelesener Schriftzüge findet sich häufiger in unserm sauber geschriebenen Mscr., aber auch nicht selten Lücken, wo das Enträthseln gar nicht gelang.

Bl. 133a—135a ohne eigentliche Ueberschrift:

Inn haillung der wunden seind drey weg, die aus rechtem grundt vnnd kunst gehennt . . . . vnnd der wunden domit feucht behalten bis Inn beschluß seiner heilung.

Es ist die Chirurgia parva, welcher Huser, Chir. B. u. Schr. Fol°.-Ed. S. 522—523 gibt. (Vgl. Theil I. No. 68, 113 u. s. w.)

Bl. 135a—159b folgt ohne Titel die andere Redaction eines Theiles der 11 Tractate, welche sich bei Huser 4°-Ed. Bd. IV S. 208—243; Fol°.-Ed. I S. 549—562 findet. Der Anfang lautet:

Allen dingen sollen Ire namen geben werdenn, das der namen. die kurtze begreifft derselbenn dingen, nun aber seindt der namen vill der wassersucht, die doch nit denn grundt ergreiffen der kranckheit . . . .

Es folgen „Von schwinen oder schwindsucht", „Von farbsuchten", „Von dem Bauchreissen". Auch hier finden sich kleine Abweichungen in den Lesarten. Die Verweisungen auf die Stellen der vorigen Bearbeitung finden sich auch hier, wenn auch in den Zeichen und im Wortlaute abweichend von Huser und dem ersten Drucke; (in der ersten Bearbeitung finden sich aber die Zeichen nicht, auf welche verwiesen wird; vielleicht hatte sie der Abschreiber dort nicht verstanden und darum weggelassen). Jedenfalls ist auch dies nicht nach Huser oder dem ersten Druck (Theil I No. 63 resp. 92) abgeschrieben, sondern nach einer anderweitigen handschriftlichen Vorlage. Bl. 160a ein neuer Titel:

Opus Paramirum A'' Theophrasti von Hohenhaim geboren zu den Einsidlen, gemacht Inn den Eeren. des Erwirdigen vnd Hochgelerten Herrn Joachim von Wath Doctor vnnd Burgermaistor zu Sant Gallen. **No. 4.**

Huser 4°-Ed. I S. 67—140; Fol°.-Ed. I S. 24—50. Auch hier kleine Abweichungen von Huser, die z. Th. mit den Bodenstein'schen Ausgaben von 1562 und 1565 (Theil I No. 47 und 67) übereinstimmen.

12. Cod. Viennensis 11115 |: Med. 31:| Siehe die vorhergehende Nummer.

Bl. 214a Titel:

De Morborum Vtriusque professionis origine et causa A. Theophrasto Auctore liber Primus ad Doctissimum Dominum Joachimum Vadianum eiussdem Professionis Doctorem Celeberrimum. S. Galli $\frac{31}{18}$ Martii. **No. 2**

Bl. 215a beginnt „Theophrastus von Hohenhaim der Phy vnd baider Artzney Doctor zum leser ..... am funfftzehenden Martij ..."

Bl. 215b Liber Tertius [!] Theophrasti Hohenhainnensis [!] de Causis et origine morborum.

Bl. 248a Liber quartus Matricis.

Das Ganze reicht bis Bl. 281a und ist gleich Huser 4°-Ed. I S. 141—237; Fol°.-Ed. I S. 50—84 also 3. und 4. Buch des Opus paramirum. Abweichungen vom Huser'schen Texte kommen auch hier vor; so ist schon der Titel abweichend und mit dem 1. Drucke von 1565 (Theil I No. 70) gleichlautend. Das 4. Buch war 1566 in Cöln erschienen (Theil I No. 73). Das Datum „S. Galli $\frac{31}{18}$ Martii" heisst „S. Galli 1531 18 Martii" und soll nicht etwa den Monatstag nach Julianischem und Gregorianischem Kalender bedeuten, deren Differenz erst vom Jahre 1900 ab 13 Tage beträgt. Der 18. März findet sich nirgends gedruckt, sondern immer der 15.

Bl. 282 und 283 unbeschrieben, es folgt auf Blatt 284a ohne Titel beginnend:

Vorred Inn die Bucher der vnsichtbarn Kranckhaiten durch den hochgelerten Herrn Theophrastus von Hohenhaim doctor.

Huser 4°-Ed. Bd. I S. 238—327; Fol°.-Ed. I S. 85—117. Der Text stimmt im allgemeinen mit Huser und durchaus nicht mit dem gekürzten

Kölner Drucke von 1565 und 1566 (Theil I No. 70 und 82), womit aber durchaus nicht gesagt sein soll, dass er nicht im Einzelnen manchmal mit Köln gegen Huser stimme; das kommt thatsächlich vor. Im ganzen aber ist es derselbe Text, der auch Huser vorlag, und nicht der, welchen Birckmann zum Abdruck brachte. Dass diese beiden z. Theil eine ganz verschiedene Bearbeitung darstellen, ist in Theil I S. 112 und 113 näher dargelegt. Nach Huser abgeschrieben ist unser Mscr. aber keinesfalls, sondern es beruht nur auf der gleichen handschriftlichen Ueberlieferung. — Das erste Buch schliesst auf Blatt 302a mit den Worten:

das Ir denn glauben Inn seinen Werckhen dermassen auch verstehenn sollen.

also ganz wie Huser S. 269. Vom zweiten Buche wird dann kein Wort gesagt (dass es fehle, geben Birckmann und Huser an), sondern Bl. 303a sofort begonnen:

Das drit buch, von den vnsichtbarn werckhen des hochgelerten Herrnn Theophras. Doctorn. Prologus.

Auf Bl. 304b unten bis Bl. 305b oben findet sich ein langer Absatz eingeschoben, den Huser an dieser Stelle nicht hat, dagegen fehlt auf Bl. 311b alles was Huser 4°-Ed. S. 280 „Wie vormals angezeigt ist" bis S. 286 „die denn auch Hexen seindt" gibt. In diesem grossen Abschnitt steht denn auch bei Huser S. 281—284 der oben vermisste Absatz des Mscr., es fehlen also unserer Handschrift thatsächlich fast 3 Seiten Huser's gänzlich. — Bl. 312a beginnt:

Das vierdt Buch von den vnsichtbaren dingen durch den hochgelerten Herrnn Theophrastes [!] von Hohenhaim doctorn **No. 9**

Zunächst „Vorred zum Leserr", dann „Einganng des vierdten Buchs". Das Buch ist im Mscr. in 13 Abschnitte getheilt, überschrieben „Zum Anndern" „Zum drittenn . . . Zum Dreytzehenden", was sich in keinem der bekannten Drucke so findet. — Auf Bl. 325 hebt an:

Das fünfft buch von den vnsichtbarn werckhen, des Hochgelerten Herrn Theophrastes [!] von hohenhaim doctorn. Vorred zum Leser.

Es folgt „Einganng diß buchs" und 23 Abschnitte überschrieben „Zum anndern", „Zum drittenn" u. s. w. Die Ueberschriften zum 14., 15. und 16. fehlen; es sind da nur einfache Absätze gemacht, wie stets bei Huser. Das Ganze schliesst auf Blatt 339b mit den Worten:

vonn den Caracteren zu verstehen sey gnugsam fürgehalten.

wie bei Huser S. 327.

Auf Blatt 340a beginnt und reicht bis Blatt 358a:

> **Liber Von Offnung der haut vnd Ir naturliche verletzung,** Doctor Theophrastus von hohen:
> Das Erst Capitel. So nun Got der ist, der Artznei beschaffen, vnd den Artzt, Ist weither, von den dingen nichts zu reden, alls allain durch In, das ist durch die werckh . der natur das sie beweisen .... [Am Fusse des Blattes 340a die **No. 5**]

Huser Chir. B. u. Schr. Fol°.-Ed. S. 402—412. Im Texte sind mehrfach Wörter ausgelassen, die der Schreiber nicht lesen konnte, während Huser alles gut entziffert hat. Wo Huser andere Lesarten am Rande gibt, stimmt unser Mscr. bald mit der Lesart im Texte, bald mit der am Rande. Selbst in dem Titel des 2. Buches konnte er das Wort „Interiori" nicht entziffern und schreibt Bl. 352a:

> Liber secundus de Cura Vlcerum ex I fundamento per Intra medendum.

Auf Bl. 356a heisst es:

> ... domit niemants gar gehailt werdt. Allemal etc. Defect litera. Q
> So nun das Corpus ...

Der Schluss des Buches lautet Bl. 358a:

> .... vnnd wiewol das ist . das noch vill seindt der stuckh, die den Salltz. Defect litera T.

Das ist wichtig. Huser, welcher „auß Theophrasti eigner handschrifft" seinen Text genommen haben will, kennzeichnet an der ersten der genannten Stellen gleichfalls eine Lücke und sagt S. 411A „Desiderabatur hoc loco in Autographo finis capitis primi, principium capitis secundi: quantum scilicet capit pagina huiusmodi integra vel dimidia" (der Druck des Toxites, Theil I No. 113 resp. 133 deutet keine Lücke an). Am Schluss sagt Huser nur „Reliqua huius libri desiderantur omnia". Unsere Handschrift hat durch die ganze Schrift von Blatt 340 bis 358 auf dem Rande die Buchstaben A—S angebracht, der Buchstabe „Q" fehlt, ebenso „T" am Ende; das war zweifellos die Signatur der Blätter seiner Vorlage. Da nun bei beiden Defecten die Vorlage mit dem Ende eines Bogens abschnitt und diese Defecte mit denen Huser's in seinem angeblichen Autogramm stimmen, so ist es klar, dass beide direct (oder durch Mittelglieder) schliesslich dasselbe Manuscript benutzt haben müssen, welches denn doch mit grösster Wahrscheinlichkeit thatsächlich die Urschrift gewesen sein wird. Der Sachverhalt kommt in unserem Wiener Mscr. noch viel klarer zum Ausdruck als bei Huser; es war in beiden Fällen ein Blatt verloren gegangen, das 16. (Q) und das 19. (T) oder das letzte Blatt (resp. die letzten Blätter). Was unserm Schreiber vorlag, waren also 19—2, mithin 17 Blätter, und thatsächlich hatte das Neuburger Original 17 Blätter, wie aus der Einleitung S. 6 zu ersehen ist. Wir hätten damit einen glänzenden Beleg für die Ursprünglichkeit der Vorlage unsers Schreibers. Er hat wohl ebenso wie Huser die Originalhandschrift in Neuburg an der Donau benutzt.

Auf den Schluss dieser Schrift folgt Bl. 358a—359a sofort:

De Vlceribus.

Causa. Der mensch ist Inn drei ding gesetzt, darInn sein leib stet der ain taill ist ein Mercurius, der Annder Ain Sulphur, der drit ain salltz .... waß weiter noth ist disem, wirt Inn der Phi anzogen.

Huser, Chir. B. und Schr. Fol°.-Ed. S. 676 Seite 8 v. o. bis Zeile 13 v. u.; unser Text zeigt manche kleine Abweichungen, wo der Schreiber seine Vorlage nicht verstand z. B. „Hylech" statt „Heylenden". Dieses Bruchstück war vor Huser (1605) nicht gedruckt; er gibt es „ex Autographis Theophrasti". Unsere Handschrift ist älter als der Huser'sche chirurgische Folioband.

Durch einen Strich von dem Vorhergehenden geschieden, folgt dann ohne Ueberschrift das bei Huser vorhergehende Fragment:

1. **Ein vermercken vnnd Capittl . war Innen der Mensch gesetzt sei** . Inn was naturlicher materia vnnd leip . vonwegen zu ercleren denn vrsprung der ofnen scheden.

2. Wie dasselbig saltz des mennschen ein vrsach sei aller locher . vnd deren dingen . so der haut verletzung berueren ......

8. Der beschluß . vnnd das enndt diß buchs . DarInnen er mandt ain ieglichen sich zu der wahrhait fleissen . got vor Augen zu hon . vnd aus Im lernnen Alls von dem . der den Arzt . vnd Artzney beschaffen hat.

Huser a. a. O. S. 675B—676A überschrieben „(Dispositio cuiusdam Libelli von offnen Schaden)", was ja dem Sinne nach zutrifft, aber schon durch die Klammern als Huser's Zuthat sich kund gibt. Auch dies Bruchstück, das vorher nicht gedruckt war, gibt Huser nach dem Autographo. Der erste Theil dieser Disposition hat in unserer Hdschr. 10 Nummern, während Huser nur 9 zählt; Huser's No. 8 ist im Mscr. in 2 Nummern geschieden, die No. 9 beginnt mit den Worten „Also auch von der stath ...". Der Tractatus secundus hat in der Hdschr. wie bei Huser 8 Nummern. Der Text läuft dann ohne Trennung folgendermassen weiter in unserm Mscr.:

15. Wie das gleich gilt nahrung halb, es esse der man frawen speis vnnd die frawen mennische . was nahrung antrifft ist ain ding ....

17 . . . . . . ist billich annder theoricam zu fueren, dann sunder ist der frawen kranckheit, annderst der man.

1. Matrix steth . wie ain boum Inn der erden . . . . . .

[361a] 7. Darumb das die mutter ain boum ist . . . so sie Im baum erfault. Das Allein der monarchei der man ledig vnnd frey ist.

Dies Bruchstück hat mit dem vorhergehenden gar nichts zu thun; Huser gibt es in umgekehrter Ordnung (zuerst 1—7, dann 15—17) 4°-Ed. Bd. V S. 149—150; Fol°.-Ed. I S. 137C—138A als „Quaedam ad Librum de Matrice referenda“ aus dem Autographo; es war vorher nicht gedruckt.

Hierauf folgt ohne besondere Trennung oder Ueberschrift auf Bl. 361a:

Ein besunder libell. Anathomia, vom blut hirn, gallen Magen ꝛc. wie es fabriciert sei, vnnd warInn es stanndt . Was Im zu felt . wie sie sich Inn der Anathomi austaillen . Warumb blut sie . was sey ÷ [id est] Mare . Warum baum seindt . vnnd pieren seindt warumb fleisch ÷ [id est] terra . warumb die Concauitates sp [Lücke] Inter sphaeras . Warumb die hirn oben Im kopff . das hertz Inn mitten . wie Also eusserlich dergleichen zuuerston ist

Vene sunt flumina, ripae ꝛc. caput est caelum extraneum.

Dieser wohl zweifellos echte Zettel steht nicht im Huser, soviel ich sehe. Es folgt hierauf sofort:

So in Ir warhait, furwar es mus ain annder grundt Inn der ertznei sein . . . . . so habend siß auch Im verstandt nit . sie bleiben Also . Caput Primum . . . . [Bl. 361b] De Matrice . . . . . Sunder glaub id est Ainenn weg such nit stuckwerg. Alls der weg ist,

Das ist der Schluss eines Fragmentes, welches Huser gibt 4°-Ed. Bd. V S. 307 Zeile 14 v. u. — S. 308; Fol°.-Ed. I S. 632C—633A, eines früher ungedruckten Fragmentes „De affectibus Matricis“, wie das Inhaltsverzeichniss sagt. Huser gibt auch den Anfang dieses Bruchstückes ex Autographo Theophrasti, während unsere Hdschr. mitten im Texte beginnt; es finden sich zahlreiche Abweichungen, die sich meist aus anderer Lesung derselben Schriftzüge erklären lassen.

Direct hieran anschliessend fünf Zeilen:

Diaciminum In Tabulis . . . . . Regimen cum cibo et potu.

was Huser ebenda S. 296 resp. 628A gibt mit dem Titel „Aliud ad Hydropisin“, gleichfalls nach dem Autogramm.

Es folgen noch weiter folgende Fragmente:

Bl. 361b—362a **Vom Wurm**. Wiewoll der Wurm vill seindt.

so ist doch der wurmen namen .... darInnen die Partes Corpors, vnd alls dann wachsen vß Inen wurm.

Huser 4°-Ed. V S. 303 Zeile 1—26; Fol°.-Ed. I S. 630C—631A (ex Autographo).

Bl. 362a—363a Defectus * Allso mit solchem schall . kompt auch dise Kranckheit nit anderst. dann gleich den Donner strall oder Schaur ...... vnnd kranckhen blendung vnd betriegung.

Huser a. a. O. S. 317—318 resp. 637 als „Aliud Fragmentum de Caduco" (ex Autographo).

Bl. 363a—364a * Defectus oronis [?] Dann alle erden mer sein leiden dann aller Elementen laiden .... das wir do ansehen den weg. der also auch Inn der Artznei ist.

Das bei Huser (S. 315—317; 636) vorhergehende Fragmentum de Caduco (ex Autographo).

Bl. 364a—364b Allso gibt der himel sein zall oder narren, deren aller zall hie nit zubeschreiben ist ..... Creation, nun betreff. die complex zuuil hitz, kelti ꝛc. das fewer macht vnsinnig.

Bei Huser (S. 301; 629C) „Von der Toubsucht" überschrieben (ex Autographo).

Bl. 364b—365a **Capit de Caduco.** Man soll den schlaff nit abbrechen ꝛc. i. e. Schlaff wann du wilt ..... darumb ir Astronomi beschaffen seindt.

Huser a. a. O. S. 305—306; 631—632. (Ex Autographo).

Bl. 365a—365b. Also auch im matrice dermassen der gantz microcosmos ist vnnd Inn seinen Partibus. wo solchs begegnet. De Loco. Nun aber vonn der stat ... sperma vero physicum est scz centrum matricis digestio.

Der Schluss des fünftvorhergehenden Fragmentes „**Vom Wurm**"; Huser a. a. O. S. 303—304; 631 (ex Autographo.)

Bl. 365b—366a Welchem die Scheisse ankhumpt ...... sie begerens nur zur faulkeit zu brauchen.

Huser a. a. O. S. 304—305; 631B „Fragmentum vom Stul Lauff" überschrieben (ex Autographo). —

Bl. 366a—366b. **Vom namen.** vom namen der wassersucht, wie er Inn latein steth Ist nit zu bedennckhen .... vnd nit von der erden.

Huser S. 297—298; 628 (ex Autographo) „Aliud Fragmentum. De Hydropisi".

Bl. 367a. **De Mania.** sidera errantia. Memorialis praedicta. sapientia hominis ...... sondern bei den munchen vnd zaichen zaubern da lerne.

Huser S. 302; 630B (ex Autographo).

Bl. 367a **Pertinet ad vermes.** 1. Luna facit....... habet sperma vermium scz de h.

Huser S. 304; 361B „Aliud de Vermibus" (ex Autographo).

Bl. 367b—368a **So wir nuhn wissen wie mancherlei sall,** wie mancherlei sulphur wie mancherlai Mercurius Inn Iren Speciebus der Alchimia vltimi st Anathomi. So wissen wir auch hierauff die kreutter wie sie vonn ainander seinth vnd was zu ain Jeglichs gut ist. Item wie Constrictio mercurij sei exiccatio salis. Inpregnatiuum sulphur. vnnd aus dem daraus mussen alle Curę geschehen. vnnd nit contraria ad contraria kelti fur hitz.

Item wie ain ieglich kranchait sein selbs artznei sei genug sine additione.

Item wie additum ein Artznei sei . vnnd gar grob vonn denn Alten vnnd newen beschrieben vnd gebraucht.

Item ob man aus add: denn gradum gantz machen. so kompt es Aus dem defecto. Das wir das ganntze Simplex. Inn dem das notturftig corpus ist, nit erkennen. vnd doch Inn vnserm garten stet. darumb so man addirn mus, so wirts genommen aus den dreien ersten, nit aus den vier Elementen.

Item wie die vnnderschiedt der kreuther. vnnd Ele: darnach die kranckhait Inn Iren graden allso noli me tangere. alls lentigo. alls Cancrena ꝛc. Plantago. Persicaria. Celidonia. Vnnd die. so wir die drei ersten allso kennen. Wie Also nachvolgt. die forma anntzeigt der Anathomia vnnd aus der Anathomia der kranckheit vnnd das kraut zusammen concordirt soll werden, vnd wie die Phisiono: Chyromantia ꝛc. Venarum arbor: Medulla. ossa. Caro. Cartilago ꝛc. das sie alle Inn der Anathomi stannden. vnd do muß die Concordantz zusamen gebracht werden. Allß gleich zu gleichem Inn der Anathomi.

[368 A] Item die kranckheit gonndt auch alle Inn der Anathomi desselbigen glitz. darumb die Anathomi gehalten soll werdenn darumb seindt das species Anathomię . forma . vene . Conco . . . Phisionomia . diuisiones rerum C. ꝛc. vnnd Alles Inn der Anathomi. vnnd also die kranckheit auch.

Dieses „anatomische" Fragment findet sich nicht bei Huser; Verwandtes findet sich unter den „Podagricis" im 4. Bande der Quartausgabe.

Bl. 368a **fragment. libri de Auctoritate sanctorum.**

Hailligen annrueffen . Sant Nicolauen . Hailligen Zaichenn Inn das wachs tretten. Sant Wolffgang Alg : Vllrich.

Hailligen helffen lebenndig.

Hailligen dot helffen.
Item darumb das die hailligen ainer das thon . der ander das d. i. Mesß. wasser trunckhen ꝛc. hat sein vrsach. Wir sollens darumben nit thun. quia ex iussu et concessione Dei. Got mag In ein grossers zugeben vnnd nachlassen habet suos rationes. So Christus kainen dermassen bewerte . vnnd kain Zaichen thet durch sein hailligen . so mochten die kinder von Yßrahel sagen. er wer nit Got . sie hettenn In Allem . Aber er ist vnnser Got auch vnnd wir haben In auch . darumb so sollen wir wissen das die Zaichen dermassen seindt anzunemen. Also gegen kindern vonn Yßrahel . do er sich auch ainn got ertzaigt hat Dann durfft got Sampson die sterckh geben. Item Josue ꝛc. noch viel mer vnns . darumb ist Ir hilff do. Wie sampson . Josue . darumb seindt sie sterckher . dann wir.

Huser hat diesen vorläufigen Entwurf zu dem genannten Buche, welches er aus dem Autogramm im 9. Bande S. 208 ff. (Fol°.-Ed. II, S. 240 ff.) abdruckt, wohl nicht gekannt, jedenfalls findet er sich nicht in seiner Ausgabe.

Bl. 368a—369b **Quatuor libri Complexionum Theo: Auctore** De Colerico Bello, De Melancolica Passione De Sanguinea Industria, De flegmatico sudore.

[368b] De Colerico Bello.

Was zeicht sich der Ruewig man . das er sich veruewig macht dieweill er Inn seiner vernunfft bleibt vnnd behalt die selbig . so bleibt er dieweill auch Inn seiner Rue, nuhn aber was . das sei . das Inn vnruewig machen . vnd darzu beweg . ist mein furnemen zutreiben.

Erstlich

Die Colera ist aus der natur . der Zornn zunt sich selbs An.ußß seinem gewicht . vnnd Constellation . von oben herab . nimpt er zornn vernunfft durch Martem. Also wirt er zum krieg bewegt . eusserlich . er mags Innerlich annemen oder nitt.
Nun muß er Inn krieg . darzu mus er haben Martialem Instrument . das ist all Instrument, so martis Im firmament hat . Spieß . Hellerparten . Donnerstrall buchsen ꝛc.
Darnach mus man Im hoffieren Pfeiffen . Drometen ꝛc. gibt gern vol sein, frolich . vnruewig vnnd nichts . dann vngluckh zusammen fassen.
Danach so das alles ist, so geths zum enndt . so erblint marß. Dann marß sicht sein dot nit an, ist mit gesehenden Augen blint. Allso lauffent Inn den Spiesß.

Melancolia.

Allso ist Luna Melancolia R .M. sehenndt Irenn dot nit . vnndt seindt so haillig es muß sein Inn das feur, vnd diser todt seindt vill . ain gradus will feur haben . der annder [369 a] wasser . vnnd also mancherlei . vnnd lauffen Inn diemuet Inn das fewer vnnd wasser.

Werent sie vernunfftig, so giengen sie Inn dot nit . sie flichen vnnd lieffen nit darein.

Vnd ob aber Ainer vermainen wolt . sie sterben vff die warheit . es vermaint der kriegsman auch . er hab recht . es lernts disen die colera also . denn anndern Melancolia.

Was gelts wo ain krieger Inn widertauff ganngen . er ist Im contrarium . vnnd der glaub ist im nit contrarium . vnd das ist Im aber contrarium.

Ob man sagen wurdt . ich stirb vf das Euangelium . warum stirbst . hast doch nit befelch . wie nuch nit der Kriegsman . Wer haisst In Inn krieg ziehen . die geschrifft nit . sein Mars treibt In.

Der auf das wort gottes sterben wil . der muß nit das wort haben . wie denn buchstaben . sunder er muß den gaist haben . der hatt kain Melancoliam Coleram nit.

Warumb starb Petrus wider seinen willen . er must gon . do es Im nit gefiell . dann wo vernunfft ist, so enndtrinnet man dem dot . biß nimer sein mag.

Wer beruembt sich seines todts . der darein laufft . Allain das vberwinden Vom gestirnn . kennth sich selbst nit . allain der erkhennt sich . der sein vernunfft behalt.

Petrus, Paulus

Habenn woll bedacht . was wir diennt . das niechtern sei . nit das [369 b] wir besessen seindt mit dem gestirn. Wir sollen vber das gestirnn sein.

Pretiosa mors sanctorum . die ou
Melancolia vnd Colera ist.

Auch davon findet sich nichts bei Huser. Vgl. den Leidener Codex. Voss. Chym. Fol°. No. 16 Bl. 11 b (No. 29)

Bl. 369 b—370 b Das finsternus wird . ist finstere der menschen . dann sollte diß kain Zaichen sein .... sonnder taglichs lauffs.
Item quae fuit hoc Anno coniunctionis comprehensa .... das gantz bleibt . vnnd nichts enndt rindt.
Der dritt taill auslegung . Marci am 13. .... So werden vermandt . die Apostell bestendig zu bleiben.

Es ist der Schluss von „Mehrer Erklärung der Practica auff die vier Jar“, welche Huser ex Autographo gibt, 4°-Ed. Bd. X. Fasciculus zum Appendix S. 28—30; Fol°.-Ed. II S. 635B Zeile 25 v. u. bis S. 636 Zeile 19 v. oben. Den Anfang dieses Fragmentes hatte Flöter schon 1567 veröffentlicht (Theil I No. 85).

Diese Fragmente, welche unser Schreiber auf Blatt 358 bis 370 gibt, verdienen entschiedene Beachtung; Huser gibt sie, soweit er sie mittheilt, alle ex Autographo. Vielleicht benutzten beide dieselben autographischen Zettel? Vielleicht die Neuburger „allerley fragmenten zur Artzney gehorig 102 stuckh und stücklin“?? (Siehe Einleitung S. 6).

Bl. 371 unbeschrieben.

Bl. 372a—421a [Am Fusse der 1. Seite „**No. 6**“]

De **Caducis libellus Theophrasti Hohenheinensis.** Cap. I.

Zu ainer solchen grossen Arbait . alls ich mir furgenommen hab . dieselbigen ohnn ain vorred nit einfueren sonnder das Inn derselbigenn das Argument begriffen werdt darbei auch daß auffenweckht werdenn die Schlaffenden . so biß her solche grosse kranckheit der fallenden Siechtagen so gar mit vnnfleiß . vnnd vnachtberkait habenn lassen hingan . wiewoll vonnoten war . das ich hochbeclagte vnd antzeigte denn vnfleiß . . . . .

Der Anfang weicht von Huser (4°-Ed. IV S. 317ff. — Fol°.-Ed. I S. 589ff.) beträchtlich ab, der nach einem Mscr. des Montanus seinen Text gibt und gerade hier mit dem ersten Kölner Druck (Theil I No. 65) ganz übereinstimmt. (Das Original aus Neuburg an der Donau war an Günther von Andernach verliehen und zeitweilig nicht wieder aufzutreiben, vgl. die Einleitung S. 9f.). Das Weitere dagegen stimmt bis auf kleine Textverschiedenheiten im Einzelnen völlig mit Huser; selbst die Eintheilung in Absätze ist fast immer die gleiche in unserer Hdschr. und bei Huser. Die Eintheilung in Capitel geht durch die beiden Bücher von den Caducis hindurch, während Husér und der frühere Druck des ersten Buches dafür „Paragraphen“ setzen. (Der 1. Druck von De Caduco Matricis [Theil I No. 87] hat auch Capitel.) Im zweiten Capitel hat unsere Handschrift Bl. 384b eine grosse Lücke, welche bei Huser auf S. 332 Zeile 14 (595A) beginnt und bis Seite 340 Zeile 2 (598A Zeile 9) reicht, also $^2/_3$ des Paragraphus secundus und den Anfang des Paragraphus tertius umfasst. Es heisst auf Blatt 384b folgendermassen:

. . . . . Es ist die klain welt,

Deficit 1 quatern mit No. 3 In 4to

Des schmertzens alßdann so besich denn dritten Schmertzen ohnn zwai der grossest, vnnd ohn ainn der klainest . . . . .

Den Vermerk über das „Deficit“ hat eine andere Hand geschrieben, welche vielfach Verbesserungen des Textes angebracht hat, welche z. Th. mit Huser stimmen. Es hätte also in der Vorlage sich eine Lücke gefunden in dem Umfange einer Lage von 4 Bogen (Quatern). „No. 3 in 4°“ mag eine andere Handschrift gewesen sein, welche die Lücke nicht aufwies (?) oder die Bezeichnung der fehlenden Quatern (??). Auf Bl. 405a schliesst das vollständig vorhandene Caput quartum und beginnt der liber secundus:

> ..... So wil Ich ewer schreibenn widerumb auch auffassen . vnd fleissig durchlesenn .ꝛc.
> Sequitur secundus Liber de caduco Matricis
> Caput: 4^{tum} . Inn diser lanngen beschreibung von dem Caduco der allain den Frawen zufellt, habt kainen verdruß . das ich euch so weith Inn die Philosophi: vnd Asini für ....

Am Rande steht von der andern Hand: „Defectus capitulorum aliquott.“ Es fehlt also Huser 4°-Ed. IV S. 365—387 oben; Fol°.-Ed. I S. 607C bis 615C. Die Hdschr. gibt nur Caput 4—6 und schliesst Bl. 421a mit den Worten:

> .... dieweill du Artzett die nit sichst vnnd khennst . so enndtsetz dich der Artzney, du sitzest sunst auff der Mordergrub,

Huser S. 406 resp. 622C.

Bl. 422a ein neues Titelblatt:

> **Von der Bergsucht vnnd Anndern Bergkranckheiten**
> **Das Dritt Tractat** **No. 7**

[Bl. 423a] Zu beschreiben die Kranckhait Bergsucht . Ist erstlich vonnothen . zu enntdeckhen etlichs thails . die Allt vnd lang herkhumen Lungsucht .....

Huser 4°-Ed. V S. 1 ff.; Fol°.-Ed. I S. 643 ff. Es finden sich zahlreiche kleine Abweichungen, die aber keineswegs mit dem Dillinger Druck von 1567 (Theil I No. 88) stimmen; der Text unserer Hdsch. steht dem Huser'schen viel näher, wenn natürlich gelegentlich auch unser Mscr. mit Dillingen contra Huser geht. Bei der dürftigen Ueberlieferung, welche uns bei dieser wichtigen Schrift zu Gebote steht, verdient die Handschrift jedenfalls Beachtung. Befremdlich ist der Titel „Von der Bergsucht ... das dritt Tractat“, während der Text doch ganz richtig mit dem Anfang des 1. Buches beginnt. Das erste Buch stimmt ganz mit Huser. „Das Annder Buch“ hat nur 3 Tractate und schliesst Bl. 449b mit Huser a. a. O. S. 43 „Enndt des dritten tractats“. Es beginnt dann sofort

> Das Dritt Buch von der Bergkranckhait. Darinn allain begriffen werden die quecksilberischen kranckhaiten. Das erst tractat.

und es folgen die 4 ersten Tractate dieses Buches Huser S. 49—65. Auf Blatt 459b beginnt sodann zum 2. Male „Der vierdt Tractat“ mit 7 Capiteln, d. h. der oben im zweiten Buch fehlende vierte Tractat ist hier angeschlossen (Huser S. 44—48). — Bl. 462b—463b folgt sodann „Das annder Capitell“ und „Das dritt Capitell“, welche Huser ex Autographo zuerst veröffentlicht hat (S. 66 und 67). Hinter dem Schluss dieses dritten Capitels fährt die Handschrift ohne weitere Trennung, als dass ein Absatz gemacht wird, mit ganz heterogenem Material also fort Bl. 463b:

> steckhen Inn ein Schlanngen, vor dem konig Pharaone . vß wem nam er das . aus der Stim gottes . die Stim was Got . Got der thats .....

Huser 4°-Ed. IX S. 241—262; Fol°.-Ed. II S. 252B—260B Fragmentum Libri **de Sagis et eorum operibus**; zunächst die Vorrede wie bei Huser und 4 Capitel (die Uebersicht der mangelnden Capp. und Tractate, Huser S. 244, fehlt); sodann die 3 Capitel des vierten Tractates; das 1. Cap. des fünften Tractates fehlt (Huser S. 248—249) und es folgt sofort das 4. Capitel (Huser S. 249—250) ohne Angabe, dass dies zum fünften Tractate gehöre; darauf wie bei Huser der 6.—9. Tractat, welcher auf Bl. 474a folgendermassen schliesst:

> .... ist . zu nachts . dann bey tag wirdt hierInn nichts gehanndlet . die nacht ist der gaist fröd . haimlich vnnd still.

Also wie bei Huser S. 262 resp. 260B. Daran schliesst sich sofort:

> erkannt mugen werden . als dann ain exempel . von den bergk kranckheiten . vnnd von den dingen so vf Inen wachsen . das ist vff den bergen . do solch kranckheit seindt

Diese drei Zeilen hat Huser nicht. Es folgt „das sechst Capittel“ u. s. w. bis zum 14. Capitel, welche Huser Bd. V S. 68—73 gibt (Fol°.-Ed. I S. 668A—670A); der Schluss des Textes lautet Bl. 477a:

> dann vrsach . Inn derselben ist . sunder aigenschafft der ding zugewaltigen vnd vertriben.

Bl. 477b—478b unbeschrieben; auf Blatt 479a beginnt:

> **De Peste** [„No. 8“]
>
> Ad Lectorem D Theophrastus Leser du hast vill von der Pestilentz . das von alter Zeit an dich kommen . vnnd gelanget hat . gar nahe Inn die vier tausent Jar ..... Datum Nordlingen.
>
> Das erst buch Theophrasti von Hohenhaim baider Artzney doctor. Von der Pestilentz vnd Irer Zufallen.

Auf Bl. 489b beginnt der Liber Secundus und reicht bis Bl. 496a „.... vnnd sein Rots huetlin“. Also Huser 4°-Ed. III S. 124—149;

Fol°.-Ed. I S. 361—370. Der Text bietet häufig kleine Abweichungen. Bl. 496—505b folgt sodann als „Liber tertius“ der Tractat III im 2. Buche von „De Peste cum additionibus“ Huser's (Bd. III S. 183—193; Fol.°-Ed. I S. 383—387 A); der Text ist aber viel ausführlicher gehalten, besonders in der 1. Hälfte, auch finden sich wieder zahlreiche Besserungen und Ergänzungen der Lücken des Nichtgelesenen von der andern Hand. Die Besserungen stimmen hier wie anderwärts mit Huser. Als Paradigma der weitläufigeren Bearbeitung, wie sie keiner der Drucke hat (Huser's, Flöter's und Scultetus' Text [Theil I No. 87 und 167] stammen wohl alle aus der gleichen Quelle, einer Abschrift des Montanus), gebe ich hier den Anfang des Abschnittes etwas weitläufiger:

> Liber tertius. Aber was ist das Alles, so ich im ersten buch gemeldt hab, So wir gedenckhen, das got so schnell ist zu barmhertzigkheit, so müssenn wir Imselbigen sehen, das sein zorn Im vßganng gestilt wird . vnnd zu gutem kompt . kompt dohin . das der natur befolhen wirt. Jetz ist der gewallt des Artzets do . vnnd das beweist diß exempel . Ich setz allso . einer der do scheust mit einer buchsen gegenn aim orth . ob die augen mugen recht abziehen Ann dem Absehen . so ist die kugell am selbigen orth . dohin sie gericht ist . Also scheust auch got von obenn herab vff vnnß . vnnd sein schuß ist noch schneller . Aber hiegegen ist auch diß exempel zu verston . So ainer mit ainer buchsen einen scheust . erscheust er In . es kompt die stundt vnnd gereuth ihn . vnnd seuffzet . vnnd beclagt sich deß In seinem hertzen, noch vill mehr got . so er ainen drifft, sich behertziget . dieweill vnd wir alle so in arbeit seindt . sein Creaturen seindt . vnnd kaiņes anndern . vnnd er hat vnnß gemacht. Auch diß exempel verstanndt allso. Sich begibt das ainer Inn seiner hitz ains zu dott schlag . es sei oberkait oder ain annder . vnd aber Inn der weill das zugangen, gegenn selbigen felt ein Rew ein . vnnd wiewol er vff dem weg gesein ist, vnnd der maynung . aber er hat abkerth . vnnd ist abgestannden seines fürnemens . vnnd sich aines anndern bessern bedacht, noch vill mer got, ob er gleichwol vonn Henden den Pfeill lest gonn . ob er kompt wie schnell er ist, ann seinen orth . sich ainer barmhertzigkeit bewegt . vnnd steth seinß zornnß ab . alls ainer der ein Pfeill vonn Armbrost lest gonn . vnnd Inn den Pfeill, so wider dennselbigen kompt . derselbig ein Rew gedennckht, dreff er nur nit ꝛc., Allso got auch sich zur barmhertzigkeit beweckht . vnnd steth ab Im schuß, vnnd bedennckht sich, das er geredt hat Ich will denn

mennschen nimer also aus dilckhen . dann er ist ye sein Creatur .... sunder der Artzney nach zugonn, Inn die Recht geordnet Regeln, vnnd Inn die experientia der Experimenten . darumb volgen . zwen tractat Im nachuolgenden buch hernach. Finis.

Auf Blatt 505b beginnt sodann:

Vonn der Pestilenntz das annder Buch.

Das aber so gemellt ist, sagt allain vom vrsprung vnnd herkommen der Pestilentz, das sie vsß dem Zornn Gottes vber vns geschickht werde .... vund nit Plaglich oder strefflich.

Huser a. a. O. S. 168; 377C, aber viel ausführlicher.

Auf Bl. 506b—509a folgen sodann:

Additamenta In primum librum.

Prologus. Ob gleichwoll schwer wurde sein anntzufahen die geschrifft der Pestilentz zubeschreibenn, sonderlich vß vrsachen, daß bißher der Proceß Inn annder Weg furgenommen . vnd aber wider derselbigen Proceß zuhanndten ...... sequitur, das ich der vnderricht ꝛc.

In fine post hoc signum |÷ [welches sich aber oben nicht findet] Wie nuhn genugsam gemellt von herkommen ...... alles allein barmhertzigkeit. Finis primi libri de peste.

Huser a. a. O. S. 157—160; 373B—374B, zum Theil wieder wesentlich weitläufiger in unserm Mscr. besonders der erste und der letzte Absatz.

Bl. 590b Prologus libri secundi [corrigirt in Tertij] sub hoc signo .C. vnnd darzu vff das merckhen, wie gemelt ist Im anndern buch, ob gleichwol die musten sterben, so geschossen wurden, das do die beim leben blieben ..... noch vill mehr den seinen, so sie In vonn hertzen lieben.

Huser a. a. O. S. 194; 387A, hier etwas weitläufiger.

Bl. 509b—511a Exordium. Vnnder annderm der grössern kranckheit ist mein nachuolgent furnemen ..... vnd noch mehr darzue. finis.

Huser S. 150—152; 370C—371B.

Bl. 511a—514a Exordium, de Antiquis.

De Loco. Dieweill vnnß die natur ein liecht gibt .... Allso ligt die Theoria des Vrsprungs, wie obsteth, nu volgt hernach sein proceß.

Zum Theil etwas weitläufiger als Huser S. 152—157; 371B—373B.

Bl. 514a—514b: Vulnus. Allso volgt vff das die eigenschafft der kranckheit, das ist, das di Pestis ein wunden ist ..... sterben lassen.

Huser S. 164—165; 376A.

Bl. 515a—515b Materia. Nun ist das nechst euch furzuhalten .... vnnd der Creaturen, vnd Vatters deß menschen. De his alibj.

Huser S. 165—166; 376C—377A.

B. 516a—516b Impressio in altum. Nun wissenn allso weither, wie nun gesagt ist ein exempell .... haben natürlichen vrsprung.

Huser S. 162—163; 375B.

Bl. 517a Locus. Allso vff daß so mag ich weither sagen, wie nuhn obstet, das also pestis ersteth, so sollen Ir wissen . wie es vff vnns felt . das allso drey seindt der steth .... vnd nit darInn.

Huser S. 160—161; 374C.

Bl. 517b fortis perspicacia . Nun wissen vonn disem hagell .... vnd in sein generibus.

Huser S. 163—164; 375C.

Bl. 518b Imaginatio Impressionis . Damis Ir weither zum grunt kommen .... Ich redt von dem Irdischen gewallt.

Huser S. 163—164; 375A.

Bl. 519b Coniunctio. Nun ist dem Artzt am grundtlichisten zuuerston der kranckheit zusammen füegung, das ist was der mennsch . vnnd das sein kranckheit macht ..... nit wie annder kranckheit, sunder eusserlich vbernaturlich.

Huser S. 167—168; 377A.

Bl. 520b—521b Liber . 3us de cura Intrinsecus.
Wenn es nuhn die Natur annfelt, so ist es gleich allß ein willdt fewer Inn aim holtz, vt nitrum in carbonibus ....
De Accidentibus Pestis ..... vß denenn dingen, die allso Balsamische art hanndt an Inen . die seindt praeseruatiua vnd also ℞ Balsam . ℞ Auri ꝛc.

Huser S. 194—195; 387B.

Bl. 522a—524a [Lib: secund: von der andern Hand] Tractatus Tertius.
Dieweill nun der mensch zwiefach ist ......
Capit. 2um ..... Wie es denn gemacht ist . zugleich alls ein Spieß, wenn schaur. Defect.

Huser S. 176—180 Zeile 2; 380C—381C. Bl. 524b unbeschrieben.

Bl. 525a Ducis Bellum Ab Alto . Daraus volgt vnns vnnser zanckh . hader . krieg . mordt ..... vber vnnß vrsachen.

Huser S. 170—171; 378B.

Bl. 525b—526b Astrum Presagum . Wir habenn allso zwuo weissagung auß dem gestirn ...... volbringt.

Huser S. 172—173; 378C (fehlte 1567 Theil I No. 87).

Bl. 526b—528b Experientia Summa. Nun so haben wir vil der weissagung .... daß der Reiff, hagel, schnee nit thut, noch thun mag.

Huser S. 173—176 Zeile 9; 376B—380B.

Bl. 529a—530a Von Anntzunden. Zu gleicherweiß wie ein funckhen fewer vß dem khissling. fallt Inn Zundel. Also do auch ..... vnd die Zeit Et erunt pestilentiae ꝛc.

Huser S. 169—170; 377C—378B. — Bl. 530b unbeschrieben.

Bl. 531a—533b Die weißheit des menschen ist ain anfang der Imprimirung, die Imagination ist ein annfang vnnd zwang der zusammenfügung .....

Huser S. 180 Zeile 3—183; 381C—383A. Der Text unserer Hdschr. ist weitläufiger als der Huser'sche und vielfach von späterer Hand corrigirt. Auch ist der Text vielfach verstellt, was am Rande durch Zahlen in den Absätzen angemerkt ist; die Reihenfolge der Handschrift ist 1. 2. 5. 6. 4. 3, doch hat Huser da nirgends einen Absatz. Auf Bl. 532b steht der Schluss des Huser'schen Textes

... das der mensch himlisch sich Imaginiert. der besteth ihn dar vff allso.

doch folgen im Mscr. noch Abschnitt 4 und 3.

Bl. 534a—534b Hatt er denn Artzt beschaffen, vnnd Im sein himmel Inn sein hanndt soll er nun sein himel Inn der hanndt honn, so soll er Auch den Alchimisten wissen, Inn allen seinen heimlicheiten ....

Quere contraria usque ad finem.

Item Quere Curam. Dann wirt das hirn geschlagen .... vnnd das muß allso sein vnnd beschehen. quere # Corr. In legenden

Huser 4°-Ed. IV S. 244—245 aus den Fragmenten vom Schlag (Fol°.-Ed. I S. 562C) fast ohne Abweichungen übereinstimmend (ex Autographo).

Das umfangreiche Wiener Doppel-Mscr. ist entschieden der Beachtung werth und nicht nur seines reichen Inhalts wegen. Es ist 1753 in zwei Bände gebunden worden, also lange nach der Niederschrift, welche vielleicht noch vor die Zeit der Huser'schen Sammel- und Herausgeberthätigkeit fällt. Die einzelnen Bestandtheile tragen Nummern, sind aber nicht in der Reihenfolge gebunden. Es folgen No. 1, 3, 4, 2, 9, 5, 6, 7, 8. Die Blätter sind durchgehend numerirt, doch hatte mit den neuen Bestandtheilen gewöhnlich auch eine neue Blattzählung begonnen, die mit den durchgehenden Blattzahlen überschrieben ist.

Es lässt sich mit voller Bestimmtheit sagen, dass kein Theil dieser Handschrift nach einem Drucke geschrieben ist, sondern dass alles auf handschriftlicher Ueberlieferung beruht und zwar scheint die Ueberlieferung den Originalen ziemlich nahe zu kommen. Einiges ist sogar noch niemals gedruckt; ich konnte wenigstens einige kleine Abschnitte auch unter den Huser'schen Fragmenten nicht finden. Die weitaus überwiegende Masse des ganzen Inhalts dieser Handschrift ist von Huser im Autogramm eingesehen worden und bei dem Reste sind Zweifel an der wirklichen Autorschaft Hohenheim's kaum vorhanden, wie ja der mehr zufällige Umstand, dass das Autogramm oder die sonstige (etwa dictirte) Originalhandschrift Huser nicht zugänglich war, gegen die Echtheit nichts Unbedingtes beweisen kann. Es steht ja auch von vornherein der Annahme nichts im Wege, dass etwa unser Schreiber Originale benutzen konnte, die Huser unerreichbar waren. Wie gut seine Vorlage gewesen ist, dafür haben wir Bl. 340—358 in dem Buche „Von Öffnung der haut" einen glänzenden Beweis gehabt. Dies und manches Andere hat uns auf die Neuburger Originale als Quelle unseres Schreibers hingewiesen. Es lässt sich heute noch fast alles in den erhaltenen Inhaltsverzeichnissen aus Neuburg an der Donau nachweisen (siehe die Einleitung).

Dass unser Schreiber die ihm vorliegenden Schriftzüge nicht immer enträthseln konnte und dafür Unverstandenes nachzog oder Lücken liess, ist ja schon mehrfach angemerkt und kommt noch viel öfter vor. Jedenfalls verdient aber trotzdem unsere Handschrift bei einer neuen Ausgabe der Schriften Hohenheim's volle Berücksichtigung.

13. Bern, Stadtbibliothek Mscpt. 149 ca. 300 Bll. Fol°.

Es sind Handschriften von sehr verschiedener Hand, auch im Format verschieden, zusammengebunden. Alles scheint aus dem Ende des 16. und dem Anfang des 17. Jahrhunderts zu stammen. Der Band war früher im Besitz des Juristen (?) D. Jac. Bongarius; er enthält zunächst 6 Nummern ‚Juridica', dann 6 Nummern „MEDICA . ALCHYM." Das Verzeichniss der Letzteren auf dem 1. Blatte lautet:

I. De dissolutione fructus aquei Elementi.
II. Modus praeparandi Elleb. Nigr.
III. Theorica figura universitatis morbor. Theoph. Paracel. germ. aliâ manu.
IV. Facon des Cisternes.
V. Des Machines et artilleries anciennes.
VI. Bergwerks Ordnung in Leberau vnnd Erzkirch Tirol.

Uns interessirt nur No. III, welche nach anderer Numerirung die Zahl „20" trägt. Sie umfasst 7 Blätter. Der Anfang lautet:

Aur: Theo. Parac.

Theorica Figura Vniuersalium morborum.

De { Bolo
Podagra
Conuersis
Contractis al. de G^m.
Epilepsia
Hydrope
Tetano et Spasmo
Catharis
Vermibus Apostematibus et duritiebus }
De Febribus

Es ist eine werthvolle Handschrift der Theoricae Figurae universalium morborum, welche Huser als „zuvor nie in truck außgangen" „ex Manuscriptis aliorum" gibt 4°-Ed. Bd. V S. 73ff.; Fol°.-Ed. I S. 670ff. Unsere Handschrift ist zwar nicht sicher vor Huser's Druck zu setzen, ist aber zweifellos nach handschriftlicher Vorlage geschrieben. Die Textabweichungen sind nicht sehr zahlreich, aber doch vielfach von Interesse. Unter alias werden mehrfach Lesarten angeführt, welche mit Huser übereinstimmen, doch kommt es auch nicht selten vor, dass Huser's Lesart im Texte sich findet und eine abweichende unter alias in Klammer gegeben wird. Unmöglich wäre es gerade nicht, dass der Schreiber Huser's Text nebenbei verglichen hat, aber nicht sehr wahrscheinlich.

Leider ist das Mscr. nicht vollständig, denn es schliesst mit der Tabula VI. Generatio Hydropisis, umfasst also nur S. 73—87 der Quartausgabe. Die letzte Seite ist unbeschrieben, es ist also nichts von dem Mscr. verloren gegangen. Bei der Generatio contracturarum auf Tabula IV findet sich am Kopfe des Blattes von anderer Hand und Tinte eine Tabelle über die Cura irgendwoher aus Paracelsus entnommen.

14. Erlangen, Univ.-Bibliothek Ms. 889. 120 Bll. 4° von verschiedenen Händen aus dem Ende des 16. Jahrhunderts geschrieben. Auf dem vorderen Blatte des Pergamentbandes steht von alter Hand folgende Inhaltsangabe:

I. De Inspectione Vrinae Theoph. Paracelsi
II. Eiusdem materiae Teütsch.
III. Collectanea Pharmaceutica.

und die Nummer „42".

Auf Blatt 1a—20a die Paracelsushandschrift:

De urinarum ac pulsuum iudicijs Theoph: Paracel: heremitae utriusque medicine Doctoris celeberrimj Libellus, suis discipulis Basileae, cum ibidem publico stipendio maxima omnium admiratione medicinam doceret Anno 1527. in dieb. Canicularib. priuatim praelectus.
Eiusdem Phisionomia, quantum medico opus est.
Omnia typis ac annotationib. undique illustrata et in gratiam Paracelsicae medicinae studiosorum nunc primum publicata.
Valentin Stempler . krantz . Genandt, Goldtberg [Das letzte Wort
Virtus Semper Laudis Coronam Gerit ausgestrichen]
Cum gratia et priuilegio.
Colonię.
Apud Haeredes Arnoldi Birckman
Anno M.D.LXVIII.

Eine Abschrift nach dem Kölner Druck, Theil I No. 96, nicht lange nach dem Drucke geschrieben, jedenfalls noch vor 1600. Auf der Rückseite des Blattes 20 steht nochmals des Schreibers Name: Valentinus . Stemplin Crants Genandt . Goldtpergensis. Es ist also ein Schlesier aus nächster Nähe von Hirschberg, dem Wohnsitz des Montanus, der dies abschrieb. Von der Neisser Ausgabe (Theil I No. 80) scheint er ebensowenig gewusst zu haben, wie Birckmann. Was folgt, ist für unsern Zweck ohne Interesse, die deutschen Urocritica so wenig, wie die pharmaceutischen Collectanea a David Vettero Hallensi conscripta Ao. 1559 (aus den Jahren 1558—1566) oder die Excerpta aus D. Kolreutter (cf. Kestner's med. Gelehrtenlexicon 1740 S. 448) mit der Unterschrift „Scriptum Patauij Anthenoris Anno Chr. 1591 Mense Septembris Die ☽ 16.“

15. Erlangen, Univ.-Bibliothek. Angebunden an Q 77 u. 78 4°
d. h. an Paracelsi, De vrinarum ac pulsuum iudiciis ....
Nissae Sylesiorum 1566. 4° (Th. I No. 80)
und „ „ De gradibus, de compositionibus ... Myloecii 1562. 4° (Theil I No. 43),

finden sich 15 beschriebene Quartblätter aus dem 16. Jahrhundert. Die Handschrift ist am 9. Juni 1567 in Görlitz zu schreiben begonnen worden. Es finden sich am Rande folgende Datirungen der Abschrift:

Bl. 1a „9. Junij
1567
Gorl.“; Bl. 2a „10. Junij ♂“; Bl. 3b „11. Junij ☿“;

Bl. 5a „13. Junij ♀", „17. Julij"; Bl. 9b „18. Julij ♀"; Bl. 12b „20. Julij ☉"; Bl. 13a „21. Julij ☾". (Die durch ihr Planetenzeichen angemerkten Wochentage sind thatsächlich die der Daten des Jahres 1567.) Die Handschrift ist zweifellos von der Hand eines Gelehrten und keines Berufsschreibers sehr sauber geschrieben in schwarzer und rother Tinte.

Vgl. unten No. 84 bei den Theologicis.

Bl. 1a—9b **Modus PHARMACANDI.** In deme beschriben vnd gelehrt wirdt, was der Artzt Inn dem Menschen Zu Purgirn hab. Mit anzeigung, Wie vielfaltiglich von vielen (die durch mißuerstand mehr zum tod, dann zum leben Purgirt haben) geirret ist.

Durch den Hocherfahrnen Herrn Theophrastum Parac. beider Artznej D.

Theophr. Paracelsi Pharmacandi Liber I. Tractatus Primus.

Vor allen dingen ist noth fur zuhalten vnd zu declarirn, die letztenn Materien, das ist, von denen Ich beschleuß dieß Libell.

Nue ist mein vornehmen zuschreiben vom Purgiren . Darinn kein andere Hauptsumma ist, Dann das wir . am aller Ersten wissen sollen, was doch der Artzt endlich zu purgirn hab odder soll. Dann aus diesem volgt: Welcher das nit verstehet ......

Es ist also die bekannte Schrift Hohenheim's, welche Huser im Appendix des 5. Bandes der Baseler 4°-Ausgabe S. 185—211 (Fol°.-Ed. I S. 769 bis 779) abdruckt. Dieselbe war 5 Jahre vor dieser Abschrift in Köln bei Jaspar Gennep erschienen (Theil I No. 48). Gennep hatte sein Mscr. durch Anton Rinck von Johannes Montanus erhalten und aus derselben schlesischen Quelle schöpft auch unsere Görlitzer Handschrift. Auch Huser gibt an, nach einem Mscr. des Montanus gedruckt zu haben. Toxites hatte zu seiner Ausgabe von 1578 (Theil I No. 179) auch keine weiteren handschriftlichen Quellen zur Verfügung; alles Erhaltene geht also auf die eine Abschrift des Montanus zurück, von deren Herkunft wir nichts wissen, leider zweifellos auch unser Erlangen-Görlitzer Mscr., welches denn auch mit dem Kölner Drucke (und Huser) recht nahe übereinstimmt, ohne von dem Kölner Drucke abgeschrieben zu sein, wie ausser dem Folgenden schon die unsichere, unklare Schreibung einiger nicht sicher gelesener Worte der sonst so klaren Hand und die andere Eintheilung des Textes in Absätze darthut.

Auf Blatt 9b beginnt dann ein weiteres handschriftliches Buch über den Modus des Purgirens, welches erst 1589 von Huser edirt wurde „ex Manuscripto Jo. Montani" mit der Betonung, dass es

„zuvor nie gedruckt“ sei; das folgende Mscr. ist also 22 Jahre älter als der früheste Druck.

Der Anfang lautet:

MODVS PVRGANDJ.

Notandum: Morborum differentiae, qui sunt stercoris, qui non, Etqui sunt Laxatiuj.

Stercoris sunt	Sudor. Stercus. Vrina. Phlegma. Mucus. Excrta aurium	Was ist das dz den Purgatiuis zustehet aus zutreiben anderst dann stercora quae sunt	Vrina Mucus Aurium excrta Spuma Sudor Cruor Merda	Sunst weiter nicht mehr als die allein.

und so weiter, ein Fragment das bei Huser 4°-Ed. Bd. V. Appendix S. 221 Zeile 5 v. u. bis S. 222 Ende steht (Fol°.-Ed. I S. 783).

Es folgt sodann auf Bl. 10a:

Gradus generationis stercorum, quomodo a bono sapore [?] descendit? Per virtutem digestiuam fit stercus, non per artem. Et sic per naturalem virtutem operantur omnes Medicinae, inclinando ab exterioribus virtutibus.

LIBER SECUNDUS.

Descriptio diuersitatum Digestiuę Virtutis, cum excrementorum iuxta suam differentiam et discordiam, in forma et colore . Descriptio quibus morbis opprimuntur	Tractatus I. Nun weiter den Modum Pharmacandi zu entdecken, wissent: Dz Ir erstlich nun fürhin wissen sollet Nachdem vnd Ir den Dreck erkennent, die kranckheit so aus Im werden . . .	Dieweil nun vor allen Dingen noth ist zu erzelen die Irrung, so In einem Ding gehalten wird: Also ist auch weiter von nöten, das Ihr wissent . . . .

So geht es weiter in drei Spalten, später in zwei Spalten geschrieben bis zum letzten Blatte, das dann wieder durchlaufend geschrieben ist. Es finden sich in diesen etwas absonderlich und wenig übersichtlich geordneten Blättern noch folgende 12 Fragmente:

1) Spalte 1 von Blatt 10a eine lateinische Disposition, welche sich bei Huser nicht findet. Siehe unten.

2) Die mittlere Spalte von Blatt 10a, 10b und 11a Liber II, Tract. I steht bei Huser 4°-Ed. Bd. V Appendix S. 220—221 unten „das seind zwo Partey“; Fol°.-Ed. I S. 782B—783A.

3) Die 3. Spalte von Blatt 10a steht bei Huser S. 228 Zeile 15—23 [Liber Tertius]; Fol°. S. 786A.

4) Die beiden äusseren Spalten von Blatt 10b und 11a, also Spalte 1 des Blattes 10b und Spalte 3 des Blattes 11a gehören zusammen

und stehen bei Huser S. 215 Zeile 6 v. o. bis Zeile 11 v. u. [„Der schleim auff den steinen .... daruon wol darinne zu vnterrichten“]; Fol°. S. 780B.

5) Die beiden inneren Spalten der Blätter 10b und 11a (3. und 1.) und die 1. Spalte von Blatt 11b gehören zusammen und finden sich bei Huser S. 219 Zeile 14 v. u. bis S. 220 Zeile 7 v. o. und S. 218 Zeile 12 v. o. bis S. 219 Zeile 15 v. u., also die zwei Fragmente des Tractatus III in umgekehrter Stellung; Fol°. S. 781C—782B.

Spalte 2 und 3 der Seite 11b haben die gemeinsame Ueberschrift Tractatus II., gehören aber nicht zusammen. Es beginnt

6) Spalte 2 des Blattes 11b und läuft durch die äusseren Spalten der (nun nur noch in zwei Spalten getheilten) Blätter 12, 13 und 14 (also 12a Sp. 2, 12b Sp. 1, 13a Sp. 2, 13b Sp. 1, 14a Sp. 2, 14b Sp. 1) der Tractatus tertius des 2. Buches bei Huser S. 223—228 Zeile 13 v. o.; Fol°. 783C—785C.

7) Spalte 3 Bl. 11b und die beiden inneren Spalten des Blattes 12 (12a Sp. 1 und 12b Sp. 2) nimmt ein der Tractatus secundus des 1. Buches, Huser S. 215 Zeile 9 v. u. bis S. 218 Zeile 11 v. o.; Fol°. S. 780C—781C.

8) „Tractatus VI“ überschrieben, ein Fragment von 6 Zeilen mit dem Endvermerk „Defect“ bildet den Anfang von Spalte 1 des Blattes 13a; es findet sich bei Huser S. 228 am Schluss mit der Ueberschrift „Tractatus II“; Fol°. S. 786A.

9) Darauf folgt in derselben Spalte und die oberen $^2/_3$ der Spalte 2 von Blatt 13b noch weiter einnehmend mit der Ueberschrift „Loca emunctoria“ derjenige Abschnitt, welchen Huser S. 212—213 unter der Ueberschrift „Vorred“ gibt (Fol°.-Ed. I S. 779B). Der Schluss lautet in der Handschrift „vnd steht dir Ehrlich, das dir Ehrlich ist . Vale“.

10) Ohne Ueberschrift, aber durch einen rothen Strich getrennt, läuft dann weiter die 13 untersten Zeilen der Spalte 2 von Blatt 13b, die ganze Spalte 1 von Blatt 14a und die ersten 15 Zeilen der Spalte 1 von Blatt 14b einnehmend der Anfang des Tractatus Primus libri Primi Huser's a. a. O. S. 213—215 Zeile 6 „Antwort, Ein dreck seins baums“. (Fol°. S. 779C—780B). Der Rest des Huser'schen Tractatus I war schon auf Blatt 10b gegeben, vgl. oben No. 4.

11) Ohne rothen Trennungsstrich läuft dann, nur durch einen gewöhnlichen Absatz geschieden, in unserm Mscr. der Text weiter, aber das Folgende gehört nicht zu dem Vorhergehenden. Der Anfang lautet: „Ich muß melden der Artzt brauch von purgiren ...“ Der Schluss auf Blatt 15a Zeile 4 v. u. „... vnd der Apotheker helküchlen . Sunst ist kein nutz darin“. Huser hat dies Bruchstück unter den Fragmenten

„Vom Purgiren im Aderlassen" abgedruckt, Bd. V Appendix S. 97—98; Fol°.-Ed. I S. 731. Sollte der Schreiber unseres Mscr. im Original so fortlaufend geschrieben gefunden haben??

12) Ein Abschnitt „De Stercore . Ex G. Marqu. Der Dreck ist ein gefeultes Corpus der Innern Corpora, oder der eussern, so In den Innern kommen . . ." beginnt auf Blatt 15a Zeile 5 und schliesst auf der Mitte von Blatt 15b „. . Alsdann so kompt Constipatio, vnd bleibt ligen In dem Gederm so lange ꝛc." Dies findet sich bei Huser Bd. V S. 322—324 Zeile 13 unter der gleichen Ueberschrift (Fol°.-Ed. I S. 639) Huser's Text läuft aber noch eine volle Seite weiter, obgleich er ebenfalls ein Fragment ist; er gibt es „Auß Th. Handschrifft". Das „Ex G. Marqu[art?]" unserer Vorlage soll vielleicht den Darleiher der Vorlage bedeuten (?). —

Dieser Modus Purgandi bietet also (abgesehen von No. 11 u. 12) alles, was Huser Bd. V Appendix S. 212—228 in anderer Reihenfolge als „Ein anders Imperfects Buch, de Modo Pharmacandi" aus dem Mscr. des Montanus gibt. Dass auch unser Mscr. nach Montanus abgeschrieben ist, erscheint ja sehr wahrscheinlich. Huser hat sich um die Anordnung der Fragmente ein Verdienst erworben, wenn ihm seine Vorlage nicht mehr Ordnung bot, wie unsere Handschrift. Die oben unter 1 genannte lateinische Uebersicht, hat Huser nicht zum Abdruck gebracht, obgleich sie ihm doch höchst wahrscheinlich mit vorlag. Dass Hohenheim es liebte, auch zu deutsch abzufassenden Schriften kurze vorläufige lateinische Dispositionen hinzuwerfen, darauf ist schon in Heft II der Paracelsusforschungen S. 88 hingewiesen worden. Eine solche hätten wir auch hier zu verzeichnen. Wenn Huser sie mit Wissen ungedruckt liess, so mögen ihn dazu vielleicht die vielen unleserlichen Schriftzüge mit veranlasst haben, welche unser Schreiber ungelesen nachgezogen hat. Was ich enträthseln konnte, bringe ich hiermit zum Abdruck:

Descriptio diuersitatum Digestiuae virtutis, cum excrementorum iuxta suam differentiam et discordiam, in forma et colore.

Descriptio quibus morbis opprimuntur ventus [?] ore [?] stercus [?] ex vrina [?] an illae aegritudines secundum naturam deprimuntur Quae turbantur [?] ex eo [?] secundum [?] tussim [?] Incißquae sang: quae narium, quae aurium quae dulcis sudoris Epàtis Cordis etc.

Processus receptorum iuxta vnumquemque morbum iuxta purgationis [?] interpretationem.

Tractatus primus. De Stercoribus per Anum Recte [um?] sicut Colica Iliaca, Tormen [?], Constipatio.

Tractatus 2. De phlegmate, morbis per nares vt calmus [catarrhus?].

Tract. 3. De Stercore vrinae vt Pus lapis calculus Color.
Tract. 4. De Sudoribus.
Tract. 5. De Cruore.
Tract. 6. De Aurium narium saliua sputo.
Tract. 7. De pulmone i. e. Koder.
De Sanatione [?] { Cura Maturitatis. / Cura Incarnationis.

Auf dem Blatte vor unserer Handschrift stehen noch einige Notizen. Die erste ist ein Fragmentchen „De Caduco", welches sich bei Huser ebenfalls findet Bd. V S. 293 unten bis 294 oben (Fol°.-Ed. S. 196C) „zuvor nie gedruckt" „ex Autographo".

Darunter steht ein tabellarisches Fragment „Modus concordandi". „In hydropisi concurrunt", welches ich bei Huser nicht finde.

16. Klagenfurt, k. k. Studienbibliothek. Cod. Chart. LXXVII 4°. 124 altnumerirte Bll. bezeichnet 1, 3, 4, 5, ... 125. Es fehlen vorn zwei Blätter; der Titel ist von wenig späterer Hand ergänzt und mit „1" bezeichnet. Die Jahrzahl 1569 auf dem Titel kann recht wohl die der Abschrift sein, wenigstens sind dem die Schriftzüge der Handschrift nicht zuwider. Auf der Rückseite des Titelblattes findet sich von anderer, späterer Hand der Name Villach verkehrt geschrieben.

Der Titel lautet:

Archidoxis Theophrastiae Pars . In lib:
ru x de mesteris Naturae ꝛc.
Theophrastij Bombast . D ab hochenhaim Sueuj Ere
mitae Naturalium Rerum dictj Paracelsij
Magnü Philosophj Industriosissimi ꝛc.
Vel vt Alibj .
Decem Librj Archidoxis Theophrastiae germanj
Philosophj dictj Paracelsij Magnj de
Misteris Naturae ꝛc.
Register diser biecher findt man Am Ent.
1.5.6.9.

Der Text ist zu Anfang verstümmelt und beginnt Seite 3a mit folgenden Worten:

So nun die Kunst die ist die das Misterium Natturae anzaigt alß durch Quinta essentia ain Contractur gehailt wirt In vier tagen der sunst Lam In todt blib, vnd ain wunden In 24 stunden auff daß endt so mit den Corporibus In 24 tagen nit mag geschehen.

Dieser Anfang stimmt mit Huser 4°-Ed. VI S. 2 Zeile 13ff. (Fol°.-Ed. I S. 787 C). Das bei Huser und den andern Archidoxenausgaben Vorhergehende stand mithin auf dem der Handschrift fehlenden Blatte 2. Auf Bl. 8b schliesst das 1. Buch mit der Notiz „Finis Prologj et Microcosmy Librj 1 Archidoxis Theophrastiae", also fast übereinstimmend mit Huser.

Bl. 9a — 23a Liber II Archidoxis Theophrastiae Paracelsy Magny de Renouatione et Restauratione.

Bl. 23b — 36a Liber III de separatione Elementorum Archidoxis Theophrastiae Paracelsy Magnj.

Bl. 36b — 53a Liber IIII Archidoxis Theophrastiae Paracelsy Magnj de Quinta Essentia.

Bl. 53b — 66a Liber V Archidoxis Theophrastiae Paracelsy Magnj. De Arcanis.

Bl. 66b — 79a Liber VI Archidoxis Theophrastiae Paracelsy magni de Magisterijs.

Bl. 79b — 91a Liber VII Archidoxis Theophrastiae Paracelsy Magnj de specifica.

Bl. 91b — 100b Liber VIII Archidoxis Theophrastiae Paracelsy Magnj De Elixiris.

Bl. 101a — 105b Liber IX Archidoxis Theophrastiae Paracelsy Magnj De extrinsecis.

Bl. 106a — 125 Liber X Archidoxis Theophrastiae Paracelsy Magnij De vitae Longa .... die da angezündt seind aller subtillitetten. Solj Deo gracia.

(Vgl. Huser a. a. O. S. 130; die „Schedula imposita" steht hier am Ende, wie in allen Drucken vor 1574.)

Das jedesmal wiederkehrende „Theophrastia Paracelsi Magni" soll nach Huser dem Originalmscr. entsprechen und findet sich schon bei Schröter, bei Wimpinaeus und in der Cölner Ausgabe (Theil I No. 108, 119 und 121). Die Anordnung der Bücher stimmt mit der des Perna überein (Theil I No. 116), welcher Dorn gefolgt ist (Theil I No. 123) und auch Toxites in seiner zweiten Auflage (Theil I No. 158) sich anschloss.

Es ist dies die früheste Archidoxenhandschrift, welche ich auftreiben konnte; wenn dieselbe wirklich 1569 geschrieben ist, wie es den Anschein hat, so ist sie doch ca. 40 Jahre jünger als die Abfassungszeit des Originals und gewiss nicht direct nach dem Original geschrieben, denn die Anordnung der Bücher verräth schon die Willkür eines Bearbeiters. Darin liegt vielleicht der Hauptwerth unserer Handschrift, dass sie uns zeigt, wie schon vor den ersten Drucklegungen von 1569/70 an dieser Jugendarbeit Hohenheim's die kritische Arbeit thätig war, schon Versuche gemacht wurden, das fehlende 10. Buch aufzufinden und die verwandten Bücher „De renovatione et restauratione“ und „De vita longa“ (deutsch) den Archidoxen einzureihen.

Der Schreiber des Mscr.'s ist offenbar kein Gelehrter, auch des Lateins nicht ganz kundig; jedenfalls ist er ein Süddeutscher, wie das schwäbische „ai“ beweist; beachtenswerth ist auch das stets wiederkehrende „mir“ für „wir“.

Die Lesarten im einzelnen sind nicht von hervorragender Bedeutung; sie stimmen vielfach mit der schlechten Baseler Ausgabe überein (Theil I No. 116), die ja auch in der Büchereintheilung damit harmonirt. An den Stellen, wo Huser die Schriftzüge des Originals nicht sicher enträthseln konnte und sie darum nachschneiden liess, hat unsere Handschrift oder wohl richtiger ihr Vorgänger einfach darüber hinweggelesen und liefert einmal ganz Sinnloses. Der Titel ist nach handschriftlicher Vorlage falsch gelesen. Statt: „Archidoxis Theophrastiae Pars. In libru x de mesteris Naturae“ muss es natürlich heissen „Archidoxis Theophrastiae Pars Ia libri xI de mysterijs Naturae“, was dann fast ganz genau mit dem Titel stimmen würde, welchen Huser im Original gefunden haben will; auch das Folgende lautet nach Huser im Original fast genau ebenso, wie in Theil I S. 391 oben angegeben. So hatte auch schon Wimpinäus geschrieben (Theil I S. 192 unten) und Köln (S. 198 unten), während Basel nichts derart gibt. Schröter in der ersten Ausgabe (Theil I No. 108) hat ihn ähnlich, nur etwas anders gestellt. Das Register der Bücher fehlt hier allerdings, konnte aber auf dem ursprünglichen Titelblatte ebenso gestanden haben; das jetzige (spätere) Titelblatt verspricht ein „Register diser biecher“ am Ende, wo sich jedoch keines findet. Der Schreiber des jetzigen Titelblattes gibt unter „vel ut alibi“ eine zweite Titelfassung, welche Huser zwei Seiten vorher gibt [$(a6)_3{}^v$] und bemerkt, dass sie aussen auf dem Pergamentumschlag des Originals von Paracelsus eigenhändig so geschrieben sei (Theil I S. 390 oben).

Jedenfalls beruht unser Mscr. auf handschriftlicher Grundlage und verdient insofern schon einige Beachtung. Es mag sich einmal in Villach befunden haben, nach der Titelrückseite zu schliessen.

17. Leiden, Univ.-Bibliothek, Codex Vossianus Chymicus in Quarto No. 15. 129 gleichzeitig numerirte Bll., das letzte leer. Um's Jahr 1600 in Süddeutschland geschrieben von einer Hand, anscheinend derselben, welche in Cod. Voss. Chym. Fol^o. No. 16 ein Stück geschrieben hat (unsere No. 29).

Der Text beginnt Bl. I folgendermassen:

Archidoxis Theophrast Pars prima

Liber primus archidoxis Thephrastinae [!] paracelsj magnj.

Nachdem wir lieben khinder aufs, aufs allerlay vrsachen, so zw lang zw ertzelen bedencken vnd petrachten in wasserlay Irrung vnd vngewiyßhaid . dj Medicin bey den alten scribenten gestanden, do sie doch jere Nachuolger vnd Doctores die sich khaines grunds pefleissen . Dardurch gereichtet, muessen wier sagen das mid wenig wortten lob gescheen, vnd mer mid lugen als sunst erlanget, weil aber die lieb gegen dem negsten Erfordertt, das dj Medicj . der sich vil menschen geprauchen müessen auff volkhommen grund gewydmed sein soll vnd aber in allen alten artzten schrifften nichts gewisses . ꝛc. . welches nid allein nur auff wenen gerechnet, gefunden . als haben wier noch großer mus neben anderen, so mid vnß gleich weg zielten allerley versuechet . . . . .

Der Text ist vielfach vom Huser'schen und dem aller anderen Ausgaben sehr abweichend, sodass man sich manchmal versucht fühlt, an verschiedene Uebersetzungen aus fremder Sprache, etwa Latein, zu denken; doch gehen die Abweichungen fast noch weiter. Dann kommen aber auch wieder längere Abschnitte, welche ziemlich gut übereinstimmen, wenn sie auch noch zahlreiche kleine Abweichungen aufweisen. Ausser dem oben gegebenen Anfange des Ganzen diene als Beispiel des sehr Abweichenden der Anfang des 2. Buches De Generationibus elementorum (Huser 4°-Ed. VI S. 9):

Wiewol im puechlein De generationibus Rerum etzlichermaßen von den Separationibus Elementorum geschriben, wollen wier doch vmb merer verstands willen jetz weitter daruon handlen. Darmid mid leuchterm grund solche mainung der separation mag verstanden werden Dj weils dj notturfft Erfordertt doch alle ding bedechtig gehandelt . vnd sonderlich auff das ende des selben gesetzt werden. Wir setzen aber zur Practica dz in allen dingen dj 4 Element beisamen sein. Außs denen Endspringt den weitter sein praedstinirte res wie sich aber dj 4. Elementa ob sie woll Ein ander selber widerwertig sein durch ainander . vnd jn jnen selber mogen vergleichen vnd bey ain ander wonen an Jerselben zerstoren, ist also zwuersteen vnd geschicht in den weg so die vermischung der Element in der predestination zusamen . . . . .

Es lässt sich ja nicht einmal der Versuch wagen, eine so weitgehende Abweichung zu erklären, da gar kein Anhalt existirt für die Aufhellung dieser befremdlichen Erscheinung. Allerdings sind ja die Archidoxen zuerst lateinisch herausgegeben worden, aber die Annahme, dass etwa unser Mscr. oder seine Vorlage, nach dem ersten lateinischen Drucke rückübersetzt sei, lässt sich bei genauerer Prüfung des Sachverhaltes nicht aufrecht erhalten. Jedenfalls steht unser Mscr. gänzlich allein; alle die vielen Drucke aus den Jahren 1570—1574 bieten nichts Aehnliches, sondern stehen einander sehr nahe. Es kann aber auch keine Rede davon sein, dass etwa unsere Handschrift einen ursprünglicheren Text liefere als alle die andern deutschen Ausgaben; wer mit Hohenheim's Stil ein wenig vertraut ist, für den wird keinen Augenblick ein Zweifel darüber bestehen, wo er das Ursprünglichere zu suchen hat.

Die Reihenfolge der Bücher in unserm Mscr. ist die folgende:

Liber primus (gleich Huser I. de Prologo et microcosmo).
Liber secundus de separationibus Elementorum.
Liber tertius de quinta essentia.
Liber quartus de archanis.
Liber quintus de magisterijs.
Liber sextus de specificis.
Liber septimus de Elixirijs.
Liber octavus de extrinsecis.
Liber nonus, de Renouatione et restauratione.

Am Ende jedes Buches heisst es „Summa huius libellj", am Ende des Ganzen Τελως. Bei der Büchereintheilung ist nur bemerkenswerth, dass „De vita longa" als 10. Buch nicht hinzugenommen ist, wie sonst immer wo „De renovatione" als 9. Buch gezählt wird.

Am Ende sind noch 4 Bll. „Notabilia quaedam" angefügt, Therapeutisch-Pharmakologisches ohne viel Bedeutung.

18. München, Hofbibliothek, Codex Germanicus 4224.

276 beschriebene Bll. 4° verschiedener Hand aus der 2. Hälfte des 16. Jahrhunderts; die beiden ersten Abhandlungen von der gleichen schönen Hand etwa in den 70er Jahren des 16. saec. sauber geschrieben.

Die ersten 116 unnumerirten Blätter nimmt eine **Archidoxenhandschrift** ein. Auf dem 1. Blatte die folgende Uebersicht der Bücher ohne vorhergehenden Titel:

Liber primus De Mysterijs Microcoſmj.
Lib: 2. De Mysterijs Elementorum.
Lib: 3. De Mysterijs Quintę essenntię.
Lib: 4. De Mysterijs Archanj.

Lib: 5. De Mysterijs Extractionum.
Lib: 6. De Mysterijs Specificorum.
Lib: 7. De Mysterijs Elixir.
Lib: 8. De Mysterijs Externis.
Lib: 9. De praxi . Sed non est impressus.

Das stimmt also Wort für Wort mit dem Huser'schen Katalog auf S. a_4^v des 6. Bandes der Quartausgabe überein (vgl. Theil I S. 391). Auch Wimpinaeus und die Kölner Ausgabe hatten das schon fast ebenso gegeben (Theil I S. 193 u. 199); Köln lässt das 9. Buch ganz weg und Wimpinäus schreibt: „Liber nonus: De Praxi: sed non est scriptus . Alias non est impressus", hat es also auch schon so vorgefunden, wie unsere Handschrift und wie Huser „ad verbum in Autographo" geben. An dem „impressus" hat bereits Wimpinäus Anstoss genommen und es ist ja auch entschieden befremdlich, wenn man annehmen soll, dass der Verfasser so in seiner eigenhändigen Niederschrift geschrieben hätte. Höchstens lässt es sich verstehen, wenn man sich denkt, dass Hohenheim diese Uebersicht direct vor der Absendung an den Drucker derart aufstellte. War denn aber Hohenheim mit den Archidoxen jemals soweit gekommen, dass er direct vor dem Drucke stand? Es ist uns über dies Buch gerade gar nichts derart überliefert, weder über die Abfassungszeit, noch über weitere Bearbeitungen, noch über Versuche es zum Drucke zu bringen, was Alles bei zahlreichen anderen Schriften nachweisbar ist. An sich hat es ja durchaus nichts Bedenkliches, auch für die Archidoxen, die jedenfalls schon frühe concipirt waren, Derartiges anzunehmen. Das „Impressus" der Handschriften wäre dann der einzige Beweis, dass Hohenheim auch mit den Archidoxen gleich traurige Erfahrungen gemacht wie mit den „Gradus", dem „Labyrinthus", den „Defensiones", dem „Tartarus", dem „Paramirum" und den Nürnberger Schriften (Paracelsus-Forschungen Heft I S. 68 und vorher). Dass Hohenheim dies Buch bei seinen Lebzeiten lateinisch habe im Drucke erscheinen lassen, wie Schröter berichtet (Theil I S. 171f.), halte ich auch heute noch für eine Fabel. Es fehlt davon jede Spur, auch ist es durchaus unwahrscheinlich.

Auf dem 2. Blatte beginnt:

Liber primus ARCH.. TH.. Paracelsi Magnj ꝛc. . De Prologo et Microcosmo.

So wir vnnser ellenndt . vnnd verlassenhait . sollen vnnd muessen betrachten . lieben filij . wie wir so vihl beschwerter herberg vnnd hunnger . mit vihl seinen verschmechlichen Zuestennden . Die vnns so gar umbgeben hätten . Das wir nitt zugruenen . . .

Der Text stimmt mit dem Huser'schen ziemlich genau überein, hat aber doch mancherlei kleine Abweichungen, die wohl mit den Lesarten des Wimpinäus häufiger übereinkommen (ohne aber dessen Auslassungen zu zeigen), aber auch von ihm oft verschieden sind und mancherlei Besonderes bieten. Jedenfalls beruht unser Mscr. auf handschriftlicher Ueberlieferung und verdient einige Beachtung. Die Worte „Arch." und Theoph." laufen in der Ueberschrift des 1. Buches und in den Ueber- und Unterschriften der anderen Bücher vielfach in einen complicirten Schnörkel aus; das mag Ueberlieferung aus dem Originalmanuscript sein und würde dann die vielfach abweichenden: Archidoxis, Archidoxorum, Archidoxii, Archidoxiae und die: Theophrastia, Theophrastiae, Theophrasti, Theophrastinae genügend erklären.

Das 1. Buch ist unterschrieben: „finis . prologi et Micrmicosmj : Lib .j. Arch... ex Theoph...", also ganz gleich Huser. Es folgt ebenso wie dort: „Liber Tertius Arch. paracelsi Magni De Separationibus Elementorum. — Liber Quartus Arch. ex Theo: para: Magnj . De Quinta Essentia. — Liber Quintus Arch. para: Magnj . De Arcanis. — Liber Sextus Arch. Ex THstia . para . magnj . De Magisterijs. — Liber Septimus Arch. ex Theo. para: Magnj. — Liber Octauus ARCH . ex Theo: para: Magnj De Elixiris. — Liber Nonus Arch. ex Theo: Para: Magnj De Extrinsecis — finis Librj None Arch. ex Theoph. para: Magnj : De Extrinsecis." Also mit Huser übereinstimmend und die gleiche Discrepanz mit der vorangestellten Bücherübersicht in der Zählung aufweisend. Die Unterschriften der Bücher stimmen mehrmals mit Wimpinäus gegen Huser.

Nach einer Tabelle „Charactores Chimicj Metallorum et Mineralium usitatiores" (eine Seite) und drei leeren Blättern folgt:

Defs Theophrastj Paracelsi von Einsydlen . der Furnembst . vnnd treffentlichst . one zweyuel . vndter allen Artzten . vnnd Philosophenn. **5. Bücher von Lanngem Lebenn** . vnbekhanndter dynngen . vnd dern . die byßher von nyemanndt gehanndelt worden . ganntz vohll vnnd yberflüssigkh.
Sampt ainer Lobepisteln . Defs Valentij vom Rieß . vnnd Adams von Bodennstein . Epistola dedicatoria . mitt wellichen yede besonndere vnnd ybertreffliche gelehrtheit defs Theophrastj gelobt . vnnd gerhuembt wirdt.
Getruckht zue Basel . bey Petro Perne.

Auf 84 numerirten Blätter folgt nun, von der gleichen sauberen Hand geschrieben wie die Archidoxen, eine Uebersetzung der Baseler

Ausgabe der „libri V de vita longa“ (ohne Jahrzahl, Theil I No. 46 resp. 503); zunächst die Vorrede Bodenstein's „Auß vnnserm Studier Stüblein A°. 1562 . am tage der heymbsuchung Mariä“, darauf der Prolog des „Valentinus[1]) vom Rieß“, worin es zu Anfang heisst „Geboren auß dem Edlen geschlecht Suedigen [!!]“. Der Uebersetzer hat das verdruckte „Suedigena“ statt „Suevigena“, aus Schwaben gebürtig, nicht verstanden. Des weiteren gibt die Handschrift eine deutsche Uebersetzung der 5 Bücher (Huser 4°-Ed. VI S. 137—197; Fol°.-Ed. I S. 838—856) und endlich die Beschlussrede mit den Laudanum-Recepten.

Der Anfang der Uebersetzung des 1. Buches De Vita longa lautet:

> Ist es billich . das Theophrastus Philosophiere von dem lanngen Leben. So ist erstlich von nötten . vnnd wehrtt dz mans wysse . was dz Leben sey . wie ich's achtte . Sonnderlich aber . dz vnsterbliche . welchen ortt die Alltten nye angerhuert . Ich glaub . es sey Inen vnbekhanndt gewesen . vnnd haben Ine nitt genugsam verstanndten . daher khombts . dz sye dem einen allein . Nemblich dem Sterblichen . bißher haben redlich sein wöllen . Aber damitt er endttlich beschreybe . was dz Leben sey . Es ist fürwahr nichts anders dz Leben . Dann eine Balsamittische Mumia . erhaltendte den Sterblichen Leyb . vor den Sterblichen würmen . vnd ästphara . . . .

Die Uebersetzung lehnt sich dicht an den lateinischen Wortlaut an und ist recht ungelenk. Man denkt natürlich sofort an die deutsche Uebersetzung „von einem Studioso auß des Oporini Lateinischer translation in das Teutsch bracht“, welche Toxites seinen „Fünff Bücher Vonn dem Lanngen leben“ Strassburg 1574 zugrundelegte (Theil I No. 150) und von Bathodius und Kosslitius bearbeiten liess. Und wir haben hier in der That den umlaufenden deutschen Text vor uns, den Toxites bei seiner deutschen Ausgabe benutzte. Im Anfang steht der Text des Toxites unserer Handschrift sehr nahe, aber seine Beauftragten haben an der Besserung des Textes redlich gearbeitet. Im zweiten und mehr noch in den späteren Büchern ist dann die Uebersetzung des Toxites meist vollständig neu geschaffen. Unsere Nachprüfung bestätigt also vollkommen die Angaben des Toxites. Insofern ist also diese Münchener deutsche Bearbeitung der „Vita longa“ von Interesse; anderwärts ist uns diese Uebersetzung der Bodenstein'schen Ausgabe nicht erhalten.

---

[1]) Valentinus hat hier der spätere Druck von 1566 (Theil I No. 503), der erste Druck hatte Valentius; vielleicht wäre es doch voreilig, daraus Schlüsse zu ziehen.

Beigefügt hat der Bearbeiter vielfach erläuternde Marginalien, welche sich bei Bodenstein und Toxites nicht finden; hier einige Beispiele:

Atrophia . heysst ein vnsettiger Hunger . die welche soliche Kranckheytt haben . empfenden kheiner Speyse sonder der leyb wirdt mehr durch Schwindtsucht verzehret, weder durch Speyße genehret.

Mola . Ist ein vngeformbts Fleisch . In eines weybs leybe . daryn khein Leben ist . dz weyb aber meint sye trage.

Hernia . heysst der Bruch . oder gemochte Bruch.

Sapphyrus . ob die brynendt Rach. allso genannt werde.

Leonina . Ist ein kraut . wechsst auff den Bergen . dessen blumben wie Lewenmäuler . wens offen stehen . halt aber nicht dz er hie dasselb mein sonder es muß ein Kranckheit sein . also genennt wirdtt.

Manchmal stehen auch abweichende Lesarten oder Uebersetzungen am Rande. Bei Cap. 8 [9] des 2. Buches findet sich folgende Randbemerkung: „Dz Laudanj. Theophrastj . So da haylett die dissolutos . vnnd von denen khein hoffnung mehr ist . wirdt hernacher volgen ym Buch paragraphorum.“ Nun folgen zwar die „Paragraphen“ nicht darauf, wohl aber wie bei Bodenstein das Laudanum-Recept aus den „Paragraphen“.

Der Uebersetzer war jedenfalls ein Mediciner; ein solcher hat auch die Randbemerkungen geschrieben. Doch ist das Ganze hier nur eine Abschrift, nicht etwa das Original der Uebersetzung. —

Es folgt „Pulcherrimus tractatus Rogerij Bachonis, de *auro* theorice & physice. 1580“, 28 Bll.; ein Sammlung alchemistisch-arzneilicher Recepte (14 Bll.), welche am Ende den Namen Jodocus Wilhelmus à Croneburg aufweist und ein kurzes „Galbanetum paracelsi“ (aus Galbanum und Spir. Terebinth.) bringt; eine Anweisung zur Darstellung des Vitrum Saturnj (3 Bll.); ein alchemistisches Fragment (16 Bll.); eine Receptensammlung (7 Bll.) und endlich eine desgleichen mit der Jahrzahl 1538 am Anfang (7 Bll.), alles von verschiedenen Händen geschrieben, deren keine mit der der beiden ersten Abhandlungen übereinstimmt.

19. Admont, Stiftsbibliothek, Hdschr. No. 813. 113 Bll. 4° von einer Hand im Anfange des 17. Jahrhunderts sauber geschrieben. Die Foliirung gleichzeitig mit der Niederschrift.

Bl. 1a—113a:

Archidoxorum . Des Hochgelehrten vnd Weitberüehmbtesten Herrn Doctor Theophrasti Paracelßi, Zöchen

Büecher Mysterio Microcoßmi für Das Erste Buech gerechnet, Das sonst die Vorrödt ist.
Mit andern geschribnen Exemplaren auf das fleissigist Conferiert, gebessert, vnd nach vilfaltigem verlangen, Jetz und Zum Erstenmall in Druckh verförttiget worden. Anno 1570.
Zu Dem Lößer.
Demnach wür von khurtz verruckten Jahren an, Bißher, etliche Opuscula Paracelsica genant, in Druckh warlich nit mit geringen Cossten verfertiget, publiciert, zu dem auch khain fleiß Mühe vnd Arbeit, derselbigen mehr zu Erkhunden vnd zuyberkhommen gespart haben. . . .

u. s. w. eine Abschrift des Vorworts des Verlegers Perna in No. 116 des ersten Theiles.

Bl. 2a Archidoxorum Aureoli Theophrasti Paracelsi Liber primus . De Mysterio Microcosmi.

Bl. 9a. Das Erste Buech von der Renouation vnd Restauration.

Bl. 21b. Das Ander Buech Archidoxorum vnd Paragraphorum . De Separationibus Elementorum.

Bl. 33a. Das Dritte Buech Archidoxorum Th.. P.., de Quintis Essentijs.

Bl. 48a. Das Vierte Buech Archidoxorum, Th.. P.. Magni De Arcanis.

Bl. 59a. Das Fünfft Buech Archidoxorum De Magisterijs.

Bl. 70b. Das Sechste Buech Archidoxorum De Specificis Doctor Th.. P.. Magnias [!].

Bl. 82a Das Siebendt Buech Archidoxorum De Elixiribus Th.. P.. Magni.

Bl. 90a Das Achte Buech Archidoxorum, De Extrinsecis Th.. P.. Magni.

Bl. 94b Das Neündte Buech Archidoxorum, Th.. P.. M.. De Vita Longa.

.. [113a] .. Dieweill wür aber hie schweigen müessen, wöllen wür in vnser gemüeth vnzerpröchenlich einschreiben, Ewig ohn Endt bey vnß zu bleiben, vnd vnß das Leben in ein Termin setzen, darbey wür also de Vita Longa genueg gesagt haben vnsern vnd den Jenigen, die da Ingesinnet seindt Aller Subtiliteten.

Endte der Archidoxorum.

Wir haben es hier also mit einer späten Abschrift des ersten deutschen Druckes zu thun, den wir im ersten Theile unter No. 116 besprochen haben. Das Correcturenverzeichniss, das dort am Ende steht, ist nicht mit abgeschrieben.

20. Wolfenbüttel, herzogliche Bibliothek, 30. 4. Aug. 350 SS. 4° von verschiedenen Händen aus dem Ende des 16. Jahrhunderts geschrieben. Die ersten 132 Bll. zeigen am Fusse eine alte Foliirung gleichzeitig mit der Schrift. Auf dem Rücken des Einbandes steht von alter Hand: „Theophr. Paracelsi Chymische Tractetlein 30. 4. Ms." Auf der Rückseite des ersten Blattes findet sich eine Federzeichnung etwa um 1600 gefertigt: nackte weibliche Gestalt von der nach allen Seiten Strahlen ausgehn, darüber steht „Das Dritte Capitel von der sel", darunter

ANIMA MERCVRIE

RE PRAETER CASAM

Auf dem 2. Blatte beginnt und reicht bis S. 270:

Liber j Archidoxis Theofrastice parocelsj Mangnj De misteris
enschen gehts ellendt So wir Nun vnnser Ellenndt vnnd verlassenhait . sollen vnd muessen betrachten . lieben filj . Wie mir souil beschwerter Herberg . vnd hunger, mit souil seinen verschmechlingen
zuestenden zuesthunden dj vnns so gar umbgeben haben . . . .

Die Abweichungen vom Huser'schen Texte sind im ersten Buche ziemlich zahlreich, werden aber in den späteren Büchern viel geringer. Jedenfalls ist unser Mscr. nach einer Handschrift geschrieben, nicht nach einem der Drucke. Die Bücheranordnung ist folgende:

Liber I. . . . de misteris.
Liber II. de Renouatione et Restauratione
Liber III. de Separationibus Elementorum
Liber 4. de quinta essentia
Liber 5. de arcanis
. . . . .
. . .
Liber 9. de extrinsecis
Liber X. de vita longa.

Es ist also dieselbe Reihenfolge, aber eine andere Zählung, wie sie der Baseler Druck hatte (Theil I No. 116), mit dem auch die Abweichungen von Huser vielfach übereinstimmen.

Die Archidoxen sind von mehreren Schreibern geschrieben. Die erste Hand geht von Seite 1—102 und bricht in der Mitte der Seite ab; es folgt dann eine Lücke, indem der Rest der Seite 102 und die

Seite 103 leer gelassen sind. Ohne Textverlust schreibt dann eine andere aber ähnliche Hand auf Seite 104 weiter bis zu Seite 171. Eine dritte gleichfalls ähnliche Hand hat dann Seite 172—268 geschrieben; alle diese drei Hände zeigen den Character der Schrift um 1590 etwa. Den Schluss auf S. 268—270 hat eine vierte wenig spätere Hand geschrieben mit dem Schlussvermerk „Soli deo gloria Diß buch hat mir D. M. d. h. P. liebhaber geschenckt W. G. W. W.“ Dieser letzte Schreiber hat das Mscr. eingehend bearbeitet. Er hat zunächst Marginalien an den Rand geschrieben, welche bis S. 71 reichen. In der Mitte des Liber tertius de Separationibus bleibt der Marginalienschreiber stecken. Es sind dieselben Randnotizen, welche Toxites in den beiden Ausgaben von 1570 und 1574 gibt (Theil I No. 118 und 158), doch finden sich kleine Abweichungen; z. B. statt „Wardurch Gott erkennt werde“ hat das Mscr. „Wardurch Gott erlernt werde“; statt „Trei ding zubedencken“ setzt es „Hic tria consideranda“ u. s. w. Von Seite 2—71 hat diese Hand auch vielfach Correcturen des Textes vorgenommen, welche fast immer mit Toxites 1574 übereinstimmen. Seite 17 zwischen dem 1. und 2. Buch war leer gelassen. Unser Marginalienschreiber hat darauf geschrieben: „Das Ander buch de restauratione et renouatione, nach den Misterijs Microcosmi volget billich die renouatio vnd restauratio Ist aber ein ander buch dz secundus sein soll, wünsch Ich von gott dz ers offenbar, ich wil gerne von meiner meinung weichen“, was sich ebenfalls bei Toxites 1574 findet (vgl. Theil I S. 270 unten). Am Ende des 1. Buches hatte der 1. Schreiber nur „finis“ geschrieben, der 4. Schreiber fügt hinzu: „finis prologi et microcosmi libri primi Archidoxorum ex Theophrastia“, nach Toxites 1574. Es kann also keinem Zweifel unterliegen, dass der spätere Besitzer, welcher mit dem vierten Schreiber, dem Marginalienschreiber, eine Person ist, die dem Perna'schen Texte nahestehende Handschrift mit dem Toxitischen Drucke von 1574 verglichen und danach gebessert hat. (Vermuthlich fällt diese Collationirung noch vor das Erscheinen der Huser'schen Quartausgabe.) In der Einreihung des Buchs de renouatione an die 2. Stelle war ja die Klagenfurter Handschrift (No. 16) schon vorangegangen.

S. 271 und 273 unbeschrieben. S. 272 bietet folgenden Titel, geschrieben von dem eben besprochenen Marginalienschreiber, der auch den Schluss der Archidoxen geschrieben hat:

> **De transmutationibus Metallorum** Theophrasti Paracelsi Von Hohenheim liber **de gradationibus.**

Auf Seite 274 beginnt dann von früherer Hand (ca. 1570—1580) der Text:

> Prefactio . So wellen wir Nun von den gradationen Anfachen zu Reden, die dan in sollicher gestalt, vnd das sie .....

Es sind die 13 ersten Gradationen gleich Huser 4°-Ed. VI S. 411—417 (Fol°.-Ed. I S. 939—942), der Text schliesst auf S. 285 mit den Worten „Die 14 gradatz", welche aber fehlt. Die Handschrift ist also unvollständig, wenn auch nur die eine Gradation mangelt. Als Vorlage diente jedenfalls eine Handschrift und keiner der bekannten Drucke. Der Schreiber selbst hat vielfach Correcturen eingetragen, wie es scheint nach Vergleichung mit dem Baseler Drucke von 1571 (Theil I No. 134).

S. 288—291 ist ein eingeklebter Bogen, der noch den früheren Bruch briefartiger Faltung zeigt. Darauf steht zunächst von der Hand eines ungebildeten Schreibers „Die Annder gradacion" mit groben Fehlern wie „fitterij oel" statt vitrioli, „Anthomoij" statt Antimonij u. s. w., nach anderer Quelle geschrieben als das Vorhergehende. Der Schreiber der vorangehenden Gradationenhandschrift hat dann noch hinzugeschrieben (Seite 289 Zeile 6 bis S. 291 Ende) den Schluss des ersten Comonts gleich Huser 4°-Ed. VI S. 403 Zeile 13 v. o. bis S. 404 Zeile 8 v. o. beginnend mit

Rp. floris Eris
Antimonii[1]) Vixi Rubium
gestosse Ziegell
gemain saltz

Das misch zusamen klein gerieben, vnd Jnbubiers . . .

Beigesetzt ist am Schlusse ein Process „flos eris mach also . . ." der nicht von Hohenheim zu stammen scheint.

Bl. 292 ein neues Titelblatt:

De transmutationibus Mettallorum, Theophrastj paracelsy ab Hochenhaim **Liber De Cementis.**

Der Text beginnt Seite 294:

preuatio. Inn sollicher gestalt, als mir von anderen . . .

und reicht bis S. 311, das Buch De Cementis vollständig enthaltend (Huser a. a. O. S. 402—410; 936—939). Der Schreiber ist derselbe wie der der Gradationen; auch hier hat ihm ein Mscr. vorgelegen, in welchem er selbst nachträglich reichliche Correcturen nach der Editio princeps von 1571 (Theil I No. 134) angebracht hat.

Die Seiten 312—315 sind unbeschrieben. Auf Seite 316 ein neues Titelblatt:

De spiritus et Tinctura planettarum

Drey biecher, das Erst buech von dem Einfachen vnd

---

[1]) Im Original steht das Antimonzeichen (Kreuzapfel); ich werde auch in Zukunft alle diese alchemistischen Zeichen auflösen und das betreffende Wort cursiv drucken lassen.

villfellttigen Irdischen vnd himlischen *feuer* vnd spirittus plannettarum oder mettallorum (:
Das Annder buech von dem *Mercurius* phillosophorum vnd mittel der Tinctturenn (:
Das Dritt buech, wie man die Tinctturenn vnnd fermentta, das *Gold* vnnd *Silber* machenn soll, beschribenn durch den Hoch-gelertten Heren Theophrasty, paracelіß [!], von Hochennhaim Inn schweitz 1569.

Das Buch (Huser Chir. B. u. Schr. Fol°.-Ed. S. 752—758) reicht von Seite 318—348. Der Schreiber ist derselbe, der auch die Gradationen und Cemente geschrieben hat, doch ist das letzte Buch am sorgfältigsten und wohl auch etwas früher geschrieben als die beiden andern Schriften. Die Jahrzahl 1569 ist höchst wahrscheinlich die der Abschrift, welche also vor alle Drucke fiele, auch vor den ersten lateinischen Dorn's, dessen vermuthete Autorschaft sonach zweifelhaft würde (Vgl. Theil I No. 125 S. 210). Das erste Buch hat in unserer Handschrift 9 Capitel, während Huser und Bodenstein (Theil I No. 137) deren nur 6 haben. Uebereinstimmend mit dem 1. lateinischen Drucke (Theil I No. 125), dem 1. deutschen Drucke (Theil I No. 134) und der Ausgabe des Toxites (Theil I No. 140) hat unser Mscr. eingefügt: 6 Von dem geist *Martis*. 7. Vom gaist Jouem. 8. Vom geist des *Saturn*, während Cap. 9 mit Cap. 6 Huser's stimmt. Im 3. Buche dagegen stimmt unser Mscr. in den Capiteln nicht mit dem 1. deutschen und lateinischen Drucke, sondern mit Bodenstein (dem auch Huser gefolgt ist), indem sich hier das den beiden ersten Ausgaben fehlende 8. Capitel Bodenstein's und Toxites' „Der Rex spricht“ mit der Ueberschrift „Weiter von dem kinig“ vorfindet, ebenso das 10. Capitel „Zum Beschluß“. Schon daraus geht hervor, dass unser Mscr., das auch sonst vielerlei Abweichungen im Einzelnen zeigt, aus selbständiger handschriftlicher Quelle geschöpft hat. Noch näher auf dies alles einzugehen verlohnt sich bei diesem zweifelsohne untergeschobenen Werke gewiss nicht, das ja schon Huser als unecht von der Hand gewiesen hat. Anführen will ich nur noch, dass es in unserer Handschrift am Schlusse heisst: „Ennd der drey Biecher, der Alchamia Theophrasty“, was wieder im Gegensatz zu Dorn, Toxites und dem Baseler Druck von 1571 mit Bodenstein's und Huser's Titel „Alchimia“ übereinstimmt.

21. Leiden, Universitätsbibliothek, Codex Vossianus Chymicus in Folio No. 21. 373 Bll. von der Hand eines Abschreibers aus dem Anfange des 17. Jahrhunderts. Zu Anfang eine Sammlung alchemistischer Recepte, Processe u. s. w. theils medicinischer, theils chrysopoëtischer, theils technischer Art.

Bl. 96 beginnt:

Theophrasti Paracelfsi de uiribus Membrorum Liber Primus. Caput .I. de spiritu Vitae. Spiritus vitae der ist ein geist, der da . . .

Nach handschriftlicher Vorlage recht nachlässig geschrieben und vielfach unsinnig falsch gelesen. Die Büchereintheilung ist die des Huser und des Toxites, doch macht der Schreiber allerhand Wirrwarr. Bl. 96a—101b stimmt mit Huser bis zum Schlusse des 1. Capitels des 2. Buches (Huser 4°-Ed. III S. 1—5) darauf folgt:

Caput Secundum. Also das Jm von keinem Zufall nichts beschehen mag, noch bleibet Element Terrae An beyden ignis et aquae in balneo habentur. Nun setz von *Jove* bleybet aër an boden vnd werden ignis aquae terrae . . . .

Das ist Huser 4°-Ed. VI S. 16—25, die zweite Hälfte des Liber Tertius de separationibus elementorum der Archidoxen. Auf Bl. 111b schliesst dies unrechtmässige Einschiebsel mit „Finis . De Separatione Elementorum". Das 2. Capitel des 2. Buches von „De Viribus membrorum" fehlt völlig und auf Bl. 112a folgt dann, als wenn der Text ruhig weiterliefe (sogar mit dem Custos „Caput" am Ende des Blattes 111b angemeldet) „Caput Tertium De Viribus Cerebri" und die übrigen Capitel des 2. Buches (Huser 4°-Ed. III S. 6—12). Am Schlusse des 14. Capitels heisst es dann weiter auf Bl. 119b:

Finis Libri Secundi De Viribus Membrorum Intheriorum.
Sequitur Liber Tertius De Viribus Membrorum chaorum.
Liber 4. De Virib: membro: Exteriorum.
Liber 4. [5.!] de quatuor Elementis quomodo descendunt.
Liber .5. [6.!] De tribus in quae Natura componitur.

Auf Bl. 120a—121 folgt sodann noch:

Liber Quartus . Cap: Primum.
Die Elementische Art so in vns ist ausserhalb der glieder wesen, vnndt was bemeldt ist haben ihre interpretationis . . . .

Die beiden ersten Capitel des fünfften Buches, wie Huser angibt (a. a. O. S. 14). Textabweichungen von Huser sind auch sonst vorhanden. Jedenfalls hat unser Mscr. nicht aus Huser abgeschrieben. Anderwärts ist dieses Fragment nicht gedruckt. Vgl. Leiden, Cod. Voss. Fol. 16 (No. 29) und Mscr. Osseg No. 43 Bl. 43b (No. 45). Hieran schliesst sich der folgende Katalog der Bücher der Archidoxen:

Decem Libri . Archidoxis, Theophrasti germani, Philosophi, dicti, Paracelsi magni De misterijs Naturae.

Liber 1. De mysterijs Nicrolosmi.
Liber 2. De Mysterijs Elementherum.
Liber 3. De Mysterijs Quintae essentiae.
Liber 4. De Mysterijs Arcani.
Liber 5. De Mysterijs Extractionum.
Liber 6. De Mysterijs specificorum.
Liber 7. De mysterijs Elixin.
Liber 8. De Mysterijs Externis.
Liber 9. De Praxi sed non impressus.

Das stimmt also wieder (abgesehen von den vielen Lesefehlern aus Unkenntniss) fast ganz mit der Uebersicht der Bücher, wie sie Huser nach dem Autogramm zu Beginn des 6. Bandes gibt. Ich habe mich schon oben Seite 92 näher darüber ausgelassen. Auf diesen Catalogus librorum folgt direct:

> Liber Tertius Archidoxis ex Theophrastia paracelsi De Separationibus Elementorum. Vnndt Von dem Vier anfahen die außlegung der Separationis Elementorum wollen wir (wie woll das de generationibus rerum geschrieben ist,) etwas (so es doch ann denselben vnd im so ganz auf die Meinung separationis Elementorum lauttet) sagen dardurch mit lauterm grunde, die meinung der scheidung möge verstanden werdenn, ...

Dieses dritte Buch reicht bis Bl. 131 b; es ist aber nur die erste Hälfte, Huser 4°-Ed. VI S. 9—16; die zweite Hälfte war ja schon oben S. 101b bis 111b als Caput secundum des 2. Buches von den „Vires membrorum“ gegeben. Der gedankenlose ungebildete Schreiber hatte wohl eine Handschrift vor sich, in welcher lose Blätter oder Bogen verschoben waren, und hat sie in ihrer falschen Reihenfolge abgeschrieben; denn im vorliegenden Codex kann dieses Durcheinander nicht mechanisch durch Blätterverschiebungen entstanden sein.

Bl. 133—354 folgen dann allerhand medicinische und alchemistische Recepte, auch einige kleinere alchemistische Abhandlungen. Bl. 171a findet sich in einem Recepte die Jahrzahl 1570.

Unter den Recepten finden sich auf Bl. 144 einige mit der Angabe versehen, dass sie von Hohenheim stammen:

> Wider die Würm der Kinder Theoph: Rp. Parietariam zerstoß vnd legs vber den Nabel, das thue biß sie alle herauß khumen. Wider schweren Athem Theoph: Nim gemein saltz, Schwefel ana: 2. L. [?] die alle mische wol, setz es inn ein sublimatorium mit Linden feuer, Nim des rotten auf gestiegen, mische es mit Kupffer, vnd gib es auf brodt zu essen.

Contra Epilepsiam probatiss. Theoph:
Rp. Eines Menschen Todten Kopf, der da nie in die Erden kommen ist [caput mortuum aus dem Vitriol], diese zerstoß, vnd distillir ihn per Redortam, dieses Wasser nim, und Vnicorni ℥ .j. Musci ℥ .s. Radicis peoniae Castorij ana ʒ .j. vnd distilirs widerumb vnd gib es Einem Kranncken Inn einen Löffel auff drey mahl.

22. Heidelberg, Univ.-Bibliothek, Cod. Pal. Germ. 706.
123 Bll. 4°. Sammelband von verschiedenen Händen aus dem Ende des 15. bis zur zweiten Hälfte des 16. Jahrhunderts geschrieben.

Auf dem ersten nicht gezählten Blatte von einer Hand aus dem Ende des 16. saec. der Titel „Theophrasti 'Paracelsi de vita lunga conservanda".

Bl. 1a—33b

Theophrasti Paracelsi De vita Longa Conservanda cum Appendice. Liber.

Dieweil medicin gefunden werden, Die da den leib auffenthalten auff das ander vnd mehr alter, vnd behüten den für kranckheiten vngesundtheit vnd feule vnd vberflüssigkeit vnd vor dem abnemen, vnd so ein solcher in kranckheit were, Dieselbig hinweg nimpt, Ist einem Arztet wol zu betrachten von diesen Artzneien zu gründen. Dan viel seindt der vnheilparlichen langwirigen kranckheiten vnd zu fällen, Die all durch die auffenthaltung des langen lebens hinweg genomen, vnd vhrsprünglich hindan gezogen werden. Dieweil vnd wir von dem selbigen langen leben [1b] zu beraiten schreiben wollen, seindt vns zwen vnderscheid zu mercken, Eine als Theorisch zu reden, Die ander als practice zu reden . . . . [30b] Vhnd wiewol wir vieleicht schwerlich mögen verstanden werden, Ist aber allein in Denen Die vns noch die natur nit erkhennen, An denen kein tropfen ligt. Dan was nichts verstehet, wöllen wir de vita longa nit verständiger machen, was aber ein grundt hatt, wöllen wir vnsseren proceß zu geschrieben haben, vnd denselbigen genugsam entdeckt. Finis de vita Longa.

[31a] Appendix.
So wir Also das regiment mit essen vnd trincken ansetzen vnd schreiben sollen, wöllen wir das, so allein zu dem langen leben am förderligsten Dient, setzen, vnd die anderen, Andern befehlen ꝛc

Vnd ist am Ersten zuuerstehen, Das die Speiß, so sie nach einem anderen proceß gebraucht würt, soll mit artzeney berait werden, ... [33a] . . Vnd were vnsser wunsch von Gott, Das wir ohne verschmehung der idioten, solten schreiben von labore sophiae. waß allein vnsser experientz außweiset ꝛc So müssen wir schweigen vnd dulden, Das groß wunder labor sophiae, Darin terra sancta reseruirt ꝛc Ach so wir hie schweigen müssen, wöllen wirs in vnsser gemüt vnzerbrochentlich anschreiben ewig ohn endt bey vns zu bleiben, vnd vns das leben on ein Termin setzen.

Darbey wir also genug de vita longa entdeckt haben den vnsseren vnd den hohen, Die da anzünder seindt aller subtiliteten. Finis Appendicis.

Wir haben es also hier mit dem einen Buch De Longa Vita zu zu thun, welches meistens mit zu den Archidoxen gerechnet wird, Huser 4°-Ed. VI S. 115—136; Fol°.-Ed. I S. 830—838. Was hier, wie in dem Cölner und Strassburger Drucke von 1570 (Theil I No. 121 und 118) als „Appendix“ bezeichnet wird, ist die „Schedula imposita“, ein von Hohenheim auf einen besonderen Zettel geschriebenes Einschiebsel, dem Toxites schon 1574 seinen richtigen Platz angewiesen hatte (vgl. Theil I No. 158 S. 271); Huser ist dieser Anregung fast ganz gefolgt (4°-Ed. VI S. 130—132).

Der Text unserer Handschrift steht dem des Toxites von 1570 (Theil I No. 118) am nächsten. Des öfteren hat unser Schreiber Lücken gelassen, wo er ein Wort nicht lesen konnte; einige mal hat auch Toxites an derselben Stelle eine Lücke angemerkt, meistens hat er aber seine Lesung einfach in den Text gesetzt. Daß an allen den Stellen, wo unser Mscr. eine Lücke gelassen hat, die ursprüngliche Vorlage schwer zu lesen war, zeigt sich darin, dass dort jedesmal die verschiedenen Drucke der Archidoxen sehr abweichende Lesungen bieten.

Jedenfalls beruht unsere Handschrift auf einer handschriftlichen Vorlage, wenn sie auch den Schriftzügen nach wohl nach den ersten Drucken von 1570 fallen könnte, wahrscheinlich aber in dieselbe Zeit fällt.

Der weitere Inhalt unseres Sammelbandes hat mit Hohenheim nichts zu thun. Interessant ist besonders ein Consilium des (der Alchemie geneigten) Nürnberger Arztes Dr. Johann Magenbuch vom 2. Juni 1529, eine Abhandlung über den „Scharbock“ von D. Johann Bachoffen „genannt Echtigo“ von Cöln, das Lob Cardo benedictj u. s. w.

23. Leiden, Universitätsbibliothek, Codex Voss. Chym. in 4° No. 4. 63 Bll. von verschiedener Hand um 1600 beschrieben.

Bl. 1—58 **De Natura Rerum Naturalium.**

Siben püecher des hocherfarnen vnd weitberuembten Aureoly Theophrasti Paracelsi Beyder Ertzney doctorn. Vorredt. Dem Ersamen Fursichtigen Herrn Johannsen winnckhelstainer von Freyburg meinem lieben Brueder vnd vertraueten freundt.

Es ist Billich ....

Die Ueberschriften der 7 Bücher lauten:

Liber Primus Generatione Rerum Naturalium.

Liber secundus rerum Naturalium.

Liber Tertius DECRESENTIBus rerum Naturalium.

Liber quartus De Vita rerum Naturalium.

Liber quartus De morte rerum Naturalium.

Liber Sextus De Resuscitatione rerum naturalium.

Liber Septimus: De Cresentibus transmutationibus rerum naturalium.

Schon die Fehler in den Titeln lassen es nicht gerade sehr wahrscheinlich erscheinen, dass die Handschrift nach einem der Drucke abgeschrieben ist. Der Text zeigt zahlreiche kleine Abweichungen von Huser (4°-Ed. VI S. 255—313; Fol°.-Ed. I S. 880—902). Doch stimmen diese Varianten meist weder mit Bodenstein noch Bathodius (Theil I No. 137 und 199). Manchmal hat unser Schreiber (deren zwei an den 7 Büchern geschrieben haben, der erste von Blatt 1—12, der zweite den Rest) seine Vorlage nicht lesen können. Er hat also nach einer Handschrift gearbeitet.

Auf Blatt 59a von anderer Hand:

Ain außzug der Archidoxen.

Darumb ist zubedenckhen, vnd vonnötten ein qualitet zu prauchen, durch die elementen, In den dann das lang leben stehet, dz selbst ist alain inn labore Sophie inn dem da geschehen, die operationes elementorum mit vollkomener würckhung gantz mit krefften .....,

Huser 4°-Ed. VI S. 130, der Schluss der Schedula imposita im „Buch vom langen Leben“ mit zahlreichen kleinen Textabweichungen.

Bl. 59b unbeschrieben; Bl. 60—63 ein Fragment „Wie man venedische Cristall glaß mechen soll“ u. s. w.

24. Kopenhagen, königl. Bibliothek, gl. kgl. Saml. No. 1756. 2 Bll. + 69 fol. Bll. 4°. In der 2. Hälfte des 16. Jahrhunderts von einer Hand geschrieben. Auf dem Pergamentdeckel in Golddruck: V H Z M [Vlrich Herzog zu Mecklenburg (1527—1603)], Christuskind, 1585. Auf dem 1. Blatt der Handschrift von anderer Hand als der des Schreibers, aber auch aus dem 16. Jahrhundert, die Widmung: „DEm durchleuchtigen, hochgebornen Fürsten vnd herrn, Herrn Vlrichen Hertzogen zw Mecklenburgk, Fürsten zu wenden, ... Meinem gnedigen Fürsten vnd Herrn vntertheniglichenn."

Auf dem 2. Blatte:

De Natura Rerum . **Zway buecher** des weütberempten vnnd Hochgelerten herren Aureoli Theophrasti Paracelsi von Hohenhaim baider Ertznei Doctor.
[darunter zwei verbundene H und unten rechts in der Ecke von einer andern Hand aus dem 16. saec. „Augustae Acht thaler da fur gegeben"]

Auf Blatt 1 beginnt:

De Natura Rerum das achtet Buech . De separationibus. Inn Schepffung der wellt hat die erste Separation an den 4 Elementen angefangen, da die prima materia mundj was ain ainiger Chaos, auß demselbigen Chaos hat Gott gemacht Maiorem mundum . geschayden, vnnd abgesündert, in vier vnderschidliche Element, nemlich in Fewer . Lufft . wasser.

Das Buch VIII reicht bis Bl. 21b. Auf Bl. 22a beginnt „De Signatura Rerum Das Nüntt Buech" und schliesst Bl. 69a mit den Worten: „wir dises libel wellen beschlossen haben. Finis." Der Augsburger Käufer hat ab und zu inhaltsangebende Marginalien an den Rand geschrieben.

Der Text der beiden Bücher stimmt, abgesehen von der süddeutschen Orthographie, im Allgemeinen gut mit Huser 4°-Ed. VI S. 313—362; Fol°.-Ed. I S. 902—921. Beachtenswerth ist besonders folgende Stelle:

Huser 4°-Ed. S. 329:	Mscr. Bl. 22a
Darauff wissen, daß die Zeichen, so der Mensch bezeichnet, bringen mit sich *vollkommene Erkantnuß* vnnd Vrtheil heymlicher verborgener Dingen, offenbaren alle	Darauf wissent dz die Zaichen so der Mensch bezaychnet bringen mit sich den vnderschaydt, erkantnus, ordnung, Ambt, Namen vnd Alter aller Natürlichen vnd wesent-

heymliche verborgene Kräfft vnd Tugend der dingen, ꝛc.	lichen dingen die Zaichen so der Archeus bezaychnet bringen mit sich *volkommene erkantnus* vnd vrthayl haimlicher verborgner dingen, offenbarn alle haimliche verborgne krefft von tugendt der dingen ꝛc.
Die Zeichen der Astra, bringen mit sich Propheceyungen	Die Zaychen der Astra bringen mit sich propheteyungen ....

Wenn man den Zusammenhang beachtet und namentlich den vorhergehenden Satz: „vnd also sind drey Signatores, der Mensch, der Archeus vnd die Astra", so ist es klar, dass sich bei Huser eine missliche Lücke des Sinnes findet (der Signator Archeus fehlt ja scheinbar völlig bei Huser, thatsächlich sind es die Zeichen des Menschen, welche fehlen), welche unsere Handschrift ergänzt. Diese Lücke findet sich schon bei Bathodius (Theil I No. 199), dem also Huser ziemlich gedankenlos gefolgt ist, trotz seiner „Manuscripta aliorum", welche er benutzt haben will.

Unser Mscr. ist überhaupt werthvoll, weil es schon um 1570 geschrieben ist, also vor allen Drucken. Dies 8. und 9. Buch ist 1584 zum ersten Male herausgegeben, früher war nur Buch 1—7 gedruckt worden. Verwunderlich möchte es erscheinen, dass gerade nur das 8. und 9. Buch hier vorliegt, welche Bodenstein in seiner Metamorphosis nicht gibt (Theil I No. 137 u. s. w.) und auch offenbar nicht kannte. Das liesse vielleicht einen getrennten Ursprung dieser Theile eines suspecten Buches vermuthen, besonders da gerade die beiden Bodenstein fehlenden Bücher noch am ehesten ein echtes Gepräge zeigen. Aber der Schreiber dieser zwei Schlussbücher (oder derjenige der sie sich abschreiben liess) besass wahrscheinlich schon die sieben ersten Bücher handschriftlich oder im Bodenstein'schen Druck von 1572 und liess sich vielleicht deshalb aus einem vollständigen Mscr. dies fehlende Schlussstück abschreiben (?). Danach wäre dann unsere Abschrift kurz nach 1572 zu setzen, was dem Character der Handschrift, die im Jahre 1585 erst gebunden wurde, nicht zuwiderliefe. Der Titel „De Natura Rerum Zway Bücher" ohne weiteren Zusatz weist aber doch auf eine gewisse Trennung von dem Uebrigen, wenn er auch mit der eben ausgesprochenen Vermuthung nicht unvereinbar ist. Bathodius spricht in seiner vollständigen Ausgabe (Theil I S. 346) auch so, als wenn ihm diese zwei Bücher, von denen er sagt, sie seien von den übrigen vielleicht mit Absicht abgesondert worden, getrennt zugekommen wären; wenigstens sagt er nicht, wie man eigentlich erwarten sollte, dass ihm ein vollständiges Exemplar zuhanden gekommen sei.

25. London, brit. Museum, Sloane 2190. 61 schön beschriebene Bll. 4° aus dem Ende des 16. Jahrhunderts.

Theophrasti Paracelsi Summi Philosophy ac Medici **Septem De Natura Rerum Libri**: Opuscula Verè Philosophica, Ex Germanica lingua in latinam translata.

Bl. 2a—4b die Epistola dedicatoria an Winckelsteiner: Aequum est, Amice Intime, et charissime frater, vt amicis ac assiduis precibus ac petitionibus tuis, quibus me crebris literis tuis aggressus es, ...

Bl. 5a Uebersicht der 7 Bücher.

Bl. 5b—61a die libri septem:

Generatio omnium rerum naturalium est duplex, una quae naturâ fit, sine arte, altera quae fit arte, nempe per Alchymiam . . . . Haec omnia sunt transmutationes rerum naturalium, de quibus satis hic dictum, neque plus discendum est. &c.

Finis Libri septimi de natura rerum Aureoli Paracelsi.

Es ist die Uebersetzung Georg Forberger's von 1573 (Theil I No. 145), welche auch in die Editio Paltheniana Frankfurt 1603—1605 übergegangen ist.

26. London, brit. Museum, Sloane 320. 321. 130 Bll. Fol°. (alte Foliirung 129 Bll.) von verschiedenen Händen aus der 2. Hälfte des 16. Jahrhunderts.

Bl. 77f—92a **Of the nature of things the seven Books** of Aureolus Theophrastus paracelsus beings a greath student of philosophy and phisick . as to [?] the nature of things, and fynall two Books among [?] the nature of man . to the most honest and right wise man John Winckelsteiner his cheef frendt and dearest brother Theophrastus paracelsus doth sende gretings In the Lord godd.

Huser 4°-Ed. VI S. 255—313; Fol°.-Ed. I S. 880—902.

Bl. 92a—96 **The twoo bookes** of Aureolus Theophrastus paracelsi, the phillosopher and greath phisician . . . . **nature of man.**

.1. off the spirith of Lyff.

.2. off the strangth and confortation of the 7 principall members.

Huser 4°-Ed. III S. 1—12; Fol°.-Ed. I S. 317—321.

Das Ganze ist nach der lateinischen Ausgabe Forberger's vom Jahre 1573 (Theil I No. 145) übersetzt, wo beide Schriften ebenso auf einander folgen.

27. Auf der Széchenyi'schen Landesbibliothek in Budapest (Nationalmuseum) befindet sich nach einer gütigen Mittheilung des Herrn Custos Majláth Béla ein Ms. 246. Quart Germ. enthaltend:

Metamorphosis Theophrasti Paracelsi. Item deßelbigen drey Herrliche Schriften, allen ständten, so durch vnnütz vermeynter Ärzten Geschwäz verführt, sehr nuz und dienstlich. Was nun darinn tractirt, wird folgendes Blat anzeigen. Durch Adam Bodenstein M: D: in Druck gegeben. Basel 1584. Ἀνέχε καὶ ἀπέχε.

Ich habe diese Hdschr. nicht selbst eingesehen. Es handelt sich hier jedenfalls um eine Abschrift des im 1. Theile dieses Werkes unter No. 204 beschriebenen Baseler Druckes, der an erster Stelle die 7 Bücher De Natura rerum bietet.

28. Heidelberg, Univ.-Bibl., Cod. Pal. Germ. 295. 1 Bl. + 113 fol. Bll. in 4° aus dem Ende des 16. Jahrhunderts (1572 u. 1573).

Auf dem ersten Blatte folgender Titel:

META[M]ORPHOSIS. Doctoris Theophrastj Paracelsi vonn Hohenheim. Der zurstorttenn guttenn kunsten vnnd Ertzney Restauratoris gewaltigs vnnd nutzlichs schreibenn. LXXII.

Denn 29. Junij Anno Dominj 1.5.7.2.

vnnd als Ihesus gebohrenn wahr zw Bettleh.

Auf der Rückseite des ersten Blattes „Inhalt dieses gantzen opus" fast ganz mit der Titelrückseite des ersten Druckes der „Metamorphosis", Theil I. No. 137 übereinstimmend, welcher unserer Handschrift als Vorlage gedient hat.

Bl. 1—11. **„Theophrasti Paracelsi vonn Naturlichen Dingenn.** Das .I. Buch. De Generatione"; Bl. 12a—15a das .2. Büch. (Bl. 15b bis 17b und noch zwei unbezeichnete Bll. unbeschrieben); Bl. 18a bis 26a das .3. Buch. (Bl. 26b und ein ungezähltes Bl. unbeschrieben); Bl. 27a—31a das .4. Buch. (Bl. 31b und ein ungezähltes Bl. unbeschrieben); Bl. 32a—44b das .5. Buch. (1 leeres Blatt); Bl. 45a—52a Das .6. Buch. (1 leeres Blatt); Bl. 53a bis 65a das .7. Buch. Alle 7 Bücher mit einander eine Abschrift von S. $c_1{}^r$—$o_2{}^r$ der No. 137 des I. Theils.

Bl. 66a—79a. **Manüal** Theophrastj Paracelsi **vom Steyn der**

Weysenn. Vorredt Aüreolj Paracelsi ann denn Leser u. s. w., eine Abschrift der S. r_2^v—u_3^v der No. 137 des I. Theils.

Bl. 79b und ein ungezähltes Blatt unbeschrieben; darauf folgt von anderer Hand:

Bl. 80a—90b **Theophrasti Paracelsi praeparationum** Primi Tractatus primus liber: tractans praeparationes mineralium, vtpote De Antimonio ..... Sol beschehenn morgens mittags vnnd Abendts Zeitt. Finis.

Eine Abschrift nach der Ausgabe des Wimpinaeus, Theil I. No. 119 (129) S.R_3^v—Y_3^r. Am Ende der Handschrift heißt es: „Actum northausen 1.5.7.3. denn 30 februarij [!] Ihnn Clauß fidelers behausungk."

Bl. 91a—91b **Die Weyſz zw Administriern die Medicin Theophrasti Paracelsi,** aus Seiner eigenn hantschriefft gezogenn .... Modus administrandi a Theophrasto ..... So einer vonn diesen administrationen nicht Curiertt wirdt So ist Im nimmer zw helffen. Finis.

Actum zw Nordthausenn denn 30 februarij [!] Anno .1573. Ihnn Clauß fiedelers behausungk.

Eine Abschrift nach dem Text des Wimpinäus Theil I No. 128 (129) S. G_1^v—G_2^r.

Bl. 92a—113a Alchemistisches (Turba, Geber), welches Paracelsus nichts angeht.

29. Leiden, Univ.-Bibliothek, Codex Vossianus Chymicus in Folio No. 16. 200 numerirte Bll., deren 110 beschrieben. Von zwei Händen geschrieben, die eine kurz nach 1600, die andere etwas früher.

Bl. 1a—6b von recht unleserlicher und zerflossener Hand nach 1600 geschrieben (es ist anscheinend dieselbe Hand, welche oben in No. 17 die ganze Handschrift geschrieben hat):

Theophrastus paracelsus hohenheimensis **De viribus membrorum** Liber primus de viribus spirituum.

Caput primum De spiritu vite

Der spiritus vitae ist ain geist der da ligt in allen .... da dj auswendige lungen liegt als Im Chibri. finis.

Huser 4°-Ed. III S. 1—12; Fol°.-Ed. I S. 317—321. Die Handschrift stimmt in der Anordnung mit Toxites-Huser. Namentlich finden sich hier auch nur zwei Bücher, während Bodenstein den Text in 3 Bücher theilt (vgl. das Nähere in Theil I No. 136 und 141 und No. 21 dieses Handschriftenbandes), was nach Toxites' Angabe das Ursprünglichere ist. Der Text unserer Handschrift weicht von dem Huser'schen und Toxitischen übrigens doch vielfach und nicht unwesentlich ab, auch finden sich einige kleine Lücken, wo der Schreiber seine Vorlage nicht lesen konnte. Wir haben deshalb doch handschriftliche Ueberlieferung anzunehmen, wenn auch in früherem Stadium durch Toxites' Ausgabe beeinflusst. (Vgl. auch Codex Osseg 43. Bl. 36ff. (No. 45).

Auf Blatt 7b wird angeführt ein „Balsamus sulphuris ex Theophrasto", sodann „Excerpta ex defensionibus", womit aber nicht die Paracelsischen Defensionen gemeint sind. Auf Blatt 10b findet sich ein Abschnitt „**De philomela**" ohne Namensnennung, es ist aber dasselbe Kunststücklein, welches wir als Paracelsisch öfters treffen und unten bei den Alchemisticis No. 70 (Codex. Viennensis 11259) noch näher besprechen werden. Dr. Jonas Adelwert in Würzburg nennt die „Philomela" auch unter den nicht gedruckten Paracelsushandschriften, welche er besaß (siehe Einleitung S. 28).

Bl. 11b **De bello Cholerico et melancholico.**

Identisch mit den „Quatuor libri Complexionum Theo: Auctore" im Wiener Codex 11115 (s. oben No. 12) Bl. 368b. Unser Leidener Codex nennt Hohenheim's Namen hier nicht. Es folgt:

Bl. 12a—13b **Theo:processus putrefactionis herbarum et Radicum ex libro von offnung der Haut.**

Huser Chir. B. u. Schr. Fol^{o}.-Ed. S. 411B—412B „da aber nicht also sie müssen liquores werden . . . ." Der Schluss des 2. Capitels von „vnd wiewol ein Newer Proceß" . . an fehlt in der Hdschrft., ebenso die beiden letzten Zeilen von Cap. 3. Zahlreiche kleine Textabweichungen finden sich wohl im Vergleich mit Huser und Toxites (Theil I No. 113); manchmal steht unser Text dem Huser'schen näher, doch nicht immer.

Bl. 16a ein Recept „Contra paralisim Theo:" enthaltend eine langathmige Zusammenstellung von Kräutermitteln, deren fast keines bei Hohenheim als wirksam bei Paralyse genannt wird.

Bl. 36b **De Experientia Theophrasti:** Sehet an die Erfarenhaidt, was sie gebe Vor khurtzem hab ichs nit gekhundt, jetz aber so igs khan, darumb so schreib igs jetz, dz igs lang soll geschriben haben. Darumb ich der rechten zal die prob Erfunden hab in den dingen darin igs hab darumb schreib ich in anderem zu schreiben, bescheen ich mich bis sein Erfarenhaidt auch erhellet wierdt last mich maussen.

Steht bei Huser 4°-Ed. V S. 302; Fol^{o}.-Ed. I S. 630B.

Bl. 45b—47a **Cementum quartum Theophrastj Paracelsj.**

Es wird das 4., 5 und 6. Cement gegeben Huser 4°-Ed. VI S. 406 bis 410; das sechste wird „Cementatio pars cum parte" betitelt. Die Abweichungen von Huser sind zahlreich; auch mit dem 1. Druck von 1571 (Theil I No. 134) stimmt unser Mscr. im Einzelnen oft nicht. Auch verglichen mit dem anderen Leidener Mscr. (s. unten No. 36) sind die Abweichungen nicht unerheblich; bald hat die eine Hdschr. Huser gegenüber Auslassungen, welche die andere bringt und umgekehrt, und die einzelnen Textabweichungen sind fast niemals die gleichen. Eine Abschrift nach einem der erhaltenen Drucke liegt in beiden Fällen nicht vor. — Es folgt hierauf Bl. 47a—47b „Aqua gradationis und „2. Gradation". Die „Aqua gradationis" beginnt mit dem Recepte der ersten Gradierung Huser's (Bd. VI S. 411), weicht aber dann so völlig ab, dass kaum noch derselbe Sinn gewahrt bleibt. Die „2. Gradation" ist die andere Gradation Huser's, gegen Ende gleichfalls sehr abweichend.

30. London, brit. Museum, Sloane 3086. 109 Bll. 4° (alte Paginirung 242 SS.) aus dem Ende des 16. Jahrhunderts.

S. 1—18 **The ninthe booke of transmutatione of the Cementes.**

Lyke als we haue spoken of the transmutationes and Alterations of the thinges so will we nowe alto gooe to vnderstande our operations withe the Cementes ....

S. 19—30 **The tenthe booke of Theophrastus Paracelsus De Gradationibus.**

We will then beginn to speake of the gradations that are of this wise, that they mayd gradate ....
The Ende of the tenth booke of the transmutation of metalles.
Theophrasti Paracelsi of the transmutation of metalles.
The Eleventh Boocke De Projectionibus.
her dothe ende the hand of Theophrastus.

Huser 4°-Ed. VI S. 402—418; Fol°.-Ed. I S. 936—941. Die Notiz über das fehlende 11. Buch findet sich schon in der „Metamorphosis" von 1572 etc. (Theil I No. 137, 157 und 204), wonach unser Mscr. wohl übersetzt ist, da sich dort auch das Weitere in gleicher Reihenfolge findet.

S. 31—55 **Manuall** Theophrasti Paracelsi **of the Stone of the Philosophers.**

The prohemy . For so wathe as God hathe begon to worke the spirite of phisicke .... (S. 34) The entrance into the Booke ..... (S. 45) The practis .... (S. 52) The vse ......

Huser 4°-Ed. VI S. 421—436; Fol°.-Ed. I S. 943—949. Nach der Metamorphosis übersetzt.

S. 56—78 **Alchimea** of Theophrastus paracelsus **of the simple fier.** The first booke.

The proheme . In the name of god the father, god the sonne ...... and that specially our lord god may be thanked an praysed therby, and that the prophete of our naighbour may be soughte therby. Amen.

The End of the holle worke.

Huser Chir. B. und Schriften Fol°.-Ed. S. 752—758. Auch dieses ist aus der Metamorphosis übersetzt, vgl. Theil I S. 231.

31. Kopenhagen, königl. Bibliothek. E collectione Thottiana 4° No. 737. Ende des 16. Jahrhunderts.

Enthält neben vielem Andern zur „warhafftigen Kunst der alchimey die da nicht Lernnet wie man ein geringes metal in *Gold* verwandeln .. sol, sondern wie man alle kranckheiten die da sonst den gemeynen Dochtorn vnnd artzen vnmoglich sein zu curirenn vnnd Medicinn recht schafen soll, vnd vber dis das noch mer ist wie der sterbliche Leib des menschen bey Langen gesunden stercken vnd volkommen leben sol erhalten werden“ (1582), auch einiges Paracelsische ohne grosse Bedeutung:

Theophrasti Paracelsi **Schreiben von tribüs principijs** aller Generaten.
Item . **Liber Vexationum.**
Item sein **Thesaurus Alchimistarum.**
Mit besten fleis vberlesen vnd an den tag gebenn durch Doctor Adamen vonn Bodenstein. M D L x x iiij.

Eine Abschrift dieser Bodenstein'schen Ausgabe Basel 1574 (Theil I No. 153). Auffallenderweise ist aber der „liber vexationum“ nicht nach dieser Ausgabe von 1574 abgeschrieben, sondern nach der 1. Ausgabe von 1567 (Theil I No. 90), deren Titel (samt „Leyd vnd Meyd“) und deren Vorrede gleichfalls von dort entnommen sind, während 1574 (No. 153) beide fehlen. — Es folgen noch Abhandlungen des Johannes Jagenteuffel, Johannes Angelicus, Johannis Isaac Monachi Hollandi u. s. w. Auf 11 Blättern:

Liber VII Archidoxis Magicae De Sigillis planetarum.

Huser 4°-Ed. Bd. X Appendix S. 131—138; Fol°.-Ed. II S. 570—573, aber die Zahlen der Sigilla Solis bis Lunae abweichend geordnet (wie in der Editio princeps von 1572, Theil I No. 142). — Am Ende auf 123 Blättern:

Onomastica Hoc Est Grundtlich erklerung vnnd offenbarung Heimlicher verborgener paracelsischer worter vnd nahmmen aus Lateinischer Greckischer Arabischer Caldeischer vnd Hebreischer Sprach:

Prodit tandem Verritas Diui latebris ubi delutuit.
Es ist auch nichts so verborgen, das nicht Edlich offenbar wirdt.
Vgl. Theil I No. 154, 155, 159 und 194. Ich kann auf die Vergleichung hier nicht weiter eingehen.

32. Breslau, Stadtbibliothek (Rhedigerana) No. 2317. 8°. 280 num. SS. + 3 Bll. Von einer Hand aus dem Ende des 16. Jahrhunderts geschrieben. Die Handschrift ist etwas verbunden: es folgen S. 1—166, 199—270, 167—198, 271—280.

Beginnt mit dem Titel:

De Spiritibus Planetarum Sive Metallorum Doctoris Theophrasti Paracelsi Ab Hohenheim . Libri III. Eiusdem

De { **Tinctura physica** liber I
Gradationibus liber I
Cementis lib. I
Signis Zodiaci et eius mysterijs }

Georgij Phedronis Rhodochaei pestis epidemicae curatio
Eiusdem chirurgia minor
Item **de Vitriolo Theophrasti ex libro naturalium**
Item **de Sulphure**

S. 1—44 De Spiritibus Planetarum; S. 45—72 De Tinctura physica; S. 72—88 de Gradationibus; S. 88—107 liber de Cementis; S. 108—184 Liber de Signis Zodiaci; S. 185—226 die beiden Schriften des Phedro. Eine Abschrift der Baseler Ausgabe von 1571; vgl. Theil I No. 134, wo auch die Verweise auf die Huser'sche Ausgabe nachzusehen sind.

S. 226—256 **De Vitriolo Ex Libro Naturalium.** Die natur gebiert ein saltz das heisset Vitriolum . Nun ist dasselbige saltz Vitriolum ein besonder genus von andern saltzen allen geschieden ....

Huser 4°-Ed. VII S. 183—200; Fol°.-Ed. I S. 1050— '56. Stimmt überein mit dem Drucke von 1567 im Anhang zu den „kranckheyten, so die vernunfft berauben“ Theil I No. 91. Es folgt darauf, wie in diesem Drucke, S. 256—264:

Proceß vnd art olei vitrioli, dadurch geheilet werden vier kranckheiten Epilepsia, hydrops, pustulae vnd Podagra, gemacht auf die Irsal, so da brauchen die Philosophi, Artisten vnd Ärtzte, abzuwenden.

Weiter gleichfalls wie im Drucke von 1567 (Teil I No. 81) S. 264—280:

Vom Schweffel oder Erdenhartz.

Offenbar sind diese letzten drei Abschnitte aus Bodenstein's mehrfach genannter Ausgabe entnommen, wenn auch vielleicht nicht unmittelbar vom Drucke selbst abgeschrieben, da einige kleine Abweichungen und grobe Lesefehler vorkommen, die bei einer handschriftlichen Vorlage als Mittelglied leichter verständlich sind.

33. München, Staatsbibliothek, Codex germ. 4228. 152 Bll. 4° von einer Hand um 1570 geschrieben. Im letzten Stücke die Datirung „Anno . M.D. LXXVIII .XVI. kal. Aprilis". An dritter Stelle findet sich unter auch sonst alchemistischem Inhalt auf 5 Blättern:

Liber thesaurorum Alchimistarum Aureolj Phi: Theophrastj paracelsi.

Caput .I. Die natur generiert vnd nutrirt ein mineral In Viscere terrae welche In Europa gefunden werden vnd sein Zwayerley, die mir zu handt gestanden vnd In Probirung experimentirt, vnd das Beste erfunden Im Aufgang Astrj spherae ..... nach Art Cabalistarum

Explicit Liber Thesaurorum Alchimistarum Theophrastj.

Der Text weicht von demjenigen Huser's (4°-Ed. VI S. 396—401; Fol°.-Ed. I S. 934—936) und dem Huser sehr nahestehenden Bodenstein's in der Editio princeps von 1574 (Theil I No. 153) sehr beträchtlich ab, ganz abgesehen von der Eintheilung in X Capitel. Auch mit der Ausgabe des Toxites von 1574 (Theil I No. 158) findet sich keine Uebereinstimmung in der Textredaction. Wenn also unser Mscr. auch nach 1574 geschrieben sein sollte, so hat es doch keinen der beiden deutschen Drucke benutzt, sondern beruht auf gesonderter handschriftlicher Ueberlieferung. Die Abweichungen sind noch grösser als die der beiden Leidener Manuscripte von 1588 und 1593 (No. 67 und 55 dieses Bandes). Vgl. auch die folgende No. 34.

34. Wolfenbüttel, herzogl. Bibliothek, 11. Aug. fol. 251 Bll. Sammelband, 16. Jahrhundert. (Vgl. O. v. Heinemann, Die Hdschrftn. der hzgl. Bibl. zu Wolfenbüttel. I. Wolfenbüttel 1890. S. 287—289. No. 2121.) Viele kleine Manuscripte (42) enthaltend, meist nur einen Bogen stark und vielfach noch die Spuren früheren Znsammengefaltetseins an sich tragend. In Süddeutschland (vielleicht in Nürnberg) gesammelt. Keine der vielen hierin enthaltenen Zeitangaben ist jünger als 1590. — Auf ein Verzeichniss arzneilicher Kräuter (Folia, Flores, Semina, Fructus, Radices, Ligna, Cortices, Farinae etc.) in alphabetischer Ordnung (Bl. 1—15) folgt an zweiter Stelle:

Bl. 16—17 **Vera Tinctura Alchimistarum philippi Theophrasti Bompast a hochenhaim.**
Die Natur gebirtt ain Mineral in Viscere Terre deren sein ....
Coaguliern Inn lapidem Alchimistarum.

Es ist der Tesaurus tesaurorum alchimistarum, Huser 4°-Ed. VI S. 396—401, welcher 1574 zum ersten Male gedruckt wurde (Theil I No. 153 und 158). Die vorliegende älteste erhaltene Handschrift scheint um 1570 geschrieben zu sein vor den ersten Drucken. Jedenfalls ist sie, falls sie nach 1574 fallen sollte, was ich nicht glaube, gänzlich unbeeinflusst von den Drucken. Die Abweichungen von den Texten des Bodenstein, Toxites und Huser sind zahlreich und z. Th. von Bedeutung. Der Abschnitt „De Leone Viridi" Huser S. 399—400 Zeile 14 fehlt gänzlich, ebenso der Schluss von S. 401 Zeile 5 ab. Vgl. No. 33, 55 und 67.

Es folgt eine etwas spätere Handschrift medicinisch-chemischer Präparationen. Sie gibt zuerst ein Antimonpräparat von dem es heisst: „das behalt für ein Thesaurus, prauchs in schweren krankheiten wie dann woll bewust in des Gottschalckh roth puech." Später wird eine „applicatio et declaratio olei *Antimonii*" gegeben, bei der gesagt wird, „das behalt das ist oleum benedictum wie Theophrastus das geschrieben in obbemeltz rot puech", womit natürlich nicht ernstlich eine Originaleintragung Hohenheim's in des Gottschalk rothes Buch gemeint ist.

Bl. 25—26 von älterer Hand, wohl vor 1560, die praeparatio eines auri potabilis von „maister ludwig von Anspach". — Bl. 26—49 der Korndörffer'sche tractat „Doaphoron", der sich auszugsweise auch Bl. 72—73 findet. — Es folgen allerlei chemische Processe von Johann Bullinger von Weimar und anderen Laboranten des Landgrafen von Hessen; auf Bl. 58 nennt sich Lienhardt Gog von Dinckhelspiel zu Kinspurg (Günzburg) u. s. w. — Bl. 65—68 ein sehr interessantes alchemistisches Aktenstück, ein Contract eines Apothekenprovisors Fidejustus Reinert zu Jena mit dem bekannten Nürnberger Doctor Heinrich Wolf über den von diesem zu lehrenden Lapis philosophorum „Geschehen den 29. Augusti Anno 1580". Dieses interessante Specimen von Goldmacher-Verträgen kann hier leider nicht in extenso wiedergegeben werden. Für die Paracelsusbibliographie ist folgende kleine Notiz von werth: „weil er [Dr. Heinrich Wolf] verschworen hat kein Buch mehr vber felt zu schicken aus sein geschriben oder gedruckten Büchern." Vielleicht haben des Toxites eigenmächtige Drucklegungen von Wolf ihm gesandter Manuscripte (Theil I S. 91, 107 und 261) den Nürnberger Doctor zu diesem furchtbaren Schwur veranlasst. (Toxites entschuldigte sich 1574 in der Vorrede zu seiner Ausgabe einer Schrift des Grafen Bernhard und der Dicta Alani „Ex libris Doctoris Henrici Vuolffij" wegen seiner Eigenmächtigkeiten, vgl. Centralbl. f. Bibliothekswesen 1893. S. 405 No. 12).

Bl. 70a—71a **Operatio nobilissima, quae pro magno Thesauro et secreto est habenda et est Theophrasti paracelsi medici et philosophi operatio.**

Circa Konigsperg in Vngaria medium miliare ibi reperitur Marchasita ualens ualde ad artem chimicam

Sequitur operatio.

Secundum opinionem quorundam sapientum duplex est terra sulphuris. Prima a qua separantur spiritus et elementa per decoctionem de hac terra, de sulphure preparata nihil ad presens.

Terra uero presentis inuentionis est fex quae remansit in distilatione Elementorum, quando elementa sunt preparata Haec est terra de qua dicitur, sulphur nostrum non est sulphur uulgi.

Recipe ergo terram, quam de elementis separasti et extraxisti tene fortiter et reclude in uitro et pone ad inhumandum per .7. dies Et distilla aquam donec tota humiditas sit distillata .... Et haec de lapide rebis seu sulphure dicta sufficiant. Es gehort ein meister dazu der die Element scheiden kan vnd nach seinen gewichten wieder zusammensetzen.

Folio 71 verso (der Bogen war zusammengefaltet) steht

„gehort Abraham kirning von Leipzick aus [?] schicken."

Diese Anweisung ist mir sonst nicht begegnet.

Bl. 124—130 Ex [libro?] dialogorum d: Allex Suchtenj.

A

paracelsus theilet die chur der wassersucht. In die Zeitigung, In die purgatz, vnd in die sterckhung,

B

Was sagt er von der Zeitigung, ... in allen Creaturen so Gott geschaffen hat sub globo Lunae. Nun will ich alhie allein reden von Metallen, dz ander pleiben Lassen.

L: Z: Diser D: Allexander Suchtenus ist von diesem Tractat abgestorben vnd also Imperfect hinder Ime verlassen worden.

Dieses v. Suchten'sche Fragment bildet den Schluss des „Dialogus"; siehe dessen „Chymische Schrifften" Frankfurt a. M. 1680. 8° S. 323 Mitte bis 356 (Theil I No. 411). Dasselbe Fragment wurde 1604 zu Mömpelgart zum ersten male gedruckt (im Anhang zu den „Zween Tractat, vom Antimonio") mit wörtlich der gleichen Schlussnotiz über den Tod des Verfassers. Auch der Text dieser Editio princeps zeigt völlige Uebereinstimmung mit dem vorliegenden Mscr., welches um 1580 geschrieben ist. Vergl. meine Bibliographie v. Suchten's im Archiv für Bibliothekswesen X. Jahrgang 1893 S. 393.

35. Lübeck, Bibliothek des ärztlichen Vereins (alte Signatur No. 4355). 136 Bll. 4° von einer Hand aus der Mitte des 16. Jahrhunderts sehr schön geschrieben. Auf dem hübschen braunen Lederbande die Pressung C H ʒ M 1579. Die Hand scheint aber älter zu sein, ca. 1560—70. Auf dem Vorsatzblatte von anderm Papier ein lat. Gedicht von anderer Hand „Merculini carmina ex Thesauro P. pp. 245. Est lapis occultus in ima fonte sepultus . . . .“ Die gleiche Hand hat auch in der folgenden Handschrift manches notirt.

Bl. 1 der Titel:

Liber Mercuriorum Theophrasti Paracelsi.

Non credo Theophrasti esse hunc librum, sed alterius cuiusdam docti Viri.

Diese Notiz über Hohenheim's Autorschaft hat der Schreiber der Handschrift selbst geschrieben, er hatte also von vornherein seine Bedenken.

Bl. 2a—7b der Text:

Liber Mercuriorum Theophrasti Paracelsi . de *Mercurio* Solis.

Mach dir ain aqua fort, von *Salpeter* 4. lib: *Vitrioli* 4. Lott Alumen .4. lott *Salmiak* .2. Lott, nach dem schlag eß niede mit ein wenig Kupffer, Darnach soluier in diesem wasser .2. lott gestossen *Salmiak* so wierdts ein aqua Regis, In diesen wasser soluier 4 lott *Golds* zum funfften mall, das furhin gantz woll durch *Antimon* vnd aufs böste purgiert sey wan es soluiert, Laß dan Kalck nieder schlagen, darnach gieß dz aqua fort fein gemechlich daruon, vnd susse den Kalck ein mall oder viij woll abe, mit suessen wasser, damitt kein scherffe von Aqua fort mehr darbey sey, dan trueckend den Kalck auf einem Linden fewer, vnd wigt den Kalck, so wirdt die $^1/_{30}$ thail daruon abgangen sein, dan thue so schwer Klein gestossen schwebell darzu, vnd ij mall so schwer *Vitrioli tartari* ad pondus omnium aufs weiste calcinirt, thue ess in ain glaß, vnd schutte daruber guetten starcken essig disteln [destillirten?] vnd gesaltzen wasser ana also dz die wässerig Materia vngeferlich ij finger hoch vber die ander außgehe, vermach dz glass ghar woll, setz eß in ain warm Capell, in 36 tagen in die wirme, also das man ein finger hitz halben darin erleiden mag, nach 36 tagen nimb eß auß, so sihet die Materj glaich ainem gefeilleten silber oder *Silber* kalk, der gar klein vnd spitzig ist. Doch sicht man den *Mercurium* noch nitt, darnach thue diese Materj in ain Mörser, vnd reibs mit ainem höltzen stempell, so reibett sich die Materia erstlich zusammen, das treibe so lang biß der *Mercurius* sich gantz vndt ghar zusamen gerieben hatt, vnd ein lebendig Materia vnd Corpus worden, darnach wasche die ander Materia sauber daruon mitt frischen brunnen wasser, vnd truckne es darnach so hastu *Mercurium auri* vnd ist der *Mercurius* nicht mehr fix sondern fluchtig worden, trucke eß vf ein leder, damit wo etwas vnzeitig vorhanden, das es dahinden bleibe.

. . De *Mercurio* lune . . . . Veneris . . . . . . Martis . . . . . Jovis . . . . . De *Mercurio* Saturni. Nimb Villacha bley oder sunst bley das Kein Silber halt, wo nitt so mueß man dz pley purgieren wie folgt . . . . Nuhn wz am boden blieben ist wie ein dicks muß, das thuet man auf den stain gleich dick, vnd den Kupferen deckell oben daruber, vnd ein klein Khöll fewerlin auf den deckell, so Bald eß der wirmb empfindet, so kompt der *Mercurius Saturni* herfür. Das fewer halt in einer ordnung so Lang biß kein Kalck *Saturni* mehr vnder dem deckell ist, den *mercurium Saturni* so hinnab in den trog, gerunnen soll man sauber außwäschen, vnd durch truecken damit so wz vnzeitig vorhanden dasselbig daruon kommet.

Vnd gibt dieser proceß von x lib: *Saturni* 8 lib: Mercurij.

Finis.

Dieser Tractat, der 1582 zum ersten mal lateinisch erschien (Theil I No. 191) und dann von Huser's Erben im Anhang zur Folioausgabe, Chir. Buecher S. 778—780, 1605 zum erstenmal in deutscher Gestalt gedruckt wurde, ist also hier in viel älterer Gestalt deutsch erhalten, trägt aber auch hier schon den Stempel des Untergeschobenseins an der Stirn. Der Text unserer alten Handschrift weicht von dem Huser'schen sehr beträchtlich ab, wie die obigen Proben darthun.

Bl. 8a[Titel]—19b

De transmutationibus Metallorum, Theophrastij Paracelsij ab Hochenheim liber **de Cementis.**

Praefatio. In solcher gestalt [als mir von andern transmutationibus erzelt haben, wöllen wir auch mer von Elementen unser operationis zuuerstehen geben. In denen sollen betracht werden sechserley Elementen vnderschiedtlich den Recepten vnd operationen auch erklert. So ist doch dz in allen zubetrachten, das alle Element in ain fixaz sollen gebracht werden, vnd in ain Coloration vnd dz die nit voneinander weichen sollen, sonder in des Cements Coloribus vnd Quarlierung vnzerbruchlich bleiben vnd Residirn, wie die Zeichen des rechten goldes an Ihnen haben.

So zeigt dir lieber nicht an von den Cementen zu transmutiern die metallen in andere Metallen als pley in Venerem, oder Eissen in Kupffer, Sondern zaigt allein ahn die Metallen zu Commendirn in dz höchst Metall. Sollen dan die Cementen nit mögen mitt den ander Recepten Ihr operation volkommen verbringen zuuor wandlen die andern Metall zusamen sonder allein zu Innen. . . . . . .

Das erste element [!] ist Cementum Regale . . . .
. . . vnd wollen also von dem Cementen vnserer libel beschliessen, vnd daruon genueg erklert haben und erzelt, vnd wiewoll auch sollicher Recepten der Cement mehr seindt vnd vill so Lassen wir dieselbigen auss, vnd haben allein die beschrieben, die vns in der experientz am gefälligsten seindt gewesen.

Finis libri de Cementis.

Bl. 20a—28b **De transmutationibus Metallorum** Theophrasty ab Hohenheim, liber **de Gradationibus.**

Praefatio. So wollen wir nun von den gradationen ahnfahen zu reden, die dan in solcher gestalt seindt, das sie mögen das silber so darin gesoluirt oder extingirt oder digerirt wierdt zu Goldt gradirt vnd transmutiert, wiewoll da Etlich sindt, die da auf silber arbaitten auß den Mindern Metallen, Etlich auf Gold auf die mehreren Metallen, vnd auch mitt vnderscheitt der Coniunction der Sechstenn Metallen zusammen also das im test durch die transmutation der Metallen in der gradatz die mindern Metallen in die Mehreren gebracht werden, In demselbigen bleiben alle examina, so darauf gehörn werden, vnd also zeherlay Gradierungen verstanden werden, wiewoll vill mehr sindt so lassen wir dieselbigen auß vnd setzen die Experimentalishen zusamen, die zu setzen die Gradirung wirdt sein, vnd ist da zuuerstehen das etlich aqua fortis seindt etlich olea, etlichen lignori, wz weg vnd form aber darzue gebraucht mag werden bey einem jedtlichen verschieben [!] vnd verstanden, vnd also die Aqua fort am ersten, darnach, die olea zum Letzsten die lignoren.

Von den Aquaforten die da Gradiern.

Die erst Gradierung. . . . .

Von den olea die da gradieren Die viert gradatz....
Von den Lignoribus die da gradiern, Die Siebendt Gradatz.

.... Misch die alle zusamen gantz subtil vnndt Laß Soluirn, das wasser bedarff sunst kein arbeit mehr dan die Metall darein Legen vnd digerirn auf sein kurtze Zeit, darnach fulminirn dan diß ist ein mechtig gradatz.

Gradatio Lunae per oleum Mercurium.

Fiat Oleum ex Mercurio sublimato per aqua forti redistillanda *damer sanndisum* [ist als nicht enträthselt nur ganz dünn geschrieben] fieret in oleum, In hoc oleum pelle Spiritus aqua fortis fortiter per Impone lunarumper [?] Cementetur In Solem per gramita denida Cementa cum Cementa Regale Per habebis Solem.

Finis libri de Gradationibus Theoph:

Es handelt sich hier also um die beiden Bücher, welche sich bei Huser 4°-Ed. VI S. 402—417; Fol°.-Ed. I S. 936—942 finden; beide waren 1571 (Theil I No. 134) zum ersten Male deutsch gedruckt. Unsere Handschrift, die allerdings nicht bestimmt vor 1571 gesetzt werden kann, hat manche Äusserlichkeiten mit diesem Drucke gemeinsam, welche allen andern Drucken fehlen und sich nur im Wolfenbütteler Mscr. 30. 4. Aug. 4° (No. 20) wiederfinden, welches offenbar Zusätze und Abänderungen nach dem ersten deutschen Drucke vorgenommen hat. Es ist aber keinerlei Möglichkeit vorhanden, dass unser Mscr. nach diesem ersten deutschen Drucke abgeschrieben wäre. Dagegen spricht schon der gänzlich abweichende Anfang des Buches De Cementis, der im Drucke von 1571 von allen übrigen Drucken und Handschriften abweicht und dort offenbar eigenmächtig geändert ist. Viele recht sinnlose Lesefehler unserer Handschrift weisen gleichfalls mit Sicherheit auf eine schwer leserliche Handschrift als Quelle hin. Noch auffallender ist es, dass unsere Handschrift nach der 14. Gradatz noch die Gradatio Lunae per oleum Mercurii anfügt, welche keine andere Handschrift bietet und auch kein Druck ausser dem Dorn'schen lateinischen von 1570 (Theil I No. 123). Trotzdem aber unser Mscr. diesen Abschnitt auch ganz lateinisch gibt, ist er gewiss nicht nach Dorn abgeschrieben, sondern nach einem schwer zu entziffernden Mscr., wie schon die vielen sinnlosen, verkehrt gelesenen Wörter beweisen. Dass unsere Hdschr. wie Huser die Cemente vor die Gradationen setzt, stimmt gleichfalls mit dem 1. lateinischen Druck und nicht mit dem 1. deutschen und ebensowenig mit dem im übrigen manche Uebereinstimmungen bietenden Wolfenbütteler Mscr. (No. 20).

Manche seiner vielen groben Lesefehler hätte der Schreiber sicher vermeiden können, wenn er auch nur einigermassen sachkundig gewesen wäre z. B. Arsimien und Arcinici für Arsenico, Element für Cement, plomosten für plumosi, Calcoter für Colcothar, Sulphur vinum für vivum, Retlificirs statt Rectificirs, Salor nunnacij für Salis armomiaci u. s. w. Im allgemeinen steht unser Mscr. trotz vieler Abweichungen doch dem Drucke von 1571 näher als Huser, der das Autogramm benutzt haben will. —

In unserer Handschrift finden sich noch folgende alchemistische Abhandlungen:

Bl. 31ff. Tract. Thomae de Aquino ordinis fratrum Praedicatorum datus Fratri Raynaldo eiusdem ordinis in arte Alchymiae.

Bl. 40ff. liber Joannis de Rupescissa Fratris ordinis Minorum; qui liber Lucis appellatur, in Christi nomine.

Bl. 53ff. liber turbae philosophorum.

Bl. 85ff. praeclarum opus quod Lilium dicitur super Turba Philosophorum. Qui quidem liber aureus aliter dici solet.

Bl. 103ff. Tractatus Diui Thomae de Aquino ... super lapide Philosophico. Et primo de corporibus supercoelestibus.

Bl. 118ff. Liber Haly Philosophi qui dicitur liber Secretorum philosophorum in opere Alkimio.

36. Leiden, Universitätsbibliothek, Codex Voss. Chymicus in Folio No. 14. 458 Bll. von mehreren Händen anscheinend um 1600 geschrieben. Enthält nach zahlreichen Abhandlungen kabbalistischen, alchemistischen und verwandten Inhalts

Bl. 239b—245b

Theoph: Paracelsi lib. Decimus de gradationibus.

So wollen wir nun von den gradatzen, ...

.. Finis lib. 10. de transmut. metall. de gradationibus. Huser 4°-Ed. VI S. 411—417. Die Abweichungen des Textes von Huser sind nur gering, während z. B. der erste deutsche Druck von 1571 (Theil I No. 134) viel erheblichere Abweichungen bietet. Es kommen aber auch Stellen vor, wo die Handschrift mit 1571 übereinstimmt, wenn Huser abweicht. Da Huser bei diesem Buche ganz besonders betont „alles auffs eigendtlichste von wort zu wort auß Theophrasti eigner Handschrift", so müssen wir die handschriftliche Vorlage unseres Mscr. für besser halten als die des ersten Druckes.

Bl. 245b—246 **Super** *Venerem* **ex** *Marte* **ex manu Thphi.** also was Huser gleichfalls ex Autographo direct nachher gibt S. 418—

419 und wovon er im Register richtig sagt, dass es „zuvor nit gedruckt" sei. Die Abweichungen sind gering, doch beweisen einige kleine Zusätze, dass unsere Handschrift unmöglich von Huser abgeschrieben sein kann; sie ist ja vielleicht auch früher geschrieben, als Huser's 6. Band erschien (1590). Auffallend ist es, dass unser auf handschriftlicher Grundlage beruhendes Mscr. betont „ex manu Theophrasti" und auch Huser im Text sagt „Ex Autographo Theophrasti"; das wird also wohl schon handschriftlich so weiter geführt worden sein, nachdem irgend ein Abschreiber, der das wirkliche oder vermeintliche Autogramm benutzte, diese Bemerkung beigesetzt hatte. Im Originalmscr. kann das natürlich nicht gestanden haben, wenn also Huser dies Wort für Wort aus Hohenheim's Handschrift entnommen haben will, wie das Register besagt, so müsste man doch wohl an der Ursprünglichkeit seiner Vorlage zweifeln.

Bl. 247a—254a

De Transmutationibus Metallorum Theoph. Paracelsi liber secundus De Cementis.

In solcher gestalt als wir von andern Transmutationibus ..... Huser a. a. O. S. 402—410. Die Abweichungen unseres Mscr. von Huser sind nicht sehr erheblich; von dem ersten deutschen Drucke weicht dasselbe viel stärker ab (Theil I No. 134), vgl. oben No. 29. Doch ist unser Mscr. von Huser ebensowenig abgeschrieben wie das vorhergehende. Am Ende steht „Finis Libri De Cementis volgen die Gradationes", während diese doch schon vorhergingen. Die richtige Reihenfolge freilich wäre die umgekehrte gewesen.

Im weiteren folgen zahlreiche medicinische und technische Recepte, Astronomisches und Astrologisches über den Kometen von 1577 von Bartholomäus Scultetus und Nicolaus Winckler u. s. w. u. s. w.

Ein magischer „Liber Paracelsi von der Ewigen haimligkaitt" am Ende der Handschrift wird unten im V. Abschnitte bei der Magie besprochen, No. 136a.

37. Leiden, Universitätsbibliothek, Codex Voss. Chym. in Fol. No. 17. 925 Bll. deren 896 beschrieben von zwei Händen, welche auch in Cod. Voss. Chym. Fol°. No. 14 und 26 (unsere No. 36 und 75 der Handschriften) vorkommen. Die Hand, welche im Folgenden Paracelsisches schrieb (Bl. 1—30), gehört in die zweite Hälfte des 16. Jahrhunderts. Zu Beginn der Handschrift steht „Farrago Alchimiae Anno 1462".

Bl. 13a—22b Theophrasti Paracelsi **lib. X. de gradationibus.** Huser, 4°-Ed. VI S. 411—417; Fol°.-Ed. I S. 939—942. Der Text stimmt in seinen Lesarten ziemlich genau mit dem in der vorangehenden

Leidener Handschrift (No. 36), obgleich dort eine andere Hand dies Buch geschrieben hat.

Bl. 22b—23a **Super** *Venerem* **ex** *marte* **ex manu Theophrasti.** Huser a. a. O. S. 418—419; 942. Ueber die Lesarten gilt dasselbe, was eben bei den Gradationen gesagt ist.

Bl. 24b—35a. **De Transmutationibus metallorum** Theophrasti Paracelsi **liber secundus De Cementis.**

Huser a. a. O. S. 402—410; Fol°.-Ed. I S. 936—939. Die Lesarten stimmen mit denen des vorangehenden Codex. Am Ende heisst es „Finis libri Secundi transmutationum metallorum Theophr. de Cementis". Jedenfalls stehen die beiden Handschriften No. 36 und 37 in engem Zusammenhang, mindestens arbeiteten Beide nach derselben Vorlage, wenn nicht eine direct von der andern abgeschrieben hat. Die Abweichungen, welche sich im Einzelnen finden, beweisen, dass es die beiden Schreiber mit den Worten nicht sehr genau nahmen.

Was diese Handschrift sonst noch enthält, sind gesammelte alchemistische Recepte der verschiedensten Art ohne Bedeutung für den vorliegenden Zweck.

38. Wolfenbüttel, herzogl. Bibliothek, 60. 6. Aug. 255 Bll. 8°. Eine Sammlung von Handschriften, welche alle aus dem 16. Jahrhundert stammen; auf der Innenseite des vorderen Einbanddeckels steht: „Damian Mattenhausen Sum zu Lindaw ꝛc. 15.79". Nach verschiedenen alchemistischen Stücken (eines im Jahre 1574 geschrieben) folgt auf Bl. 43 der Titel:

Theophrasti Paracelsi **Coelum Philosophorum** sive **Liber Fixationum.**

Auf Bl. 44 abermals ein Titel:

Doctor Philippus Theophrastus paracelsus . von hohenheim ꝛc

Kunst vnnd Natur der Alchemey

Vnnd was darauff zu hallten sey ꝛc

Durch siben grundtlich Regeln gegenn . den .7. gemeinen Metallen . zugericht sampt einer Vorrede . mit ettlichenn . zuegethonen Stuckhen vnnd beschlussenn Abgeuertigt ꝛc . Gemelter Theophrastus . hatt diß puchlin Inn lateinischer Sprach . Im lanndts Österreich . Inn einem khloster hinder Im verlassenn, vnd Jetzin Teutsch gebracht, darInnen er denn ganntzen gehaimb, durch Siben Regeln . hatt Ann tag geben . wer sich darnach Richten khann.

Bl. 44b ist leer. Auf Bl. 45a beginnt „Vorredt zu allen Alchimisten vnnd Lesern difs Buchleins." Der Text reicht bis Bl. 67a = Huser 4°-Ed. VI S. 375—395; Fol°.-Ed. I S. 926—933. Er weicht von Huser erheblich ab und steht den früheren Drucken von 1567 und 1574 (Theil I No. 90 und 153) theilweise näher, ohne aber eine Abschrift des 1. Druckes von 1567 darzustellen. Huser sagt selbst, dass er die „eigene Handschrift Paracelsi" nicht erlangen konnte und betont seine Besserungen nach einem andern Mscr. Die Textverstellungen stimmen mit den unten zu besprechenden des Herzogenburger Mscr. (No. 42) überein, öfters auch die Lesarten, soweit ich nach Aberle's Excerpten beurtheilen konnte.

Von Wichtigkeit ist hier zunächst der Titel „Coelum Philosophorum sive Liber Fixationum". Auch Huser gibt ja schon an (Liber Vexationum vbi tamen ab aliis, Liber Fixationum, legitur), dass als andere Titellesart für das „Vexationum" (handschriftlich) „Fixationum" überliefert sei, doch hat er offenbar Vexationon für die bessere oder besser beglaubigte Lesart gehalten. Die Notiz des zweiten deutschen Titels, dass Paracelsus das Büchlein in lateinischer Sprache im Lande Oesterreich in einem Kloster hinterlassen habe und dass es jetzt in's Deutsche übersetzt sei, stimmt zum Theil gewiss nicht mit der Wahrheit überein. Bodenstein hat das Buch deutsch zuerst herausgegeben (1567 No. 90) und Dorn in's Lateinische übersetzt (1568 No. 101) mit der Titelangabe, dass Bodenstein „ex authoris archetypo Germanico" veröffentlicht habe, was also grade das Gegentheil von unserer handschriftliche Titelnotiz besagt und auch alle Wahrscheinlichkeit für sich hat. Wenn das Buch von Hohenheim herstammt, so ist es ursprünglich deutsch abgefasst worden, daran ist für mich kein Zweifel. Wäre unsere handschriftliche Titelnotiz ernst zu nehmen, so müsste man mindestens annehmen, dass unser Text aus dem Lateinischen rückübersetzt sei, ganz abgesehen von der ursprünglichen Gestalt der Ueberlieferung. Aber alchemistische Schreiber und Abschreiber nehmen es mit der Wahrheit meist nicht sehr genau; nach Dorn's Latein in der „Pyrophilia" ist unsere Handschrift jedenfalls nicht übersetzt. Ob die nicht unmögliche Entstehung in Oesterreich und die ebensowenig ausgeschlossene Hinterlassung in einem Kloster dem wirklichen Sachverhalt mehr entspricht als die Behauptung von einem lateinischen Urtexte, lässt sich nicht entscheiden. Wann das Herzogenburger Mscr. (No. 42) in Besitz dieses österreichischen Klosters kam, ist mir nicht bekannt. Unser Mscr. weist in seinen einzelnen Theilen mehrfach auf bayerischen und niederösterreichischen Ursprung hin.

Ausser allerlei Alchimistischem enthält unser Manuscript noch mehreres Paracelsische und zwar Abschnitte aus dem Buche „De natura rerum", zwischen anderen Händen zerstreut drei Fragmente der selben Hand:

Bl. 229—232 De Mortte *Mercurii* Theoph. Paracels.

Die mortification aber des *Mercurii*, dasselbig suplimieren, geschicht durch Vitriol vnd saltz, mit diesen zweyen sol er vermischt werden, vnd darvon sublimiert, also wirdt er vest wie ein Christall, vnd weis wie der Schnee ...... die mortification arsenicalium, auripigmentorum, opperimentorum, realgariorum ist, dz sie mitt dem Sale nittro geschmeltz werden, vnd auf dem stein in ein Oleum oder liquorem resoluiert vnd figiert, ꝛc. NB. Dis hab ich abgeschriben auß lib. de Morte D. Theophrastj Paracelsy von Hochenheim.

Huser 4°-Ed. VI S. 288 Zeile 11 bis S. 290 Zeile 14; Seite 291 Zeile 11 v. u. — S. 292 Zeile 6 von oben und Seite 292 Zeile 8—4 v. u.; Abweichungen gering.

Bl. 233a—237b De Mortte *auri*.

..... wie wol sunst gemenlich aes vstum, oder Crocum Veneris auß dem Kupffer fuhrter machen dur die extraction alcoolis vinj wie den Crocum Martis, ich aber lob dissen weitt daruber,

Dis schreibt Theoprasto paracelsso von Hochenheim In lib: de Mortte.

Huser a. a. O. S. 290 Zeile 14 v. u. bis S. 291 Zeile 12 v. u. und S. 285 Zeile 12 v. u. bis S. 288 Zeile 10 v. o. Abweichungen unbedeutend.

Bl. 254a—255 De Mortte *Martis*.

Die Mortification des Eüssen, dz es in ain Crocum gebracht wirdt, namlich dz du nemmest dünn geschlagen stachelblech ....

Huser a. a. O. S. 284 Zeile 13 v. u. bis S. 285 Zeile 12 v. o.; folgt die Mortification des Silbers ib. S. 290 Mitte; Marcasiten etc. S. 292 Zeile 16—8 v. u.; Perlin, Kreuterholtz S. 293 Zeile 5—10 v. o. Es ist also fast der ganze Rest des 5. Buches „De natura rerum" von S. 284 ab mit wenigen kleinen Lücken auf S. 292 und 293. In allen diesen Fragmenten sind die Abweichungen von Huser sehr gering; sie stimmen immer mit dem 1. Drucke von 1572 in der „Metamorphosis" (Theil I No. 137), woher also wohl dies Auseinandergerissene stammt. Bl. 245 „Von der Preparation des Antimonij auß dem Dorn" (jedenfalls Gerhard Dorn) und Bl. 208—213b „Quinta Essentia Leonhart Thurneisser zum thurm, das 9. Buch" (der erste Druck erschien 1570!) zeigen, dass hier gelegentlich auch nach Gedrucktem Geschriebenes vorkommt; doch gilt dies nicht vom Liber Fixationum.

39. Paris, Bibl. St. Geneviève; nach Mook befindet sich in der dortigen Handschriftensammlung T. l. 7 in 4°:

a) **Coelum Philosophorum sive Liber vexationum Theophrasti** 26 SS., wahrscheinlich aus dem Ende des 16. oder Anfang des 17. Jahrhundert.

b) **De Vitriolo notatu digna.**

Das ganze MS., das noch 8 weitere Tractate enthält, worunter auch ainer von Tritheim, ist von derselben Hand geschrieben und kam 1753 auf diese Bibliothek.

Soweit Friedrich Mook (Theophrastus Paracelsus, Würzburg 1876 Seite 125 No. 16); ich habe die Handschrift noch nicht selbst gesehen. Was das Coelum Philosophorum betrifft, so handelt es sich zweifelsohne um den bekannten Tractat, welchen Huser im VI. Bande der Quartausgabe S. 375—395 zum Abdruck gebracht hat; wesentliche neue Aufschlüsse wird diese späte Handschrift wohl nicht bringen. Eher noch liesse sich unter „De Vitriolo notatu digna“ etwas Interessantes vermuthen, aber auch hier ist uns wohl nichts Werthvolles entgangen; es dürften Auszüge sein aus den bekannten Abhandlungen Hohenheim's über das Vitriol, welche sich im VI. u. VII. Bande Huser's finden und seit 1564 (No. 61) so oft gedruckt sind.

40. Admont (Steiermark), Stiftsbibliothek (Benedictinerabtei). Hdschr. No. 855. Eine fragmentarische Handschrift von 157 Bll. deren 122 beschrieben (klein 8°) aus dem ersten Drittel des 17. Jahrhunderts; anscheinend alles von derselben Hand sehr sauber in schwarz und roth geschrieben und mit der Foliirung 223—316 und 388—455 versehen. Enthält zunächst eine unvollständig erhaltene Sammlung kleiner theoretischer und praktischer medicinischer Artikel, welche neben galenistischen auch vielfach paracelsisch-spagirische Ansichten aussprechen und therapeutische und pharmaceutische Vorschriften ebenfalls aus beiden Lagern bringen; das Spagirische überwiegt das Galenische (Bl. 231a—292a). Bl. 293—316 unbeschrieben. Bl. 317—387 fehlen. Es folgt ohne Ueberschrift

Ein Fragment einer Verdeutschung von De Gradibus.

Bl. 388a—397a Hertz.

Essentij melisa: Quinti essenti auri.

Niere

Sibeta Correcti: Essentij Satirion.

Leber.

Liquor brassatela : Liquor Manna : Liquor aloe Holtz.

Miltz.

Misterium Elebro Niger : Misterium Verbena . Misterium Valeriana.

Gall:

Quinti Essentij Celidonia.

Lung.

Extractio . Des Lung müeß.

Grad: Aus dem Erdtrich Kalter Natur.

Hirn.

Essentij de Geloen : essentj de Antheris.

Hertz.

Materi Laudani : Materi Saphir : Materi perlarum.

Niern.

Materi stinlocorum . Materi se Lac.

Leber.

Liquor Senet. Quintj essentij Gamander

Quintj essentij Cicorea : Quintj essentij des Bluets.

[388b] Mieltz

Composito Candi : Composito Thubehelech . . . . .

. . . . . .

Aus dem Feuer Kalter Natur

All Siben { Arcanna Christalli. / Magisterij Berillj / Liquores Citrono.

Es ist dies Cap. 5—8 des 4. Buches; Huser 4°-Ed. VII S. 31 und 32; Fol°.-Ed. I S. 965—966. Das Mscr. fährt dann fort:

Bl. 389b—390a Purgatio . Oder Laxatiue process der Recept, Zu der Zusamensetzung der Purgierten Recept, Sein zwey als ein Zuesatz Notwendig gegen dem Laxatiu, Aines das sterckht, Ein anders das miltert, die Sterckhung geschieht durch gwürtz, ꝛc ꝛc Als Zimat Negl, die Milterung geschicht durch Anodina . das ist opiaten, aber der aufs wenigst, So das also geschehen, ist das Recept on Schaden, du bedarffst auch nit noch der alten Ärtzt Regl auf Colera oder phlegma acht haben, dan ein weg des Purgierens ist das aller merist, das der Erfaren Arzt selb auf die Artznej acht habe, auf ihr würckhung vnd Brob, damit er im zuthun wisse, wie im die erfarung anzaigt.

Capitel 2 des 5. Buches, Huser S. 35 resp. 967.

Bl. 390a Weiter ein Jedes Laxatiu hat zwei böse an Imme, Ains das es schwechet, das ander dz es allgmeinlich mer weg nimet, den recht ist , oder soll,
Derhalb wie erst oben auch gemelt ist, mueß es durch die zween wege als sterckhung vnd milterung verhüetet werden, das nit geschehe,
Erstes grads Laxatiue bedörffen keiner sterckhung . . .
Vierten Grads . sterckh mit Terra Sigelata, Corallen, Agstein, Hirschertz Baindl, oder Metridath.
Milterung aber des Laxatius : beschicht mit Anodinen, als Opium, Magsafft, Bilsen, Mantragera.

Aus den Scholien zu dem selben Capitel, Huser a. a. O. S. 370 resp. 987 C.

Das Gewicht vnd ordnung aber der zusammen setzung ist also:
Rp. Laxatiu .j. thail, Sterckung .j. tail Milterung das ⅓ des Laxatius gewicht,
Erstlich . Recept der Laxatiu.
Aus dem vierten Grad, welche ob sich . Auch durch den stuel treiben, oder Purgieren, Rp. weiß Nießwurtz . . . . 1 qt
Zimatrör
Muscatnus . anna . . . . 1 qt
Opium Theborum
Vermisch in ein form .
item Rp. Methridatj
Elect. Ritonj anna . . . . . 1 qt
Opium Theborum . . . . . 1 ℈
Praecipitat . . . . 1 qt
Diß mach in ein form, ...

[391b] Regul: So du wilt durch vomitum, das ist durch speyen Purgieren, * So hab acht dieser Zaichen, Jungkfraw, wasserman, Visch.

Es ist das 3. Capitel des 5. Buches, Huser S. 37 resp. 967 C und zum Schluss aus den Scholien S. 371 resp. 988; doch ist die Anordnung oft so sehr abweichend, dass man fast eine andere Ueberlieferung annehmen möchte als die Husers, wenn man sicher wäre, dass dies Mscr. eine Abschrift nach einer Hohenheim'schen Vorlage sein soll, was sich nicht entscheiden lassen wird, da der Anfang der Handschrift und damit der Titel fehlt; Aehnliches liesse sich auch schon von den vorhergehenden Abschnitten sagen.

Bl. 391b—393b Hailung In Bainprüchen wunden geschwär vnd schäden.

In den Incarnatiuen ist nit allein auf die erfarenheit, Sunder auff die regl, oder Ordnung zue sehen,

Alles was planetisch ist, da schaw eben das im vierten Grad stee vnnd auch Incarnatiuisch sey.

Bainbrüch Hailen.

Rp. Consolida
Rund Holwurtz
Serpentina .... anna 1 ℔.

Mach ein decation mit wein, vnd öhl, Brauch nach der erfahrenheit ....

Wundt Tranckh.

Rp. Wintergrien .....

Geschwer vnd schäden

In den Recepten zu den Apostemen ....

Estiomenisch vnd Krebsschäden .....

.... Item die Sälbl sein . Apostolorum fuscum:
Digestiu: Incarnatiu, Nach deim gfallen, Endt.

Cap. 6, 7 und 8 des 5. Buches, Huser S. 39—41; 968C—969.

Bl. 393b—394b * Bleiben nit in einem Gradt . dan im anfang sein sie Im ersten Gradt, dann bald in dem Andern zue nemen, denn Je strenger, Je höher, Biß in den dritten vnd viertten Grad .... zue zeitten praecipitat, auch etwa Cassia fistula, Etwan in febern vbertrifft Centaurea die andern ....

Purgierendt: oder Laxatiu vnd Jre Grad Hoch oder nider, So merckh dis Nachuolgent: .... Serapium . Euforbium . Precipitat.

Fortsetzung von oben Bl. 391b, Buch 3 Cap. 6 Schluss und Cap. 7; Huser S. 22 Mitte bis S. 23 Mitte; 961C—962.

Bl. 394b—395b. Von Incarnatiu, vnd auch Consolitatiu: Die Incarnatiu, vnd Consolitatiue, die schliessen auch die vier gradus inn sich .....

Der j. gradus Bainprüch ....

Mercurio : Brassatela : Realgari } Coposito.

item Es sein auch nachgesetzte Gradus : mit hohem auffmerckhen, zu betrachten, Wie denn auch dise Gifft genennet werden ..... Arsenicus Mercurius.

Huser S. 23—25; 962—963. Das Cap. 8 (ausser dem Schluss) und der Anfang des Cap. 9 vom 3. Buche.

Bl. 395b Item Etlich articl Notwendig zue erstgemelter Hailung nach den vier graden.

Item Ein yetlich ding das den ersten Grad in hat, das kan nit vil helffen Ist aber doch one schaden, zu Brauchen,
Item In dem dridt grad sein die Edlesten Artzneyen, der sie recht ordnen kan,
Im viertten grad Arznei der, dan der Letzt ist, Bedarff groß aufmerckhen, dan er tödtet leichtlich darumb horet dich, Sich dich vmb,
Bainprüch pflaster: daruor ainfach gesetzt ....
Apostolicum Buluer
Pflaster gumatj:
Pflaster Mumiata

Vgl. Huser in den Scholien S. 365—66.

Bl. 396a Von den Spagirischen : das ist von den graden so durch Alchimie komen .... [397a] .. Lapis Philosophorum .... Die Obgemelten, Alle seind warm, dann die Spagirisch Beraitung bricht die Elementischen Grad der Kelten 2c.

Das 10. Capitel des 3. Buches, Huser S. 25—26; 963—964.

Damit schliesst dieser interessante Auszug aus der Schrift „De Gradibus et Compositionibus" in deutscher Bearbeitung; es ist zu bedauern, dass der Anfang fehlt.

Bl. 400—415b wird hinten bei der Magie unter No. 125b besprochen.

Bl. 417—454b „Kürtzer Außzüg vnd verzaichnus der gebräuchlichsten Ainfachen vegetabilischen : Animalischen . vnnd Mineralischen Stuck : Krefft vnd würckhung : Auch wie man Jedes vnderschiedlich Erkhennen : Erwöllen vnd Nutzlich gebrauchen solle.

Ein uns hier nicht weiter interessirendes Verzeichniss der Simplicia mit Angabe ihrer arzneilichen Wirkung ohne alphabetische Ordnung, mit Pfeffer beginnend und mit Syesholtz schliessend.

41. Salzburg, städtisches Museum Carolino-Augusteum, Paracelsiana No. 155. 16°. 262 Bll. Von zwei Händen aus dem Ende des 16. Jahrhunderts geschrieben. Auf dem ersten Blatte der Eigenthumsvermerk „Casparus Düeſerus est verus possessor huius libellj. Anno . 1615." Die ersten 132 Bll. nimmt eine naturphilosophische Abhandlung eines Ungenannten ein, welche 1571 aus dem Lateinischen ins Deutsche übersetzt sein soll und „Anno 1597 Jahr geschriben" ist, wie eine Notiz am Ende besagt. Hierauf folgen 3 unbeschriebene Bll. und auf der Rückseite des vierten eine bemalte Federzeichnung das Hypericum perforatum L. darstellend, sodann:

Bl. 137a—146a **Ein Tractat. Doctoris Theophrasti Paracelsi. von hiperícon. oder Perforata. So auff Teütsch Sant Johannes Kraut genent wirt.**

Perforata ist ein hilff zu aller offnung. Inwendig und auswendig der haut. Auch was durch poros sol getriben werden, Ist guet zu wunden vnd was dauon kombt, auch wo fleisch not ist zu ziglen. oder ziehen., Treibt alle .... Das zertreibts on schaden hinweckh. Das sey von der aller Edlesten Perforta [!] gnueg gesagt.

Huser 4°-Ed. VII S. 155—162; Fol°.-Ed. I S. 1039—1042. Unser Mscr. stimmt vollkommen mit dem Augsburger Druck von 1568 im Anhang zu dem Aphorismencommentar überein (Theil I No. 100) und ist entweder direct oder indirect daraus abgeschrieben. — Auf der Rückseite des letzten Blattes dieser Handschrift findet sich eine leidliche Abbildung von Polygonum Hydropiper L. in bemalter Federzeichnung, sodann auf

Bl. 147a—181a **Ein ander Tractat** Doctoris Theophrasti paracelsi **Von der persicaria. das ist vom Flöchkraut. oder wasserpfeffer.**

Die Natur zaichnet Ain iedes gewechß, So von ir ausgeet. Zu dem darzue es guet ist. Darumb wan man erfaren will. was die Natur gezaichnet hat. . . . . . .

Ebenfalls ganz mit dem Text in dem ebengenannten Augsburger Drucke übereinstimmend (Theil I No. 100); Huser a. a. O. S. 131—141 resp. 1030—1034.

Folgen 13 Bll. die nichts Paracelsisches enthalten (von den Winden, von den 12 Zeichen zum Blutlassen, der 7 Planeten Natur und Eigenschaft). Auf dem nächsten Blatte von ähnlicher aber späterer Hand folgender Vermerk: „Das Bichel hat mier verert Hans Balschein [?] Soltat mein eutgesöl einer er hats bekhumen zu Prag wie der behemisch khunig mit seinen wol ist geschlagen worden da hat er mir es am weisen Perg zu Prag geschenkht Valentin Peundtinger bin ich genant, ich fier die feter in meiner hant, das Pabier ist mein ackher, darumb bin ich so wackher, die feter ist mein pflueg darum bin So khlueg, . .“ Also 1620 am weissen Berge hat das Buch seinen Herrn gewechselt. — Folgen 3 leere Seiten, ein Blatt „Schwebel öl zu machen“ und nach einem leeren Blatte auf 39 Bll. von derselben Hand geschrieben, wie Hypericum und Persicaria:

Bl. 199a—237a **Von vrsprung der Künsten. darin von schlangen: Spinen Krotten. wiermen Krebsen und Muetermalen gehandlet wiert,**

Das 1. Capitel . Die weil der Almechtig got nit. . . . .
Der Text stimmt mit Huser 4°-Ed. VII S. 278—295; Fol°.-Ed. I S. 1088 bis 1094 ziemlich genau überein und ist wohl aus dem Drucke von 1570 in den „Trei Tractat" (Theil I No. 113) entnommen, wo der Titel ebenso lautet.

Da diese 3 handschriftlichen Paracelsischen Tractate, welche um 1600 geschrieben sind, aus Drucken direct oder indirect entlehnt sind, so ist ihnen nicht viel Bedeutung beizumessen.

42. Herzogenburg, Bibliothek des regulirten Chorherren-Stiftes No. 307. Incunabel in Fol°. 34 Bll: Petri de Montagnana „De urinarum judiciis" und Joh. de Ketham „Fasciculus medicinae" Venetiis 1500. Auf dem Einbanddeckel die Jahrzahl 1542. Auf dem ersten Blatte des Bandes vor der Incunabel steht handschriftlich:

Ein tractat Doctoris Theophrasti Paracelsi vom Hyperico oder Perforata, so auff teutsch Sanct Johannes Kraut genandt wirdt. Perforata ist ein hulff Zu aller offnung inwendig vnd auswendig der haut auch was durch pores sol getriben werden, ist gut zin wunden vnd was davon kompt, auch wo fleisch nott ist zin zigeln oder ziehen wobi [?] alle phantasmata im menschen, auch außerhalb gleich wie die Corallen . . . . [Schluss auf der 2. Seite des Vorsetzblattes:] . . . . nach dem allen mit halb so viel gewürzten [?gewaschen?] traganten vermischen vnd also von sich selbst an der Sonnen digeriert, zu allen geäderten wunden, bewehrt, das kein schwinden hernach kompt, vnd ziehet das geäder zůsammen, das keines Oeffnen [hefften?] bedarff, vnd weder [wendet] für kemmen [krümmen] vnd lahm, wo lahm wunden sein oder werden möchten, So ist auch ein weniger, es werden offen wunden gehuven [?gehawen?],

Dies stimmt so vollständig mit dem Abdruck in der Augsburger Ausgabe der Aphorismen überein (Theil I No. 100 Bl. J 4_4^v—J_8^v Zeile 8 v. u.), dass man doch wohl eine Abschrift nach diesem Druck annehmen muss oder wenigstens den allernächsten Zusammenhang zwischen Druck und Handschrift. Bei Huser findet sich dies 4°-Ed. Bd. VII S. 155 Zeile 20 bis S. 160 Zeile 9 stellenweise. Vergl. auch den 1. Druck von 1567 (Theil I No. 95), wo sich dieselben Abschnitte aber mit vielen kleinen Abweichungen finden.

Hinter der Incunabel ein weiteres Mscr. von 21 Bll.

Herbarius Theophrasti de Virtutibus hebarum Radicum Seminum Alemaniae Patriae & Imperij.

Prologus. Dieweil Ich sehe das die Artzney Inn deutsche Nation von ferrenn landen mit grossenn kosten muhe vnd arbeit vnd viel sorgfaltigem kommer [?] hat mich solchs bewegt Ein Argument zue nehmen ob nicht Deütschland solchs selbs hetten Inn Ihrem gewaldt vnd ohne der frembden transmarjna Auch mochte bestahn In Irer Region vnnd Imperio. Inn dem hat sich befündenn fast wol vnd genugsam alle ding vberflüssiglich zuhaben auff eigen boden gründenn vnd güttern zue einer jeglichen kranckheit, wie dieselbige entgegen stehen vnd zuhanden kommen . vnd zu dem nachwis [noch vil?] mehr Artzney vnd besser dan Arabia Caldea Persia Grecia vermögen also das billicher wehr sie beschickten Irr Artzney von vns Deutschen als wir von Ihnen sind auch dermassen so guet das auch Italia vnd Gallia davon sich nicht eusseren mogen. Das aber nhun solche Zeit nicht Inn täglich kommen sein oder fürgenohmen worden hat Italia gethan die ein Mütter der vnwissenheit vnd vnerfarrenheit ist, hat die Deutschen dahin gebracht, das sie auff Ihr eigen gewechs nichts gehalten haben . allein alles aus Italia zunehmen oder vber meher, das ist der Scopus aber der minder nutz herausgeuolget . . . . . .

Natura simplicium.

Multa ignorantia.

De Elleboro Albo.

Von den blettern der Schwartzen Nysenwurtz . . . . . Von der schwartzen Nysenwurtz . . . . . Erklärung der Wurtzen wie sie sol in einer iglichen Kranckheit gebenn werdenn: Zum fallenden, diese wurtz sol Im abfallend Monadt genomen werden, Im Zeichen der Wage, die dan mit dieser kranckheit vnd in planeto Veneris gedrucknet am schatten von dem Borealischen winde das ist von Mittag [„mitternacht“ übergeschrieben]. Nun ist der Alten brauch . . . . Zum Podagram . . . Zum Schlage . . . Zur Wassersucht . . . von andern kranckheitenn diesenn gemelten zugehorig zu den diese Wurtz guett ist . . . Additio Theophrasti super Conectionem Herbae et Radicis . . . . . .

Huser 4°-Ed. VII S. 61—108. Der Schluss lautet auf S. 40:

. . zu extrudiren. dan nicht allein das Inn bemelden kranckheitenn gut sey wie geschrieben ist, sondern der Magnes zeuche den brauch ein vnd heilet alle rupturas vnd bruche jnn aldt vnd jung, er zeuche die geelsuche aus, die wassersuche wider zurucke, vnd mit sampt den additionibus so jm zugehorendt, von welchen sie zuschreiben zu viel mehr, so ist doch der kinige [Einige?] process Inn demselbig an sich zu ziehen, vnnd hinder sich zu treiben vnd In loco digeriren vnd den Bruch in Dydimo consolidiren wie dan Inn der practica offentlich verstandenn mag werden nicht not alle dingk den vnwissenden Inn das mauell keuenn.

Das Mscr. ist jedenfalls nicht vom Huser'schen Text abgeschrieben, sondern beruht auf guter handschriftlicher Grundlage. Zu beachten ist, dass keiner der Drucke vor Huser den lateinischen Titel gibt, welchen unser Mscr. schon bietet. Dieser Titel wird nur von Marcus Ambrosius in der Vorrede zur Neisser Ausgabe „Ex libro de Nymphis" 1566 genannt (Theil I S. 121). Ebenso findet sich das scheinbar Widersinnige: „De Elleboro Albo . Von den blettern der Schwartzen Nysenwurtz" direct nach einander ebenso nur bei Huser S. 64, wo der Thatbestand der Handschrift in einer Nota an den Leser besonders dargelegt ist; also auch hierin hat sich unser Schreiber offenbar skrupellos an seine Vorlage gehalten, welche, da Huser Theophrasti eigene Handschrift hier benutzte, wohl das Original gewesen sein könnte. — Es folgen acht Blätter, welche ein medicinisch Büchlein bringen, 1488 dem Herzog zu Oesterreich, Crain etc. gewidmet von anderer Hand. — Danach von derselben Hand, welche den Herbarius Paracelsi geschrieben hat, auf 10 Blättern:

D. Philippus Theophrastus Paracelsus de Hohenheim. Kunst vnd natur der Alchymia vnd was darauff zuhaltten sy, durch sieben gegründte Regeln gegen den sieben gemeinen Metallen zugericht, sampt einer Vorrede, mit etzlichen zugethanen stücken vnd beschlüssen abgefertiget.

Vorrede zu allen Alchimisten vnd lesern dis büchleins etc.

Ihr lieben und erfarnen meyster dieser kunst in Alchimia, vnd alle die ihr durch grosse verheißung reich zu werden beginnt, oder begierig seit, weil [viel?] *Silber* vnd *Gold* zumachen, wie dan die Alchimia vielfaltig lehrt, ... Die erste Regel ist auff des *Mercu*rij art vnd von seiner eigenschafft . . . . . die 7 Regel vom *Gold* seiner Artt vnd natur (wesenheit) . . . Deus et natura nihil faciunt frustra . . . Erzt vnd Bergwergk zusuchenn . . . . Recept der Alchymia . . . Das ist die Kunst . . . . Von der Hitz Mercurij . . . Was Alchimia vor ein thun sey . . .

Es ist das Coelum Philosophorum sive liber Vexationum, Huser 4°-Ed. VI S. 375—395. Huser konnte das Originalmanuscript nicht benutzen, wie er im Catalogus berichtet. Sein Text weicht von unserer Handschrift vielfach ab, namentlich auch in der Anordnung in den „zugethanen stücken". Der Abschnitt „Erzt vnd Bergwergk zu suchenn",

Huser S. 391/92, ist auf S. 387 verstellt, wie sich das auch in einem Wolfenbütteler Mscr. (s. oben No. 38) und in den Drucken vor Huser von 1567 und 1574 (Theil I No. 90 und 153) findet. Der Text dieser früheren Drucke steht unserm Mscr. überhaupt viel näher als der Huser'-sche. Beachtenswerth ist auch, dass unser Mscr. im Titel weder von „Coelum philosophorum", noch von „Liber Fixationum", noch „Vexationum" etwas sagt, vgl. das Wolfenbütteler Mscr.

Alle Mittheilungen aus dieser Handschrift verdanke ich dem verstorbenen Prof. Dr. Aberle, k. k. Hofrath in Wien, nur die Bemerkungen dazu sind mein Eigenthum (meine Bitte um Zusendung der Handschrift wurde abschläglich beschieden). Hofrath Aberle meinte, dass der ganze handschriftliche Inhalt dieses Buches vor 1542 geschrieben sei, in welchem Jahr Incunabel und Handschrift gebunden wurden. Da ich die Handschrift nicht selber prüfen konnte, wage ich kein Urtheil abzugeben. Jedenfalls fällt die Niederschrift aller drei Hohenheim'scher Tractate circa in die Mitte des 16. Jahrhunderts; alle beruhen sie auf handschriftlicher Ueberlieferung. Von besonderer Wichtigkeit wäre es bei der letzten Schrift, welche wegen Hohenheim'scher Urheberschaft noch Zweifel erweckt, wenn sie vor das Jahr 1542, also gradezu noch in Hohenheim's Lebenszeit gesetzt werden dürfte. Jedenfalls verdient dies Herzogenburger Mscr. einige Beachtung.

43. Erlangen, Univ. Bibliothek, Ms. 1714. 456 Bll. 4° von verschiedener Hand im 16. Jahrhundert geschrieben. Der schon in dem 2. Hefte der Paracelsusforschungen 1889 S. 86 und 87 Anm. angezogene Codex enthält hauptsächlich Bergwerksberichte aus Schwatz und Umgebung aus der ersten Hälfte des 16. Jahrhunderts und metallurgische Anweisungen. Hier interessirt uns nur das Folgende:

Bl. 405b—448b **Extract Ausem Opvus des Buechs Astronomia Magna : Oder Die gantze Philosophia sagax** der grossen vnd kleinen Welt, des Von Gott Hocherleichten, erfahrnen, vnd bewerten teitschen Philosophi vnd Medici Philippi Theophrasti Bombast, genannt Paracelsi magni Darinn er lehret es gantzen natürlichen .... Sigismundus feyerabent Anno 1571 Mit. Rom Keyß. Mayst: gnad vnd freyheit auf 10 Jahr ꝛc
Getruckht zu Franckhfort am Mayn, beim Martin Lechler, in Verlegung Hieronymi feyerabends ꝛc 1571

Bl. 406 beginnt „Das Erste Buch Philippi Theophrasti Paracelsi

Philosophiae Sagaeis des Himmlischen firmaments, der Grossen vnd Kleinen Welt.
Das erste Capitl Zu dem ersten ein Vnderricht zu erkennen den Anfang .... Die Notturff erfordert hat, damit desto Leichter mein nachuolgende Beschreibung diß werckhs verstanden vnd gemerckht werde.

Eine Abschrift der 3 ersten Capitel der Astronomia Magna nach der Frankfurter Ausgabe (Theil I No. 131 Bl. 1—23). Die Vorreden sind weggelassen, das Gegebene ist aber kein Auszug, sondern eine vollständige Abschrift, um 1590 ca. veranstaltet. Huser 4°-Ed. X S. 11 bis 65; Fol°.-Ed. II S. 338—358.

44. Nürnberg, German. Museum, Codex No. 9829. Titel + CL roth num. Bll. 8°, von einer Hand aus der zweiten Hälfte des 16. Jahrhunderts geschrieben. Die Jahrzahl 1570 auf dem Titel ist wohl die der Niederschrift. Schwarz und roth geschrieben: die Figuren roth gezeichnet in schwarzer Umrandung.

Der Titel lautet: Archidoxis Magiae Siben Büecher. Des weütt berempten. D. Philippi, Theophrastj Paracelsi Ab Hochenheim In schweitz. 1.5.70. [darunter B. und U., zwischen beiden Buchstaben ein Kreuz an dessen Stamm in der Mitte B unten V und A]

Die Rückseite ist leer. Auf dem folgenden Blatte:
Vorred In Das I Buoch der Archidoxis Magiae.
Es württ nit one sein so dise vnsere schryfften an tag kommen werden, das sich treffenlich vil leütt ab vns verwundern werden, diser wunderbarlicher kröfften halber. Die in den Mötallen (. so mit der Hertti verainigt seind.) stecken, . . .

Bl. xij^{v} Für die Fallendtsucht So Im Haupt ligt.
Bl. xvij^{v} Zuo erhalttung des gesichts ain figur.
Bl. xix^{r} Ain Singna zum Hirnschwinden, vnd sonst zue Manicherlay Kranckhayten des Haupts.
Bl. xxi^{r} Contra Paralisym ain Singna.
Bl. xxiiij Aller wellt gunst vnd Insonderhayt grosser Potentaten. Durch beytragung diser Caracter Solis zuobekommen.

[Dieser Abschnitt fehlt bei Huser, der aber mit den beiden Linien eine Lücke anzudeuten scheint, findet sich aber auch in zwei andern Handschriften, wie wir gleich sehen werden.]

Bl. xxvi^{v} Für den Lendenstein vnd grüeß ain pfining.

Bl. xxix^{v} Zuo den geburts glidern.
Bl. xxx iii Von ainem Roß, das es Lanng leben mag.
Bl. xxx v^{r} Ain Sympathia Salb zuomachen.
(Huser „Ein Wundt Salb").
Bl. xxxvi^{v} Ain ander Waffensalb.
Bl. xxxvij^{r} Ain Sympathia Öl wider das Podagran.
Bl. xxxvij^{v} Ain Singna wider das Podagran (Huser S. 82 Zeile 7 ff.).
Bl. xLi^{r} Alle Bain brüch zuo haylen (Huser S. 91).
Bl. xLi^{v} Ain Sympathie Salb wider das Podagra.
Bl. xLij^{v} Wider die Leme vnd Contractur.
Bl. xLiij^{v} Für die Contractur Ain Singna.
Bl. xLv^{v} Zuo dem Bluetfluß der Frawen Menstrum genannt.
(Die beiden Sigille sind in der Reihenfolge vertauscht.)
Bl. xLviii^{r} Ad Lepram.
Bl. L^{v} Zuo der Schwindtsucht.
Bl. Lii^{v} Wider den Krampff Ain Singna.
Bl. Liiii^{r} Zum Hertz Züttern Ain Singna.
Bl. Lvii^{r} Praeparatio Olej Coralorum.
Bl. Lviii^{r} Finis Libri I Archidoxis Magiae.
Bl. Lviii^{v}—Lxxx^{v} Liber II Archidoxis Magiae. De 12 Sigillis et secretis Illorum.
Bl. Lxxxi^{r}—Lxxxvi^{v} Liber III Arichdoxis Magiae von der Natur vermēgen.
Bl. Lxxxvii^{r}—xCi^{v} Liber IIII Arihidoxis Magiae De Tabulla Transmutationis Metallorum et Tempore eorum. (6 Seiten Tafeln.)
Bl. xCii^{r}—Cxi^{v} Liber V Archidoxis Magiae De Speculo [!] Constellatione.
Bl. Cxii^{r}—Cxxix^{r} Liber VI Archidoxis Magiae De Compositione Metallorum.
Bl. Cxxx^{r}—CL^{v} Liber VII Archidoxiae Magiae De Sigillis Planetarum.

Bl. CL^{v} Finis Liber VII Archidoxiae Magiae De Sigillis Planetarum. Das Mscr. ist werthvoll, weil es vor allen Drucken nach handschriftlicher Vorlage geschrieben ist und älter und vollständiger ist als alle mir bekannt gewordenen Handschriften. Der Text weicht im Einzelnen von dem Huser's und dem damit übereinstimmenden der früheren deutschen Ausgaben von 1571 (Buch I—IV) und 1572 (Buch V—VII; vgl. Theil I No. 134, 141 und 142) häufig ab, desgleichen von den andern

Drucken und Handschriften. Beachtenswerth erscheint, dass die grosse Lücke, welche der einzige deutsche Druck des 5. Buches vor Huser auf S. 117 unten zeigt, in unserm Nürnberger Mscr. zum grössten Theile schon gleichlautend mit Huser's Text ergänzt ist. Was die Abbildungen der Sigille betrifft, so ist zunächst zu betonen, dass der Schreiber offenbar weder Griechisch noch Hebräisch verstand, also die Buchstaben gedankenlos abmalt. Diese Figuren stimmen meist mit der ersten Dorn'schen Form, welche auch Huser in seinen Text aufnehmen liess. Auf dem Revers des Sigills zum Hirnschwinden (Huser S. 75) ist das παχῶς ganz weggelassen, obgleich ein Raum dafür frei ist; das für den Lendenstein (Huser S. 78) weicht in der Inschrift des Avers beträchtlich ab, ohne dafür mit Dorn's zweiter Form zu stimmen. Die beiden Charactere auf Huser's S. 79 gibt unser Mscr. etwa in der Mitte stehend zwischen Huser und Dorn's späterer Gestalt. Die Sigille im 2. Buche sind den Huser'schen ähnlicher als der zweiten Form Dorn's. Das Scorpionbild (Huser S. 99) gibt unser Mscr. in zweierlei Form, die erste gleich Huser im Text, die andere in vielem der zweiten Gestalt Dorn's nahe stehend, aber doch noch etwas abweichend. Die Zahlen in den Sigillen des 7. Buches stimmen weder mit Huser noch mit dem 1. Drucke (Th. I No. 142) völlig überein.

Das hier und in dem Münchener und Wolfenbütteler Mscr. (No. 47 und 46) eingeschobene Sigill „Aller Welt Gunst" zeigt in den Handschriften wohl viel Aehnlichkeit, weicht aber doch in vielem ab, wie denn auch die Texte vielerlei Abweichendes bieten.

45. Osseg, Cisterzienser Stift, Mscr. 43. Fol°. 191 von mehreren Händen um 1571 geschriebene Blätter. Auf dem 1. Blatte von viel späterer Hand der Eigenthumsvermerk „Pro Monasterio B. V. M. In Osseck . J. Benedictus Abbas. Anno 1697".

Bl. 1r — 3v **Paracelsica librj duo.** Des hochberümbten Theophrastj Bambast, darinnen er tractiert **de lapide philosophorum,** vnd seinem gevattern Augustin Sattler, Barbierer zu Judendurg Inn der Steyrmarck zu lieb geschrieben hatt.

Mein gemüett stehet dermassen zu dir lieber gevatter Augustin dz ich dich nitt khan vnbegabt lassen Inn Rechtem guettem vertrawen: Du bist aber wie ich vernimm gar liederlich, vnd gibst den sachen khein Rechten außtrag: willt deinem Hermes nachvolgen, so wundert mich nitt dein verderben: dann gedenkh dz Hermes deinem verstandt vill zu hoch ist . . . .

.... Geben zu Krainburg In Kärnden . Anno . 1540 . finis librj secundi paracelsica.

Das Mscr. weicht von dem ersten Drucke Bodenstein's in der Metamorphosis von 1574 S. 262—272 (Theil I No. 157) nicht erheblich ab, wenn auch vielfach kleine Varianten vorkommen, geschrieben ist es sicher vor 1574. Es fehlt unserm Mscr. die „Praeparatio olej Antimonij ad idem." Der Schreiber war im Latein jedenfalls wenig beschlagen. Das Wichtigste wäre die Jahrzahl 1540, die ja in Hohenheim's Lebenszeit passt, während Bodenstein und Huser (Chir. B. u. Schr. Folio-Ed. App. S. 780—81) beide die für Hohenheim ganz unmögliche Jahrzahl 1551 haben. Doch wird das Werkchen noch nicht zu einem echten gestempelt durch die Jahrzahl unserer Handschrift. — Bl. 4 unbeschrieben. Auf Bl. 5 von der gleichen Hand flüchtig geschrieben:

Ex lib: VII de na. rerum. De transmutationibus rerum naturalium . in fine.

Deßgleichen mögen auch Perlen gemacht werden ..... guetten Corallen Imm schein gantz gleich, aber auch nitt Inn der tugendt. [Huser Bd. VI. S. 312 Abs. 1 und 2.]

Der flachs In ainer Seyden gesotten .... weben wie baumwoll. [Ebenda S. 313 Zeile 6—10.]

Bl. 6a—16b von demselben Schreiber geschrieben sind schon in der Einleitung S. 29—39 abgedruckt und besprochen; sie enthalten Titelverzeichnisse.

Bl. 17a **Liber tertius de Archidoxis Magicis Von der Natur vermögen.** So du nun ain Coniunction Martis vnd Saturni amm himel sihest ......

Die Abweichungen von Huser sind gering. Die bei Huser und dem 1. Drucke von 1571 fehlende Inhaltsangabe „von der Natur vermögen" findet sich auch in dem eben besprochenen Mscr. des German. Museums (No. 44). Dorn sagt „De nonnullis Naturae communioribus secretis"; das Wolfenbütteler Mscr., welches wir gleich besprechen werden (No. 46), sagt „Von der Nattur der Metallen" (ähnlich das Münchener No. 47), was nicht passt und vielleicht einem Lesefehler seinen Ursprung verdankt.

Bl. 18b **Liber Quartus Archidoxis Mag. De transmutationibus ne** [Der Schreiber zweifelte wohl, ob seine Vorlage transmutatione oder transmutationibus sagen wollte] **metallorum et tempore eorum** ......

[Im vorausgehenden Titelverzeichniss (siehe Einleitung S. 33f.) ist die Eintheilung der 7 Bücher genau gegeben und nun das folgende Durcheinander! Dies Mscr. der Archidoxis Magica hat eine gleichzeitige oder wenig frühere Hand geschrieben und der Schreiber des Titelverzeichnisses nahm es einfach in seine Handschrift auf und hat gelegentlich etwas an den Rand corrigirt und später selbst weiter geschrieben bezw. Selbstgeschriebenes eingefügt.]

Bl. 20a Volgen **Etliche Tractat in philosophia** das .1. von vnderschaid der Zeitt Das .2. von geberung vnd erhaltung der 4. Elementtischen Corpora: Das .3. vom fleisch vnd der Mumia . Das .4. von dem vnderschaid der Corpora vnd spiritus, Das .5. vom schlaffen vnd wachen der leiber vnd gaister . Durch .D. Theophrastum von Hochenheim.

Von dem vnderschaidt der Zeitt vnd wie sich nach sollichem alle krefften vnd vnkrefften verwandlen.

Vom vnderschaid der Zeitt vnd Verenderung der krefften zue philosophiern, ist erstlich zue wissen, das die Zeitt im Jar vngleich ist, vnd nach der Zeitt sich alle krefften verwandlen, ab vnd zue nemen, wie der Mon vnd vmbgehen wie Im Rad....

[Vgl. Cod. Viennensis 11259 Bl. 83b, unsere No. 70.]

Bl. 21b Von geberung vnd Erhaltung der vier Elementischen Corpora.

Bl. 23b Von dem fleisch vnd Mumia.

Bl. 28a Von dem Vnderschaid der Corpora vnd Spiritus.

Bl. 29b Von dem schlaffen vnd wachen der Leiber vnd gaister.....

... [Bl. 35a] .. oder von seinem todt vnd sterben nichts wüste. Finis.

Das Mscr. ist älter als der einzige vor Huser erschienene Druck von 1572 (Theil I No. 142), also immerhin beachtenswerth. Uebrigens sind die Abweichungen von Huser (4°-Ed. IX S. 394—413; Fol°.-Ed. II S. 309—319) nur gering.

Bl. 36a—43b von der ersten Hand geschrieben:

Liber primus de Spiritu vitę

Der Spiritus vitę ist ain gaist der da ligt Inn allen glidern des gantzen natürlichen leibs.....

Der Text weicht von dem Huser'schen (4°-Ed. III S. 1—12; Fol°.-Ed. I S. 317—321) im Einzelnen vielfach erheblich ab. Es ist dies Mscr. wohl gleichfalls älter als die ersten Drucke von 1572 (Theil I No. 136 und 141). In der Eintheilung stimmt unsere Handschrift völlig mit Bodenstein; es sind auch hier drei Bücher und das 3. Buch „de confortatione membrorum“ hat hier gleichfalls 11 Capitel (Vgl. Theil I S. 228, 238/39 und 380/81), während die beiden späteren Leidener Manuscripte No. 21 und 29 die Eintheilung in 2 Bücher gleich Huser-Toxites bieten. Der von Toxites als die ursprüngliche zugestandenen

Anordnung Bodenstein's bietet unsere Handschrift also eine willkommene Bestätigung. Auch der Text steht dem Bodenstein'schen entschieden näher, wenn er auch nicht völlig damit übereinstimmt und vielfach weniger gute Lesarten bietet. Auf Bl. 43b folgt dann noch etwas, was Bodenstein nicht hat:

> Liber Quartus . Das Erst Capittl.
> Die Elementische Art so Inn vns ist, ausserhalb der Glider, wesen, vnd wz gemelt ist, haben Ire Interpretationes also .....
> Das ander Capittl . Wie nun also die .4. Element ....
> . . die andern Glider Elementum aquę ꝛc . Finis.

Was alles nur wenig von Huser a. a. O. S. 14 abweicht, der dies freilich als Anfang eines Liber quintus betrachtet, während der eben schon genannte Leidener Codex (No. 21), gleichfalls Liber Quartus schreibt, mit welchem unserer Handschrift abweichende Lesarten aber meist nicht stimmen.

Die zweite Hand fährt nun in der Archidoxis Magica fort:

Bl. 44a—49a Liber .V. de Archidoxis Magicis [z. Th. abgeschnitten]

> De Speculi Constellatione . Diß künigelich Instrument zue bereiten, ist es anfencklich dise mainung .....

Mit einigen Randcorrecturen anscheinend der ersten Hand; der Text weicht von Huser (Bd. X Appendix S. 115—123) wenig ab, ist aber stellenweise etwas gekürzt; die Kürzungen stimmen meist mit dem 1. Druck (Theil I No. 142), namentlich auch die grosse Kürzung am Ende der Seite 17 Huser's. — Es folgt von der zweiten Hand (aber die Ueberschrift von der ersten Hand):

Bl. 49b—65b **Liber de Imaginibus Theophrastj.**

> Das Erst Cappittel . Zue beschreiben die krafft vnd Tugendt, vnd wunderbarliche wirkhung der bilder, ist Erstlich von netten euch für zuhaltten woher Sij Iren vrsprung genomen ....

Weicht sehr wenig von Huser (4°-Ed. IX S. 369—393; Fol°.-Ed. II S. 300—309) ab und stimmt in den Abweichungen des öftern mit dem einzigen Sonderdruck Theil I No. 142. Es ist überhaupt beachtenswerth, dass unser Mscr., unter Berücksichtigung des gleich noch zu besprechenden VI. und VII. Buches der Archidoxis Magica, alles enthält, was Perna in der ebengenannten 2. Ausgabe der deutschen Archidoxen von 1572 im Anhang gibt und was alles ausser dem 6. Buch De Compositione Metallorum sonst niemals vor der Huser'schen Sammelausgabe gedruckt ist. — Es folgt geschrieben von der zweiten Hand und abermals der Titel von der ersten Hand hinzugesetzt:

Bl. 66a—70b Liber VI de Archidoxis Magicis. De Compositione Metalorum.

Es ist nit Minder dz die Compositiones der Metaln groß ding wirckhen in den Ibernatürlichen dingen, das in viel vnd Manicherlery weg zu beweisen ist, ...

Wenig von Huser 4°-Ed. X Appendix S. 124—130 abweichend und dann öfters mit Theil I No. 142 übereinstimmend. — Bl. 71 und 72 unbeschrieben. Sodann folgt geschrieben von der 2. Hand und von der ersten mit der Ueberschrift versehen:

Bl. 73a—78 Liber VII Archidoxis Magie De Sigillis planetarum.

Nun ist nitt minder die Sigil der planetten haben Auch grosse krafft vnd tugendt, so die nach himlischem lauff, vnd zue rechter Stundt vnd zeitt gemacht vnd bereit werden .....

Von Huser S. 131—138 nur geringe Textabweichungen zeigend; die Zahlen der Sigille stimmen, soviel ich vergleichen konnte, mit denen in der Baseler Ausgabe von 1572 (Theil I No. 142) überein.

Bl. 79 unbeschrieben; Bl. 80a—145a ist sodann von einer dritten Hand eine Abhandlung über die Grade der Thierkreisfiguren ohne Autornennung geschrieben; Bl. 145b—146b unbeschrieben; auf Bl. 147a bis 154a hat darauf der erste Schreiber allerlei alchemistische Recepte geschrieben, wobei er sich zweimal auf Hertzog Philippsen von Bayrn, Pischoffs zu Freysingen beruft (der eins „seinem Vettern Pfaltzgraffen Otthainrich mitt aigner hand für bewärt zuegeschrieben") und einmal auf D. Joan : Pontanus (vgl. Theil I S. 330) und Paul Hoss; Bl. 154b unbeschrieben: Bl. 155a von einer vierten Hand ein „Cementum". Bl. 155b unbeschrieben. Es folgt darauf wieder von der ersten Hand geschrieben:

Bl. 156a—158a **Extractum** *Mercurii* **corporis ex omnibus metallis Th. Paracelsj.**

Außziehen des *mercurii* aus den Metallen, ist nichts anders dann derselben Rasoluierung, oder In Ir erste Materj zubringen, dz ist, Inn ainen lebendigen *mercurium* wie er Inn der Erden vor der metallen erschaffung gewesen. Nämblich ain feuchter schleimiger dunst, der Inn sich hellt vnsichtbar *mercurium* et *sulphur* der Natur, welche ain anfang sein aller Metallen. Diser .... *mercurius* wirdt auff diß weis gemacht, vnd soll mit fleis erkhant werden.

Rp. iiij ℥ *mercurii* .7. mit *vitriolum, Salpeter* vnd *Alaun* sublimirt, [Salmiak] der gar schön weiß, vnd .3. mal mit saltz sublimirt sey, ℥ ij Reßnerj [?] vnder ainander vnd sublimiert, vnd so es khalt worden ist, so khör mitt ainer feder, oder mitt ainem hasenfuss herab wz sublimirt ist, dz vbrig sublimire wieder wie vor, solches thue .4. mal, oder so lang biß sich nitt mehr auff sublimiert .... *Sulphur* metallorum......: Crocus auß den Metallen .... welcher durch die gradus des *Feuers* zum .5. mall sublimiert Inn ainen liquorem oder q. e. aurj warhafftig transmutiert wirdt, wer denn vill grosse ding thut.

(Darauf folgt noch eine „*aqua* mercurialis" auf 7 Zeilen, welche nicht zu dem Vorhergehenden zu gehören scheint). Im Texte finden sich mehrfach kleine Lücken mit .... bezeichnet, wo der Schreiber seine Vorlage wohl nicht lesen konnte. Wir haben es hier mit einem Paracelsischen Schriftstücke zu thun, welches 1590 von Huser zum ersten Male gedruckt wurde (Bd. VI S. 437—440) und zwar lateinisch „ex manuscriptis aliorum" mit dem ausdrücklichen Hinweis „zuvor nit gedruckt". Der Text stimmt im Allgemeinen mit Huser, nur fehlt der 2. Absatz auf S. 437 „Reductio—mercurialis" und der 3. Absatz des Abschnittes „Sulphur metallorum" von „Extractio—crudis". Für den letzten Satz des ersten Abschnittes (Habebis—reuelandus) schreibt das Mscr. „Mercurius vite [?] *auri* plurimum efficax in morbis desperatis, et est plane miraculosum et cęlestis". Ein Wolfenbütteler Extravagancodex (siehe unten No. 76) hat den ersten Abschnitt gleichfalls deutsch überliefert, weicht aber von dem unsern vielfach ab und steht dem Latein Huser's näher als unser deutscher Text, stammt auch aus viel späterer Zeit. Es ist recht wohl möglich, sogar höchst wahrscheinlich, dass unsere Handschrift den ursprünglichen deutschen Text bewahrt hat, während Huser nur eine lateinische Bearbeitung benutzen konnte. Die Echtheit freilich ist damit noch nicht entschieden.

Den Rest der Handschrift nehmen Recepte verschiedener Hand ein, theilweise auf verschiedenes Papier geschrieben und mit Zusätzen der ersten Hand hie und da versehen, Recepte medicinischer Art, aber auch kosmetische, Back- und Einmacherecepte u. s. w.

46. Wolfenbüttel, herzogl. Bibliothek, 115 Mst. Blankenburgense. 29 + 49 Bll. Folio. Alles von einer Hand 1590—1600 geschrieben. Der erste Theil der Hdschr. scheint unvollständig zu sein; er enthält folgendes Paracelsische:

Theophrasti Paracelsi Liber De Signis Zodiaci. Et Mysteriis Eorum.

Es wirdt nicht ohn sein, So dise vnnser Schrifften in tag khomen werden, dz sich trefflich viel . . .

Der Titel stimmt mit der ersten deutschen Ausgabe (Theil I No. 134) und nicht mit Huser, von dem es jedenfalls nicht abgeschrieben ist, auch wenn es nach 1591 zu setzen wäre. Text und Abbildungen stimmen zwar ziemlich gut mit Huser überein, welcher nach der Ausgabe von 1571 druckt. Auf Bl. 8b – 9b des Mscr. findet sich aber ebenso wie in dem schon oben (No. 44) besprochenen Nürnberger Codex eingeschoben: „Aller weldt Gunst Insonders grossen Potentaten, durch tragung aines Characters zubekhomen“ und „Virtutes Characteris solis“. Es beginnt folgendermassen:

> An dem vierzehenten Tag Julij, daruor oder darnach wan die Sonn In dz Zaichen ♌ [„Im Lewen“ Ms. Norib.] gehet, In der Stunden vnd Punkten des eingangs, So Schmelz gut, war Pur vnnd fein *Gold* in einem Neuen Tigel, vnnd In derselben Stunde Geuß es aus, vnnd also dünne, wie es sein soll In ain Forma die vorhin darzu beraittet ist, darin die Zaichen vnnd Character stannden, darmit so du dz Metall des *Goldes* darein schüttest, das es dz gleichnus solcher Charater vnnd Zaichen an sich nemen werde, Also khanst am allereheist daruon khomen, das Zeichen magstu machen, als du wilt es hat khain besonders gewicht, die Character wort vnnd Zaichen, sollen hindersich gegraben sein, damit so es auf den Pfenning Stande es Recht vnnd vor sich stande ...... Virtutes Characteris solis. Diser Character macht angenemen bey fürsten vnd Potentaten, wunderbarlicher weiß, man soll In am Plossen Halß, an ainer Seiden Schnur tragen, Allso damit er vngeuerlich dz Hertzgrüeblin erraiche, an dem menschen der In tragen will. So Er ainmal angehengkht wirde zu Rechter Zeit, hat er die crafft des Menschenlebenlang.

Vor „Waffensalb“ Huser 4°-Ed. Bd. X App. S. 81 hat das Mscr. zwei Abschnitte eingeschoben:

> Ain andere Wundtsalben. Die Wunden so geschlagen oder gestochen, vnnd dermassen also dz khain Nerue Spanader, Hirn, Hertz, Leber, oder dergleichen Haubtglieder berürt oder verletzt werden, Sol man allain ain Weidenholz, von dem Blut, so aus der Wunden gehet netzen, vnd dasselbig truckhen lassen, vnd dz Holtz In die volgente Salben steckhen, Es hailt ohn allen Wehtagen vnd Schmerzen der verwundt soll alle Morgen mit seinem aigenen Harn, die Wunden waschen, vnnd wider verbinden, es hailt ohne allen schaden,
>
> Rp. Mis von todten khöpffen . 4 Loth Mumiae, Ain Loth Menschenschmaltz, vier Loth, Bluet von ainem Menschen, ain Loth,

Lainöl ain halb Loth, Rosenöl zwey Loth, Bolj armenj zwey Loth aus disem mach ain Salben,

Painbruch. Alle zerbrochene Pain zerknirscht, zumergelt .... [ungefähr gleich Huser a. a. O. S. 91 an Ende des Buches, wo es unser Mscr. zum zweitenmal gibt.]

Im übrigen stimmt der Text ziemlich genau mit Huser, wie gesagt. Zweimal gibt unsere Handschrift unter „alij" eine andere Lesart am Rande.

Bl. 21 beginnt: Liber secundus Theophrasti de duodecim signis et secretis illorum.

Stimmt ziemlich gut mit Huser S. 92—102. Ausser andern Lesarten sind am Rande meist die Dorn'schen Abweichungen in den Sigillen notirt.

Bl. 28a—29b Das dritte Buch von der Nattur der Metallen Theophrasti Paracelsi.

Reicht bis zum letzten Absatz der Seite 104 Huser's, welcher mit allem Weiteren fehlt. Wahrscheinlich ging der Rest der Handschrift verloren. Auch hier gibt unsere Handschrift mehrfach andere Lesarten unter „alij" am Rande.

Direct stammt unser Mscr. nicht vom ersten Drucke von 1571 ab, hat aber selbst (oder seine Vorlage) auch die Dorn'sche Bearbeitung benutzt (Theil I No. 125 und 201). Wäre das Buch nicht als unecht zu betrachten, so müsste man unserer sauber geschriebenen Handschrift grössere Bedeutung wohl zuerkennen.

Es folgt mit neuer Foliirung von derselben Hand ohne Nennung des Autors:

Von den vier Materien der vier Geister von den vier Egkhen oder Plegis des Himels, als der Nidergang, Mittag, Mitternacht vnnd Aufganng.

Jedenfalls nicht von Paracelsus.

47. München, Hof- und Staatsbibl., Cod. Germ. A. 14, 111. (Moll. 111 [355]). 51 Bll. 4°. Aus dem 17. Jahrhundert.

Archidoxis das 11. vnd 12. Buech von den Zaichen Caractern, Sigillien . Bildern . vnd Ihren gehaimbnusen . Theophrasty, Paracelsy.

Vorred. Es wird nit ohn sein, so dise vnsere Schrifften an tag khomen werden, das .sich vill Ansehnliche Leith, ab vns verwundern werden . diser wunderbarlichen Creфften halben, so in den Metallen so mit der Zeit vorainbarth werden stëckht. Dan es werdens Etliche für, supersticionische oder Aberglaubische Zauberische, vnd vnder die Vnatirlich ding Rechnen vnd zëllen.

Darneben für ein Greyel vnnd abgöttisch mittel achten . als ob mir die Coniurationes tiabolicas. Das sein die Teifflichen beschwërungen . darzu gebrauchten vnd haben müßen. Dan werden sie sagen, wie mocht es miglich sein, das dise Metall mit den Caracteren . Buchstaben vnd Zauberey, oder Teiffels hilf, gemacht, oder bereith wurden, denselben geben wir zue . . . . . .

Huser 4°-Ed. Appendix S. 67—71 bildet hier die Vorrede. Es folgen „Von dem haubt", „Fallend Sucht die in dem haubt ligt", „Zu Erhalten des Gesichts. Ain Figur so offt Probirt, vnnd gerecht befunden worden", „Zum Hirnschwinden . . . . ser gut vnd nüzlich", „Für das Paralisis, ain zierliches Arcanum" (Die Sigille zeigen vielfach Abweichungen von Huser, die auch oft von Dorn's zweiter Gestalt noch abweichen, obgleich sie mit dieser doch mehr übereinstimmen) „Aller Welt Gunst, grosser Herrn vnd Potentaten durch Wagung [Tragung] eines Caracters zubekhomen" (wie in Nürnberg und Wolfenbüttel, No. 44 und 46; der Avers der Münze steht der Wolfenbütteler Zeichnung näher, der Revers zeigt ein aufgeklebtes gedrucktes Bild eines springenden Löwen, ein Sonnenbild zwischen den Vorderpfoten) „Für den Lendenstein vnd Grieß Ain Pfening" u. s. w.

Das Ander Buech Archidoxi Theophrasti.

Auch hier stimmen die Bilder mehr mit Dorn's zweiter Auflage, zeigen aber nach beiden Seiten noch manche Abweichung.

Das drite Buech der Archidoxa, von Naturen der Metallen Theophrasti Paracelsi.

Ain wunderbarliche mauß zu machen. . . . . .

Auch hier sind die Bilder mehr Dorn's späterer Form ähnlich. Alles Lateinische ist hier wie vorher, auch in den Ueberschriften, deutsch gegeben.

Das Vierte Buech von der Verwandlung der Metallen, vnd Ihren Zeiten.

Die Tabellen sind ausführlicher gegeben als bei Huser auf vier Quartseiten. Das „Exemplum" fehlt hier, dafür sind aber zwei Seiten eingefügt „Von Wunden vnnd Wund Salben" und „Zu den Bainbrichen vnd was darzue dienstlichen ist". Der erste dieser beiden Abschnitte fehlt im Huser, steht aber im Wolfenbütteler Mscr. (No. 46) im ersten Buche (Huser S. 81), wo auch „Painbruch" sofort folgt, welchen Abschnitt Huser am Ende des ersten Buches auf Seite 91 gibt. Dass schon früh die Einreihung dieses Abschnittes unsicher war, geht daraus hervor, dass ihn auch das Nürnberger Mscr. (No. 44) an die frühere Stelle des Wolfenbütteler Mscr. gesetzt hat und Dorn (Theil I No. 125) sie mit den folgenden Worten einführt „Appendicula quaedam adiecta de ruptura ossium“.

Liber VI. Archidoxiae Magice De Composicione Metallorum Theophrasty Paracelsis ab Hohenhaimb.

Stimmt im Ganzen mit Huser S. 124—130.

Der Spiegel Theophrastj nach Inhalt des Himels Lauff zuzurichten vnd zumachen, darinnen alle Natirliche vnd vergangene ding zuersehen, vnd zu erfahren sein.

...... Doch ist es ain Jahr böser als das Ander, sonderlichen so der Herr der geburt, auch ain Regierer des Jahres, oder der Herr aines glüchseligen Thailes ist. Finis.

Es ist das V. Buch der Archidoxis Magica bei Huser S. 115—123.

Die Handschrift enthält also die sechs ersten Bücher der Archidoxis Magica in der Ordnung 1. 2. 3. 4. 6. 5. Das siebente Buch fehlt gänzlich. Wie der Abschreiber der Handschrift zu der Anfangsbezeichnung kommt „Archidoxis das 11. vnd 12. Buech ...“ ist unerfindlich. Wenn er nach den 10 Büchern der echten Archidoxis weiter gezählt hätte 11.—16., so war das noch durchsichtig, wie er aber 6 Bücher zusammen als 11. und 12. Buch bezeichnen will, ist nicht klar. Vielleicht kannte er zuerst nur zwei Bücher und vergass später den Titel zu ändern. Jedenfalls hatte der ungelehrte, der griechischen und hebräischen Buchstaben unkundige Schreiber eine handschriftliche Vorlage.

Eine sehr abweichende Bearbeitung und Erweiterung des siebenten Buches der Archidoxis magica in einer Kopenhagener Handschrift trenne ich lieber von den andern Handschriften dieses Opus spurium und bespreche sie bei den Magicis (siehe unten No. 129). Hier nur noch ein Fragment und eine englische Bearbeitung!

48. London, brit. Museum. Sloane 3822. 175 Bll. Fol°. Aus dem 17. Jahrhundert.

Bl. 97b—106a **Sigilla paracelsi** contra morbum caducum. primo considera quo die quaque hora, ... and so endth the bocke of the sigills of parracellsus [!]. E. d. f.

Ein Fragment aus der Archidoxis magica, Huser 4°-Ed. X Appendix S. 72—102; Fol°.-Ed. II S. 546—557. Einmal ist auch Dorn's zweite Form des Sigills gegeben.

49. London, british Museum. Sloane 3648. Fol°. aus dem 17. Jahrhundert.

Bl. 54b—53b **Magick Archidoxis Booke**

Philippus Theophrastus Paracelsus Physitian and Philosopher his Magick Archidoxis Book.
I debt not but that those my writhings com one to be Expered te publick now wery many will Excedingly wonder at those notable . . . . . . by the helpd of other accidents prepared by the aire atracted.

Eine Uebersetzung von Huser 4°-Ed. X Appendix S. 67—71; Fol°.-Ed. II S. 544—545.

Auf Bl. 65a—75 folgt dann richtig gestellt der ganze Rest der sieben Bücher der Archidoxis Magica (a. a. O. S. 72—138 resp. 546—573).

. . . . The End of the second volume of the whole workes of Theophrastus Paracelsus.

Auch die zweite Form der Sigille ist nach Huser abgezeichnet (vergl. Theil I S. 350 und 407).

50. Karlsruhe, Grossherzogl. Hofbibliothek. Durlach 146. 159 Bll. Folio. Anfang des 17. Jahrhunderts.

Auf eine italienische Handschrift folgt:

Bl. 81a **Sex Prognostica** Ao. 1613.

Bl. 82a Deus est, qui transfert & stabilit regna. VI. Prognostica Von Verenderung Vnd zufälligem Glück vndt vnglück der Höchsten Potentaten im Römischen Reich: Auch des Türrken . . .
I. Johannis Carionis . . . . II. Jacobi Hartmanni von Durlach . . . .
IV. Prognosticon Theophrasti Paracelsi, newlich außgeleget, darinnen viell Von dem zukünfftigen Jülichischen Kriege zufinden . . .
Hall in Sachsen, Gedruckt bey Christoff Bißmarck, in Verlegung Thomä Schürers: Anno 1613.

Bis Bl. 159b reichend eine Abschrift des Theil I No. 296 besprochenen Buches ohne andere als orthographische Abweichungen. Die mit dem Drucke ziemlich gleichzeitige Abschrift ist wohl durch den Durlacher Jakob Hartmann veranlasst. (Vgl. Huser 4°-Ed. X Appendix S. 190—192 und 228—230; Fol°.-Ed. II S. 594—595 und 607—608.)

51. Erlangen, Univ.-Bibliothek, Ms. 1700. 100 beschriebene Bll. 4° aus dem Anfange des 17. Jahrhunderts.

Deus est qui tranfert [!] et stabilit regna.
VI. Prognostica Von Verenderung . . . . .
Hall in Sachsen Getruckt bey Christoph, Bißmarck, In verlegung Thomae Schurers. Im Jahr 1613.

Abschrift der No. 296 des ersten Theiles wie die vorhergehende Karlsruher Handschrift.

52. München, Hof- und Staatsbibliothek, Cod. germ. 3737. 32 Bll. Fol°, von einer Hand aus dem Anfang des 17. Jahrhunderts. Enthält zuerst 2 Bll. „Von dem Aigen Mistel Ain guet Recept so der Alt Sigmundt Senfte in Ain Altes bueg geschriben hett". Es folgt dann ohne weitere Ueberschrift auf Bl. 3—29a

Vorredtt **Der dritt Tractatt Von offnen schädenn,** Sagt wie Sie sollene gehailtt werdenn, die iegliche Artt wie Ausgetheiltt Sintt im Andern Tractatt Vnnd diser tractat hatt drej austeilung ..... Doctoris Paracelsi Vorredt in den dritten Tractat .... die erfarenhaitt so mir begegnet, in ieglich offen scheden zuhandlen, noch inhaltt der rechten Artzej grunt vnnd warhaitt . ꝛc.

Eine Abschrift des dritten Tractates des 2. Buches der **„Grossen Wundarznei"** Hohenheim's, Huser Chir. B. u. Schr. 4°-Ed. S. S. 269—296; Fol°.-Ed. S. 100—110B. Der „Erste Theil" dieses Tractates ist vollständig abgeschrieben, vom „Ander Theil" nur die Vorrede. Doch hat Huser nicht als Vorlage gedient, auch nicht das „Opus Chyrurgicum" oder die Frankfurter Drucke von 1562 u. s. w. bei Hahn und Rabe, sondern die Augsburger Originalausgabe von 1536 (und 1537), was das vorgesetzte „Vorredtt" beweist; denn mit dem Seitentitel (!) „Vorred" beginnt das hier abgeschriebene Bruchstück im Augsburger Drucke (Theil I No. 16) Bl. XXXVIIIb. Der Text unserer Hdschr. schliesst auf Bl. XLVIIIb des Steiner'schen Druckes.

Bl. 29b—33a **De Caracteribus.**

Allen Caracteribus ist auch nit tzuuertrauen ..... da dann auch noch Weit hin ist.

Es ist der Abschnitt gleichen Titels aus der Philosophia occulta, Huser 4°-Ed. IX S. 334—337; Fol°.-Ed. II S. 287—288. Es hat aber nicht Huser als Vorlage gedient, sondern höchst wahrscheinlich der Abdruck in dem Anhang der Münchener Archidoxen-Ausgabe von 1570 (Theil I No. 128).

53. Giessen, Universitätsbibliothek, S. 64, 656. 194 Bll. 8° aus der 2. Hälfte des 16. Jahrhunderts, angebunden an Paracelsi Chirurgia vulnerum (Theil I No. 112) vom Jahre 1569. Eine Hand der 2. Hälfte des 16. saec. hat, ausser dem grössten Theile der angebundenen Handschriften (Bl. 18 bis Ende), zahlreiche

Marginalien in das gedruckte Buch geschrieben, ausserdem auf Bl. X_8^v unter den Schluss des Index: „Potio Vulneraria praestans fit ex Symphyto maio. Hirundinaria ... decoctio in vino Philips Schluck, Affinis Bodensteinij.“ Mag sein, dass dieser mir unbekannte Verwandte des Baseler Paracelsisten Adam von Bodenstein der Schreiber der folgenden Paracelsushandschriften ist, die alle nach Drucken des Toxites gearbeitet sind. Dieser Marginator hat auf den unbedruckten Rest des Blattes T_8 und auf das erste angebundene Blatt geschrieben:

Ungentum Vulnerarium ex libro Paracelsi de Signis Zodiaci, quod per sympathiam et in absentem operat.

Vgl. Theil I No. 134; Huser 4°-Ed. X Appendix S. 81. Es folgt darauf eine „Potio vulneraria optima“ von anderer Hand geschrieben. Bl. 2 bis 8 unbeschrieben. Sodann von anderer Hand als der des Marginalienschreibers Bl. 9—12b „Ex tractatu G. Phedronis Rotassael de vlceribus“.

Bl. 12b—16a **Chymica Paracelsica hinc inde collecta.**

Beginnt mit „Tinctura Osule manufar D. Demetrij“; es folgen Oleum seu Essentia Asasit, Oleum seu Spiritus Orabelugas, Balsamus Salabisata dipuph, Oleum Adisorafil, Spiritus salabisata, aliud oleum arsenici, verschiedentlich mit Verweisen auf die Chirurgia magna (fol. 392, 264, 225, also wohl das „Opus Chirurgicum“). Jedenfalls ist das nicht direct aus Hohenheim genommen, welchem solche magische Bezeichnungen, wie Adisorafel für Arsenik u. s. w., fremd sind. Bl. 17 leer. Es folgen sodann die von der Hand des Marginators (Philipp Schluck?) geschriebenen 4 Stücke:

Bl. 18a—80a **Trey Tractat** Philippi Theop. Paracelsi Bambast des berumpsten artzney Doctorn. Der Erste von offnung der Haut, ...

Eine Abschrift der Ausgabe des Toxites vom Jahre 1570 (Theil I No. 113). S. B_1^r—J_2^v. Die Vorrede des Toxites und das Epitaphium sind weggelassen, erstere aber am Ende (Bl. 183f) nachgetragen.

Bl. 81a—137a De Concordia Hippocraticorum Et Paracelsistarum libri Magni Excursiones Defensiuae, cum appendice, quid Medico sit faciendum. Authore Johanne Alberto Vuimpinaeo, Medicinae ac Philosophiae Doctore . Anno M.D.LXXIII.

Eine Abschrift des Buches des Münchener Conciliator's. Nur ist keine Ausgabe vom Jahre 1573 bekannt, sondern nur eine Monachij 1569 und eine Argentinae 1615. (Vgl. meine Bibliographie der Paracelsisten im 16. Jahrhundert, Centralbl. für Bibliothekswesen, X. Jahrg. S. 401ff. 1893). Mithin wird 1573 die Jahrzahl der Abschrift sein, wofür auch die

Schlussnotiz spricht: „τελος καὶ ἡ δόξα τῷ Θεῷ 1573. Die 20 April." Der Charakter der Schriftzüge lässt dies recht gut für möglich halten.

Bl. 138a—153a Georgii Phaedronis Rhodochaei Chirurgia Minor. Oder aller offnen Schäden von grundt innen heraus volkommene Heilung.

Eine Abschrift nach einem der Drucke von 1562 oder 1571 (Theil I No. 134), wahrscheinlich nach der letztgenannten Baseler Ausgabe. Vgl. auch die ebengenannte Paracelsistenbibliographie S. 321f No. 3 und 6. Das Gedicht des Hans Kilian (s. Einleitung S. 2) ist weggelassen.

Bl. 154a—182b **Ein Schöner Tractat** Philippi Theophrasti Paracelsi des Berumbtesten vnd erfarnen Teutschen Philosophi vnd Medici, **Von Eigenschafft Eines volkomnen Wundartzets** Aus Theoph[ras]ti Eigner Handgeschrifft itzt Erstmals in Druck geben, A C 1571.

Abschrift der Ausgabe von 1571 samt der Vorrede des Toxites (Theil I No. 133).

Bl. 183a—189b Volget die praefation auff die vorgehende 3 Bücher von offnung der haut, Heylung der Wunden vnd von vrsprung der Künsten, welche aus nachlessigkeit vorn ist ausgelassen worden.

Es ist die oben fehlende Vorrede des Toxites zu Theil I No. 113 vom S. Katharinentag 1569. Der Hergang ist wohl folgender. Der Schreiber schrieb No. 113 ab und liess die Vorrede aus. Als er dann den Anfang der No. 133 des ersten Theiles, den Abschnitt über den vollkommenen Wundarzt (den „Antimedicus") abgeschrieben hatte, kam er an den 2. Abschnitt dieses Buches, welcher einen Wiederabdruck der No. 113 bietet samt Vorrede. Diese Vorrede schien ihm nun wichtig genug, um sie hier noch nachzutragen. — Es folgen noch 5 unbeschriebene Blätter (190—194).

Die ganze Handschrift hat nur geringen Werth, da sie nur Abschriften von Drucken enthält, welche auf uns gekommen sind.

54. Leiden, Univ.-Bibliothek, Codex Vossian. Chymicus in Quarto No. 56. Von zwei verschiedenen Händen aus dem Ende des 16. Jahrhunderts geschrieben. Die Handschrift war jedenfalls einmal in den Händen des Augsburger Arztes Dr. Karl Widemann, welcher bei dem 1. Stücke den Titel und bei dem letzten den Autorenvermerk geschrieben hat. Vielleicht war das Mscr. 1596 im Besitze Bulder's in Prag (??). Auf den beiden Deckeln des Pergamentbandes das Habsburger Wappen.

Die ersten 79 paginirten Seiten nimmt ein die schön geschriebene Handschrift der Chirurgia vulnerum. Auf das vorhergehende Blatt hat Widemann folgenden Titel geschrieben:

Chirurgiae Vulnerum Theophrastj Paracelsj liber vnus sc. de curatione Vulnerum Juncturarum, id est, Von den glaichwunden : ligamentorum id est, geäder Wunden : testiculorum id est gemächt Wunden : ossium id est Röhr oder Bain Wunden : capitis id est Haubtwunden : Intestinorum id est Waidttwunden . accidentium itidem quae circa vulnera accidunt vera curatio.

S. 1—79 CHIRVRGIA VULNErum Theophrast Paracelsi De Vulneribus Juncturarum, Von den glaichwunden . Caput Primum.

Primó chirurgus debet scire Blutstellen : das blutstellen ist zwoyorley, Eins das wüetet, das ander das still ist 1.

Secundó debet scire Hefften geschicklich, aliâs . . [Lücke] . . sich die wunden . . . . tunc moritur intra XXV horas ad summum manet XXXII horas. Laus Christo. 2.

Es sind die „Praelectiones Chirurgicae de Vulneribus", welche Huser Chir. B. u. Schr. Fol°.-Ed. S. 459—475 nach einem Kollegienheft des Basilius Amerbach gibt. Am nächsten steht unser Mscr. dem ersten Drucke, welchen Konrad Khunrat 1595 zu Schleswig erscheinen liess (Theil I No. 236). Schon die Capiteleintheilung unserer Handschrift findet sich nur bei Khunrat in gleicher Weise und weicht von Huser und Figulus (Theil I No. 284) insofern ab, als Huser's Cap. III und IV zu einem Capitel (III) zusammengefasst sind, Huser's Cap. V und VI infolgedessen IV und V genannt werden und endlich das Huser'sche Cap. VII in zwei Theile getheilt ist, deren erster Capitel VI heisst, deren zweiter von den „Accidentia Vulnerum" ab als Capitel VII bezeichnet wird. Durch diese Theilung des siebenten Capitels tritt in den folgenden Capiteln VIII—XVI wieder Uebereinstimmung ein. Das kurze Capitel XVI Huser's hat bei Khunrat keine besondere Ueberschrift, wohl aber in unserer Handschrift. Im Uebrigen sind die Abweichungen unserer Handschrift von Khunrat's Text sehr gering. Das Mscr. und der Schleswiger Druck sind fast gleichzeitig; ich kann aber nicht sagen, dass unsere Handschrift etwa von dem Drucke abgeschrieben wäre; dagegen sprechen schon die Lücken auf S. 1 und 41, wo unser Schreiber ein Wort seiner Vorlage nicht lesen konnte, und manche andere Kleinigkeit.

Von besonderem Interesse ist es, dass die von Figulus 1608 (Theil I S. 486 und 487) so gerügten „papistischen" Stellen sich in unserm Mscr. ebensowenig finden wie bei Khunrat und Figulus, was aber meines Erachtens noch keine fälschende Einschiebung des biederen Katholiken Huser bedeutet, da ein Collegienheft des Johannes Oporinus (Huser, Chir. B. u. Schr. Fol°.-Ed. S. 552 ff.) dieselben römischen Bräuche allenthalben in etwas anderer Fassung aber inhaltlich übereinstimmend bietet. Ich bin also auch heute noch wie in Theil I S. 487 geneigt, Streichungen eines protestantischen Schreibers anzunehmen, aber schon in ziemlich früher Zeit, sodass weder Khunrat noch Figulus ohne handschriftliche Vorgänger wären.

Dass Basilius Amerbach der Schreiber dieses Baseler Kollegienheftes ist, wird von unserer Handschrift nicht angegeben, dürfte aber keinem begründeten Zweifel unterliegen. Neben den Ausgaben Khunrat's, Figulus' und Huser's kann unsere Handschrift zur Textredaction nichts Wesentliches beitragen.

Der weitere Inhalt unserer Handschrift ist in dem in der Einleitung genannten gedruckten Leidener Katalog von 1716 pag. 367 angegeben. Hier interessirt uns ausser dem Titelverzeichniss des Jonas Adelwert, das in der Einleitung abgedruckt ist, nur noch das letzte Stück „Von Hailung der Zauberischen schäden“, welches bei den Magicis unter No. 124a besprochen werden wird.

55. Leiden, Univ.-Bibliothek, Codex Vossianus Chymicus in Quarto No. 21. 333 Bll. aus dem Ende des 16. Jahrhunderts. Ausser dem ersten Stücke ist alles von Dr. Karl Widemann in Augsburg geschrieben und durchgehend foliirt. Er hat die einzelnen Stücke auch zusammenbinden lassen und den Inhalt auf den Rücken des Pergamentbandes und eingehender (13 Nummern) auf den vorderen Deckel eigenhändig notirt. Er schrieb auch vorn hinein „Ex libris Carolj Wideman Medicinae doctoris“. Vielfach finden sich bei den einzelnen Stücken genaue Abschriftsdaten; die älteste lautet Bl. 70b „Mense Junio, Anno Dnj 1.5.8.9“, die jüngste Bl. 311a „Finij Mense Decembrj 1.5.9.5 : 30 die Stylj Veteris Augustae Vindelicorum . Laus Christo“. Die einzelnen Stücke sind genau nach den Abschriftsdaten geordnet. Auch die Darleiher der handschriftlichen Vorlagen sind öfters genannt: sechsmal Hermann Bulder und einmal Laurentius Danus, welcher mit dem Huser'schen Laurentz Dehn, Burger zu Augspurg (Theil I S. 373) ein und dieselbe Person ist vgl. Einl. S. 16.

Von dem alchemistischen Inhalt der Handschrift, der in dem eben genannten Leidener Bibliothekskatalog S. 364f. näher eingesehen werden kann, sind hier nur folgende Stücke kurz zu erwähnen:

Bl. 162—174 (No. 5) **Apocalypsis Hermetis.**

Dieser Tractat ist aber keineswegs identisch mit dem im 2. Bande der Huser'schen Folioausgabe S. 668—671 als paracelsisch abgedruckten Schriftchen gleichen Titels, sondern ein lateinisches alchemistisches Werk in 4 Büchern, welches meines Wissens nicht gedruckt ist. Borelli erwähnt in seiner Biblioth. Chim. eine „Apocalypsis Solis et Lunae" von Hermes, die sich handschriftlich im Besitze des D. de Loberie in Paris befinden solle und vielleicht mit unserem vorliegenden Werkchen identisch wäre. Mit Hohenheim hat das Alles nichts zu thun.

Bl. 182b—183a **Ex Thesauro Thesaurorum Theophrastj Paracelsj.**

Es ist eine kurze verstümmelte Stelle aus dem Anfange des Buches (Huser 4°-Ed. VI S. 396f.), geschrieben am $\frac{12}{22}$ Dez. 93. Wie wir unten (No. 67) sehen werden, hat Widemann 1588 eine vollständige Abschrift dieses Buches geschrieben.

Bl. 193b—206b (No. 10) Sequitur nunc, **Theophrastj Libellus De Quinta Essentia.**

Jerer vill haben geschriben vom fünfften Weesen der Dingen ..... Vgl. Huser Chir. B. u. Schr. Fol°.-Ed. Appendix S. 773—778. Widemann hat dies Büchlein 1593 abgeschrieben „Finij $\frac{17}{27}$ Decembris .93. diej ☽ ae"; es war damals nur lateinisch erschienen 1582 (Theil I No. 191). Hat es nun Widemann deutsch schon so vorgefunden, oder hat er es selbst in's Deutsche übersetzt? Jedenfalls das Erstere. Die Anordnung ist von dem Baseler lateinischen Drucke, mit welchem Huser auch darin ganz übereinstimmt, durchaus abweichend. Es folgen die Abschnitte in der Handschrift folgendermassen aufeinander (die voran gestellten Zahlen bezeichnen die Reihenfolge Huser's und des lateinischen Druckes, in welchem die Titel oft ein wenig anders lauten):

(1) De Quinto Esse Solis.
(2) De Quinto esse Lunae.
(9) De Sale Cristalli et Coralli.
(7) De Marcasita.
(8) De Sale Communj.
(12) De Oleo Oliuarum.
(13) Rott Wasser aus Baum Öll machen.
(14) Saltz aus dem Olj bringen.
(10) De Margaritis Siue Perlis.
(11) De Plantis.

(15) Öll auß Pfeffer . Saltz.
(16) Öll auß den Gummis.

Fünf Abschnitte fehlen ganz: Oleum Martis, Oleum Saturni, Oleum und sal Jovis, Quinta Essentia auß dem Antimonio und Praeparatio Essentiae colocyntidis.

Im Einzelnen finden sich zahlreiche Abweichungen zwischen Huser und der Handschrift, auf welche ich bei diesem sicher untergeschobenen Buche nicht weiter eingehen mag.

56. Wien, Hofbibliothek, Ms. 11466. Fol°. 142 Bll. aus der zweiten Hälfte des 17. Jahrhunderts.

Chirurgischer bücher vnndt Schriften deß Edlen hochgelehrten bewehrten Philosophi vnndt Medici Philippi Theophrasti Bombaß [!] Von Hohenheim, genandt paracelsi

Appendix

B Darinen folgendte Alchimistische, vnndt Arzeneische Tractätlein deren EinßTheils Zuuor nie in Druck außgangen, gantz nutzlich zuleßen, begrieffen.

1.

Zwey manualia Theophrasti Ein Alchimistisches vnndt Arzneyisches fol. 1. 47. II Anatomia .....
.... VIII De Secretis Creationis fol. 102.

Vorredt

In dießem Appendice günstiger leßer ..... darnach du dich zurichten habest. Hab dich woll.

....

Eine Abschrift aus dem chirurgischen Bande der Folioausgabe (1618) S. 681 ff. Die „Manualia" sind, wie alles Lateinische, in's Deutsche übersetzt und reichen bis Bl. 92b; die „Anatomia" ist weggelassen; auf das Manuale II folgt sofort Bl. 93a—103a „Ein Schöneß Herliches Buch genandt Alchimia odter De Spiritibus Metallorum ...." (a. a. O. S. 752—758).

Bl. 103a—122b „Aurora Philosophorum" (a. a. O. S. 759—772).

Bl. 123a—134a „Folgen zwey schöne Büchlein Eins von der fünffter Essens .... daß ander von den Mercurien der Metallen ..." (a. a. O. S. 773—780).

Bl. 134a—137a „Paracelsisch Büchlein belangendt den Lapidem ... ... gegeben zu Crainburg in Kernten im 1551 jahr".

Es liegt noch ein loses Quartheft bei (Bl. 138—142), welches nicht zum Vorhergehenden gehört und nichts Paracelsisches enthält.

57. Kopenhagen, königl. Bibliothek, Gl. Kgl. Saml. No. 1669. 4°. 5 Bll. + 246 pag. SS. + 5 Bll. In der ersten Hälfte des 17. Jahrhunderts sehr sauber von einer Hand geschrieben. Beginnt mit der Widmung an Friedrich, Erben zu Norwegen, Regierenden Hertzogen zu Schleßwigk, Holstein u. s. w., welche bis zum 5. Blatte reicht.

Der um das Wohl seines Volkes besorgte Fürst nehme „gar die Gestaldt eines Arztes an sich", lasse Arzneien bereiten, lese selbst die Schriften der Aerzte und lasse sich, weil seine Zeit zu besetzt sei, mit grossen Kosten aus umfangreichen Werken Auszüge machen, „weßwegen Sie mir durch deren Leib Medicum gnadigst anbefehlen laßen, deß Paracelsi buch von der Wund Artzeney, mit einrathe vor erwehnete leib Medici Herrn Friedrich Zobels, (alß eines in der Chirurgia sonderlich erfahrnen Practici, so auch seiner etzliche gutte dienliche mittell darzu gegeben[1])) in ein bequemes Compendium zu bringen und einen rechten grund der wundt Artzeney darinnen zu weisen. Welches ich . . . . so viel Paracelsi, wie nicht weniger anderer erfahrner leutte schrifften anlaß gegeben zuberichten, mir habe müglichst angelegen seyn laßen". Der Inhalt der „drey Kurtze Tractat" dieses Compendiums wird angegeben und ohne Datum und Unterschrift geschlossen.

Auf S. 1 beginnt:

Kurtzer Begrif des Ersten Tractats **der großen Wund-Artzeney Paracelsi**, handlet von der Theoria Chirurgiae.

Im anfange dieses Buches fänget Paracelsus den Wundartzt an zu vermahnen warhafft, ernstlich und in allen seinen reden, ohne alle leichtfertigkeit zu seyn, wolle Er anders unter den leüten ein ansehenn und guten glauben erlangen und behalten, darzu aber, spricht Er, werde von Ihme erfordertt, daß Er mehr nicht dan der Kunst zu heilenn müglich, verspreche, und dan auch nicht weniger, welches, daß es warhafftig geschehe, müße Er auß dem ersten ansehen bald wißen, wie weit die wunden in der heilung zubringen oder nicht, ob sie gefährlich oder ohne gefahr, heilsahm oder unheilbar, ob sie ohne lähmung oder mit einer lähmung zu curiren sey, und was man sich sonst für zufalle zubefahren habe. Dieses aber zu volbringen, sagt der Autor im beschlus dieses Buchs, müsse der Chirurgus alle puncten und Articull in diesem tractat verzeichnet fleißig lesen,

[1]) Zobelius war nach Kestner's mediz. Gelehrtenlexicon S. 935 ein geschickter Medicus und erfahrener Chemicus, lebte in der ersten Hälfte des 17. Jahrhunderts und war Leibarzt des Herzogs Friedrich von Holstein Gottorp.

maßen auch ohne dero wißenschafft die Recept des andern und dritten Buchs, Ihme nichts nütze seyn.

Darmit aber dieses wie auch der folgenden Bücher Chirurgiae Paracelsi Magnae inhalt desto beßer und geschwinder zü faßen seyen, alß haben Wir den Kern in gar Kurtzer und ordentlicher form darauß zusammen getragen und an das liecht gegeben.

Unterscheid der Wunden .... Zeichen der Innerlichen verwundten Glieder [Paracelsus unterscheide nur dreierlei, doch wird auch nach andern Autoren berichtet . Der Compilator folgt keineswegs der Ordnung des Paracelsus, sondern geht seinen eigenen Weg und nennt dann vielfach die Capitel Hohenheim's, auf welche er sich bezieht] ..... Prognostica der Tödtlichen Wunden [wobei auch Schenck's Observationes, Paré, Sennert's Liber prax., Gregor Horst, Fabricius Hildanus genannt werden] ... der unheilsamen Wunden ... der gefahrlichen Wunden .... ex symptomatibus petita .... Dierum criticarum delineatio .... Diaetae ratio in curatione vulnerum habenda .... [S. 33] .. Dieß ist also der eigentliche inhalt dieses ersten Buches Chirurgiae Magnae Paracelsi, welche er jedem Wundartzt wohl zu beobachten ermahnett.

Ein recht knapper Auszug dessen, was dem Bearbeiter wichtig erschien; der Paracelsische Hauch ist ziemlich gründlich abgestreift.

S. 35 ff. Der Ander Tractat von frischen Wunden und Beinbrüchen . Haubtwunden Chur .. [Erwähnt auch die Mumia aus der „Bertheonea“ Capitel I pag. 338 und 339, also nach Huser's Folioausgabe der Chirurgica] .. Haubtsalbe Herrn Zobels .. [und desselben Pflaster für Kopfwunden, Trepanation nach Fabr. Hildanus u. s. w.; erzählt auch Selbsterlebtes, wobei er sich immer mehr von Paracelsus entfernt] ... Algemeiner Bericht von frischen Wunden, was darbey in acht zunehmen, und wie solche zu heilen seyen .. [wobei er sich wieder näher an Hohenheim anlehnt] ... Der große Oppodeldoch Paracelsi von Herrn Zobeln corrigiret .. [sehr umständliche Beschreibung] ... Eine kostbare Heilsalbe Herrn Zobels ... Defensiv Pflaster Guilhelmi Fabricij ... Paracelsi wundbalsam S. 673 beschrieben ... Chur der Beinbrüch theilß ohne theils mit einer wunden .... Curatio der verrenckten Glieder .. [darauf folgt in mehreren Abschnitten die Schilderung der Behandlung einzelner

Gelenke ohne viel Beziehung auf Hohenheim. Der Paracelsische Distractionsapparat für Fracturen wird sehr gerühmt, besonders für complicirte, ohne klare Beschreibung] ...

S. 121 ff. Der Dritte Tractat handlet von allerhand geschwulsten, Brandt durch hitzige sachen verursacht, wie auch von dem heißen und kalten Brande, offenen schäden, fisteln und Krebs.

Abschnitte: Von Apostemen; Curatio Erysipelatis oder deß heiligen dings; Beschreibung und Cur deß heißen auch kalten brands; Cur der Verbrannten glieder; Curatio Undimiae oder Oedematis; Curatio Glandularum, Nodorum, Strumarum, Atheromatum, Steatomatum et Meliceridum; Curandi modus der harten Geschwulst Scirrhus genant, deß Krebs, Lupi und Noli me tangere; S. 212 ff. Warhaffte und gründliche Abbildung auch Cur der venerischen Seuche.

Das Ganze ist eigentlich keine Bearbeitung der Hohenheim'schen „Großen Wundarznei", sondern eine Chirurgie gearbeitet unter ziemlich eingehender Berücksichtigung der Paracelsischen chirurgischen Schriften überhaupt. Daneben werden aber auch andere Autoren besonders des 16. und 17. Jahrhunderts berücksichtigt, Der Bearbeiter hat etwas Selbständiges geschaffen, wobei er auf Hohenheim durchgehends Rücksicht nimmt. Oft werden (z. B. über Krankheitsursachen) die Paracelsischen Anschauungen aufgeführt und dann bemerkt, die Dogmatici Medici hätten folgende andere Ansicht. Wirklich polemisch gegen Hohenheim wird er dabei nirgends. Er hat den Paracelsus für seinen Zweck ziemlich durchgearbeitet und führt fast alle Schriften im chirurgischen Foliobande Huser's mit Seitennennung gelegentlich an, auch einige nicht chirurgische Schriften z. B. „De vita longa". Eine eingehendere Besprechung erfährt im letzten Abschnitte die Syphilis, doch ist das durchaus nicht aus Paracelsus entnommen, sondern eine leidlich selbständige kleine Arbeit, welche auch in der Therapie keineswegs nur Paracelsisches bietet.

Es ist fast verwunderlich, dass dies ganz interessante Werkchen nicht im Druck veröffentlicht wurde; bedauerlich bleibt auch, dass sich der Verfasser nicht nennt.

58. Wien, Hofbibliothek, Ms. 11343. 4° 217 Bl. anscheinend vom Verfasser selbst recht sauber und zum theil zierlich in der Mitte des 17. Jahrhunderts geschrieben (1651).

Eine Sammlung von Auszügen aus Paracelsischen Schriften, dem Kaiser Ferdinand III. gewidmet.

Bl. 1: Initium sapientiae timor Domini

Diß mein verwunderlich Libell vnnd Operet Ist in vnserer angeborner Teuchsen Hauptsprach verfast vnnd geschriben. Poeta inquit. . . . .

Diß mein wunder Libell vnd Operet Ist: Gegründet vnd erbawet auf dise vier vnbewegliche Columnas vnd Grundvesten. Als auf die Philosophiam, Astronomiam, Alchymiam, & Virtutem.

Mit Consensu vnd Bestettigung der Vornembsten Citierten, vnd Bewehrten Philosophis Chymicis & Medicis, aus denen ichs außgesogen, außerlesen vnd zusammengesetzt vnd geordnet, vor beyde Geschlecht Mannes vnnd Frawen, hoch bedienlich in allen Anligen vnd Kranckheiten.

Tractiert am meisten vnd absonderlich von gantz vollkomner Gesundtmachung, hierdurch zum hochen Alter zukomen, in volstendiger Gesundtheidt, biß zu dem praedestinierten momento des Sterbstündleins.

Geschicht durch die von Gott verordnete Essentialischen vnd Archanischen Arcanen, die macht vnd gewalt haben, allen Kranckheiten zu widerstehn, vnd auß dem grund zuheilen. Neben andern, auch mit grossen Magnaliis Dei, Mysteriis & Secretis geziert vnd angefilt, die zum theil mit grosser verwunderung zuuernemen, befoderst von Frawischen Geschlecht. Durch mich Hieronymum Damean Artistam et Chy[micum]. ꝛc.

Bl. 2 Ein Philosophischer vnd Chimischer Tractat genandt Errantium In Rectam Et Planam Viam Reductio. Daß ist: Das der Bestendige vnd widersprichliche Bericht von der wahren Vniuersal Materia des grossen Vniuer: Steins der Weisen, auch der Vniuersal Medicin, die darauß herfleust: Warauß derselbige, vnd dieselbe gemacht werden, ... demonstriert vnd an Tag geben.

Bl. 2b—5a Eine Widmung an den römischen Kaiser, worin Klage geführt wird über die Anfeindungen und Verlästerungen der wahren Forscher nach chemischer Weisheit unter längerer Bezugnahme auf den „Kleinen Bauer“ (vgl. „Ein Philosophischer vnd Chemischer Tractat: genannt Der kleine Bauer, . . . Straßburg, In verlegung Eberhardi Zetzneri . . . Anno M . DC . XVIII“. 8°. [8 Bll. + 376 SS. + 8 Bll.] Seite 15 bis 16). Also hat Philippo Theophrasto magno von Hochenheim, genant Paracelso, fast die gantze Welt widersprochen, nichts desto weniger Siget er ob, alle seine Widerwerttigen, zu seinem vnsterblichen Lob, zu Spott vnd schandt machendt.“ Jetzt mit dem 1650. Jahr werde die wahre Chemie wieder anfangen zu grünen. „Hieronymus Damean . . de Guand in Flandern.“

Bl. 5b—6a werden die 4 oben genannten Columnae [des Paracelsus] kurz geschildert, auf welche Verf. sein Werk stützen will.

Bl. 7a—8b Aus der Natur selbsten ist das Kunst vnnd Wunder Büechle ..... durch der Weltweisen Natur erkundiger, vnd der citierten Philosoph. Chymicos et Medicos, sowoll der vhralten, alß der ietzigen Zeiten: Befoderst durch .... Philippum Theophrastum Bombast von Hochenheimb Paracelsi genandt, Edlen Teuchsen geblüets. Auß sollichen bewehrten Phi: Chy: hab ichs außerlesen colligiert vnd zusammengeordnet ... auch auß eigener erfahrenheidt .... Beforderst vor alle Frawische kranckheiten ... das die höchste Matronen vnnd Frawen, so von Gott verordnet sein Kinder zugeberen, in wehrender Zeit biß zu gluckhselligister Geburt, auch in instehendter: auch nach verrichter geburt, alzeit in volkomner gesundheit, ohne alle Kranckheidten vnd frembte zustehnt leben, vnd mit frölichen Herzen ihr gesegnete Frucht sehen mögen, durch mitel diser hochen Artzneyen. ..... Soll ichs E. K. M. diser erheblicher vrsachen aller vnderthst: zu offeriern vnd zu pręsentiren. Fortan vor so grossen vbermessigen, vbertragnen Hertzenleids, durch Gottliche vorsehung, versichert zesein. ...

Bl. 9a—10a Vorrede an glibten Leßer.

Wir sollen die Wunderwerke erforschen, die Gott in der Natur schafft.

Bl. 11a—17a Grosse Titulatur Kaiser Ferdinands III.; den falschen Grund der Arzneikunst hat Hohenheim aufgedeckt und einen neuen gelegt; 1650 werde die alchymische Arzneikunde wieder zu blühen beginnen. Abermalige Widmung des Buches an den Kaiser. 36 Jahre habe er der Alchemie nachgeforscht durch Wandern, Studiren und Laboriren „zwar in disen iblen verlauffnen Zeiten nicht im Fewer laboriert, aber desto fleissiger mainen studiis abgewartt.“ Als die entschlafene Kaiserin mit einem Prinzen schwanger gieng, habe er vergeblich versucht, ein Werk über die in solchen Fällen wirksamen Essentialischen Arzneien seiner Majestät in die Hände zu legen. Wären diese Arzneien auf kaiserlichen Befehl bereitet worden, so wäre die Verstorbene noch gesund am Leben (!) „aber durch die vngradierte vngezeitigte, dem Himel vnd der Natur widerwerttige Artzeneyen, so sollicher edlester Natur gereicht vnnd administriert worden, ist Morbus Chronicus et Mortalis verursacht vnd eingefüehrt worden, darumb, mit ihren vnbflechten vnschuldigen iungen Leben zu theuer bezahlen vnd hat aufopffern müssen ... allein der gebened. hochloblichisten Frucht beygesprungen, vnd des

Edlesten Stammes vergessen worden"..[1]) Sollte sich seine Majestät wieder verheirathen, so gebe es Arzneien, welche eine glückliche Geburt für Mutter und Kind verbürgen. „Diser geb[enedeiten] Essentialischen vnd Arcanischen Artzeneyen seind mier absonderlich viere bekant: Der Proces aber bleibt in geheimb ... Wan ich vnwürdigister geringster vor tauglich wurd angesehen, vnd solle gewürdigt werden, solliche ermelte vier stuckh in das werkh zesetzen, solle ich gewißlich, sollichen von Gott hochbegabten wunderwirckhenden Artzeneyen selbsten, ohne vertrawen anderer Perschonen vnd Laboranten in das werkh setzen vnd nit ohne sonderen fleiß, vngesparter müehe, nachsinnen, vnd fleiß tag vnd nacht abwartten, biß solliche zu ihrer höchsten perfection kommen vnd biß soliche durch das Philosophische Fewr gezeitigt, fixiert vnd Clarificiert vnd gantz verferttigt wurden, wie spagyrischen gebrauch nach, sein soll vnd mueß, vnd sein Dosis oder gewicht wies gebürent, auch wie solliche sollen administriert vnd gebraucht werden, ordentlich darzue setzen ..." Auch zu den Metallen, also zur Goldmacherkunst, empfiehlt er sich.

Bl. 18a soll Kaiser Ferdinand III. um seiner Verdienste um die Beförderung der Alchemie willen „vor den aller höchsten Patron vnnd Moecenaten der hochloblichisten Ertzbruderschafft S. Rosae Crucis, durch gewaltt S.S. Trinitatis, mit der ehren Corona gekrönt werden," worauf wieder langathmig von der Vortrefflichkeit der Arkanischen Arzneien gehandelt wird, welche besonders auch den hohen Potentaten nöthig seien, da diese wegen des täglichen Arzneigebrauches mehr Krankheiten unterworfen seien als der gemeine Mann u. s. w.

Bl. 23b—33a Nach nochmaliger Dedication und Peroration an den durch den Tod seiner Gemahlin in Kümmerniss gestürzten Kaiser und abermalige Darlegung, dass durch seine Mittel die Kaiserin, der er dies Buch vergeblich zu überreichen gesucht habe, hätte gerettet werden können, kommt der Verf. ohne besondere Ueberschrift zu den Frauenkrankheiten, wobei er nach kurzer eigener Einleitung einen wörtlichen Auszug gibt aus Hohenheim's Liber IV. Paramiri de Matrice und zwar im wesentlichen Huser 4°-Ed. I S. 202, 203, 204, 206—211, 215, 228, 234, 235.

Bl. 33b—36a Liber Quartus Archidoxis Ex Thophrastia [!] Paracelsi Magni De Quinta Essentia; ein kurzer Auszug, Huser 4°-Ed. Bd. VI, S. 24, 25, 26, 27, 31, 32, 30.

---

[1]) Die zweite Gattin Ferdinand's III., Erzherzogin Marie Leopoldine hatte Hochzeit am 2. Juli 1648, gebar den Prinzen Karl Josef am 7. August 1649 und starb 19. August 1649.

Bl. 37a—43a De Longa Vita, ebenfalls ein Auszug, Huser a. a. O. S. 115, 116, 117, 118, 119, 120, 121, 123, 125, 126, 130, 131, 132, 133.

Bl. 43b—49a De Arcanis, Bl. 49a—50a De Magisteriis, Bl. 50b bis 56a De Specificis, Bl. 56a—58b De Elixirijs, Bl. 59a—59b De Extrinsecis; kurze Auszüge aus Huser a. a. O. S. 42—98, wobei Practic und Process immer unterdrückt werden und „in geheimb" gehalten.

Bl. 59b—63b De Renouatione et Restauratione Theophrasti, Germaniae Philosophi et Medici dicti Paracelsi Magni, ein kurzer Auszug nach Huser a. a. O. S. 100—111.

Bl. 64a—87a De Generatione Rerum Naturalium u. s. w., kurze Auszüge aus allen 9 Büchern De Natura Rerum, Huser a. a. O. S. 258—362. Bl. 87b und 88a unbeschrieben, wie schon vorher einige Blätter.

Bl. 88b—91b .. Liber De Tinctura Physicorum, Auszug aus Huser a. a. O. S. 363—374. „Den Proces der Praeparation vnd Composition Tincturae Physicorum haben wir lassen anstehn vnnd beruehen."

Bl. 91b—99a „Vuolgen etliche warhaffte approbationes des Lapidis Philosophorum" nach Autoritäten der Alchemie und eigenen Erlebnissen des Compilators.

Bl. 100a—116a „Wil auch hoch vonnötten sein waß Von den Tartarischen Krankheiten .... durch ... Theophrastum ... zu tractieren ... weillend solliche diser Österreichischen Landen seer gemein, sambt warhafftiger Cur, allen daran Leidenten zu Trost vud Hilff." Auszug aus Cap. 1, 14, (7), 15, (16), 17, 18, 19, 20 und 21 des Buches an die Kärntner Stände, Huser 4°-Ed. II S. 246—336.

Bl. 116b—123b „Kurtz begrüffen der grund der Artzeney worauff sie stehn soll durch . . . Theophrastum magnum von Hochenheimb. . . De Triplici Fundamine Religionis, Philosophia, Astronomia . Distributio Artis Medicae ac Facultatis permutatio. Lassen wir die Vorredt beruehen." Auszug aus dem Paragranum alterum, Huser 4°-Ed. II S. 104—141.

Bl. 124a—136b Parenthesis Interclusae Liber tertius & Pagoyum tertium . Tractatus de Ente Naturali Cap. I—IV und XI; De Ente Spirituali Cap. I—IV u. s. w. u. s. w. ein Auszug aus einem Theil des Paramirum I, Huser 4°-Ed. I p. 35—64.

Bl. 137a—156a Daß Buech von der Geberung der Empfindlichen Dingen in der Vernunfft Theophrasti magni, wenig gekürzt nach Huser a. a. O. S. 329—368, und mit einigen Capitelüberschriften versehen.

Bl. 156a—161b Liber Entium Morborum Primus et Pagoyum

Primum, die 10 ersten Capitel des 1. Buchs des Paramirum I wenig gekürzt und verändert, Huser a. a. O. S. 12—22.

Bl. 162a—163a Proceß vnd Arth Spiritus Vitrioli, Huser 4°-Ed. VI S. 253—54 mit einem Erguss des Schreibers am Schlusse unter Weglassung des Processus et Vsus „der bleibt in geheimb biß auf ein weitters."

Bl. 163a—163b De Antimonio und De Sulphure, zwei lateinische Capitel aus dem 3. Buch der Vita longa Huser a. a. O. S. 177—178.

Bl. 164a—165a Generatio Podagrae in tabellarischer Form nach Huser 4°-Ed. V S. 76—77.

Bl. 165b—167b Vorred Doctoris Theophrasti Vber die Podagrischen Kranckheiten, etwas gekürzt nach Huser a. a. O. S. 308 bis 312 und das 1. Capitel des 2. Buchs der Vita longa De Podagra, Huser 4°-Ed. VI S. 157—158. Bl. 169 unbeschrieben.

Bl. 170a—184b Von Der Bergsucht vnd andern Bergkranckheiten, eine im wesentlichen vollständige Abschrift folgender Abschnitte: Buch I Tractat 1, 3 (ausser dem 3. Capitel), 4; Buch III Capitel 10 bis 14. Huser 4°-Ed. Bd. V S. 1—6, 18—25 und 70—73.

Bl. 184b—188a Fragmenta Medica. Liber de Epidemiis und andere Schedulae De Peste, Huser a. a. O. S. 186—189; 193—194 Zeile 7; S. 196 oben; S. 195 die 10 letzten Zeilen [sogar mit der Bogensignatur Huser's! L 5) ij] und S. 235 Zeile 24—236 Zeile 13.

Bl. 188b—189b De Origine Morborum & Sanitatis, ebenda S. 320—322 oben.

Bl. 190a—197a Das Buech von den Vnsichtbaren kranckhen, ein Auszug aus dem 3. Buch von den Morbi invisibiles Huser 4°-Ed. I S. 269—271 Zeile 4, 272 bis Zeile 14, S. 279 Zeile 17—S. 288 etwas gekürzt.

Bl. 197b—199a Beschreibung des Menschen als die kleine Welt ebendaher S. 289 unten bis 291 Mitte.

Bl. 199a—202a Allerlei Expectorationen des Verfassers „auß erfahrnheidt meiner Reisen zu Meer und Landt" über die Magnalia Dei, die grossen Heilmittel, wie Mercurius vitae, Antimonium, Vitriolum, über moderata diaeta, Weissagungen vom jüngsten Gericht, warum Adam so lang gelebt habe, Defension seiner Libelle und Tractate u. s. w.

Bl. 203a—207b Caput de Desperatis Morbis und De Morbis Somnii, Huser 4°-Ed. V S. 154—161. Bl. 208 leer.

Bl. 209a—216b Register mit Seitenzahlen „Information vnnd Inhalt dises wunderbaren Buechs vnnd Fragmenten".

Bl. 217a Karl V hat seinen Vorfahren „den Dameanischen zwen

Brüedern“ für treue Dienste Ehre erwiesen und das beigemalte Wappen verliehen.

Das ganze Buch ist für die Paracelsuskritik ohne Werth und nur als Specimen für solche alchemistischen Gesellen von kulturhistorischem Interesse, welche sich an Kaiser Ferdinand III. drängten. (Vgl. Kopp, Die Alchemie I S. 106 und 194 f.; A. Bauer, Chemie und Alchymie in Oesterreich Wien 1883 S. 35 f.) Der grosse Paracelsus muss die Kosten der unverschämten Reclame des Charlatans tragen.

59. Wien, Hofbibliothek, Ms. 11206 (Med. 153). Ms. Ambras. 173. 186 Bll. 4° aus der Mitte des 16. Jahrhunderts. Auf dem Pergamentumschlag steht „Index super mea praxi incipiente ab Anno 54“; auf dem ersten Blatte „Georg: Handschius à Limuso D“. (Vgl. No. 7).

Ein systematisch geordneter Index zu einer Sammlung von medicinischen Collectaneen meist praktischer Art. Die Collectaneensammlung selbst ist wohl in einem anderen Wiener Codex enthalten. Eingefügt in diesen Index sind allenthalben an leeren Stellen und auf eingeschobenen Blättern und Zetteln allerhand Notizen allgemeiner und casuistischer Art von nicht geringem kulturgeschichtlichem Interesse, namentlich aus dem Umgang mit den Patienten; viel sprichwörtliche und sonst geläufige Redewendungen aus dem Kleingeld des täglichen ärztlichen Verkehrs. Für uns von Interesse sind einige kleine Notizen, z. B. Bl. 2b „Paracelsus curauit cum opiatis 11s.“ Bl. 15a: „Medicus Theophrastus dixit ad Treher, diu contemplans vrinam ab una fenestra ambulans ad aliam. Es ist ein alte kranckheit, die nicht recht ist geheylet worden, sonder ie mehr verterbt . Die gall ist verterbt, das sie der lebern nicht mehr dienen kan, verterbt die leber vnd das geblütt, ir habt kein gutt blutt im leib.“

Bl. 134a—143a ❡ **Excerpta ex libello** Theophrasti Paracelsi, cui titulus Durch den hochgelerten Herrn Theophrastum von Hohenheim, beyder artzney Doctorem, **von der Franczösischen kranckheit** drei bucher, Paracelsi.

aliqui uocant Theofraustum. Fuchsius Morophrastum.

Gedruckt Zu Nurmberg bei Jeronimus Formschneider. 1.5.5.2.

[Vgl. Theil I No. 28.]

Sindt mit einander geuettert
vmbstossen.
Sehet ir ärtzet alle ein gleichnuß von einem Steinmetzen, der lernet sein iunger mehr mit den henden, denn mit dem maul, vnd lernet vnd thuets mit einander, vnd im ist vnmöglich, lernen das er nicht thuen kan . . . .

Es sind einzelne Kraftstellen, Schlagwörter und Ausdrücke, die dem Leser aufgefallen sind, aus allen drei Büchern; einige seltene Einwürfe des Lesers und Zusammenfassungen von Gedanken Hohenheim's sind lateinisch gegeben. Nur im 3. Buche sind grössere Excerpte gemacht über Guaiac, Purgationen, de hydrope noua.

Bl. 143a—144a **Ex libello de ligno Guaiaco.**
Einige Auszüge wichtigerer Stellen aus dem Büchlein „Vom Holz Guaiaco", Theil I No. 1 (oder 87).

Bl. 144b—157b „Aliae Cautelae" überschrieben, eine bunte Reihe von Bemerkungen aus der Praxis, meist kluge Wendungen und Meisterstücke ärztlicher Diplomatie.

Bl. 158a **Ex Theophrasti explicationibus in aliquot aphorismos Hippocratis.**
Einige kleine Excerpte aus Theil I No. 100.

Bl. 158b Ex praefatione libelli **Von der Bergsucht.**
Theophrasti hactenus (Anno 67) libelli non ultra 30 in publicum prodiere cum tamen (ut fertur) circiter 350 conscripserit.
u. s. w. u. s. w. bis Bl. 161b ein grosser Theil der Vorrede des Architectus zu No. 88 des ersten Theiles in extenso abgeschrieben, handelnd über den Werth der Chemie für die Medicin. Am Ende heisst es „Haec omnia ex praefatione Samueli Architecti in libellum Theophrasti Von der Bergsucht."

Bl. 161b—186 Rursum alia miscellannea, abermals Redewendungen, Ausdrücke und Anecdoten aus der Praxis z. Th. mit Nennung des Gewährsmannes.

60. Bern, öffentliche Bibliothek, Mscpt. 664. 8°. Ein Sammelband, welcher an achter Stelle die folgenden Paracelsusanalecten enthält, auf 51 Bll. von einer Hand zu Anfang des 17. Jahrhunderts geschrieben; sehr klein und schwer zu lesen, offenbar zum eigenen Gebrauch. Einige unbeschriebene Blätter sind nicht mitgezählt. Der Titel von anderer Hand lautet:

Analecta ex Theophrasti Astronomia.

Nach 4 leeren Blättern beginnt der Scheiber mit einigen allgemeinen Notizen, z. B. „p. 92.b. promittit, ut saepè aliâs, 2 uolumina de Practica. Item caetera 4 libros 1. meteororum 2. de plantis. 3. De mineralibus. 4. de Manna.
Omnia sunt in discordia in Vnfried . . ."

Das Citat stimmt wie alle folgenden mit dem 1 Drucke von 1571,

Theil I No. 131. Auf dem 2. Blatte die berühmte Stelle (Huser 4°-Ed. X S. 182.)

„Lasset euch das nicht seltzam sein, das euch allen noch nicht wissendt ist gewesen . Dan anderst bin ich . Ich bedanke nur der schul in die ich kommen bin, berhume mich keines menschen als allein, des der mich geboren hatt vnnd mich iung außgeweist hatt."

Darauf folgt eine Stelle „p. 40" der Frankfurter Ausgabe in deutschem Wortlaut und allerlei lateinisch Uebersetztes. Auf der Rückseite des zweiten beschriebenen Blattes beginnt:

Philosophia sagax. Astronomia magna.
Ab ea artes et scientiae omnes, quaeque per se perfectae. Omnes artifices, qui et anuere [?] se inuicem aut reiicere nos debent.
Auß einem eisen siebenerley schmidt. Holtz braucht nicht einerley Kunst . ꝛc .
Deus mirabilis in sanctis suis . Corpus mortalis repetit terram.

Homo duplex { terrestris a firmamento / aeternus / Coelestis a Deo }   Lumine naturae, cui multiplices illae artes subiacent quare genealogiam & consanguinitatem docet sagax.

Bl. 3b   Cap. I.

Ordo rerum creatarum {
1. Corpus spherae { superioris / inferioris }
Elomontalis do quo philosophus
2. Spiritus uiuus . Der auß den elementen treibt was in ihnen ist . das wesen aus dem das corpus geht in sein Wirckung vndt genötigt wirdt.
3. Der empfindliche Leib . . . . .
}

Ein schematischer Auszug aus den Büchern 1, 2 und 4 der Astronomia magna, der bis Blatt 38a reicht.

Bl. 39b—40b **Ex libro de vermibus,** serpentibus araneis, bufonibus, cancris et maculis ortis a natiuitate.

Ein kurzes Excerpt aus diesem Buche (Huser 4°-Ed. VII S. 278—295; Fol°.-Ed. I S. 1088—1094).

Bl. 40a einige therapeutische Notizen über Plumbum ꝛc. Kräuter, Thermen.

Bl. 41a Es leßt sich wol gewinnen, aber nicht allemal verdienen [Huser, Chir. B. u. Schr. Fol°.-Ed. S. 262]. Die schneider stoßen sinn vnd vernunfft in finger hütt, die munchen in ir dixit dominus, der sophist in sein est & non est &c. [ib. S. 268] . . . . .

Bl. 41b—47a **Lib. 2. de morbo gallico** De Anatomia in Petri horto est pyrus in Joannis mulus etc.

Anatomia { localis
fons medicinae { essentialis .....

Auszüge aus dem 2.—4. Buche der Colmarer Schrift „Von Frantzös. Blatern", Huser a. a. O. S. 259ff.

Bl. 47b—51b Lib. I. **Von offenen schäden.**
Ulcera non sunt pudrida sed uiua ......

Auszüge aus den vier ersten Büchern der anderen Colmarer Schrift Hohenheim's (a. a. O. S. 377ff.)

Wir haben es hier also mit Auszügen aus Hohenheim's Grosser Astronomie, dem Ursprung der Künste und den beiden Colmarer Schriften zu thun, welche wenig Bedeutung besitzen.

Damit wäre das aufgefundene handschriftliche Material zu den in den Huser'schen Ausgaben veröffentlichten Schriften Hohenheim's im wesentlichen erschöpft. Zerstreut finden sich allerdings auch in den folgenden Abtheilungen dieses Bandes ab und zu kleine Stücke, die Huser schon hatte drucken lassen. In der Handschriftenübersicht am Schlusse sind diese zerstreuten Stellen alle angeführt.

In den hiermit abschliessenden Handschriften des 2. Abschnittes fanden wir auch einige kleine Stücke, welche Huser nicht aufgenommen hat:

A. In dem Wiener Mscr. 11115 (No. 12)

1) „Ein besunder libell: Anathomia", Bl. 361a; siehe oben S. 68.

2) Ein anatomisches Fragment ohne Ueberschrift, Bl. 367b —368a; siehe oben S. 70.

3) „fragment. libri de Auctoritate sanctorum" Bl. 368a, siehe oben S. 70—71. Ein vorläufiger Entwurf zu Huser 4°-Ed. IX S. 208ff.

4) „Quatuor libri Complexionum, De Colerico Bello, De Melancolica Passione, De Sanguinea Industria, De flegmatico Sudore Bl. 368a—369b; siehe oben S. 71—72.
Dieselbe Schrift findet sich auch im Leidener Codex Voss. Chym. Fol°. No. 16, Bl. 11b; siehe oben S. 111.

B. In dem Erlanger Mscr. Q 77 und 78 (No. 15)

5) Eine lateinische Disposition zum „Modus purgandi"; siehe oben S. 84 und 86.

6) Ein tabellarisches Fragment „Modus concordandi"; siehe ebenda S. 87.

III.

Chemisch - Alchemistisches.

Das zehnte Buch der Archidoxen.

61. Leiden, Univ.-Bibliothek, Cod. Voss. Chym. in Folio No. 6. 454 Bll. Von der selben Hand geschrieben wie No. 21, also kurz nach 1600. Die stellenweise von diesem ersten Schreiber leer gelassenen Blätter sind von späterer Hand mit allerlei Notizen beschrieben. Der ungebildete erste Schreiber hat Alchemistisches hier zusammengestellt, wie des Näheren aus dem gedruckten Katalog von 1716 zu ersehen ist; uns geht hier nur an Bl. 90a—99b:

Vom stein der Weisen der .10. Tractat,[1] oder Capittell der Archidoxa Paratesi [!] **Magnj.**

Es ist heitter kundt vnd Offenbahr das Viel Vnbestendige gemütter in Laberierung der Speciebus Zu dem Stein der weisheitt seindt, dann Ihr vorstandt ist verfinstert vber die ding so vergehen vnd zunicht werden : Aber die Kunst bestehett in der Vereinigung der Dinge so warhafftig seindt ohne Einig falscheitt, Ich aber Probiert das dieße Meisterschafft der Proportion solcher speciem nicht vmbsonst oder vergebens Symon Magys vonn dem Stein der weyssen wie hernachor folgen wirt, das wasser mag in keinem wege figiert vnd bestendig gemacht werden ohne denn Schwefel so Ihm vonn Natur verwandt vnd zugeeignet ist, es wirtt auch Sonst kein ding in der gantzen weltt gefunden, so diesem Sulphurj mag gleich geschetzt werdenn, denn er ist Anfenglich auß dem wasser gebohren, vnd wirdt mit seinem rechten Nahmen die Sonn genandt, so auß dem weissen wasser seinen vrsprung genommen . . . . Vergleichent derhalben die Außlegung mit den Figuren vnnd gebildtnüßenn, dann wir haben nichts frembes ohne das so an der Taffeln Senioris gemahlet ist . wer nun ein gemüdt hatt zu Imaginieren

Vnnderscheiden vnnd die ding zerlegenn, wirtt alles klarer vnd heiter dann die helle Sonne sehen, Jedoch mit der gerechtig, Aber nicht mit der VngerechtigKeitt, in der Vnnterredung,

Bl. 100 folgt „Verzeichnus vom Hauß der schätz vndt seinen Schlüssellen“.

Wir haben hier also handschriftlich denselben Tractat, welcher 1618 im „Ternio Reliquiarum“ und 1621 in der „Heptas Alchymica“ (Theil I No. 304 und 319) gedruckt war. Unsere Handschrift fällt ungefähr in die selbe Zeit, vielleicht noch vor diese Drucke; jedenfalls ist sie von keinem dieser Drucke abgeschrieben. Ihr fehlen die einleitenden Worte, welche die Heptas Neander's von dem eigentlichen, hier allein gegebenen, Texte völlig trennt, während der Ternio den Text einfach weiter laufen lässt. Im Uebrigen steht unsere Handschrift dem Texte Neander's in der Heptas entschieden näher als dem Ternio, mit welchem sich jedoch auch Uebereinstimmendes findet, wo die Heptas abweicht.

Dass dieser Tractat nicht Echtparacelsisches bietet, ist schon im ersten Theile betont.

62. London, brit. Museum, Sloane 3506. 114 Bll. Fol⁰. aus dem 17. oder 18. Jahrhundert, alchemistische Tractate enthaltend, darunter Bl. 33a—36b:

The Thendh Book of Archidoxes of Philippus Theophrastus . Paracelsus.

Now whe will begin the 10 booke of our archidoxes which is the key of all our Books written of philosophy, and because whe will not that this our booke should fall in the hands of the unworthy because we have Reept it by our selves. til dead and in time of Trouble it was like a paradiseth the refreshement of our mind for it is an Elucidary of all our Philosophy .... light of Nature.

Chapter .10. or The Tenth Book. It is apert an manifest that many inconstant mindes are imployed in working of the species for the philosophers stone .... Except the tables of Senior, yet he who has a mind and senses to separate things from things will see Every thing clear, yet onely the righteous & not the deceitful. Finis.

Wir haben es hier also mit einer englischen Uebersetzung der ersten Gestalt des 10. Buches der Archidoxen zu thun, wie sie von Moller und Neander 1618 und 1621 herausgegeben wurde (Theil I No. 304 und 319). Hier ist auch die Einleitung mit übersetzt. Vgl. No. 61.

Bl. 37a—41b:

The Philosophical Canons of Paracelsus.

1.) That wich is near to perfection is Easely brought to perfection.

. . . . . .

159.) Gold gives a golden, silver gives a Silver Tincture but h who knowes to linge the mercury with silver or gold has a great secret. Finis.

Eine Uebersetzung der „Regulae seu Canones aliquot philosophici de Lapide Philosophico", welche Penot 1582 zuerst ohne Namensnennung herausgab (Theil I No. 190), ebenso Figulus 1608 in der „Pandora" (Theil I No. 282). Im „Chym. Psalter" ist es 1771 als Paracelsisch gegeben (Theil I No. 463 und 464). In die Gesammtausgabe der Schriften Alexander's von Suchten ist es 1680 als von diesem Autor herstammend aufgenommen (Theil I No. 411; vgl. auch Centralbl. f. Bibliothekswesen 1893 S. 398f.).

63. Wolfenbüttel, herzogl. Bibliothek, Codex Blankenburg. 94. 11 Bll. Folio, um 1600 geschrieben, vielleicht noch in die 90er Jahre des 16. Jahrhunderts fallend.

Bl. 1a—9b **Lux In Tenebris Lucens** ꝛc. **Archidoxorum . Praecipuorumque Medicinalium Spagyricorum Clavis.** Philipi [!] Theophrasti Paracelsi ab Hohenheimb.

Omne Donum perfectum a Deo Imperfectum a Diabolo.

Praefatio Authoris.

Ob wir wol vnnssere Archidoxa . vnndt Anndtren buecher die Medicinam betreffent, Etwaß khlerer, vnndt verstenntiger alß beschechen zu beschreiben willenß gewessen dieweil aber die höchsten arcana Medicinae . philosophiae ohne die warhafftigen chimischen Handtgrif nit bereitett noch in ier Exaltationem graduum gebracht werden können vnnt aber Meniglich wol wissent ist, wie fast die gannze gottlose vnndt allein denn zeitlichen guettern vnndt Reichthumb ergebene welt, nur den tincturis vnndt transmutationibus metallorum zue erlangen, vil golt vnndt Silber mit gewalt nach lauffen darzue sie dan wol die ware chymische praeparationes bedörffen welche sie in . . . . zu seinem lob vnnd Ehren beschlossen haben zu Bassel . ꝛc.

Wir haben hier also denselben Text, welchen Stariz 1624 zum ersten Male als „Clavis oder das zehende Buch der Archidoxen" herausgab (Theil I No. 328), und Bitiskius für seine lateinische Gesamtausgabe 1658 übersetzen liess (Theil I Seite 591f.). Fast unverändert ist der Stariz'sche Text in die „Handbibeln" von 1684 u. s. w. herübergenommen worden (Theil I No. 418 etc.), während der Buchhändler Dollhopff 1681 (im „Lapis vegetabilis" (Theil I No. 414) dieselbe Schrift nach anderer handschriftlicher Ueberlieferung gab. Jedenfalls ist unsere Handschrift wesentlich älter als alle diese Drucke und diese Abhandlung sicher noch im 16. Jahrhundert abgefasst worden. Unser Mscr. gibt sich nur als „Schlüssel" zu den Archidoxen und andern medicinisch-alchemistischen Schriften und nennt sich noch gar nicht zehntes Buch der Archidoxen, unter welchem Titel die Abhandlung doch in allen Drucken geht. Dagegen spricht weder Stariz noch seine Nachfolger von einer Lux lucens in tenebris, wohl aber Dollhopff, der es auch als Schlüssel zu andern Büchern Hohenheim's bezeichnet und damit, wie unsere Handschrift, an den Clavis operum Paracelsi des Rhenanus erinnert (Theil I No. 294). Als solch ein „Clavis" zu Hohenheim's Schriften mag das Büchlein von seinem Verfasser gemeint gewesen sein und ist vielleicht erst später dem Paracelsus direct zugeschrieben worden.

Wo Dollhopff von Stariz bedeutender abweicht, also namentlich in der Vorrede, stimmt diese Wolfenbütteler Handschrift meist mit ersterem überein, hat namentlich die Erweiterungen und Zusätze des Textes fast ebenso, welche dessen Text im Vergleich zu dem des Stariz bietet. Uebrigens finden sich auch in der Vorrede und in den 10 Kapiteln viele Abweichungen von den gedruckten Texten. Von der thörichten Datirung des Dollhopff'schen Textes „Basel Mense Augusto Anno 1511" findet sich hier nur ein „Basel . etc." Im ganzen ist die vorliegende eine gute Handschrift, nach guter Vorlage geschrieben, die nur selten falsch gelesen hat und dann von einer nur wenig späteren Hand corrigirt ist. Wäre diese Abhandlung echt, so würde unserer Handschrift für die Textgestaltung beträchtlicher Werth beizumessen sein; doch ist dies Werkchen, wie schon Theil I Seite 537 ausgeführt ist, erst zwischen 1572 und 1600 geschrieben.

In der Handschrift folgt noch Bl. 10a—11b „Tinctur Einem Doctor von Hamburg zugeschribenn" und auf der letzten Seite ein Verweis „Theophrastus Sagt vonn olleo aqua sallis also de mineralibus fol. 94", welcher auf keine der gedruckten Ausgaben dieser Schrift passt, auch nicht auf No. 121 des ersten Theiles.

64. Weimar, Grossherzogl. Bibliothek, Q 462. 208 beschriebene Blätter (dazwischen und gegen Ende viele unbeschriebene, nicht gezählte). Alles von derselben Hand geschrieben wie der Weimarer Codex Q 456 (No. 81); nur Blatt 103—135 von

anderer gleichzeitiger Hand (also etwa um 1630) geschrieben. Auf Bl. 63a folgendes Titelblatt in Schwarz und Roth:
Lux Lucens in Tenebris Archidoxorum praecipuorum arcanorum medicinalium Spagyricorum.
CLAVIS Sive Liber Decimus, Aureoli, Philippi Theophrasti paracelsi Magni ab Hohenheim . Anno
BeLLa MoVet DeVS Inter XrIstIanos In orbe.
[Die Jahrzahl dieses Chronogramms 1624 ist wohl das Datum dieser Abschrift.]

Bl. 63b Stellen aus Ecclesiast. 42.

Bl. 64a—68a Praefatio D. D. Theophrasti paracelsi . M.
Obwol vnsere Archidoxa vnnd andere bucher die Medicinam betreffendt, etwas clärer vnd verstendiger, als geschehen zu beschreiben wir willens gewessen. Die weil aber die höchsten Arcana Medicinae Vniuersalia, ohne die warhafftige Chymische handtgriff nicht bereitet noch in ihr h . [?höchste?] Exaltation gradum gebracht werden, können: vnd aber menniglich wol wissendt ist, wie fast die gantze Gottlose clerisey der medicinischen facultet den Zeittlichen Guttern vnd Reichthumb allein Ergebent, vnd sich dieser Göttlichen geheimnus wenig achten, dan ihr sinn vnd gemuet stehet nur nach den Tincturis vnd Transmutationibus Metallorum zu Erlangung viel Golttes vnd Silbers mit gewaltt nachlauffen: . . . . Also dieser Schatz versequestriert sein soll in dem Ewigen wordt daß himmoll vnndt Erden erheltt. Amen.

S. 68b ist eine Stelle aus dem Ecclesiasticus 43 eingeschoben und ein NB. über Antimonium und Spiritus mercurii philosophorum.

Bl. 69a—81a Der Text der 10 Capitel:
De Separationibus Elementorum . Caput I . Inn allen dingen seindt bey einander vermischt 4 Element . . . .
. . . De Compositione Balsami spiritualis et Balsami Coagulatio Corporis . Caput 10. Ebenn wie im Manual vermeldet, soll die Conjunction geschehen im Philosophischen Ey ꝛc vnd wollen also hiermit im Namen Gottes diß grosse werck zu seinem lobe vnnd Ehrenn beschlossen haben zu Basell im Jar Deo Gloria.

Mehrfach finden sich am Rande der Handschrift Citate aus Band IV und VI der Huser'schen Quartausgabe z. B. Bl. 69b „De morte rerum T: 6: 281. 292.“ „T: 4: 33. librum de morbis Tartareis“ u. s. w. Fasst man das „Deo Gloria“ als Chronogramm so wäre DLI = 551 also 1551 (etwa ein Vorgänger der Jahrzahl 1511 in No. 414 des ersten Theiles??).

Wir haben hier also eine weitere Handschrift der zuerst von Joh. Stariz herausgegebenen Lesart des 10. Buches der Archidoxen. Der Titel scheint vom Abschreiber nicht ganz verstanden zu sein; er ist eine offenbare Verballhornung aber zugleich in etwa eine Weiterentwicklung des Titels, den die No. 63 gibt. Die Lesarten unserer Weimarer Hdschr. sind oft recht abweichend von dem Wolfenbütteler Codex, doch steht auch sie dem Dollhopff'schen Texte näher als dem des Stariz und seiner Nachfolger, beruht aber doch auf handschriftlicher Ueberlieferung.

Es folgt nun zuerst ein alchemistisches Allerlei, darunter alchemistische Visionen aus den Jahren 1617 und 1623; Bl. 102—172 Tractate des Basilius Valentinus.

Bl. 173a—174b **Manuale De praeparatione Materia Lapidis** Philippi paracelsi a Hohenheim.

Rp. Electrum minerale immaturum, daß Ist ein Reiner vn verfelschter *Mercurius* Vivus oder bergk Zinober, setz in sein Sphaeram oder Sperma [!] ...... Du solt aber wissen, das von deinem Electro kein Solucion geschicht, es habe den den Circulum der sieben Sphaeren volkommenlich drey mahl durchlauffen: dan solcher Numerus gebüert im zu.

Auszüglich gleich Huser 4°-Ed. VI S. 430—434. Der Paracelsische Text, ist stellenweise erweitert und mit erklärenden Zusätzen versehen. Das Ganze ohne Werth. — Im Folgenden ein Process des Isaac Hollandus und allerlei Alchemistisch-medicinisches und Technisches.

65. Kopenhagen, königl. Bibliothek, gl. Kgl. Saml. No. 250.
148 meist beschriebene Bll. Fol°., von einer Hand um 1700 geschrieben und von einer andern wenig späteren mit Zusätzen u. s. w. versehen. Die ersten 121 Bll. nimmt eine schwedische Erklärung und Notizensammlung zu Heinrich Khunrath's „Amphitheatrum" ein. Den Schluss bildet das Archidoxenmanuscript, Titel und 26 Bll. Die Bogen zu je zwei Bll. sind numerirt „Archid 1" bis „Archidox 13."

Förklaring på Theophrasti Tionde Book Archidox:

Bl. „archid 1." Förklaring på Theophrasti Decimum librum Archidoxon. Ad: Cap: 1. In omnibus rebus commixta sunt, juxta se, quatuor elementa, sed in re qualibet, unum ex illis quatuor, perfectum ac fixum est. Illud est elementum praedestinatum, in quo quinta essentia virtus et qualitas habitat. Aff deße Theophrasti ordh Kan man lähra att — uthi saltet sitter quinta essentia. Förty uthi alla skapadr och Kroppeslige ting, Som bestå aff fyra elementer, ähr saltet dheteren daste fixe, som uthi askan blifwer liggiandes, nähr heela dhet öfrige corpus ähr aff elden förtärd och flychtigt giordt. Ähr altså spiritus salis* [Vom Schreiber im Rande hinzugefügt:* „uthur hwart och ett slags salt, den"] quinta essentia, virtus, & qualitas, som boor in elemento perfecto ac fixo & praedestinato.

Quod vero quidam opinantur, Corpus verum elementum et qualitatem esse, nec non virtutem veri elementi aliquo modo ostendere, ea quidem causa est, quod corpus, ut et tria elementa imperfecta, a fixo, perfecto et praedestinato elemento, vel quinta essentia, velut incola suo tinctum et qualificatum est, quodlibet secundum suam naturam. Här swares till den objectionen, att hwart och ett tings heela corpus uthan någen förregående separation kunde hållas pro elemento, emädan heela corpus wijser aff sigh dhe egenskapper och qualiteter* [* som sielfwa saltet och des spiritus innehålla] och alså ingenting uthi heela corpore ähr, som wijßer sigholijkt ...... Ad Cap. 10. De Compositione Balsami Spiritualis, & Balsami Coagulati Corporalis. Compositio haec fit in ovo Philosoph: Denne Compositionen som uthi ovo skeer aff Balsamo Spirituali (i. e. Luna) och aff Balsamo Coagulato Corporali (i. e. Sole) ähr ingen annan, änn att effter putrefactionen, förwandlas eller figeres mercurius först in tincturam albam lunae, och sedan in tincturam rubeam solis.

Menn den rätta compositionen Balsami spiritualis et Balsami coagulati Corporalis i. e. Lunae et sulph: solaris, skeer före änn som massa solis, lunae, et mercurii blifwa uthi ovo inneslutas såßom därom har frammanförre ähr formählt.

Soli Deo Gloria."

Am Rande steht hier noch:

Detta capitlet kan förståhs om tincturae lunaris promotion ad tincturam solarem, Förty nähr man här tager Balsamum coagulatum corporale pro tinctura fixa lunari, och Balsamum spirituale, pro Mercurio acuato, conjuncto cum aliqua parte seminis auri, som ännu ähr flychtigt och att igennom denne mercurium Philos: hwaruthi semen auri ähr solverat, den figerade tinctura lunae återigen giöres volatil, till att sedan widare figeras in tincturam solis, så kan detta capitlet hållas för desto mindre öfwerflödigt, och haar sitt egne förstånd, och egne meening medh sigh, hwilken meening så mycket bättre öfwereensstämmer medh dhet som säges att denne compositionen eenkannerligen skall ske in ovo.

confer memor. ad Nosce Te Ips: lit E. pag. 18.

Ein fortlaufender Commentar zu den 10 Capitel des 10. Buchs der Archidoxen in der lat. Uebersetzung des Bitiskius (Theil I No. 382). Die Einleitung ist als des Commentares nicht bedürftig weggelassen.

---

66. Wien, Hofbibliothek. Ms. 11548. 528 Bll. 4° aus dem 16. Jahrhundert. Beginnt mit einer Receptensammlung von verschiedener Hand geschrieben, Titel: „Emperica ad varia Egritudinum genera .... per Nicolaum Albinum suis discipulis proposita . Mundus regitur opinionibus. Sum Nicolai Albini a Jonnsdorff artium et medicinę Doctoris.“ Auf Bl. 175 heisst es „finis in vigilia sacralj Joannis Baptiste Anno 1531 .24. die junii ....“ Es folgt ein Brief von dem Nürnberger Arzte Johann Magenbuch, ein Consilium von Sebast. Petzer Dr. zu Straubing, eine „Brevis medendi Methodus“ aus Galen und Hippokrates von Corradinus med. Patavinus; „Von die Newe kranckheit“ (Influenza?); In septimum Colliget Averrois von Matth. Curtius papiensis; Gutachten Magenbuch's über eine Wasserprobe des Wildbads Beckhingen von 1543 (destillirt!); Dispensatorium Viennense; Puerorum morbi; Recepte; Consilien von Johann Lanych, Eugubius und Coradinus; Colegia exemplata et potissimum ex collegiis eximii magistri Matthei Curcij.

Es folgen dann noch Recepte, deren erstes lautet:

Bl. 498a Theophrastus

mache ein aquam regis darinn soluire gemeinen *Mercurium* crudum, et purgatum ʒ V

Danach ℞ anthimonii praeparati ʒ ij Tartari albi ʒ js dise ij stuckh reib zusamen, vnd las fliessen mit einander vnd gies zum kunig, diesen khunig reib khlein, soluier auch In dein aqua regis besonders, dan ℞ aurum purum ʒ j s . soluirs auch In aqua Regis, die drey solutiones geuß zusamen zeichs wider per alembicum ab, gieß wieder darauf, zeugs wider dauon, das thue 5 oder sechs mal . zuletzt treibs mit starckhem feyer, wie ein starkh aqua fort zuletz geuß guett rechtfertigen prandtwein darüber, los stehen xij stunden dan distillirs wider daruon, dan geuß wider darüber gut gerecht khlar rosen wasser, las xx iiij stund stehn, zeugs auch ab, so ist es beraitt, vnd der edlest praecipitat zubrauchen in allen kranckheiten.

Eingestreut finden sich in die Sammlung von Recepten weiter noch die folgenden unter Hohenheim's Namen:

Bl. 504a: *Mercurium Saturni* [plumbi] zemachen In die Edlen vnguenten zuprauchen theophrastj.

[vgl. Chir. B. u. Schr. Fol°.-Ed. S. 173B]

℞ *Plumbum* vnd soluir das In ein aqua fort da nach sieß es wider auß vnd las es Truckhen werden dan nymp also vill *Salmiak* stos In khlein mische In dar vnder vnd geyß darauf acetum das Er daruber gehe iij zwerckhfinger hoch setz In roß mist iij oder iiij Wochen In ein wol vermacht glas, darnach nyms herauß vnd geuß mehr *Essig* darauf 3 zwerckhfinger las ston wie lang du wilt seich den *Essig* herab thue In ein eng glas treib eß vnder sich so hast *mercurium plumbi* der gerecht ist.

Oleum siue extractio *plumbi* theophrastj
In seine emplastra, et vnguenta.

Bl. 504b ℞ Silber gleth reibs khlain thues In ein glas geyß gueten starckhen *Essig* daran setz In ein stethe wirmb vnd vermachs oben wol, so die materia In der wirmb stehet pei viij tag so werden cristallen schiessen gleich wie pletter die thue In ein glas, vnd distillire wie ein aqua fort, so geth das oleum herüber, das prauche eß ist hipscher haymlischer großer subtiler wirkhunge.

In diesem oleo magst des *Mercurii* praecipitat sieden vnd darnach zun roradern brauchen, wirst wunderparliche schone subtile wirckhung befinden.

Blat 505b: In pleuresj a Thoophrasto probatum.

℞ sal absinthij ʒj cum aceto accipiat sexta die jeiuno stomacho per VI hores videbis eum totaliter curatum

Bl. 506b: Aqua Theophrasti zu althen schäden.

℞ ein *Schwefel* kyß den distillir per alembicum mit starckhem *Feuer* so gehet ein öll herüber darin netz tuechlen vnd leg dorüber vn spreng das wasser In die schäden.

In dieser Form finden sich diese Recepte und Darstellungsvorschriften nicht bei Hohenheim, doch mag ja mancherlei derart überliefert sein, was aus den Kreisen der Schüler stammte.

67. Leiden, Univ.-Bibliothek, Codex Voss. Chymicus in Quarto No. 17. 7 + 328 Bll. Die ganze Handschrift ist von Dr. Carolus Widemann geschrieben und besteht aus 5 Theilen, welche erst später von Widemann selber zu einem Bande vereinigt und durchfoliirt wurden. Sein Name findet sich nirgends, aber zahlreiche Niederschriftsdaten aus der Zeit zwischen April 1588 und dem September 1595, zum Theil mit Nennung Augsburgs. Als Darleiher der handschriftlichen Vorlagen werden genannt: Gabriel Örtel, Asmus Roth in Augsburg, Johann Vogler civis Argentoratensis, Johann Molitor medic. studiosus, Caspar Ullrich Hartenfels aus Basel, Arzt und Bürger in Strassburg.

Für uns ist hier Folgendes von Bedeutung:

Bl. 53a—65b (unten):

Liß disen volgenden Tractat wohl, Ist Ja Teütsch genueg, vnder Augen geredt, hastu die gnad nitt zue verstehen, so bleibs allso: gab. Örtell.

[Am Rande: Von Hern Gab. Örttl Mir gelihen M: Decembrj Anno ꝛc. 88.

Darunter als nachträglich eingefügter Titel der folgenden Schrift, gleichfalls von Karl Widemann's Hand später geschrieben:

Das Buech casparj Hartung vom Hoff vonn der beraittung des gebeneideten [!] philosophischen stains sambt dessen subiecto, seinér Natur vnd Wesen mit schönen figuren gleichnissen vnd heiliger schrifft probirett.]

Vorrede.

Es ist zue wissen, dz Alle ding von Gott kommen, vnd ohne den kan nichts gemacht werden wie du es findest, Genesis am ersten, vnd Ihm Euangelio Johannis am ersten. Darumb so sollen wir In allen Vnserm thuen Gott anrueffen, vnd in bitten vmb vernunfft vnd verstand zue disem heiligen Werckh, wie alle Philosophj sagen, als Hermes, Arnoldus de Villa noua vnd Palentin vnd Johannes am lesten; dann solches will von Gott gelernet sein, nitt dz wir mitt vnsern Aigenwiligen köpfen wöllen hindurchfaren Gott geb die Natur mögs erleiden oder nitt, da rechne sie nitt hin, sondern sie faren fort, ainer spricht es steck im Wein, der Ander sag es sey In den vnperfecten cörpern, Im bluet, Inn Marcasiten, Im Mercurio im schweffel ....

Das Erst Thaill diß Buechs:

Nun fachet ahn in Gottes Nahmen dz buech der Weyßhait, vnd sagt Von dem vrsprung des Edlen stains, vnd zeigt ahn die proportz, die farb vnd die gestalt, vnd sagt von seiner Aigenschafft vnd Natur vnd wie Wir All dauon herkommen, wer Augen hatt zuesehen der seh, vnd Wer Ohren hatt Zuehören, der hör auff daß Buech.

Ain Gebett zue Gott dem hailigen Gaist.

O heiliger Geist, Weiß mir, dz Ich nitt waiß, vnd lere Mich

dz Ich nitt kann, vnd gib mir dz Ich nitt han, gib Mir die Meinigen fünff Sinn, dz du hailiger Gaist, Wonest darinn, Mitt den siben Gaaben, soltu mich begaben, vnd solt Dein göttlichen frid haben, Ô Heiliger Geist lehr vnd vnderweiß dz Ich recht leben kan, gegen Gott vnd meinen Nächsten Amen.

Das Erst Capittell caspar harttung von Hoff ꝛc
Im Annfang war dz Wortt, vnd dz Wortt war bej Gott . . .

. . . . .

Das Annder capittell dises Buechs zaigt ahnn die Erschaffung aller ding vnnd vorauß vonn dem gantz Edlen stain ꝛc.

. . . .

Das Dritt Capittell

. . . .

Das Dritt Buech zaigt ahn die Farben vnd die Nahmen, vnnd vonn seiner Natur des Edlenn Stains, vnd dz nur ain ding ist

. . . .

. . . . . . Welches Ist wider die Wortt Auicennae vnd Rhasis, da sie sprechen Allso, die Medicin Ist Allein ain hülff der Naturen, dann wa die Natur nitt Ist, da mag sie kain Würckung haben, Wann ain Laxatiff in ainem. todten cörper laxiertt nitt, wann es nicht gericht Ist nach der Natur, dann Also sagt Hippocrates Inn seiñen Aphorismis, die kunst forttsetzt Allein ain ding durch Natur erschaffen vnd thuett Ihnn hülff vnd die kunst hülfft diser Materien, vnd die Natur der kunst. finis.

Es ist dies der Tractat, welchen Huser's Erben in der Folioausgabe Bd. II S. 687—691 ohne rechte Ueberschrift unter den angehängten „Tractaten de Lapide Philosophico" als Paracelsisch geben „ex Manuscripto exemplari D. Caspari vom Hoff". Auch Widemann hat das Werkchen offenbar ohne Titel vorgefunden und liefert erst später einen solchen am Rande, vielleicht erst durch die Ueberschrift des 1. Capitels veranlasst. Ohne den Namen eines Verfassers wird uns diese Abhandlung in Cod. 11428 der Wiener Hofbibliothek wieder begegnen (s. No. 71), aber mit der gleichen Ueberschrift des 1. Capitels. In einem sehr seltenen „Verzeichniß von chymischen, alchymischen, physikalischen, theosophischen, kabalistischen und Kunstbüchern, welche bey Johann Georg Binz, Buchhändler in Wien, im Zwettelhof verkauft werden. 1791" (238 SS.) 8° steht auf Seite 92 „Hartungs, Casp. eigentliche gründliche und wahrhafte Beschreibung von der Bereitung des gebenedeyten Stein samt dessen Subjecto, seiner Natur, Wesen. 8. Manuscript. 2 fl. 30 kr."

Das ist also zweifellos unser Tractat, der aber nirgends handschriftlich als Paracelsisch überliefert ist. Hohenheim ist auf alle Fälle nicht der Verfasser!! — Die Abweichungen unserer Handschrift vom Huser'schen Texte sind im Einzelnen recht zahlreich; die Lesarten vielfach besser als die des Druckes, der auch zahlreiche Kürzungen aufweist. Besonders gegen Ende ist das Mscr. etwas ausführlicher und hat kurz vor Schluss einen Zusatz der eine ganze Quartseite einnimmt. (Eine andere alchemistische Abhandlung Kaspar Hartung's fanden wir in No. 280 resp. 416 des I. Theiles.)

Bl. 65b—66b: **De Lapide Philosophico, qui Lapis amoris appellatur.**

[Am Rande: „Herr Gab. Örtell Mir geliehen M. Decemb. Ao. 88"]

Lapis Philosophicus wirtt also genanndt von Etlichen ain stain der lib, das ist welcher den stain bej Ihm dregt, der wirt von Aller Welt lieb gehabt, Dauon Ich dann Vill von Theophrasto gehört vnd auch gesehen hab, vnd dz haimblich von Ihme abgeschrieben, dann er hat offt zue Mir gesagt, Er wolle mich All sein kunst abschreiben lassen, Allein dz vnd sonsten ein schwartz büechlein, dz er Mir Allweg gar hoch und streng verbotten Ich soll dz nitt anrüeren noch aufthuen, es würd mich hartt reüen, vnd also offt Ich darüber bin kommen (.Wie er Mir dann vber All seine sachen vertrauet.) so hab ich dz Hertz nie gehabt, dasselb auffzuethuen.

Item es stehet in seiner kunst vnder Anderm also welche Ich haimblich abcopiert, welcher Mensch den stein hab, der soll diese caractere auff ein Zettell machen [folgen die 4 Zeichen] vnd darzue schreiben Was er begert, die Zettell auf den stain legen vnd 7. stund drauf ligen lassen, vnd soll darnach kommen vnd die Zettell holen, so findstu darnach einen Andern Zettell, darauf auch character gemacht stehen [Das 2. und 3. Zeichen] vnd vmb mir einer geschriben hat, wann er dieselbig Zettel nun hat, so kombt einem dasselb vmb Wie er vor geschriben hat, das hab Ich offt von Theophrasto gesehen et est Verum Es mag auch Einer dem Andern waß zuewegen bringen, Wenn er nur will, vnd vergundt Wz er haben will: Wie man den stein soll zuewegen bringen, Ist gar liederlich der nur küen vnd vnuerzagt Ist, Es mues Einer schauen wenn man einen Menschen henckt, so lest er sperma, dz Ist den männlichen sahmen der Natur von sich vnd aus dem wechst ein Wurtz genanndt zue latein Mandragora zu teütsch Allraun, Ist gestaltet Wie ein Mensch vnd dieselbig Wurtz mues man graben eines Ellenbogen Tief mitt aim starcken span Von dem Galgen geschnitten, so findet man ain stein der Ist geformt wie ain Menschenkopf, vnd ist der stein lapis Philosophicus, vnd du Muest den Tag mercken daran der Mensch erhenckt Ist worden, vnd das graben Mues geschehen im Jahr darnach . ahn disem tag, Aber nitt ahn der stundt des Tags, sondern ahn diser Stundt der Nacht.

Diß hatt H. G. Ö. Von Johann Kronacher bekommen 1.5.76. den 3. Septembris.

Ob dieser Darleiher Johann Kronacher sich vielleicht selber als den famosen Schüler Hohenheim's ausgegeben hat, der über die Heimlichkeiten seines Meisters gerieth? Als Specimen, was man dem grossen Manne alles unterschob, ist dieses Zauberstückchen immerhin interessant. Die Faselei von der Mandragora ist nicht originell und hat mit dem vorangehenden Bildzauber eigentlich nichts zu thun. Das Ganze ist ziemlich confus.

Bl. 70b—74b **Sequitur . Liber Thesaurorum Alchimistarum Aureolj Philippj Theophrastj Paracelsj ab Hohenhaim.**

Caput Primum . Die Natur generiert vnd Nutriert ein Mineral in viscere Terrae Welche in Europa gefunden werden vnd seind zwaierlaj Die mir zue Handt gestanden vnd Inn probierung experimentiert, vnd dz böseste erfunden Ihn Aufgang Astrj Solis . . . . sphaeram dz Leben aus seinem Hertzen, den Balsam seines Ingewaid nach Artt Caballistarum.

Explicit Liber Thesaurorum Alchimistarum Theophrastj . M: Decembrj Anno 1.5.8.8.

Der Text ist hier, wie im Münchener Mscr. 4228 (No. 33), in X Capitel eingetheilt und zeigt zahlreiche Abweichungen von Huser, ohne dafür etwa mit Bodenstein oder dem noch mehr abweichenden Toxites (Theil I No. 153 und 158) übereinzustimmen. Jedenfalls beruht unsere Handschrift auf handschriftlicher Ueberlieferung, die auch mit der im Münchener Codex oder dem Wolfenbütteler (No. 34) nur gelegentlich gegen Huser übereinstimmt und stellenweise eine gänzlich andere Redaction des Textes gibt, z. B. im Anfang des Abschnittes „De Leone viridi“ (Cap. VII), welcher dem Wolfenbütteler Mscr. ganz fehlt. Manchmal scheint sie entschieden bessere Lesarten zu geben, z. B. gegen Ende — „vnd seine Jungen Peissen Ihnen die Augen auß, da rinndt heraus eine Weisse“, statt dem sonst stets Ueberlieferten „darauß wirdt ein Weisse“.

Bl. 137b—139b **Colloquium Doctorum Wolfgangj Kapplerj et Christophorj Schaffnerj, cum Theophrasto Paracelso,** in Labyrintho. Matthiae Coccij Apothecarij Cremsianj.

D. Wolfgang Kapler.
Herr Christoff seht dort disen Mann.
Der Vmbuagiert vnd lacht vns ahn.
Ist Theophrast der Alchimist,
Der erger dann der Luther ist,
Würff Vns ain stain in Disen gartten,
Wir wolln bsteen vnd sein wartten,
Er kombt herein Er last es nicht,
Er macht vill Meüß schend Ihn der Ritt,
Wir Alten werden nitt mer gelten,
Er thut vnns impostores schelten.
D. Christoff Schaffner.
Soll diser vnser Doctor sein.
Gett wie der Meister Lux herein.
Mitt seinem langen Henckerschwert
Der Narr ist nitt der erden Wertt,
Das Er ahn sein Parettlein rüert,
Verlacht, veracht vns vnd stoltziert.
D. Kappler.
Rufft im Herzue Ihn kenn Ich wohl,
Er vns Was Neües sagen soll,
Von seiner Cur vnd Gott Vulcan,
Er ist ain grosser Wunderman,
DasTeütschlandtt hat yetzt nitt seinsgleich
Die Walchen Müessen auch zuegleich
Weichen seiner grossen Monarchej,
Ruefft in Herein vnd dragt kain scheu.
Er ist sonst gar ein guetter Man,
Der Schimpff vnd ernst versteen kan.
D: Schaffner.
Willkumm Theophrast mein lieber Herr
Doctor, Wo eilt ir hin so sehr?
D. Theophrastus.
Innß Eisen Ertz vnnd innß Lungau,
Doselbst find ich Zwo schone Aw
Ihn denen Ich mein Würlein[1]) fiendt
Die kan Ich praeparieren gschwindt
Inn dem darzue Ichs brauchen will
Richten vill auß vnd gsteen nicht vill.
D. Kappler.
Mein Herr bleibt da, seit mein gast,
Bleibt hie bej vns ein wenig rast,
Bej vns findtt ir ain guetten Wein,
Mitt euch wollen wir heütt frölich sein.
D: Theophrast.
Bin ich doch Aller Doctor feindt,
Was wölts mit mir anfachen heindt,
Mir gfalt gar nit eur Labyrinth
Bin vill anderst dann ir gesinndt.
D: Schaffner.
Wir wissens wohl vnnd achtens nicht,
Allain gebt vns ain bessern bericht,
Dann Was ir schreibt Wir nitt verstehn,
Wölln spacieren in Vnsern garten gehn,
Der speist die Kuchen, füllt den Beüttell,
Was nitt geld dregt, Ist Alles eittell.
D: Theophrast.
Eur garten Ist der Labyrinth,
Darinnen man groß Irrthumb finndt,
Wann man do nimbt dz quid pro quo
Deß wirt der kranckh gar selten froo,
Alles was hat Arabia,
Zuesambt dem heissen India,
Dz findt man hie in dißem garten,
Deß ir Kapler vnd schafner Wartten,
Vnnd schauts mitt halben Augen ahn,
Vill kreüttlein hie inn Teütschland stahn,
Die besser khrefftig sein vnd guet
Danns heilig holtz auß Calicut
Salsaparilla vnd chynae Wurtz, [zuerst „Wurtt"]
Die auch hie seindt im gartten dortz [zuerst „Turtt"],
Gen schneiden gehts ir Alte Herren,
Da wirtt erstattet eur Begehren,
Mehr dann in allen Büxen hie,
Besser Artznej ward funden nie,
Dann in Marte dem Zornig Mann, Martis dignitas pro Medicina
Der gibt euch einen Zucker khan,
Besser dann der auß Corinthian, Saccharum Martis
In Teütschlandtt dise kreütter stahn,
Eineügig seits inn eurem gesicht,
Vnnd zue sehen seitts gar nitt bericht,
Auff dz Was inn der Erden stath,
Eur artznej wie der schnee vergatth
Weills geschehen kan mit wenig sachen,
Was wolts mit souill Büxen machen?
Frustra ein ding per plura gschicht,
Dz bald vnd besser wirt verricht.
Per pauciora mit leichten Dingen,
Drumb solls mitt Gott dem Marte ringen,
Biß der von ihm sein Zucker schwitzt,

[1]) „Müettlein" übergeschrieben.

Der soll Alßdann Wider genützt,
Inn Allem Was da Will verderben,
Inn die feüll geen Vnd gar absterben,
Quia in arte nihil scit,
Welcher in Marte arbaittet nitt,
Sein Balsam balsamiert All ding
Vnd macht dem Mann das leben ring;
Ein Punct euch gschwind inn Zirckell geth,
Drinn Quadrant vnd Triangel stett,
Trefft ir den Punct so habt irs gar
Vnd kombt auß kranckheit Nott vnd gfar,
Da habtts mein kunst, Ich Zeuch dauon,
Dann Ich euch nicht mehr sagen kann
So lang ir in diesem garten stetth,
Er hatt kein krafft Ist Alles öd.

Mense Septembrj .1595. Inn Augspurg, ex communicatione Herrn Johann Voglers von Straßburg . Dem Höchsten sey lob. Amen.

Bei diesem Pasquill hat der „Labyrinthus medicorum" Hohenheim's Pathe gestanden. Ein „Labyrinthus" eines Kremser Apothekers ist mir niemals vor Augen gekommen, auch fand ich einen solchen nirgends genannt; es ist ja auch fraglich, ob ein derartig Buch gemeint ist, oder etwa als Ort des Gespräches der Apothekergarten, in welchem die Schulärzte wandeln. Man muss sich hüten, solche Schnurren zu ernst zu nehmen, welche nach beiden Seiten ihre Pritschenschläge austheilen und belacht handschriftlich durch beide Lager gingen. Vorliegende war wohl mehr gegen die Paracelsisten gemünzt als umgekehrt.

Aus dem alchemistischen Lager stammt das folgende Gedicht.

Bl. 140a—143a Historia, Die Geschicht Kaysers Maximilianj hochlöblicher Gedächtnus mitt aim Alchimisten.

Der Alchimist sei an den Hof des Kaisers gekommen als Bauer (keußler, keüßner) verkleidet und habe vom Kaiser die Erlaubniss zum arbeiten und die nöthigen Materialien erhalten. Nach 4 Wochen und 3 Tagen sei er über Nacht entflohen und habe einen Goldklumpen von 10 Mark Gewicht hinterlassen mit der Aufschrift, dass er ihm nicht weiter zu Dienst sein wolle. Später habe sich herausgestellt:

Wie Dz der keüßner gewesen sej,
Der Hochgelart Wilhelm Bombast frej
Genandtt Theophrastus Paracelsus
Dem dise kunst war Wohll bewußt.

Da haben wir also den Wundermann als fahrenden Alchemisten in Bauernkleidung — und die Confundirung des genialen Sohnes mit dem scheidekunstbeflissenen Vater Wilhelm, dem „dunklen Ehrenmann". Ob nicht noch manch anderes Stück des Paracelsismus oder gar des Paracelsuscorpus auf diesen Dualismus zwischen Vater und Sohn zurückzuführen ist? Leider liegt der Vater noch mehr im Dunkel als der nur für kurze Momente seines Lebens im Lichte der Geschichte stehende Sohn. So manchmal ist uns der Verdacht aufgestiegen, ob nicht manches dem grossen Sohne Zugeschriebene dem Vater auf's Conto zu setzen sei — aber nirgends war ein fester Anhalt zu entdecken. — — —

Bl. 188b—196b Tractatus de Oleo Stibij Rogeri Bachonis.
Es ist dasselbe Schriftstück, welches 1583 zum ersten Male unter Hohenheim's Namen gedruckt wurde (vgl. Theil I No. 195, wo ich mich auch schon über die Autorschaft Roger Baco's ausgesprochen habe, ebenso die anderen Drucke unter Baco's und Hohenheim's Namen, Theil I No. 286 und 425). Widemann hat diesen Tractat um 1590 abgeschrieben, wir haben also in unserm Mscr. den Beweis, dass diese Schrift schon vor Thölde und Tanck (1604 und 1608) für Baconisch galt.

Bl. 221b—247 **Gründliche Außlegung des Buechleins, Tincturae Physicorum Theophrastj** Vom Anfang bis zum Ende, Vom stain der Weysen vnnd der Vniuersall Medicin.

Es sagt der Alte Lehrer Hieronymus, das bej den alten Juden vor Zeitten geordnet sej gewest das bey Ihnen kainer vnder 30. Jahren das Erste Capittel Geneseos hat lesen dörffen . Daß sej nu wahr oder nitt heüttigs ist bej den Juden nitt im Brauch ...... edellgestain werden wirdt, denn der Weinberg Salomon gebüeret . Ihme Tausent, vnd den hüettern zwaj hundert sambtt denen früchten. Sit gloria CHRISTO.

Finitum Mense Junio annj .1.5.9.4.

Es ist der angeblich Alexander von Suchten'sche Commentar, welchen Figulus 1608 zum ersten male herausgab (Theil I No. 282); er reicht bis zu S. 204 der „Pandora" also genau soweit wie der gleichfalls ohne Namensnennung erschienene Druck des Liberius Benedictus von 1623 (Theil I No. 325 und 326). Was Figulus und Dagitza (Theil I No. 411) weiter noch geben, gehört eigentlich nicht zu dem Commentar; unser Mscr. ist also vollständig und älter als alle Drucke. Der Text stimmt im allgemeinen mit Figulus, hat aber doch viele Abweichungen im Einzelnen; der Text des Liberius Benedictus scheint unserer Handschrift näher zu stehen, doch habe ich ihn nicht durchgehends mit ihr verglichen.

68. Wien, Hofbibliothek, Ms. 11133. 402 Bll. Folio. Auf dem Pergamentumschlag die Jahrzahl 1605 in Goldpressung.

Bl. 5b Ad Lectorem Valentinus De Retijs (Huser 4°-Ed. VI S. 99; Fol°.-Ed. I S. 824). Es heisst danach weiter „Doctor Phisicus „Gerardus Dornaeus omnia scripta Theophrasti interpretatus est. „Pater Paracelsi fuit tonsor de familia Bombastiorum abs Hohen-„haim; is profectus cum exercitu rusticorum in seditione rusticana, „diripuerat multa monasteria libros inventos chimicos mirabilib. figuris

„et instrumentis Chimicis insignitos ad se receperat cum à rusticis ad „illum deportarentur, ex illis maxima quaeque mysteria deprompserat."

Dem Wortlaute nach soll das ja auf Hohenheim's Vater gehen, der während des Bauernkriegs 1524—1525 ruhig in Villach war; thatsächlich ist wohl der Sohn Theophrastus gemeint. Es ist eine der vielen Legenden, durch die man sich Hohenheim's tiefes Wissen von den Naturgeheimnissen mundgerecht machen wollte. (Ueber Hohenheim's angebliche Betheiligung am Bauernkriege siehe Paracelsusforschungen II. Heft, 1889, S. 132 Anm.; das französische Original von Fabre d'Olivet ist seitdem in meinen Besitz gelangt.)

Bl. 6a—11a **De Tinctura Phisicorum Philippi Aureoli Theophrasti Paracelsi** Bombast de Hohenheim, utriusque medicinae Doctoris celeberrimi Protestatio contra manifestos et occultos obtrectatores doctrinae et vitae ejus . omnes Momos . Zoilos, mulos, Asinos et equos rerum imperitos.

Tschechische Uebersetzung der genannten Schrift (Huser 4°-Ed. VI, S. 363—374; Fol°.-Ed. I S. 921—925). Der Schluss lautet:

Vale et sape Sapto Sophistane, Vale et tu pie Christiane, Vale et tu venerande Alchimiane.

Ich kann die Güte der Uebersetzung aus mangelnder Kenntniss der Sprache nicht beurtheilen, hoffe nur, dass sie nicht durchgehends so verballhornt ist wie Ueberschrift und Schluss.

Bl. 11b—16b **Colloquium Ferdinandi Regis cum D. Theophrasto Paracelso Svevo Factum Anno 1553.**

Meine Unkenntniss der tschechischen Sprache hat mich leider verhindert, von diesem Curiosum nähere Kenntniss zu gewinnen, als ich die Handschrift auf der Landesbibliothek in Düsseldorf zu bearbeiten Gelegenheit hatte. Von befreundeter Seite in Wien sind freundliche Versuche gemacht worden, mir eine Uebersetzung oder wenigstens eine Inhaltsangabe dieses angeblichen Gespräches zu verschaffen, sie sind aber durch eine ganz besondere Verkettung von Umständen bis zum Tage des Druckes dieses Bogens erfolglos geblieben. Sollte es mir möglich sein, so werde ich diese kleine Lücke am Ende dieses Bandes noch auszufüllen versuchen.

Bl. 217b steht folgendes Verzeichniss:

Scripta Theophrasti:

Archidoxa.	Anatomia medica.	De occulta Philosophia.
Chirurgia major et minor.	Thesaurus Thesaurorum.	Prognostica.
De natura rerum.	Aurora Philosophorum.	Pandora.
De Visionibus.	Turba Philosophorum.	De Cementis.
Pyramiris [!].	Registrum Alchimistarum.	De Gradationibus.

Carboantes.	De Vexationibus Alch.	Secreta.
Tinctura Phisica.	De Tonitruis.	Magica.
		Manuale.

Es ist offenbar ohne tiefere Kenntnisss der Sache zusammengestellt. „De Visionibus“ ist kein Buch benannt, die „Carboantes“ hat noch keiner gesehen. Die „Turba Philosophorum“ ist nicht von Hohenheim; ein „Registrum Alchimistarum“ hat er nicht geschrieben, ebensowenig die „Pandora“ (vgl. Theil I S. 334 und 365). Aus „Secreta“ und „Magica“ lässt sich nicht viel machen; untergeschobene Werke kommen allerdings vor, welche ähnliche Titel tragen.

Bl. 221b—222a 1605 .12. Junii la Praga arca.
Z Gebra a Theophrasto wybrano. Excerpte aus Geber und Hohenheim ohne Bedeutung.

69. Wien, Hofbibliothek, Ms. 11347. 4°. 171 Bll. aus dem Ende des 16. Jahrhunderts, alles von der schon öfter uns begegneten Hand Dr. Karl Widemann's geschrieben, aber diesmal ohne alle Datirungen und ohne Namensnennung des fleissigen Copisten. Auf dem goldgepressten Pergamentbande steht „No. 24“. Der Band enthält nur Alchemistisches. Die letzten Jahrzahlen im Texte sind 1588 und 1589. Hier geht uns nur das Folgende an:

Bl. 92a Titel in Rothschrift:

Wie man die 7 Metall clarificieren soll vnd die aufgelösten Cörper ain yeden in den Anndern zur Praecipitatur bringen, verwechslen vnd damit tingieren soll, Also dz die vnuollkommenen Metall zue gutem *Gold* vnd *Silber* mögen gebracht werden durch den Edlen vnd Hochgelertten Herren Theophrastum Paracelsum, Herren Bartholomaeo Korndorffer mit Aigner Handt zuegeschriben, vnd diß gehaimnus der Metallen wie volget, eröffnet:

Bl. 93a—99b Ir begeret ahn Mich lieber domine Bartholomee aus grossem Eifer, wie Ich nach der Imagination abnimb, euch den Cörper Saturnj zue eröffnen : Das mir aus vilem nachdencken Ihnn diser schnöden Welt nicht Zimen noch gebüren will, Ob wohl Ich Meiner kunst halben von yedermann gescheundt vnd für nichts gehalten . so wirtt doch Mein warheit in den lesten Zeitten diser Welt blüen, Auch den Vnuerstendigen kundt gethan werden, damit sich auch die Laudtstreicher mitt Ierer Practica verkriechen werden, vnd das liecht Meiner warheit scheinen.

Das nun die grossen Hansen mit Ieren Landstreicherischen Particular stucken sich von den vnuerstendigen betriegen lassen, das sie Iren Pöfel mitt gelt wohl behalten mögen, vnd das scheinende liecht diser kunst mit Ierem Pöfel solche verduncklen helffen, den betriegern landfarern das vnrecht mitt Ierem Ja, recht haissen, vnd hernach mit Ieren Practiken Ins kott fallen, kan solchen gschraischnarchhansen, die auch selber Ihn der kunst geübten, Nitt besser geschehen, wiewohl dise gehaimnus grossen heübten von dem höchsten Gott auch eröffnet werden, so seind sie doch Mitt den Vnweisen nicht sondern mit den Weisen zue werckh gangen, Ich will geschweigen, Wz den Vnglaubigen für glückh zuesteet, Wie Ich selber gesehen ain grosses haubt in der Welt in der Wanderschafft solche kunst im Mißbrauch geüebet vnd glücklich Ihme forttgangen, Was wussten wir glaubigen, so wir auf der höchsten Spagyrej vertrauen, in disem arcanitet außzerichten? vnd ist nicht angesehen, dz Ich vnd meines gleichen inn Armseligen Claidern von yederman verhasst werden : Aber Trotz trett Mir ainer herfür oder die gantze Welt, die Mir Meinen leinen küttell zuebezahlen hatt, dann Ich kan Mich meiner arcanitet, durch die Offenbarung des Allmechtigen rüemen.

Das Mir von euch etlich stuckh zuegeschickt werden vnd mitt grosser Bitt anhalt, Mein Judicium drauf zue geben, so kan Ich diser kaines Recht oder guet haissen, vrsach Ir bedrachtet die scheinende Clarheit vnnd wesentliche Natur hierinnen gar nitt, Wie Ihr dann nur das Rohe blosse Metall des *Saturni* in der kunst (. Die ir nicht versteet.) Zue einem vollkommenen Metall mit allerlej sudelwerckh einnemen wolt, vnd dasselbig mit einem vollkommenen Metall alß irs nennen, Alß *Gold* vnd *Silber* dz doch ahn Ihm auch nitt perfect Ihun Allen Proben guett vnd bestendig zue machen, dz werdet ir mitt Aller eurer kunst auf den fall nit zu weg bringen : Ihr habt nit der Natur müglichkeit in den Metallen erforschet, Ihr vnd eur hauff geen Ihmmer mit der Vnmüglichkaitt zue werckh, dadurch einer den Anndern betreugt .... Ich thue Mich eurem gebet beuelhen geben im Augusto, des 37. Jahres. Saturnus .... Mercurius Erclärung der obgesagten Philosophiae ...... So aber diser Praecipitat Widerumb mitt dem *Mercurio* Solis eingedrencket wirtt vnd praecipitiertt, so tingiertt er 30. Th. *Lunae* in *Solem* ꝛc. Finis.

Dieser sicher untergeschobene Tractat war schon 1598 im Aureum vellus gedruckt (Theil I No. 244 und 247 S. 116—121). Die Vorrede weicht anfangs sehr ab und zeigt in unserm Mscr. einen ausführlicheren Text, wie eben mitgetheilt. Das Weitere bietet nur sehr geringe Textabweichungen. Vgl. auch die folgende Wiener Handschrift 11259 Bl. 215—220 und No. 76 am Ende.

70. Wien, Hofbibliothek, Ms. 11259 |:Rec. 1357:| 389 beschriebene Blätter in 4°. Alles um 1600 oder kurz nachher geschrieben, Bl. 42 bis 109 von einer Hand.

Bl. 1—38a ... Bartholomei Korndorffers ... Philippi Theophrasti Paracelsi ... gewesten Discipul : beschreibung von der Lunae ...

Bl. 40a—42a De Veterum Philosophia Naturali.

Bl. 43ff. Allerlei Alchemistisches deutsch und italienisch.

Bl. 51—64 Medicinisch-Chemisches besonders von Oleum Salis, Aurum potabile u. s. w. handelnd, darunter auch Paracelsische Verwendung des Ol. Salis und darin gelösten Goldes zum Aurum potabile als Verjüngungsmittel und zur Heilung von Krankheiten, z. B. Wassersucht u. s. w. So heisst es einmal:

> Dz Ich Theophrastus in Steyermark zu Kobewoltz [Ober-Wilz in Ms. 11428] durch Gottes hilff vnderkommen, vnd die hilf beweist hab. Ich Theophrastus hab mit oleo Salis vil wunder gestifft vnd außgericht, daß Ich mich selbst nit genueg verwundern kan. Ich hab auch zue Niden pota [Nideren Ms. 11428] im Hospital daselbst einem hinfallenden menschen diß oleum salis mit Aqua vitae eingeben, dz ihns durch Gottes hilf verlaßen, vnd endtlichen nachgefragt, nach etlich vergangenen Jahren, Ihm nit mehr ankommen, welches schon in die Neun Jahr geschehen wardt.
>
> Auf eine Zeit hab Ichs einem menschen eingeben, der das fiber lange Zeit gehabt, alß es ihn hat sollen ankommen, da hab Ich ihm 3. tropfen in aqua vitae eingeben, ein gueten trunck, da hat es ihn auf die stundt verlaßen, vnd ist ihm der magen zellaten von ihm brochen vnd von tag zu tag gesundt worden.
>
> Item, dises öl hab Ich eingeben 4. Tropfenn in Aqua vitae einem, der die Gelbsucht hatte, etliche wochen, vnd es verginng ihm die kranckheit von angesicht zue angesicht.
>
> Theophrastus thuet große meldung im andern Buech im .6. Capitel, so man das sal außzeucht, wie folgen wirdt, vnd im selbigen den höchsten grundt suecht der gesundtheit, dann

diß läßt nichts faulen, woe nue ein solch confortatif vnd conseruatif ist, wie kan da der mensch baß zue seinem letzten zil kommen . ꝛc.

Vgl. hiezu das folgende Wiener Mscr. 11428 und das Görlitzer Mscr. (No. 73) Bl. 5.

Bl. 65—69 Verschiedenes Alchemistische (Augmentationes).

Bl. 70a—74a

Tinctura Physicorum et Lapis Philosophorum	was eine spätere Hand folgendermassen ergänzt hat.	Tincturae Physicorum tres et Lapis Philosophorum Theophrasti paracelsi.

Fundamentum bonum seu tractatus bonus de Arte physica sequitur. Man soll nemben von dem gerainigten flüchtigen Stain j vntz, vnd von dem fixen Stain den dritten thail einer vntz, vnd von dem Stain der Erden den vierten thail einer Vntzen; wiewol diser drey seindt in der Zahl, so ist es doch nur ain ding, in welchem steht die maisterschafft aufs aller warhafftigst vnd erfahrnest, auch aufs aller natürlichst . . . . .

Ich kann dem späteren Bearbeiter nicht beistimmen, dass diese Anweisung zur Bereitung des Steins der Weisen von Paracelsus herstamme.

Bl. 74b Processus Tincturae Physicorum . Hermes Trismegistus incipit . . . . Bl. 76b Augmentatio . . . Bl. 77b Mercurium Solis mach also . . . Bl. 78b De Lapide Philosophorum . Theophrastus spricht dz im Antimonio sey der Lapis philosophorum, alß hernach gemeldt wirdt . . . . [Vom Antimon und seiner alchemistischen Verwendung] . . Bl. 81a Hie hebt an Lapis philosophorum auß dem Antimonio, den man Rebus [! Rebis] nennt . . . .

Bl. 83b—85a **Medicina ex Manu Theophrasti Paracelsi.**

Philosophia Theophrasti Tractatus I.

Vom vnderscheidt der Zeit, vnd wie sie sich nach solcher krefften vnd vnkrefften verwandelt.

De Tempore herbarum colligendarum . Wie die Stern vnd Zeichen im firmament, die allzeit vngleich seindt; dann anderst ist der Lentz, anderst ist der Sommer . . . . also ist es auch mit den menschen, also auch mit tag vnd nacht . . . . Dann zue diser Zeit kein feuchtigkeit in allen früchten der Erden, die dann ein vrsach ist der fäule vnd verlierung der krefften; vnd das haben nun die Bawersleuthe in erfahrung, vnd es kan auch nit tailen ꝛc ꝛc.

Ein Auszug aus Huser 4°-Ed. IX S. 393ff.; Fol°.-Ed. II S. 309—310. Vgl. No. 45 S. 127.

Bl. 85a—109 **Auß Theophrasti Paracelsi Aigner Handt geschriben die nachfolgenden Artzney stücke.**

Oleum vitrioli dulce. ℞ Vitriol wol vertrocknet aufs aller weisest, distillir den per alembicum tag vnd nacht, vnd schaide die flegma in Balneo Mariae dauon, so bleibt ein gelbes Öel dahinten, darnach nimb gar dünne wol polirte stahl blech, lege die in das Öle, so ferben sich die blech, vnd zihen die corrosif an sich, die nimb herauß vnd leg andere drein; Solches thue so offt biß sich die blech nimmer ferben, so ist dz Öle gar süeß, vnd von aller corrosif rectificirt, das behalt mit fleiß. Wenn man dises Öel in ventro Equino 2. oder 3. Monden putrificirt, darnach durch saltz rectificirt, so wirdt es auch süeß vnd lieblich.

So ein Mensch von Mueter leib an seinen Glidern erkrümmet oder verkürtzt wäre, es sey wie es wölle. So hat Theophrastus dise Öle nemblich Oleum vitrioli dulce, oleum salis zusamben gemischt, gleichwol hat er auch darzue gethan oleum Terpentini; dise Öel hat er braucht zur schmier an den verkurtzt glidern, es sey an Armb oder bainen; Jedoch hat er zuuorn in einem väßlin mit haißen kreüttern die glieder gebähet .... Nun folgt dz Dampf Badt drauf, dz die Glider erwaicht .. [Vgl. No. 71 Bl. 195] .. Oleum Salis machen .... Balsamum contra Podagram à Judaeo Baroch .... Verissimum Mitigatiuum in doloribus podagricis à Jacobo vom Holtz. — [so wird der Compilator von angeblich Paracelsischem immer zu andern Vorschriften geführt, wobei oft auch die Gewährsmänner genannt werden; weitere Abschnitte sind:] ... Magisterium Perlarum, Corallorum vnd anderer Edl Gstaine ... Für den Stain ... De Virtute olei et salis Jouis Theophrasti ... Waßer darinn Sal Jouis sol eingeben werden, ist gar wunderlich . auß Theophrasti aigner Handt ... Contra suffocationem Matricis .... Theophrasti bewärte Salb, damit man die aufstosende Mueter oder colicam paßionem vertreiben kan ... In suffocationem Matricis Remedium mirabile et efficacißimum . Secretum .. das ist ein Secret vber alle Secret Doctorum ex Julij, Comitis in Salm manu propriâ ...

De Oleo Saturni et virtute ejus. Oleum Saturni per se, damitt hailet Theophrastus alle schäden, wie die sein, daran die Doctores der hohen Schulen verzagen, aber du biß nit verzagt, der du das hast vnd waist; dann mit disem ainigen Öle so magstu in kurtzen tagen vil zue weg bringen.

Oleum Terpetini [!] mit oleo Saturni vermischt, mit disem Öl alle verkrumbte verlegen glider geschmirt, in kurtzer Zeit geradt, vnd gelenck werden, dz Ich Theophrastus selbst an ainem Doctor zue Genua gesehen hab, dz er auch alle stinckende schäden gehailet hat, in kurtzen tagen, daran alle Ertzt verzagten, da vnderstunde er sich das; dann diser Doctor war nit fast gelehret, sonder lange Zeit ein armer Landtfahrer gewesen, vnd hat sich mit disem distillierten Öle vnderstanden zu artzneyen, dann es ie wahr, dz in Ölen oder quinta Eßentia mehr zu wegen bracht wirdt, dann in den rohen; wie dan Theophrastus daruon schreibt, vnd hoch preist.

De Virtute olei Saturni .... Theophrastus hat mit dem Oleo Saturni gar geschwindt den Brandt gelescht, hatt darin blaw wüllene tüecher genetzt vnd vbergeschlagen, auch damit gelescht die entzündung der glider. Entzünde füeß, so mans abschneiden will .... haec Theophrastus. Wan aber Löcher einfallen in die füeße .... Die geschwinde Brandtleschung. Theophrastus hat mit dem oleo Saturni .. [fast wörtlich wie eben] ... vnd diß bley öl hat er für ein sonderlich secret gebraucht, dauon er sonderlich vil tugenden schreibt, in lib. De Morte rerum ein gantz Capitel insonderheit eine meldung thuet ... [In dem Buche „De morte rerum naturalium" wird zwar 4°-Ed. VI S. 289f. auch von der Mortification des Bleis gehandelt (Bleiweiss), aber ohne besondere Lobeserhebungen] .... Sequitur de Mercurio et virtute ejus ad morbum gallicum ... Operinus hat praecipitatum Theophrasti gebraucht, vnd .3. sedes gehabt, vnd zuletst da dürstet ihn, da hatt er wasser getruncken, daruon er dann 30. sedes gehabt hat, vnd hatte ihm doch Theophrastus dz Trincken verbotten. Gemelten Praecipitat hat darnach Operinus eingeben vilen anderen, hat alles wol vnd guet operirt auch nit zu vil. Operinus hat in seiner schwacheit das Laudanum Theophrasti eingenomben, vt suprà, vnd drauf leise geschlaffen, vnd darnach nichts mehr gefüelet. [Vgl. die Erzählung in der „Oratio de .. vita .. Oporini" von Jociscus Argentorati 1569. 8°. S. B_2^v]. Notabilia. Wann er vomitum gehabt, hat er sich mit ainer Pillulen gesterckt, vnd täglich in seiner kranckheit alß ein hanfkorn groß eingenomben. Item Domino Actio Schrol, da er Hydropicam aquam zum munde außgetriben, so er in ohnmacht fallen wöllen, hat er ein Pillen einer arbeiß groß eingeben, hat ihn baldt gesterckt, dz ers wol hat erleiden mögen, ist ihm wol bekommen [Vgl. No. 72 Bl. 66, wo dies in umgekehrter Reihenfolge steht.]

Folgt hernach das oleum mercurij .... Theophrastus hat dise nachfolgende pillulas Hertzog Ernsten, Bischofen zue Saltzburg verehrt. ℞ Des vorgemeldten praecipitaten mit dem Goldt vnd Vitro Antimonij, vnd thue darzue 4. quint aquae vitae, Aleopatici .2. loth . Sal commun . ʒ .5. myrrhe ʒ .2. Croci orientalis 1. loth, Cal. quint. misce cum aqua rosarum, mach 30 Pillulen dauon, gib dem patienten alle morgen vnd abends, wann er will schlaffen gehn, 1. Pillule, dieweil die pillulen wären, das hilft Inwendigen franzosen, auch Pest, vnd andern bösen gifftigen schäden in dem leib, das treibt es von inwendig herauß, damit vil inficirten Leuthen ist geholffen worden [vgl. ebenda Bl. 92b].

Sequitur de Virtute Antimonij et oleo ejus. Die heimbligkeit des Antimonij Öls ist nit genuegsamb zubeschreiben, dann es ist die heimbligkeit Gottes der mineralischen dingen zuerfahren vnd den großen Doctoribus nit gegeben, sonder den vnmündigen, die da Armut und elent versuecht haben, zu offenbaren, die da seinen willen gehorchen; dann im Antimonio steht der Lapis Philosophorum, alß Ich Theophrastus melde, in den vulcanischen Büechern . Derhalben halte all mineralische tugenden in verschwigenheit, Zue Gottes lob vnd ehr, vnd zu nutz dein selbst vnd deines negsten, vnd laß die Doctores in ihren kreuttern vmbwüelen, wie ein saw in mist, ob sie ein Perlein findet.

Oleum Antimonij absque Corrosiuo .... Auß dem vitro Antimonij Öl machen ... Electuarium de Antimonio ... Laus Olei Antimonij . Theophrastus spricht, das Oleum Antimonij hailet den Aussatz, daß waiß Ich, spricht Theophrastus, warhafftig, vnd er hat mit disem Öl podagram vertriben mit schmiren vnd auflegen, dann es mitigirt durch den stuel, vnd hat die frawen vnd mannen, die brüchig gewesen, baldt gehailet, vnd Ihnen mit einem Tranck entgegen kommen, also, Er hat den Antimonium Öl .2. gran schwär in Wein zu trincken geben, alle morgen vnd zu nacht, hat sicherlich geholffen.

Contra Morbum gallicum et pestem. Magister Stephanus ..... Für die Waßersucht Mirandum . Theophrastus hat zue Potzen vnd auch zue Langen in Etschlandt, eine Burgerin daselbst, welche die Wassersucht lange Zeit gehabt, die folgende medicin eingeben, drey morgen nach einander, vnd seindt baide in .8. Tagen gesundt worden mit Gottes hilff [Vgl. No. 72 Bl. 82b].

Theophrastus hat ein Öl gemacht, also: Er hat genomben von Sulphure, Antimonio vnd Sale ana klein geriben, vnd haiß waßer drauf goßen, sonderlich auf den Antimonium vnd Sulphur, vnd wol außgewaschen à nigredine sua etlichmal, dann hat ers laßen wider fallen, dz Wasser abgoßen, vnd wider laßen trucknen, darnach das Saltz darzue gemischt, dises miteinander in ain krueg gethan, vnd erst sanft distilliert, auf die letzt mit starcken Fewer, biß es alles herüber kompt, das in putrefaction in ventre equino 14. tag gesetzt, darnach die aquositet in balneo dauon getzogen, biß auf die oleitet, so ist es recht.

Dises Öl .3. gran schwär in einen Trunck wein eingeben, denen die die waßersucht gehabt haben, dz ist im Crainerlandt, in Sicilia geschehen 15.36. Jahr, darnach hat er zue Bischoflag einem krancken Gelbsüchtigen in einem trunck wein geraicht, in zweyen tagen mit Gottes hilff vergangen. [Vgl. ebenda Bl. 115b.]

Verissimum Arcanum für die Waßersucht .... Decoctio .. Emplastrum ... Vnguentum .... Ein Haubt Tranck vnd Badt für die Roth vnd weiße Waßersucht ... De Mumia et virtute ejus ... Ad Juuentutem conseruandam Arcanum Theophrasti. ℞ Aquam Melißß et aquam Valerianam ex folijs, misce, et post festa Paschalia vtere, cum sol intrat in libram . So man deß Waßer alle morgen nüchtern 10. tropffen eingenomben, so lang die Sonne in den Wider kombt, so höre auf, so fellt dir auß dein Haar, vnd wächst ein anders herwider, das grawet nicht vnd bleibt Jung. Ein alter Canonicus hat es im brauch gehabt, ist vber 100. gewesen, vnd noch gar ein gerüehiger Man. [Vgl. No. 71 Bl. 206b und No. 72 Bl. 48b.]

Renouatio Microcosmi ... Für das Podagra .... Für das Haubtweh vnd Schwindel . Gib ihm 2 Tropfen in Antimonij öl, 1 gran in aqua de fumo terrae vnd vnglr ihn damit ... Dan Ich, spricht Theophrastus, hab einen alten Man gekant, seines Alters hundert vnd acht Jahr, der hat dise obgemelte medicin im brauch ghabt vnd ist so Junggestalt geschaffen gewesen als ein man von 30. Jahren vnd hat sinder ers gebraucht keine kranckheit gehabt, biß an sein endt, da ist er endtlich in Gott entschlaffen.

Ad potentiam mulieris, probatum et verum à Doctore Theophrasto einem Grafen verehrt. ℞ Bibergail, Muscatbluemen, galgan, Negelein, anisum, langen Pfeffer, Muscatnuß, Saturei Satyrion, Valeriana ana 1. q. Stinci marini, Aaron körner, Cardomomi j. q. dise wurtzlen vnd krautt gedörret, klein gepulfert, vnd durch ein Sib gerädert, vnd alßdann nach dem gewicht zuesamb gemischt, vnd angefeucht mit aqua vitae, darauß mach pillulen . Solcher Pillulen 1. [?] schwär eingenomben, so wirdt einer mächtig in den wercken Veneris. Es hat auch der Graf im brauch gehabt, wann er ins Dampfbadt ist gangen, so hat er zuuor geschwitzt, vnd sich mit oleo Martis in Nabel starck hinein reiben laßen, posteà hat er selbst die membra damit gesalbet . Da Ich Ihn fragte, warumb Sein G.[naden] das thette, Gab er mir zur antwort, vnd in der ghaimb vertrawet; das ist eine sterckung der Natur, und des marcks der bainen, das augmentirt sich vnd es schadet ihn kein kurtzweil, vnd dises hat er sich allain gebraucht . . [Vgl. No. 72 Bl. 81] . . Wiltu keusch sein, dz dich ein lange Zeit nicht geluste . Theophrasti . Duwaist, das der Saturnus kalter Natur, faul vnd träg ist; Nimb sein Öl, vnd schmier die membra vmb den nabel, so achtestu kainer frawen mehr, vnd magst ihr ein lange Zeit entpähren, so ferne du es nit abweschest, beßer aber von dir geschwitzt; dann brauch die obgemelte medicin, so hastu deiner lust wider nach deinem gefallen . [Was man nicht alles als Paracelsisch auszugeben wagte!] Fürs Zahnweh . . . Für den Schlag . . . . Für die Darmgicht . . . .

Es folgt von anderer Hand:

Bl. 113a—192b Nun volget das Wasser, welches mercurial Waßer genent wirdt . Darinn dz goldt zur prima materia wirdt vnnd bleibt ein Jungfraw vor vnd nach der auflösung, dz Ist dz erste werckh . . . .

Ein alchemistisches Allerlei gedruckt in anderer Reihenfolge im „Aureum Vellus“ Theil I No. 247 Tract. II S. 15—31; 51—74; 75, 79—86; 92—92b (falsch paginirt); 95—121; 125—136; 141—142; auf Blatt 245a—262b dieser Handschrift findet sich die Fortsetzung hierzu, Aur. Vellus S. 142—157; 162—165.

Bl. 193—207 Anderes Alchemistische z. Th. von Korndorffer.

Bl. 209a—214a **De Lapide Philosophico qui Lapis amoris appellatur.**

Vgl. No. 67 Bl. 65b—66b.

Bl. 215—220b **Wie mann die 7 Metallen clarificieren soll** vnd die aufgelösten corper ain Jeden in den Anndern zur Praecipitatur bringen, verwechßlen vnnd damit tingiren soll, Also dz die vnuolkhommenen metall zue gueten *Gold* vnd *Silber* mögen gebracht werden Durch den Edlen vnnd Hochgelerten Herrn Theophrastum Paracelsum Herrn Bartholomeo Korndorffer mit aigner Hanndt zugeschrieben vnnd daß gehaimbnuß der metallen, wie volg, eröffnet.

Der Text stimmt mit dem der Widemann'schen Wiener Handschrift (No. 69) so genau überein, dass fast nur orthographische Abweichungen vorkommen. Nur hat unser Mscr. einmal „veracht“ statt „verhaßt“, „In betrügerey bringt“ statt „betreugt“ und fügt am Ende ein ausgelassenes „thue“ ein.

Auf Bl. 233a—238b folgt dann nochmals von derselben Hand dasselbe Machwerk:

Wie man die Sieben Metall clarificieren soll .... Wie volgt eröffnet .....

und zwar bis auf Kleinigkeiten übereinstimmend; doch heisst es hier wieder „verschafft“ für „veracht“ und „betreugt“; das „thue“ ist wieder ausgelassen. Beide Abschriften sind also gewiss nicht nach dem Druck im „Aureum Vellus“ angefertigt, sondern nach einem Mscr., das dem Widemann'schen sehr nahe stand.

Bl. 238b—240a **Philomela Theophrastj.**

Rp. Zibetam non sophisticatam gr: 6 Storacem calammitae gr. iij misce in mortario calido in forma Vnguentj, damit Schmierb ein Zweig, vnnd Leg ettliche wurmb auß einem faulen stockh vnnder dz Steudlein, alsbaldt Sy dz verzehrt vnnd aufs steudlein sitz, So wirdts von dem geschmach also geill dz du dz zweich vnnd Ihn abbrichst Also dz es doch dauon nicht fleicht vnnd khanst also dz Zweigk vnd den vogl darauf tragen ein Meill wegs dz er fur vnnd fuhr ahn aufhören singt vnnd fleucht nicht ab den Zweig du thuest in dann selbst herab Sonst singe er sich zu todt auf dem Zweig ehe er herab fluege, So baldt man In aber herab thuet Singet er nicht mehr vnnd schadet Ihme nichts mehr, Prob:[atum] a Theoph: et D. Koplero. Philomelae Additio. Ist ein wunderbarlich stuckhel ein Nachtigall, Im früling So Sy anhebt zu singen zufangen vnnd auf den Zweig zu tragen ein meill wegs vnnd also dz Sy ohn vnderlaß singt biß sy todt herundter felt. ℞ Zibetam non sophisticatam ℈ j ....

Eine ganz ähnliche Anweisung wie die erste; diese letztere Lesart stimmt mit der oben in einem Leidener Codex (No. 29) gegebenen, aber dort nicht als Paracelsisch aufgeführten ziemlich gut überein; doch ist eine Philomela Theophrasti schon in den „Paracelsica quaedam" des Jonas Adelwert genannt (vgl. die Einleitung S. 28), also älteren Datums. — Solchen läppischen Kunststücklein musste eben der Name des Wundermannes erst das richtige Ansehen verleihen!

Vor Blatt 241 sind sieben Blätter ausgerissen; auf Blatt 241a findet sich ein fragmentarischer Schluss einer mir unbekannten Arbeit, der also lautet:

> oder derselben Namen sindt nach einander auf den Tisch zu legen, vnnd auf ein Jedes ein absonderlichs Pappier oder Brieflein als Roth, Blau, gelb, vnnd also fort mit andern farben, vnnd frag man welches Kraut für diese oder andere Kranckheitten, dienstlich Ist . So erscheint die Farb auf dem besten Kraut, Mehrer Bericht ist von obgedachtem franciscaner Münch oder Brueder zu Newhauß Georgen Dreßler zuerfragen, dann er es probiert, vnnd hatt solches Theophrastus Herrn Jacob Beyer, vertraut vnnd da es sich nicht Bald erzaigen welt, So Ist er mit andern Personen furzunehmen,

Es scheint sich um eine Befragung von Geistern über Heilwirkungen von Arzneikräutern zu handeln, die unserm Magus auf's Kerbholz gesetzt wird. Vgl. No. 130 und 131 unter den Magicis.

Der Rest der Handschrift bietet Alchemistisches, das uns hier nicht interessirt. Nur noch Folgendes will ich anführen.

Bl. 333a—357 Explicatio Quaestionis Magycae . Ob vnd wie Diuina potentia in allen natürlichen Corporibus per nostram artem, Actu zuerkennen vnd zuefinden sey.

Darin Bl. 353ff: Secretum Magicum . Wie der innerliche Mensch, So aus dem Iliastro erwachsenn, vonn den Creaturen erhaltenn, vnd gespeißet wirdt, vnnd wie er aus seinem letzten Iliastro in das ewige eingehet. Wir haben von Anfang her gehandelt, vnnd aus dem grundt beweist, wie Geist, Seel vnd Leib voreinigt, vnd ein Compositum wordenn . Zum Andern daßelbe mit einer Corporalitet vonn den 4 Elementen umbgeben . Es will aber nu volgenn, wie derselbe aus den Elementen Nutrimentirt vnd erhalten ..... Zu welcher ewigenn vnd vnaufhörlichenn Iliastrischen freudt, vnd wohnne, der ewige vnd vnendtliche Gott vns allen seinen gnaden, seegen vnd willen, nach seinem gefallen geben welle . Amen. Ihr Römischen Königl. Mayst ... Diener Johann Christiann vonn Wildeck.

Da ein Tractat von Hohenheim gleichen Titels aber andern Inhalts sogar von Huser's Erben in den Appendix des 2. Bandes der Folioausgabe aufgenommen ist, den wir in eigenthümlicher Gestalt auch handschriftlich antrafen (vgl. No. 67 und 71), wollte ich diese kurze Kennzeichnung des vorliegenden Tractates nicht unterlassen.

Man vergleiche auch die Schlussbemerkungen zu No. 73.

71. Wien, Hofbibliothek, Ms. 11428 („Med. 24"). 233 Bll. Fol°. aus dem Anfange des 17. Jahrhunderts von verschiedenen Händen geschrieben. Auf dem vorderen Einbanddeckel die Jahrzahl 1753 wie bei Ms. 11114 und 11115 (No. 11 und 12).

Es sind Collectaneen alchemistischer, technischer, pharmaceutisch-chemischer Art, allerlei Kunststücke u. s. w. Manches Zauberische und Incantatorische ist durchstrichen und unleserlich gemacht.

Bl. 16a Turbit minera Bodenstenij, welche sich in seinem „Philos. rhatschlag zu curiren Pestilentz" 1577 nicht findet (vgl. Centralbl. f. Bibliothekswesen 1893 S. 319).

Bl. 27a Ex libello Theoprasti [!] praeparationum proba *mercurii Saturnj*, welche nicht in dem genannten Buche steht und in der Gestalt bei Huser überhaupt sich nicht findet.

Bl. 90b—91a Zenechton bonum

Rp. 16 lot Arsenici alibi [!] 8 lot Arsenici rubei aut flauj 4 lot Auripigmentj 4 lot Bolj Armenae Alles besonder fein klein gerieben, vnd zusammen gemischt, mit knoblauch safft angefeuchtet, breit rundt küchlein darauß gemacht mit Wachalter vnd Agstein Öle ana vberstrichen, vnd also in ein kattock vornähet an halß gehengkt.

Aliud ex Manu scripto Theophrasti desumtum. Rp. Kröten so an der lufft gedorret vnd zum kleinesten zerrieben ℨ ij Arsenici albi et Rubei āā ℨ s. Radicis Diptanis, Tormentillae ana ij quintlen, Perlarum non perforatarum j quintlen Corrallorum Hiacinth. Smaragd. ana ein halb quintlen, Croci orientalis ℈ ij Impastirs mit Gummj Tragacanto, darauß mach Zeltlein eines Böhomischen g[roschen?] breit in forma *cordis* darnach in roht seiden genehet vnd angehenket, ad regionem cordis . Resistit quouis Veneno.

Seit Hohenheim in „De Peste" (zuerst gedruckt 1564, Theil I No. 60) als Schutzmittel von einem „Zenexton an halß gehenckt" gesprochen hatte (Huser 4°-Ed. III S. 147; Fol°.-Ed. I S. 369) finden sich vielfach derartige Vorschriften unter seinem Namen. Ein ganz Aehnliches wie oben beschrieben findet sich 1597 in des Paracelsisten Andreas Starck' „Von der Pestilentz Kurtzer vnd einfeltiger Bericht". Erfurt 4°. S. D_3^v und in Oswald Croll's Basilica Chymica (1608) S. 239. Vgl. auch Kiesewetter's Faust in der Geschichte und Tradition, Leipzig 1893. 8° S. 501.

Es folgt direct:

Catholicon Theophrastj contra colicam et in omnibus Purgationibus secretis.

Rp. Aloes Succotrinj .. ℥ j
Colocynthidis ... ℥ vj
Agarici electi
Specierum Diarrhodon Abbatis } āā ℥ s
Ellebori .... ℥ s

His affunde Spiriti vini, uel Aquam Cinamonij ut extrahatur uis . Tertio affundere poteris . Extractione sic facta euapora liquorem in M B [Mariae Balneo] calore lenissimo usque ad consistentiam aliquam sirupalem, uel massam ad formandas pilulas aptam . Dosis ad grauis [grana] 3. ad 7. sit pro ratione morbi et personae . Datur in vino aut alia re dulcj.

Nota. So du galgant in den Mundt nimbst manti il schirto con tua amorosa . tum opus tuum commodissime et sine omni molestia perficies.

Dies „Catholicon" stimmt weder mit dem „Elixir proprietatis" noch mit dem „Specificum Purgativum" der Archidoxen; ein ähnliches Recept gibt Croll in der Basilica Chymica S. 139. Echt Paracelsische Ueberlieferung haben wir kaum hier vor uns. Vgl. auch die „Archicatolic Purge" im Londoner Mscr. Sloane 665 (No. 74).

Bl. 105b Tincturae Mercurii *Lu*nae ad solem quem *Mercurium* corporis lunae Theophrastus nominat.

Bl. 157—163 **Philosophia arte mistica, breuius quam Natura Colligit thesaurum salutis uel perditionis signum.**

Alchimia ut spes certa, dulcis meditatio, Coruus quem prudens facile capit, si ex ueris philosophiae principijs venatur cuius Caro *sol* uel *luna*, pellis *mercurius*, pirgallus [!] praeciosa decoctio in sulphure philosophorum, quod est oleum *vitriolj* Saporosa commestio, dum Elixir perficitur, sed is qui in fumo, in foetore, in ficta promißione et nocte in incertum venatur, hinc Alchimia est spes longa, dulcis depauperatio, lepus quem nemo apprehendere potest . Philosophia occulta, Dej donum, mirabilis Thesaurus ad omnia vtilis, si quis inuenit abscondit eum ad verum vsum, vt piè Deo, sibi ipsi sobriè, proximo iuste uiuat veluti is cui omne solum patria sit, ad salutem, ne forte ingratus Deo, funiculus triplex qui difficile rumpitur nempe auaritia Luxuria, superbia, eum strangulet, ne pareat . Philosophia igitur ista secretissima et reuera occultanda sub anathemate, maranatha.

Vorred.

Es ist zuwissen das alle ding Von Gott khumben, vnd ohne den khan nichts gemacht werden wie du es findest Genesis am .j. vnd im Euangelio Johannis .j. Darumb so sollen wir in allem vnsern thuen, Gott Anrueffen vnd in bietten, vmb vernunfft vnd verstandt zue diesem heiligen Werck, wie alle Philosophj sagen, Alß Hermes, Arnoldus de Villa noua, vnd palentin, vnd Johannes am Lezten . . .

Es ist dies derselbe Tractat, welchen wir schon in dem Widemann'schen Leidener Codex Voss. Chym. No. 17 (vgl. oben No. 67) angetroffen haben und den Huser's Erben im Anhang des 2. Bandes der Folioausgabe als Paracelsisch abdrucken liessen. Unser Text hier stimmt ganz mit dem Leidener. Unsere Wiener Handschrift nennt überhaupt keinen Verfasser (wie auch Widemann ursprünglich), hat aber später auch die Ueberschrift: „Das Erste Capitl. Caspar Hartung von Hoff."

Bl. 174b **Theophrasti Tinctur.**

Es ist mir nicht gelungen die Zeichen für die Chemikalien zu enträthseln, da sie (wohl absichtlich) von den gebräuchlichen gänzlich abweichen. Doch ist eine solche Anweisung zur Bereitung der alchemistischen Tinctur, von der übrigens ein Theil nur 100 Theile tingiren soll, für unsere Zwecke ohne Bedeutung, da sie sicher nicht von Hohenheim herstammt. „Der Theophrastus sols dem künig Ferdinando für gewiß gelernt haben."

Bl. 193a beginnt:

Das Ausserlesene Korn ex Theophrastij [!] zusammen Coligiret die warhafftig Probiret seindt,

De Vitriolj . Rp. Olej *Vitrioli* per se rectificatj 2 theil seinen eigenen Calcinirten *Salis* ein teil klein gerieben, thu das in sein oleum vitrioli setze es ad putrefactionem ad 4 *dies et noctes* vnder ein Alembic, so soluiret sich das Sal mit dem ohl, dz behalt gar Schöne, Postea Rp. fein *Aurum* das die Maller brauchen Auffs dünnest, so viel du wilt, Calcinirs mit gummi

Arabicum stratificirt, dz ein Subtiles Puluer werde, Rp. desselbige Puluer Also subtil bereit 1 theil 2 Theil des Obern olej mit seinem *Salz*, thu es zusammen in ein Venedisch guttes kolblein vnd rur es wol durch vnd setz es ad B. M. Auff 10 oder 12 tage, so soluirt sich die *Sol* in ein ohl, vnd wirdt ein hohe treffliche Medicina, dz Niemandt vergelten magk, Auff des Menschen leib, vnd auff die Corpora imperfecta.

Item so die Conjunction geschicht, so wirdt die Medicin Rott alß ein Blutt, vnd stehet in fundo fasis, ein Residentz vnd zeucht die Medicin oder dz Aurum potabile per liquum [linguam?] oder per Alembicum, vnd so bleibet hindan die terra, die thu hinweg, sie ist nichtes nutz mehr . Dz Aurum potabile eingenommen in Wein ʒ .ij In 4 wochen 2. Mahl, diß Junget des Menschen leib vnd helt in Auff, vnd bleibet in Stetter gesundtheit, sein Leben lang, daruon ist nicht genungsam zueschreiben,

De oleo *Vitrioli* Dan das Oleum *Vitrioli* per se distillirt ist, susse wie ein Zucker, vnd ist blutt rott, vnd wen man ein Tropffen Auff die handt leget, vnd helt in der werme oder *Feuer*, so zeucht sich der tropffen des ohls gans in die handt, hatt ein solche gewaltige krafft vnd tugendt penetrirt vnd dringet durch vnd Curirt des Menschen leib, Es heilet alle Schaden die gesein mögen, Alß fistulen, Cancern, wulff vnd alles was unrein ist, dz reiniget es behendt, vnd heilet ohne alle Salben vnd Pflaster . Dz oleum vitriolium ist Schwer wie *Gold* oder Edelgestein,

Nota daß ohl hab ich einem Radtsherrn zu Kurtzberch eingegeben, der hat den Stein vnd grieß gehabt, In ainem Dampff Badt zu Morgens in einem trunck Wein, diß öhl ein ½ Schruppel abens vnd Morgens eingegeben, Ist der Stein in Sandt weiß in ein geschirr gelassen, den Vrin zusammen fahe, da hatt man Wunder gesehen, vnd ist in 3 tagen frisch vnd gesundt worden, Nota diß oleum vitrioli vertreibt alle febris Alß nemlich Quotidianus ex flegmate, tercianus ex cholera rubea, Quinta ex Cholera nigra . Contra pestilentia brauch es also.

Rp. des olej 9 tropffen oder 4. geuß ein trunck wein In ein glaß . Thu dz oleum darein, geuß in ein ander glaß, hin vnd wider ein Mal oder 4, gib einem krancken, auff einen Trunck wan ihn das febris ankumbt, vnd lege in ein Bette, deck in wol zu, dz er wol schwitze ein Stundt oder 5. so wirdt er gesundt.

Es vertreibt auch die Darmgicht vnd alle andere gicht auß allen gliedern ... Item die lamen glieder ... Item getruncken vertreibet Paralisium ... Item Sciaticam passionem ... Item es vertreibt auch die Wassersucht ... diß oleum vitrioli vertreibet auch die Aussetzigkeit ... In Summa des Ohls tugendt findet man nicht ganz vnd gar zuschreiben, dan es heist oleum benedictum, das Niemandt bezalen kann, wan es In der Alchemia viel guttes wirket, daruon nicht zu schreiben ist.

Das hiermit begonnene Sammelwerkchen hat z. Theil enge Beziehungen zu dem vorhergehenden Wiener Mscr. 11259 und zu den beiden folgenden Handschriften aus Leiden und Görlitz (vgl. besonders No. 73 am Ende). Von schwer leserlicher Hand ist über den Anfang in unserm Mscr. geschrieben „von D. Nicolas Bernaw [?]"; man könnte dafür Nicalaus Barnaudus vermuthen, den wir Theil I S. 428 als Ueberlieferer eines Excurses über das Elixir Solis Theophrasti kennen gelernt haben, doch ist mir eine Sammlung wie die vorliegende unter seinem Namen nicht bekannt geworden. — In unserer Handschrift geht es dann folgendermassen weiter:

[Bl. 194a] Auffmerckung des Ohls Tugendt so Theophrastus Im Brauch gehabt vndt viel mit geschaffet. [Allerlei weitere Verwendung des Ol. Vitrioli] ... Item so einem die hinfallende sichtumb ankumbt .... das warhafftig Theophrastus in Crenlandt bewert habe, vnd vilen Menschen darmit geholffen ... N. Ein Bewert Stuck dz ich Theop: In Niederlandt, gebraucht habe, so einer in todtes Nötten wahr So man das Oleum *vitrioli* vermenget mit oleo *salis* vnd giebet dem Menschen ein tropffen In *aqua* uitae so erholet er sich mit gottes hilff auff etliche Wochen, dz also wahr sey . dz ein Herr in seinen letzten Zugen ist gewesen, dz er in von Stundt ahn zu hilff mit dieser Medicin wieder erquickt, vnd desselbigen tages der Mensch wiederumb auffgestanden ist, dz er sich verwundert, vnd gemeldet im sey nicht mehr wehe, vnd ist also gesund wie vor ist gewesen, Gott sey Lob ..... Theophrastus Lib. 2. Cap: 22. olj Vitriolj ad medicinam. Rp. *Vitrio*lj rubeum, postea tere . Vitriolum minutissime et mode fac [madefac] cum Vino Rectificato ex siccando tam diu donec Imbibantur ad sufficientum .8. lotones in Vna libra Vitrioli ita videlicet calcinatj. [Vgl. No. 72 Bl. 49a; bei dem Citat wäre noch am ersten an die Gr. Wundarznei Hohenheim's zu denken, doch hat keiner der Tractate des 2. Buches 22 Capitel, auch wird die Bereitung des Ol. vitrioli dort nicht gelehrt.]

Rp. *Vitrioli* [?] loti *Sale* communi praeparate terrendo mutuo cum vitro et pone in ein liegendes glaß una cum recipiente et perlutando et distilla inde aquam ardentem lento igne et cum Videris rubeas guttas distillare amoue Vitrum et ante pone recipientem magnum optime perlutatum cum bono luto, Vnitis Juncturis et pone sub et supter fortissime ignem et continua tantisper, uel donec uenit rubeus Amplius ne de oleo, sine frigidari . Hoc oleum Rp. et pone in colbam et super funde de flemate *Vitriolj* primum distillato vt supermanet .2. digitis bene mutuo mouendo locando, de super alemb . et Abstrahe flegma lento *igni*, serua destillatum flegma per se, et valet flegma optime et toties super fundendo nouum flegma et abstrahendo et superfundendo donec totam virtutem extraxisti et ualet zu salben der glieder.

Itaque habes oleum *Vitrioli*, rectificatum estque suaue et ad medicinam valens contra gallicum morbum Rp. Istius olej 3 guttas et vtere. Item Rp. *vitrioli* olij et extractum cum *aqua* vitae, manne, ligni aloes Rosmarinj lauendelblumen misce omnia ana et ex illis omnibus fac vnum oleum.

Huius olej vtatur .3. guttas in Aqua boraginis et violarum valet hoc rectificatum indubitanter ad putrefactum et malum sanguinem homores que superfluos expellendos.

N. Zu Vielach in kernten hatt ein wendischer Pfaff . . . [eine Fallsüchtige mit ol. vitrioli curirt] . . .

N. Ein landtfarer hat mit oleo *vitriolj* . . .

N. Dan Theop. hatt mit diesem olj *vitriolj* rubej et dulcis den Aussatz geheilet, Daruon ehr In seinem Buch M. Chirurgia groß Meldung thut [was nicht stimmt].

Oleum *vitrioli* ad omnes Infirmitates.

[Bl. 195a] Fac ex *Vitriolo* rubeo calcem, illum solue in aceto communi quantum solui potest . . . .

N. Das oleum *Vitrioli* mit oleum *salis* hat Theop: gewaltig im brauch gehabt, so einem Menschen auß mutter leibe seine glieder wehren verkrumpt oder verkürzt, es sey wie es wolle, so hat er alle mahl die 2 ohl obberürt vermischet gleich so viel olej Terpentinj darzu gebraucht alle 3 ohl ana vnd hat den krummen verkürtzten Menschen es sey Arm oder bein zuuor Im Stüblein mit heissen kreutern gebeisset, als heiß er es erleyden kan, die glieder also erweicht, darnach die obgemelten olej hinein geschmiret vnd gerieben, dz hatt ihm also .8. tage außgewart, alle tage ein Mahl, ist der vorkürzste mensch wieder

gelenck vnd rechtfertigk worden, dz hatt sich viel volcks großlich vorwundert.
Das Dampf Padt darauff. Rp. Kramet wipffel, wilde Salben, wolgemut, Eichenlaub, wermut, Tanzapffen, dz hatt er in wasser gesotten, gar dicke, die heissen kreuter in ein hilzene Schissel gelegt die füsse oder Arm darmit ein geweicht postea gesalbet. [Vgl. No. 70 Bl. 85.]
Oleum *vitriolj* dulce .. [vgl. ebendort vorher] .... Theophr. Oleum *Vitriolj.* Rp. Vitrioli qu[antum] v[is] reibe in klein auff einem stein, thu in in ein Instrument von Erden gemacht [Abbildung eines Kolbens mit zwei ringförmigen Ausbuchtungen am Halse], setze in In ein kolfeur, also dz das vnderste des Instruments gar im *Feuer* stehe, aber oben mach das es wol verlutirt sey, laß in ziemlich kolfeur stehen, 4 *horas* postea mach dz four grösser ... alius modus ... Mercke weiter von [oleo] *vitriolj*, So einer vom Schlagk oder Podagra oder frantzosen gelembt wehre den thu also .. A Nobili der ein gesucht viel Jar in einem arm gehabt vnd Ihme kein Docktor helffen kundt, dem halff D. Augustus also ex Theop: Er liß im Erstlich Ader schlau ... [vgl. No. 73 Bl. 4a].
De Sale Comunis de oleo Salis virtutes ex lib: Theoph. R. Oleum *Salis* per se, dz ist purpur oder Citrinij farben per Aquam roridam vt scis . Rp. des Ohls darain soluir fein calcem *solis* dz ist Aurum potabile dz in der welt nicht ist gefunden worden ...
N. Mit Aurum potabile von Oleo *Salis* vertreibstu alle kranckheit, so ein Mensch in den letzten Zigen wehre, dises nur ein tropfen eingegeben, so wirdt der Mensch erquicket, vnd durch gottes hilff erhalten, dan diß *aurum* potabile dienet zu allen kranckheiten, die man doch erdencken magk, zu vberwinden, dan das oleum *salis* ist für sich selber ein gewaltiger vberwinder aller kranckheit vnd diß ohle eingeben einem wassersichtigen, etliche tage In wermut *wasser* dz ist der Wassersucht zu wider, sie vorschwinden in kurzen tagen, dz ich theophrastus In Steyermarg zu Ober Wilz durch gottes hilff, hab mit diesem ohl viel [Bl. 197] wunder gestiftet, vnd auß gericht, dz ich mich selbst nicht verwundern khan, Ich habe auch Zu Nideren, Im spital dasselbst ein hinfallenden Menschen, diß oleum *salis* in wein ein geben .. [vgl. No. 70 Bl. 51ff.] .. welches schon in die 12 Jar geschehen war.
Item auff ein zeit hab ich einem Menschen eingeben der dz

febris lange Zeit gehabt hatt, vnd wen es in ankommen .. [vgl. ebenda] .. Ist im der Magen selber Von im gebrochen, vnd von Tage zu tage Stercker worden . Item dises ohl 4 oder 3 Tropffen . . .
N. Theoph: wan dz ohl *salis* communis *aurum* soluiret so ist potabilis Medicina den Aussetzigen in alijs morbis, In wein genossen, Reiniget das blutt, vnd thut viel wunderliche dinge in viris et mulieribus oleum *salis* 4 grana eingenommen, in einen guten trunck wein, Ist gut für die wassersucht . . . alle febriß . . . auch den bruch schmiren, vnd den im bruchbandt erhalten . . . Oleum *salis* ad soluendum *aurum* ad potabilem . Nim etliche große Ruben . . . Alio Modo sine rapis . . . Theop. thut grosse Meldung lib: 2. Cap: 6 De Sale philosophorum [gemeint ist Cap. 6 des 3. Tractats im 2. Buche der Gr. Wundarznei, woraus einiges wörtlich genommen ist; Huser Chir. B. u. Schr. 4°-Ed. S. 282; Fol°.-Ed. S. 105 A. Vgl. auch das vorhergehende Wiener Mscr.] So man die Salem herauß Zeucht, wie dan folgen wirdt vnd in demselben den großen grundt zur gesundtheit, dan das *Sal* lest nichts faulen, wo nun ein solch conseruatiff oder praeseruatif ist, wie kan der Mensch baß zu seinem Zill kommen, darumb billich von *Sale* philosophorum zu melden ist, dan da kommen zusammen Edliche der Arianus [statt Arcana] haubtstuck alß Nemblich Flores Antimonij, Auri, Corallorum, vnd die mit *Sal* vormischet vnd genossen in der speiß No: wehr doch so sehligk ist, dz er oleum *Salis* ohne alle zugethane hilff wist zu distiliren, vnd das *aurum* werde drein soluirt vnd zu einem liblichen ohl werden möge . . . .
Nota secretum Theop. et Artificis per oleum Salis machstu für alle gifftige vnheilbare faule stinckende Scheden, alß fistulen, krebs, wulff, vnd dergleichen mit austellung In kurzer Zeit heilen [Bl. 198] De Antimonio . . . De Auro potabili Theoph: Rp. Rosmarinum .7. distil. zuletzt adde Pulueririsirt goldt bletter durch *Sal* putrificirt dz distilir vnd das *Gold* wirdt potabile . . . Oleum *Mercurii* et in morbo gallico Theoph. . . [Bl. 199] Theophrastus seiner Heimligkeit eins das er selbst gebraucht vnd bewert. Aurum diaphoreticum . Rp. *Auri* laminati subtiliter ʒ i, *Mercurij* praecipitati das die Scherffen verloren hatt, vnd 3mal in *aqua* ouorum abgezogen ist, auch sein olium verloren hatt ℈ 3 Diese 2 sehr woll mit einander gerieben, thu es in ein verlutirten,

kolben, geuß daran vinum adustum, biß rectificirt ist 6 oder 8 lot In verlutirten kolben ..... Es hat Theop: von diesem diaphoretico magno geben Jungen kindern von 2 Jar .... [Bl. 200b] Lapillj vinj Theoph: Dicunt si *Tartarus* in vino *destillato* rectificato ponatur vnd in ein gleßlein grosse Capellen, vnd ein anders mit fleiß darüber vermacht, so soll sich vinum lapilliren. Oleum Tartaris [!] Theop. ... [Bl. 201] Alcalj cristallj Theop.... Lib. j. Cap. 9. Fusio Christallj Theophrastj Succi Limoniarum Rp. Cucumeris Asininj die wilden khürbis ein gar sues trepfell . pana nidocellos lbj Alumen Jamenj ℥ 2 Viridis eris ℥ 1 Terantur misceantur ponantur sub fimo per mesam. Rp. Deinde crystalli frustra pulueristi pone in *aqua* sub fimo soluantur intra tres a. succus igne observetur et Renuit [?] vitro sicut vitrum ponatur in formate et fundetur et remanebit in solitudine sua Nota Christallus de coloratur cum quibus tingitur vitrum manendo tamen prius Christallum ipaliatum. Christalli preparatio distillatio Theo: lib: 3 [Vermuthlich sind mit diesem und dem vorhergehenden Citate die Bücher „De morbis ex Tartaro“ gemeint, in welchen von den Crystalli tartari, auch einfach „Crystalli“ genannt, vielfach die Rede ist, vgl. No. 72 Bl. 72.] .... De Melissa Theop. .... [Bl. 206b] Aqua Curale leprosos paraliticos fistulas cancrum Theop. Rp. *Salis amoniaci*, *Salis* communis, Salis nitri, *Urinae* [?] ana, Tartari. Album ovorum, Calcis vine ana misce bene sub: *lapide* [?] Alembicum subtile wie ein gebrant wasser von der vrina eines gesunden Menschen der Wein trincket, dz laß putriff. 15 Tage, vnd so du es putrificirest mit *aceto* cum ista Vrina et tunc *distilla* et erit mirabiliter In allen kranckheiten wieder pestem .... Theop: hatt ein ohll gemacht von Schwefel videlicet Antimonij ... Lactuca Theoph: .... Secretum Secretorum Theophrasti zuerhalten Menschliches geschlechtes vnd lebens in gutter langwieriger Gesundheit, biß auff die zukünfftige bestimte Zeit, die im von gott auffgelegt ist, soltu also diß potabile medicamentum brauchen Rp. Artemisie, Valeriane, pimpinelle aā $^1/_2$ postea Rp. Electuarij Juniperj, Zuccari candi ana ℥ .j. damit abgemacht Olej *Salis* dragma, vris ij. ℥. Diß mische durcheinander In einem glase, setze es also warm gedecket auff den offen oder *sol* [in die Sonne], dz wol in einander Concordirt auff 12 tage also lassen Stehen, vnd diß braucht so du diese hohe berümbte Medicin für dich vnd dein haußgesindt alle Morgen 2 gran schwer ein Nimbst, so bistu vnd die deinen den tag sicher, für allen Unfahl mit gottes hilff der kranckheit sicher . Item so ein Mensch vergifftung im leib hatt dz treibets vnder sich . Item ... Item ... Item ... Dan ich hab ein alten Canonicum gefunden vnd kandt 100 Jar, der hat diese obgemelte Medicin In *auro* potabile im brauch gehabt, vnd ist Jungeschaffen gewest als ein Man von 30 Jaren, vnd auch bekandt zu dieser Zeit, in kein kranck[Bl. 207]heit berürt ist also frisch vnd gesundt in der furcht gottes verschieden . Non nobis Domine non nobis, sed nomen tuum da gloriam. [Vgl. No. 70 S. 195 und No. 72 Bl. 48b] . Bewerte Brustküchlein Theoph. ... [Kräutermittel] ... Tiriac Theop ... Medicinalia Chirurgicis Theoph .... Experimentum Theoph .... Bewert Augenwasser Theo: .... Contra stipationem Theop ....

In dieser hier nur kurz ausgezogenen Receptensammlung mit Heilungsgeschichten ist auch vieles andere eingestreut, das sich nicht als Theophrastisch gibt; öfters sind auch andere Namen genannt. Das Latein ist leider sehr verdorben; ich habe mich darauf beschränkt, möglichst genau die Vorlage zu entziffern und von oft recht naheliegenden Verbesserungen für diesmal abgesehen. Auf Bl. 209b findet sich eine Erklärung der Zeichen, welche aber nicht alle angewendeten umfasst. Viele dieser Zeichen sind von den sonst gebräuchlichen verschieden. Das Zeichen für Gold z. B. ist das allerälteste, wie es in den griechischen Papyris vorkommt. Der weitere Inhalt unserer Handschrift interessirt uns hier nicht.

72. Leiden, Univ.-Bibliothek, Codex Vossianus Chymicus 4° No. 14. 180 Bll. von zwei Händen um 1600 geschrieben. Uns geht hier nur der erste Schreiber an, welcher Blatt 1—135 geschrieben und foliirt hat.

Blatt 1a—20a **Theophrasti Paracelsi Arcana.**

Erstlich Wieman das Podagra Gründlichen Curiren soll. Nim Hirschen bluett, so warmb du es Immer gehaben magst, zwo oder drey maß, thue es in einen retorten, distilir mit linndem feuer die flegma dauuon doch laß es zuuor 9 Tage digeriren in Balneo, alß dan so es distilirt ist, so setz es in die Aschen vnd einen recipienten darfür zum dritten im Sannde mit starckhem feuer, biß ein Praun farb olitet gibet . mit anhenngkhung seines eigenen salzes, das behaldt als Gold mit disem Oley vnnd saltz schmir die Podagrischen glider des Tages zwaymal, bej einer wirme, biß an 5 oder 6 tage das Podagra gewißlich durch den stulgangkh hinwegkh vnd der kranckhe wirdt von grundt erlöset.

Folgen die Puluern zu diser Curra. Nim Aleopatis, wasch es 9 mal in aqua Incardeticarum [?] 5 Crocj Mirrhae ana ʒ ij Vermilio praepar: per *Antimonium* et *aurum* . . . .

Es folgt eine Sammlung von Heilungsvorschriften mit und ohne den Namen des Theophrastus. Von ersteren seien die folgenden genannt: In Epilepsia Arcanum Theophr. [Todtenkopf der noch in kein Erdreich kam, also ‚caput mortuum'']; Vomilium Theophrasti gehöret zu dem vorgeschribenen Hirschen Bluet wider das Podagram; Contra morpheam et lepram Paracelsi; Theophrasti Secretum Incorruptum oder [!] Vnsinnigkeit [Man soll einem Widder der gerade rammelt den Kopf abhauen!!]; Ein Emplastrum Theophrastij zum Magen, wann einem schön gifft, menstruum oder annders ist gegeben worden; Das Oleum *Antimonij* Theophrastii; Vor denn Aussatz Theophr.; Tinctura *Antimonij* Theophrastj; Appodeltoch Emplastrj Theo:; Turbith Theophrastij. Auch von der „Grilla" Theophrasti wird gehandelt (vgl. Huser 4°-Ed. VII S. 186). Es werden auch andere Namen genannt z. B. Paul Heß, Andreas Rindfleisch, Pancratius Freudenberck, Elias Rydyger.

Bl. 41a—134b

D. Theophrasti Paracelsi ex Hohenheim

Medici Germani **Secreta Secretorum.**

Rp. Oleum *Vitrioli* per se rectificirt vnnd firs [?] ij tail vnnd Rp. sein eignes Calcinirtes *Sal* [?] j tail khlein geruben, thue das in sein Oleum *Vitrioli* setz zu Putreficiren 4 *dies et noctes* vnnder ein Alembic so soluirt sich das *Sal* [?] mit dem Öll das behalt gar schon . . . .

Vgl. das vorhergehende Wiener Mscr. (No. 71) Bl. 193ff., wo sich diese Sammlung von Recepten unter anderem Titel und meist in anderer Reihenfolge z. Th. ebenso findet. Der Schreiber konnte öfters seine Vorlage nicht lesen und unterstrich dann das Unsichere mit unterbrochener Linie. Ich greife nur einiges heraus:

Bl. 43b Das oleum Salis vnnd sein Tugendt ex Theophrastij . . . Bl. 48b Jugendt zu erhaldten . *Aquam* Melisse vnnd *aquam* Valeriane auß seinen Blatern . Ana die vormisch vnnd nach Ostern wen die Sohn tritt in die wag . . . . [No. 71 Bl. 206b und noch näher übereinstimmend No. 70 S. 195.] . . bleibet Jung 30 Jahr . ein alter Canonicus . . . ein beruiger Mahn . Theoph: lib: 7 Cap. 38. [Diese Buchangabe hat nur unser Mscr.; sie hat wohl keinen thatsächlichen Rückhalt und ist aufs Gerathewohl gegriffen.] .... Bl. 49a Oleum *Vitrioli* zur Medicin Theo: lib. 2. Capit. 22. Rp. *Vitrioli* rott Calzionirt, die reib auf das subtilste vnnd laß in rectificiren wein mal deficir auf 4. mall das er werde wie ein teig, altzeit gedruckhnet widerumb madeficirt vnd Truckhnet, das reib so lang biß in sich getruckhen vnnd vorschlung[en] 8 Lott in j ℔ *vitrioli* also wie öllen calcionirt ... [vgl. No. 71 Bl. 194 wo dies lateinisch gegeben ist] .. Bl. 49b Zu machen ein ohl das genandt wirdt Benedictum das gebenedeite Oll Ist vber *Gold* vnnd *Silber* ist manigfaltig in der würckhung . Rp. j maß Baumöll, die geuß auf die heiße Zigle Prockhlin ... Theoph. R. M. lib: 3 Cap: 12. [Es soll wohl die Chirurgia Magna gemeint sein, aber das Citat stimmt nicht und die Vorschrift ebensowenig, cf. Lib. II Tract. III, Theil 3 Cap. 7] ... Bl. 51b .. so einen die hinfallendt sucht ankhombt ... das ist warhafftig . Ich Theophrastus Ihn Creinlandt bewert hab an vilen menschen durch Gottes mitwirckhung . [Vgl. No. 71 Bl. 194a und No. 73 Bl. 2b] ... Bl. 63a Oleum Antimonij Ex lib: Theophrastj 4 Cap. 1 ... Bl. 66a H. Vlrich außem Manual Theoph: ... Ein öhl vom Hirschhorn ... so weit M. Theo: im Artist Theo: lib: 3. Cap. 8 ... Nota de Laudano Theophr: Notabilia: wan er Vomitum gehabtt hat er mit j Pillul: sich gesterckht in seiner Kranckheidt hat er teglich haniff:khornlein groß daruon gebraucht. Item Domino Achatio Schrot da er ime Hydropicam wasser zum Munde Aufgetrieben, so er in Anmechtigkheit fallen wollen hat er der Pillen einer erbes groß eingeben hat in balt gesterckht, das ers wol erleiden hat mögen . Nota Bene Operinus, praecipitat hat Theophrastj gebraucht, vnnd 5 sedes oder stul gehabt, vnnd zu letzten da dürstet jhn, da hat er *wasser* getrunckhen daruon hat er 30 stuel gehabt vnd Teoph: hat im das Trincken verboten Item ... biß er nicht mehr gefühlet. [Also gleich No. 70 S. 193f, aber dort in richtiger Reihenfolge] Theophr. hat zu Grätz in Steyermarck in einem Wirdshauß des ꝛc. khochs eines khnaben Vrin oder Harm 9 Tag in Roßmist lassen stehen, darnach herüber getriben ... so hat es sich angelegt ... wie ein roter scharlach ... auf den nabel geschmiert gar ein wenig, wirkht wunderbarlich ding gethan für die wurm . Cristalli Praeparatio Distillatio Theo: lib: 3. [No. 71 Bl. 201) .... Bl. 72b Theophrasti lib. 2 Cap. 11 *Aqua* vitae das von Menschenbluett, Heilet alle schwachheit die da Innwendigk Et est secretissimum! ... Bl. 73a M. Bartoldt in seinem Buch der Medicin von Theophrastj ... Bl. 77a *Tartari* ol. Theophrastj lib. 2. Cap. 6 ... Bl. 78a Oleum Salis nitrj Theoph. lib. 2. Cap. 39 ... Bl. 79a Oleum atramenti des gelben . Theophr. lib. 4. Cap. 10 ... Bl. 81 Ad Potentiam i. e. zur Khekeley ist gerecht vnd Probirt à Theoph: einem Graffen geben .. [No. 70 S. 196] ... So du diser sterckhung einnimbst so vorsich dich woll mit einem beyschlaff, Ich selbst auf ein nacht 8 mahl, dan es möcht sich einer zu Tode lusten ... Bl. 82b Theophrastus hat zu Potzen vnnd zu Tramiohn im etschlandt ein burgerin daselbst die wassersucht lannge gehabt vnd hat ir dise nachfolgende Medicin in einem Tranckh eingeben, das hat er morgen gethan, Ist in acht Tagen dieselbige erledigt frisch vnd gesundt worden [No. 70 S. 195] ... Bl. 100b Theophr. lib: 4. Cap: 32 ein Edles Hochtreffliches oleum sanctum ... Bl. 104a Nota daß öll Juniper findestu Inn Theophrastj getrueckhtem buech, dauon er vil schöner herlicher bericht daselbs verstanden wirdt, auch eines balsams zuuergleichen ... Bl. 106a ... Auf ein zeidt ein Herr oder reicher Edelmann den Stuel gang ein langer zeidt nicht gehabt, daß er offt gesagt hatt, wenn ich nur ein guetten starckhen fartzer hett, so wolt ich darumb 300 fl. [?] geben, so wist ich woll das es besser wurde vmb Mich, wenn ich nur einen haben mecht, wehr vmb khein geldt zu bezahlen, wenn nur ein Mensch helffen khundt, Indem ist Theophr: zu im auf ein zeit khumen, vnnd hat in gebetten, ob er ihm nicht helffen khundt er wolte Im 800 fl. [?] geben, vber einen heuffel bar vnnd bereit . In dem hatt Theophrast gesagt ich begehr das zu halten, es soll gehalten werden mit verschreibung seiner Aignen handschrifft vnd anhangentem Secret [Geheimsiegel] solches schultig zu sein, so er ihm hulffe, da hatt Theophr. ein gläßlein mit oleum Laurino herfürgezogen vnnd gesagt er sol dartzue starckh schmeckhen [riechen!] vnd den geschmackh [Geruch!] an sich ziehen, da hat der Edelmann vor aller Menniglichen mehr als vber die 14 fartzer gethan auf einander, vnnd stuel mit sich gebracht darnach diß öll 2 gran schwer in guetten Wein zu niessen geben ist von stundt an frisch vnnd gesund geworden. [Vgl. Huser 4°-Ed. V S. 234; Fol°.-Ed. I S. 171A] ... Bl. 113a In Theophrastij Spitallbuech . Ich Theophrastus rathe allen den Ärtzten, die da mit verstellung des fluß vmbgangen ... [Huser Chir. B. u.

Schr. Fol°.-Ed. S. 316B] ... Bl. 115b Vor die wassersucht, Nota bene. Theophr: hat ein öll gemacht von *Antimon Schwefel Sal* gemmae m. e. a. in *aqua* Rorida distillirt, des öls 3 gran schwer in einem Trunckh wein zu reichen gegeben, der die Wassersucht gehabt hat in khurtzen Tagen gesundt worden, diß ist in Khrainlandt zu Cilla geschehen 1536. Darnach er zu dem Bischoff lackh [?] diß ölls 3 gran schwer einen kranckhen gelbsüchtigen im Trunckh wein gereicht, In 2 Tagen mit Gottes hülff vergangen Im 1.5.3.8. [Vgl. No. 70 S. 195] ... Bl. 119a. Wie man ein öll machet Ex cane Ruffo i. e. von einem rotten Hundt, mit welchem ausgetzogen andere tugenten, so es in sich helt, Theoph: einen geheilet hat welcher bei Eilff Jahren seinen linckhen Arm gleichsam eines durren Holtz gehabt hadt ... [Bl. 120a] dieß öll dienet nicht allein zu allen kranckheiten aus khalten, sonder zu vil anderen mehr, dan wie ob vermelt Anno 1547 Theophrastus einen reichen welchem sein linckher arm, weiß nicht aus was vrsachen gantz vnnd gar gleichsam einem holtz außgetruckhnet war geheilet. Den khein Artzt den zuuor zu heilen vermöcht den nach dem er den Arm mit disem oll beider Sonnen des es waß Sommer, salbete ..... vnd würckhete in fünftzig tagen, die adern des Armes fingen augenscheinlich sich mit dem bluedt zu erfüllen .... welches her nachmals als man neun tag darein verharret ist der Arm gantz vnd gar wie der ander ... geworden ... Es dienet auch ... so einer durch vnnd durch geschlagen währ, vnd der Span Sehn oder flachsadern entzwey wehren dan Anno 1518 da ich von Hierusalem kham vnd Petrus à fosta nahe bey der Jnser Corsicam von funff Möhr raubern vberfallen von vnsern schiffleüten einer mit einer bixen hefftig beschedigt war, das der Artzt den gantzen Arm beschneiden wolt, hab ich mit disem öll das ichs damals bei mir hatte vnd trueg in alsbaldt gesalbet, vnd in in 7 tagen damit perfect geheilet. [Dieser Jerusalemfahrer ist natürlich nicht Paracelsus; die Stelle besagt es ja auch nicht direct. Fett von „Rottfüchsichten Thieren", „Rott Hundtschmaltz vnd Rott Katzenschmaltz" u. s. w. kommen übrigens auch bei Paracelsus als Heilmittel bei „Contracturen" und „Consumptio" vor, vgl. z. B. Huser 4°-Ed. V S. 244; Fol°.-Ed. I S. 175B] ... Bl. 126a Gratia Dei gnaden Gottes Pflaster zu dem Halß gar ein Schön treffliches Pflaster diß Pflaster khombt von D: Theophrastij auß Engellandt dise vnguendt mit *Gold* oder *Silber* nicht zu bezahlen ...

Doch nun genug von diesen Heilungsanecdoten, denen ich schon zu viel Ehre erwiesen habe. Der Citate nach Buch und Capitel sind noch viel mehr; sie sind für dies Mscr. charakteristisch; in den andern, welche oft dieselben Geschichten und Heilungsvorschriften enthalten, fehlen diese Citate vielfach. Wenn auch einiges wirklich zutrifft, so verdient das Ganze doch kein Vertrauen. Vieles scheint aufs Gerathewohl gegeben oder frei erfunden wie in dem Onomasticon II Thurneisser's (Theil I No. 194). Hohenheim's Name wird fast auf jeder Seite genannt als Urheber irgend einer Verordnung oder einer wunderbaren Heilung. Ein Urtheil über die ganze Sammlung siehe am Ende der No. 73.

Angefügt ist von anderer Hand aus derselben Zeit eine ähnliche Receptensammlung: Bl. 137a—180a „Von Andrea Bartholdo wolerfarnen Berckman vnd Naturkündiger von Oschatz Bürger in Schlesien auff der Vralten Bergkstadt Kupfferberg am goldtreichen fluß Bober gelegen". Es kommen in den Recepten Jahrzahlen zwischen 1575—1599 vor. Am Ende wird von einer Rosenberg'schen Hochzeit berichtet (1578) und wieviel tausend Stück Wildpret dabei vertilgt wurden; eine andere Hand hat vorsorglich ein Recept für die Kolik daruntergesetzt. Vielleicht stammt die Handschrift auch aus dem Besitz der Familie Rosenberg wie so manche andere z. B. die beiden grossen Theologischen Handschriften No. 88 und 89.

73. Görlitz, Milich'sche Gymnasialbibliothek, No. 54. Enthält 22 von einer Hand aus dem Anfang des 17. Jahrhunderts beschriebene Quartblätter.

Librorum Theophrasti Ab Hohenhaim Germani Doctoris Medicinarum . **Secreta Secretorum in Medicinis** Das außerlesene Korn auß Theophrasto zusammen colligirett die warhafftig pro[b]irett seindt.

De Vitriolo i. e. Aurum potabile. Rp. Olei Vitrioli per se rectificatj 2 Th. sein eignes calcinirtes *Sal* 1 th. klein gerieben, Thue dz in sein oleum *Vitriolj* setze es ad putrefactionem ad *diem & noctem*, vnd einen blinden *Alembic* darauff, So resoluiret sich dz *Sal* mit dem oleo, dz behalt gar schon, Postea Rp. fein *Gold* daß die Maler brauchen auffs dünneste q. vis. Daß calcinir mit gummi Arabico stratificirs, dz ein subtil *Pulve*r drauß wirt . deßselbigen *Pulve*rs also subtil bereitt j th. vnd 2 th. deß obern *Vitrio*lj mit seinem Saltz, thue es zusammen in ein Venedisch guttes Kolbelein, vnd rür es wol d. e. a. vnnd setzs ad B. M. [Balneum Mariae] auff 10 oder 12 tag, so *solui*rt sich das *Gold* in dem oleo vnd wirt eine hohe treffliche Medicin darauß, deß niemand vergelten kan, auf dem Menschen leib vnd corpora imperfecta.

So die Putrefaction geschichtt so wirt die Medicin rott als ein blutt, vnd setzt in fundo vasis ein residentz, vnd zeugt die Medicin oder Aurum potabile per linguam oder Alemb. vnd bleibt hindan . Die terram thue hinweg, sie ist nichts nütze mehr.

Diß Aurum potabile eingenohmen in eynem Wein ʒ ij in 4 wochen zwey mahl, daß verrayniget deß Menschen Leib vnd helt ihn auff, vnd bleibt in stätter gesundtheit sein lebenlang, darvon ist nicht genugsam zu schreiben.

De Oleo *Vitrio*lj wen daß Oleum per se distillirt ist süsse wie ein Zucker, vnd ist blutrott, ...

Wir haben hier also wieder dieselbe Sammlung, welche sich in No. 71 als „das Ausserlesene Korn ex Theophrastij zusammen Colligiret" und in No. 72 als „Secreta Secretorum" findet; der Titel unserer Handschrift ist also aus beiden zusammengestellt. Mit dem Wiener Mscr. No. 71 stimmt unsere Handschrift in den chemischen Zeichen überein, welche durchaus nicht die allgemein üblichen sind; die in No. 71 am Ende gegebene Zeichenerklärung gilt auch für unsere Handschrift, während No. 72 die üblichen Zeichen verwendet. Doch stehen diese alchemistischen Zeichen in No. 71 und 73 durchaus nicht immer an derselben Stelle, sie sind nur stets die gleichen, wenn sie überhaupt verwendet werden.

Bl. 1b heisst es hier: „diß Oel habe Ich einem Rattherrn zu Kirtzbützel [Kitzbüchel?] eingeben" ... Bl. 2a: „Auffmerckung ettlicher Tugendt olej *Vitriolj*, so theoph. in! dem brauch gehabt vnd viel nutz geschafft .... daß Ich Theophrastus im Crainlande warhafftig bewert habe, an eynem menschen durch Gottes mitwirckung .... Nota Ein bewertes Stücklein dz Ich Theophrastus im Niederland gebrauchet habe, so einer in todtsnöthen war ..." Bl. 3a: „Theophrastus hatt mit diesem oleo *vitrio*lj rubeo & dulcj den Aussatz warhafftig geheilet, darvon er in seinem Buch M. T. [?] 2. grosse meldung thutt ..." Bl. 3b Die Abbildungen des Kolbens mit den Halsringen wie in No. 71. „... Merck weitter von *vitriolo*ell. So eyner vom Schlage oder Podagra oder Frantzosen gelämet were, dem thue also edoctus a Nobili N ... dem halff Doctor Augustus also ex Theophrasto ..." Bl. 4b „De Oleo Salis Virtutes eius ex Libro X Doctoris Theophtj . Oleum salis per se daß ist Purpur vnd Citrin farben per *aquam* roridam ut scis ... [Bl. 5a] .. Hydropico detur in *aqua* absinthij vergehtt das Ich Theophrastus probirt zu Aberwaltz in Steyermarck Ich habe viel mit dem oleo salis auß gericht contra caducum zu Nieder Poder im Spittall einem in *aqua* eingeben, hatt ihm geholffen vnd bestendig blieben ... Oleum Salis ad *solvendum aurum* ad potabilitatem Theophrastus ... [Bl. 6a] .. Oleum De Jove ... Oleum Croci ... Oleum *Antimonii* ... de Venere .."

Bl. 6b—9a Allerhand astrologische Tafeln und Figuren. Bl. 8b die beiden in der „Philosophia Occulta" beschriebenen Figuren „Adonai" und „Tetragrammaton", Huser 4°-Ed. IX S. 335.

Bl. 9b—11a De duodecim Signis et septem Planetis Obseruatio. Sicut signorum triplicitates sibi correspondent & conueniunt in coelestibus, sic et conueniunt in Membris quod experientia satis constat ...... Bl. 11b—12a Planetae in signis et corpore hominis sequuuntur ... Bl. 12b Observatio de Annis heptomaticis, Enneaticis vel Climactericis ....

Bl. 14a Gradus Paracelsi

I	II	III	IV
Terra	aer	aqua	Ignis

Elementa centrum suum in stomacho habent

Membra spiritualia

Cancer Epar Pulmo praecordia

Leo Stomachus et eius orificium

Virgo Imum stomachj, Venter, Diaphragma, Intestina.

Libra Lumbi, inferiora ventris, Vmbilicus.

(Passiones animi XI)

Amor, otium [!], desiderium, horror, laetitia, dolor, spes, desperatio, audacia, timor, Ira.

Regula. Omnes morbi ex Iliade ueniunt, praeter eos qui ex gutta vt Paralysis apoplexia Par. fol. 77.

Morbi qui ex Iliade non veniunt ex Elementato sunt h. e. ueniunt ex resolutione liquoris naturae *i. e.* Balsami.

Dies ist aus den „Morbis ex Tartaro" entnommen vgl. Huser 4°-Ed. III S. 302 und V S. 236; Fol°.-Ed. I S. 428B; 172B. Mir ist kein Druck bekannt, in welchem dies auf S. 77 stände.

Metallorum principium *Mercurius*

Finis SS, Medium ipsa Metalla.

Es folgt eine Tabelle über die Cur der einzelnen Glieder unter bestimmten Planeten.

Bl. 15b Epilepsia Par : Species Epilepsie Elemento Aquae subiicitur et cum mineralibus curatur . Lapis Aethites, solutis morbum caducum curat, morbus caducus compositionem in 3 gradus desiderat [Huser 4°-Ed. VII S. 38] Paracels: Curatur *mercurio* solo ab essentia aquae, Saluia *oleum* [?] *Antimonii oleum* [?] *Vitrioli* [?] curat epilepsiam.

Morbus Gallicus curatur cum *mercurio* et *auro* Diaphoretico Paracels: In cura cavetur ab exaltatione *Antimonii* et *saturni* Ihr sehet dz *Essentia* [?] *mercurii* corporis wunderbarlichen heylet die Frantzosen, offnen schaden, ...

und noch viele solche kleine meist therapeutische Abschnitte, bei denen häufig Paracelsus genannt wird und auch Schriften citirt werden, selbst mit Seitenangaben, die ich nicht zu verificiren vermag, z. B. „Paracelsus von den Bädern" (oft), „Lege de Origine morborum fol. 31 b" (und andere Seiten oft); „lib. 5to Cap. 5to de Compositionibus lege et intellige quid solem uocat"; „Parac. von Würmb fol. 44." Es werden aber auch andere Autoren genannt, öfters Bock mit Seitenangaben, Plinius, Lullius.

Bl. 20a. Physiognomia. Physiognomiae membra, oculi, genae, buccellae, dentes, frons, eadem ratio oculorum praeputij, vmbilici, pororum, haec ut subsident variisque coloribus tingantur i. e. Lazurio Blausilberfarb, & ὀριζέω aureo goldbraun .....

Ziemlich genau mit dem Fragmente übereinstimmend, welches Huser 4°-Ed. V Appendix S. 171/172 gibt; es ist aber offenbar nicht von Huser abgeschrieben, sondern beruht, weil Huser's Druck der einzige ist, auf handschriftlicher Ueberlieferung, wie denn auch die Seitenangaben in den obigen gesammelten Abschnitten auf Handschriftliches deuten mögen. — Es folgen noch Tabellen über die Emunctoria der einzelnen Glieder, über die Colores u. s. w. ohne Nennung Hohenheim's.

Doch wir müssen nochmals auf den ersten Theil dieser Handschrift zurückkommen, auf die „Secreta Secretorum in Medicinis". Wir haben also von diesen Receptsammlungen vier Handschriften aufgefunden, zwei in Wien, eine in Leiden und eine in Görlitz. Dass dieselben in ihrem Inhalte theils völlig übereinstimmen, theils sich sehr nahe stehen, theils von einander abweichen, geht schon aus den mitgetheilten Proben zweifellos hervor. Leider haben wir sie niemals alle vier zusammen direct mit einander vergleichen können; jede ist für sich bearbeitet worden im Laufe der Jahre, wie das so in den Verhältnissen liegt. Bei eingehenderem Vergleiche aller im Original nebeneinander würden die Uebereinstimmungen höchst wahrscheinlich noch grösser sich herausstellen.

Das Görlitzer Mscr., welches wir zuletzt besprochen haben, hat nur ein Stück der Sammlung, den Anfang der übrigen Handschriften. Doch dürfte die ganze Sammlung nicht von Anfang an den ganzen Inhalt z. B. der Wiener Handschriften gehabt haben. Vermuthlich wurde sie aus mehreren kleinen Sammlungen zusammengeschweist und im Laufe der Zeit beliebig vervollständigt. Einen solchen selbständigen Theil, der gesondert überliefert wurde, könnte also unser Görlitzer Mscr. in seinen 6 ersten Blättern darstellen, wenn nicht auch dieses schon aus verschiedenen Theilen zusammengefügt wäre. Denn die Berichte vom Oleum Salis und Aurum potabile unsers Görlitzer Manuscriptes gibt der Wiener Codex 11259 zu Anfang als etwas ganz Gesondertes für sich und dort finden sich dann erst viel später, durch ganz Disparates getrennt, die Descriptionen des Oleum vitrioli u. s. w., welche zu Anfang mit den „Secreta Secretorum" und dem „Auserlesenen Korn" zwar nicht übereinstimmen, aber später doch vieles enthalten, was in diese ebengenannten Sammlungen überging, wie sie sich im Wiener Codex 11428, in Leiden und Görlitz finden.

Eine besondere Sammlung verwandten Charakters sind auch die „Theophrasti Paracelsi Arcana", welche im Leidener Codex 14 den Anfang bilden; von ihrem Inhalt ist nichts in die anderen Sammlungen übergegangen, soviel ich sehe. Doch lohnt der Gegenstand nicht eine noch weiter gehende Zergliederung. Als Ganzes haben diese aus heterogenstem Material zusammengestellten Collectaneen für die Paracelsuskunde keinen Werth — ob sie in ihren einzelnen Theilen Beachtung verdienen, bliebe noch zu untersuchen.

Dass in der Gemeinde der Anhänger Hohenheim's sich manches Recept, manche Arzneibereitungsvorschrift, manche Heilungsgeschichte schriftlich oder mündlich weiter pflanzte, ist anzunehmen. Dass man solche einzelne Reliquien sammelte, lässt sich vermuthen. Doch ist uns wirklich derartiges erhalten?? Die Centum quindecim curationes des angeblichen Famulus Conrad Steinberg (Theil I No. 190) soll Hohenheim selbst zusammengestellt haben, was mir gänzlich unglaublich erscheint, wenn ich die Sammlung durchgehe. Die Arcana im Leidener Codex 14 scheinen mir keinerlei Beachtung zu verdienen; sie sind ihm entweder irrthümlich zugeschrieben oder absichtliches Blendwerk — es war vermuthlich kein schlechtes Geschäft, ein solches therapeutisches Kunterbunt zusammenzustellen und für schweres Geld möglichst geheimnissvoll als Paracelsisch zu verkaufen. Wie oft haben wir im ersten Theile die Klagen der ernsteren Herausgeber über handschriftlich verbreitete und verschacherte Paracelsica angetroffen! Auch die Secreta secretorum, das auserlesene Korn sind als Ganzes, wie gesagt, nicht ernst zu nehmen, selbst wenn wir davon absehen wollen, dass Vieles von anderen Autoren, sogar mit Namensnennung, eingestreut ist, was stellenweise sogar den angeblichen Paracelsus ganz überwuchert. Doch möchte ich die ganze Sammlung auch nicht in Bausch und Bogen als absolut erfunden oder gefälscht verdammen: in manchen der Heilungsgeschichten und Recepte mag doch ein kleiner Kern echter Ueberlieferung stecken und möglicherweise gerade auch einmal in dem, was sich nicht aus erhaltenen Schriften Hohenheim's irgendwie belegen lässt. Freilich ist alles dermassen überarbeitet und ausgeschmückt und in langer Ueberlieferung entstellt, dass demjenigen, welcher sich ernstlich die Mühe gäbe, bis ins Einzelne zu sichten, vielleicht zuguterletzt auch die spärlichen Reste fast auf der Hand zerfliessen würden. Auch die Orts- und Ländernamen werden im Einzelnen nur die dürftigsten Anhaltspunkte geben können oder beinahe ganz in Luft zerrinnen. — — —

74. London, brit. Museum, Sloane 665 Fol°. 32 Bll. aus dem 17. Jahrhundert.

Bl. 7a C. Phedro.

Archicatholik purge described and suked out of Paracelsus Paradoxes. composed of vitriol Crocus and cremor tartari sana.

The vitriol is to be purified best [?] from his waterish flegma and this earth by feces and reduce the crocus to an extract [?] . . . . . sacchar. saturni, Becom all this vtterly separated from feces thei may be kept longe . . . . . [gegen allerlei Krankheiten, wie vertigo, catarrhus, skynanca, epileptical fit, convulsion, epilepsie, asthma, lues hungarica, febres epidemicae, morbilli, variolae, scirrus, cancer u. s. w.] . . . [8a] . . all humors and inflations of the bowels also [?] a chronik . . sickness and phlegmons and inflammations beginning in the bowels.

Bl. 9a] Vsus archicathartici in Chirurgia.

Capitis scabiem et alopeciam tollit schöne vlcera et cancrum reprimit . fistula callum tollit.

[Bl. 9b] praeparatio Archicathartici solve *vitrio*lum album in aqua communi filtra et congela, solve tartarum album item, coque in vase terrea, traijce per manum [?] magnam coque iterum et sine residuo . . . . exhibetur popularibus in musto Cerbiciario cui polipodium et cinciber incoquitur:

Rp. Vitrioli albi purificati et in aqua celesti soluti ℥ i . . . . . . in ardente solutis pulvis predictus imbibatur sepius et calore quasi solari toties exsiccetur.

Der Name Phedro (statt C wäre G zu setzen, da der Paracelsist Georg mit Vornamen heisst), welcher oben drüber steht, mag wirklich den Vater dieses „allgemeinen Purgirmittels" überliefern, wenn es auch in dessen „Werken" nicht zu finden ist. Die Grundlage für dieses Machwerk bildet zweifellos das Hohenheim'sche Specificum purgativum im siebenten Buche der Archidoxen (nicht Paradoxen wie der unwissende

Schreiber sagt!), welches Huser 4°-Ed. VI S. 77 so beschrieben: Rp. Tartari Magisterium, & Magisterium Vitrioli, commisce simul in unum: pone ad aequas partes Quintam Essentiam Croci u. s. w. — Dies Purgans gehört wohl nicht zu den Receptsammlungen, welche wir in den vorausgehenden 4 Handschriften beschrieben haben, mag aber doch daran angefügt sein.

75. Leiden, Universitätsbibliothek, Cod. Voss. Chym. in Fol°. No. 26. 335 Bll. von verschiedenen Händen in der zweiten Hälfte des 16. Jahrhunderts geschrieben, z. Theil von den selben Schreibern wie Cod. Voss. Chym. in Fol°. No. 14 (unsere No. 36). Auf Blatt 270 bei Beginn des Buches „Philosophi Isaacs De Proiectione“ findet sich die Schreibernotiz „Angefangen den 28. May Anno Salutis 1567“; es ist dies dieselbe Hand, welche in No. 36 das Buch „von der Ewigen haimligkeitt“ geschrieben hat und doch möchte man sie den Schriftzügen nach weit in's 17. Jahrhundert setzen.

Auf Blatt 6 beginnt:

Alchimica Paracelsi

Borax Naturalis fac ita.

Item der Natürliche wahrhafftige Borras wirdtt gemacht aus Borrasstein, von etlichen genandt Terra Indica das ist das Erdtreich aus Indien ..... Das Beumölle leutere allso ... [Bl. 8a] Gaffer oder Kampffer wirdt allso gemacht, aus einem Gummy, das aus der Erden komptt, Alge genanndt, das leutere allso wie volgett ... [Bl. 9a] Medicina super Mercurium et Venerem In *aura* vnd *luna*. Nimb In Gottes Namen 1 m. *mercurium sublima*tum der do sieben mahll *subli*mirt ist, vnd 1 m. *Salmiak* der do dreymahl *subl*imirt ist, reibe sie woll zusammen auff einem reinen steine, das sie sich woll vereinigen, den so thue sie in ein kolben der darzw beqwehm ist, vnd setze es in Sand *Bad* [?] zw *subli*mirn mit einem linden *Feuer*, das die Materia im grunde beginnt zuflissen, so hallts allso im flus vff 3 Stunden, das sichs woll vereiniget .... So du diesen Stein oder Medicin augmentirn vndt vermehren willst, thue ihm allso .... [Bl. 15b] Item, So du wissen wiltt welcher Planet bey tag vndt bey nachtt in einer jeden Stunden Regent sey .... [Bl. 16a] Annotationes ex Turba Philosophorum ...

Ich kann hierin und im darauf Folgenden nichts anderwärts als Paracelsisch Ueberliefertes oder wahrscheinlich von ihm Herstammendes finden.

76. Wolfenbüttel, herzogl. Bibliothek, Cod. extrav. 264, 31. 1032 SS. Querquarto von verschiedenen Händen um 1700 und später beschrieben, lauter Alchemistisches enthaltend z. B. von Gerardus Horn [Dorn!], Euduardius Relleus [Kelley!], Dunstan, Georgius Ript: [Ripley], Sal. Trismosinus, Georg Stange, Basilius Valentinus, Joh. de Sole, Bath. Korndorffer und andern. Der Rückentitel lautet „Alchimysteria". Unter Hohenheim's Namen findet sich Folgendes:

S. 284—285. **Außziehung des Mercurij Corporis auß allen Metallen Philippi Theophrasti.** Von Doctor Cristiano Jndt.

Außziehen den *Mercurium* auß den Metallen, ist anders nicht dan dieselben Resolviren oder in ihre ersten Materiam Bringen, in einem Lebendigen *Mercurio* wie er in der Erden . vor der Metallen erschaffung gewesen nemblich ir feuchter schleuniger dunst der in ihm helt unschietbar *Mercurium* undt *sulphur* der Natur welche ein Anfang sey aller Metalle, dieser Mercurius hat unaussprechliche Kraft und gottliche Heimligkeit.

Die Heimligkeit oder außziehung . oder deß Mercurij geschicht durch *mercurial. Wasser*, welches weeder dem Joanni de Rubescissa noch andern bekandt gewesen ist sie rühmen sich gleich daruon wie sie wollen . Dießer *mercur* wirdt auf die weise gemacht, vndt soll mit fleis erkant werden.

Rp. *Mercurii* ☿ 3 sieben mal mit *Vitriol. Salpeter* vnd *Alaun* . sublimirt *Salmiak* . der klar schön weiß undt dreimahl mit Saltz sublimirt sej ℔. 16 . [1½] stoß rein v. aa. [vnter einander] sublimirs undt so eß kalt ist worden undt was sublimirt ist, dz kehr mit einem Hasenfuß undt mit einer feder herab dz übrig sublimir undt in fundo eine Schwartze Massa bleibt Leichtflüssig wie ein wachs so sie erkaltet, nimbs herauß, reibs undt imbibirs mit . *Salmiak.wasser* . in einer gläsernen schüsel undt laß wieder Coagulirn, dann imbibirs wieder und laß wieder coagulirn .9. oder .10. mahl . oder so lang biß eß sich nimmer coagulirn lest, alßdann Reibs kleine undt laß auf einem Marmel auf einem feuchten Statt, oder Keller zu einem schönen Öll flüßen dann Rectificirs durch die Destillation in der aschen von allen seinen fecibus dießes herliche Waßer soltu fleisig behalten inn dißer *aqua* Unc. [?] viij Leg darein Lain mut [Laminas?] fein *Gold* oder *Silber* 3 [?] lott in ein beschloßen glaß setz in die Digestion in heische Asch 3 stunden so wirstu sehen dz Corpus am boden . deß glaßes in subtilen Dunst oder

Mercurium verwandelt dz *mercur.wasser* zeuch mit lindem *Feuer* durch den Alembic. von seiner ersten Materia wieder ab durch sublimirn und behalts fleisig in einem glaß . Auf diese weiß wirstu haben warhafftiglichen *mercurium* corporis, welches gebrauch ist in allen Kranckheiten darinnen du verzagt bist allein gebrauchs viersichtiglich, es ist sehr wunderlich der halben den unwürdigen nit zu offenbahren.

Es ist dies der erste Abschnitt der „Ratio extrahendi ex omnibus metallis mercurium Paracelsica", welche Huser 4°-Ed. VI S. 437f. lateinisch gibt und die wir deutsch schon im Osseger Mscr. 43 (s. oben No. 45) gefunden haben; das Weitere fehlt unserer Handschrift. Der in der Ueberschrift genannte Dr. Christian Jndt ist wohl nur bei der Darleihung oder sonstigen Uebermittelung der Abhandlung betheiligt, nicht etwa bei der deutschen Uebersetzung.

S. 371 Tinct. *auri* Th. Parac. Leo Rubeus.

Rp. *Auri* Vng. Purissim. ℥ iiij Solvir dz in folgendem Wasser an zu welm dasselbe zeuch in B. M. zur Öligkeit ab zeuch frisch *Wasser* davon biß oben vermacht Putrificirn, 14 *Tag* und *Nacht* wie zuvor . . .

S. 506 Manuali Theoph:

Rp. *Mercurii sublimati Salis amoniaci* āā tere, laß in einer phiol zusammen *misciren solve* in colla, in illa *aqua solve argentum* limatum, coagula leniter 1. wil T[ingiren] X [10 Theil] huius *Mercurii Plumbi* in *argentum.*

Das steht nirgends wörtlich so im „Manuale", wohl aber ganz Aehnliches z. B. Chir. B. u. Schr. Fol°.-Ed. S. 692, 697 und öfters.

S. 559 De morte rerum Theoph. l. V S. 893.

Daß Quecksilber in ein praecipitat zu bringen, ist sein proceß also: daß du es in *aquafort* calcinirest . . . . . vnd bezahlt dir alle mühe vnd vnkosten mit großem gewinn.

Dies steht thatsächlich auf der genannten Seite des 1. Bandes der Folioausgabe (4°-Ed. VI S. 288—289) im 5. Buche „De natura rerum."

S. 701—702 Tinctura Magna, so Theoph: seinem Vettern zugeschickt hatt vnd tingirt 1 Theil 4000. teil *lunae* in *solem.*

S. 745 Projectio der rothen Tinctur wie die nach Theophrastischer Weise soll außgeworffen werden.

S. 942—944 **Wie die Anima *Sulfuris* Saturni auß Ihrem Corpus Clarificiret und daß in ein lauffend *Wasser* gemacht wirdt wie Anno 1537 . der Theure Mann Theophrastus Paracelsus Saturnj in *Solem* zu Transmutiren.**

Kanstu nicht selber Bleiweiß oder Minien machen, so befleissige dich, das du deß besten schwaresten Bleyweiß oder Menige, ist gleich so viel . welcherley es sey . nehmest, zeug Ihm sein süssigkeit mit dem besten distillirten *Essig* auß, weil der *Essig* einige süß außzeucht, diese Extract geuß alle zusamben Clarificiers durch Meculatur [!] pasir gar klar mach es zu Cristallen wie du weist . . . . So nun die Tinctur aller ausgezogen ist, so auch die residentz abgerauchet ist, so gieße wieder einen frischen scharffen distillierten wein *Essig* darauf, dieser extrahiert das Saltz allein, welches ohne diese scheidung nit kann geschehen . den ohne das mittel ist die Tinctur vom Saltz nit zu scheiden, auch daß süße öl nicht mit nutz zu erlangen vndt diese Handtgrief hat der Alte Philosophus Jsaac Holandus der welt verhalten, aber den rechten filijs Artis ist dieser wol bekhandt . . . . . darnach distillier den *Mercurium vivum* in daß kalte *wasser* wiedu weist waß sich nicht herüber gibt daß vivificire.

Dieser „Proceß" ist jedenfalls nicht direct aus Paracelsus entnommen; doch beschreibt dieser die Darstellung des Bleiweisses ähnlich im 5. Buch De natura rerum (4°-Ed. VI S. 289—290), welches ja 1537 geschrieben sein soll. Schon die Erwähnung des Jsaac Hollandus, dessen Schriften nach der Mitte des 16. Jahrhunderts entstanden sind, beweist eine spätere Abfassung dieses Machwerkes. Man wird aber auch an die sogleich folgende Schrift erinnert, welche dem Paracelsus zugeschrieben wird und im „Aureum Vellus" überliefert ist, obgleich sich dort nichts eigentlich Analoges findet. Auf diese folgende Abhandlung war auch schon auf S. 936 der Handschrift hingewiesen, wo sich Folgendes findet: „Basilius Valentinus Eigene Handtschrifft die 3 anzugreiffen, und die zween clarificierten leibe darauß zu praepariren, welche Theophrastus Ao 37 dem Bartholomeo Khorndorffer vermeldet."

S. 944—945 **Der Hocherleuchte Theure Philosophus Theophrastus Paracelsus schreibt in seiner Epistel Ao 37 auß Saltzburg dem Hochgelarten Herrn Bartholomeo Korndorffer eine bey ligende practica von dem Metall Saturno** seiner Verenderung richtig rechter spagirischer Kunst vergewisset.

Nachdem der planet Saturnus nach Astronomischer Concordantz vor andern Planeten viel herrlicher Arcana in ihm hat, daruon wäre viel zu schreiben, seines höchsten Sulphuris, seines höchsten Mercurio [!], und seiner höchsten Tinctur, dardurch vil wunders in der Medicin vnd andern außzurichten ist . So wil ich aufs khüertzte müglich denselben zu präcipitiren beschreiben undt da dieser meiner practica wirdt nachgegangen, so wirdt dieser mercurialische Praecipitat, daß Mineralische *Gold* in der Höhe undt gewalt vbertreffen .... so tingirt 1 theil 30 theil *Silber* in *Gold*.

Mit dem in der Ueberschrift genannten Briefe ist die untergeschobene Schrift „Wie man die sieben Metall clarificiren soll" gemeint, welche wir schon anderwärts handschriftlich angetroffen haben. Was unser Mscr. gibt, findet sich freilich nicht wörtlich so in der genannten Schrift, ja grossentheils nicht einmal dem Sinne nach übereinstimmend; nur gegen Ende ist stellenweise wörtliche Uebereinstimmung. Vgl. No. 69 und 70.

77. Kopenhagen, königl. Bibliothek, gl. Kgl. Saml., No. 244. 18 Bll. Fol°. (das letzte unbeschrieben) numerirt 155—172, also früher einem Sammelbande angehörig; es findet sich aber auch eine ältere Foliirung, gleichzeitig mit der Niederschrift, welche mit dem 2. Blatte beginnt und von 1 bis 16 reicht. Geschrieben ist die Handschrift in der zweiten Hälfte des 16. Jahrhunderts circa 1560—1570; das Titelblatt ist am oberen Rande stark beschädigt.

Bl. 155a der Titel:

Daß Güldin Flüß Theophrasti Paracelſsi Ist ain Gespräch Von der Alchemey da der Theophrastus Vnderricht gibt . aller sachen halbenn so derhalben zuo diser sachen gehörig . den Chrisophilum, das ist ain solliche. Chrisophilüs ist ainn Goldtmacher auff Teutsch.

Bl. (156) 1 Chrisophilüs Redett Erstlich mit sich selbs Sprechende, Ich Khann mit gnuogsamb Verklagen vnd Bewainen diß Immer werennde, vnnd gemain Ellend der Menntschen, so Ich siech, dz alle die Ding Inn welchen khumb der Schatten, deß guoten ist, dermassen schwär vnnd verwirtt sein, dz sie khaumb der 1000 bekhaumen, vnnd wan sie schon seindt zue weeg bracht worden, So Enthrinnen sie vnns gar geschwindt ... [1b] .. aber Ich siech dortt Spacierenden Theophrastum von Hachenhaim, der diser khunst ain sollicher volkhomner Maister ist, deß gleichen, dz Theutschlandt Ihe hat mögen haben ..... [Bl. 16b] ... dz letste Vnnglück vnnd der Theuffel selbs mit dem Erbärmbkhlichisten Fahl vnd schnödtesten vnndergang zue boden werffen . vnnd zerthrädte oder zerknittsche.

Es ist dies also derselbe deutsche Text, welchen das „Aureum Vellus" 1598 im 2. Tractat zum ersten male veröffentlicht (Theil I

No. 244); die Abweichungen im Kleinen sind zahlreich, aber ohne viel Bedeutung. Der Schreiber unserer Handschrift ist in seinem Stoffe gänzlich unerfahren und entstellt die Namen der genannten Alchemisten in schauderhaftester Weise; ein wenig späterer lateinischer Marginator hat diese Entstellungen corrigirt.

Die völlige Uebereinstimmung des Textes im Aur. Vellus mit dieser mehr als 20 Jahre älteren Handschrift ist insofern beachtenswerth, als das Schriftchen zuerst 1561 lateinisch erschienen war (Theil I S. 64 Anm.), ungefähr gleichzeitig mit unserem Manuscript. Es ist also wohl möglich dass es ursprünglich deutsch abgefasst und von Gratarolo für sein Sammelwerk lateinisch übersetzt wurde; der Titel „Chrysorrhoas“ ist vielleicht nur ein Missverständniss des „Guldin Flüss“ das wohl Goldenes Fliess heissen sollte und mit Vellus aureum zu übersetzen war. Jeedenfalls ist im „Aur. Vellus“ von 1598 ein handschriftlich umlaufender deutscher Text verwendet worden und nicht etwa der Text des Gratarolo ad hoc deutsch bearbeitet worden.

Entstanden sein mag dies Gespräch um 1550; Hohenheim ist natürlich nicht der Verfasser und das Werkchen nur symptomatisch von Interesse dafür, dass Hohenheim schon damals grosse Werthschätzung bei den Goldmachern genoss. Hermann Fictuld bemerkt bereits 1753 in der 2. Klasse seines „Probier-Steins“ S. 157, dass dies Gespräch „gar nicht des ehrlichen Paracelsi sein Stilus ist, so enthaltet es auch nicht paracelsische Wahrheiten, sondern recht bosshaffte und thorechte Lügen, deren sich Paracelsus hertzlich geschämet hätte.“

78. Auf der Stiftsbibliothek zu St. Gallen befindet sich nach einer gütigen Mitteilung des Herrn Stiftsbibliothekars eine

Handschrift des Aureum Vellus vom Jahre 1598.

Gesehen habe ich dieselbe nicht. Es dürfte sich um eine Abschrift des Werkes handeln, welches wir im I. Theile unter No. 244 besprochen haben.

79. Nach Mook S. 126 oben besitzt die Pariser Nationalbibliothek ein Mscr. Lat. 7160 in 4° von 299 SS. aus der ersten Hälfte des 17. Jahrhunderts:

Pandora Magnalium Naturalium Aurea et Benedicta de Benedicto Lapidis Philosophorum Mysterio In quo Apocalypsis doctissimi Aegypti Regis et Philosophi Hermetis Trismegisti a nostro Germanico Hermete Excellenti Monarcha et Philosopho Trismegisto APh: Theophrasto Paracelso est interpretata: Prout etiam Tinctura Physicorum Paracelsica Nobilissimi et Experientissimi

Philosophi Alexandri a Suchten etc. per Benedictum Figulum Utenhoviatem . Impressum Argentorati apud Lazarum Zetzerum Anno 1608.

Mook bemerkt hierzu „Eine derartige Ausgabe von 1608 ist mir noch nicht begegnet.“ Sie existirt aber und ist im I. Theile dieses Werkes unter No. 282 beschrieben. Sie ist also in handschriftlicher lateinischer Uebersetzung in Paris vorhanden, was wohl für unseren Zweck keine grössere Bedeutung beanspruchen kann.

80. Kopenhagen, königl. Bibliothek, gl. Kgl. Saml. No. 1720. 4°. 110 fol. Bll., doch nur bis Bl. 92 beschrieben, meist von derselben Hand aus dem letzten Jahrzehnt des 16. Jahrhunderts und fast alles von einer andern ziemlich gleichzeitigen Hand mit Randbemerkungen versehen. Der zweite der in diesem Bande vereinigten Tractate ist von einer dritten Hand geschrieben und weist am Ende die Notiz des Schreibers auf: „finitum den 17 Januarij anno [15]93.“ Es finden sich hier sieben alchemistische Tractate von Roger Bacho, Joh. Trithemius und Isaacus Hollandus, An sechster Stelle steht folgendes Paracelsische:

Bl. 78a—85b.

Das Buch vonn der Sackpfeyffen Theophrasti paracelsi.

Parabolische vergleichnus deß wirdigen steins der philosophen.

Inn gottes N.amen will Ich E f g , die wahre heimliche Künste der philosophi anzeigen, die die weyßen lange Zeitt verborgen haben, vndt solches Allein durch beyspiell erzelet, Alß Geber der philosophus Spricht, Eß ging ein Armer gesell, wie einer

Parabola verirret

der ettwas sucht, vertradt* sich Kamm so weyht, dz sorglich waß, hinder sich zu kommen, vnndt ehr drange so ferne fortt, biß er kamm, ahn ein hübschen lustgartten darin baum stunden, mit vielen ästen, welche mit manigerley frucht gezihret wahren, die den gesellen wieder erquickten, dz er seines [78b] traurigen gemühts zum theill vergaß, vnnd drang noch ferner fortt, do Kahm

r die

* burgk

* wächter

al. Jelber

ehr, zu einem schonen buch*, dz gehöret einem Konig zu, der hatte 6 döchter*, die dz hauß vndt garten sollten hutten, vndt do ehr zu der ersten pforten Kam, begegnet ihme ein Rotter* man, sehr heßlich vnndt vngestaldt, der saget aber, mitt gelimpflichen wortten, zu ihme, was ehr da suchete .....

Sequitur in sequentibus quaedam istius Parabolae explicatio

[80b] Nun folget hernach, dz wahre aurum potabile, mit aufstruckten wortten, wie die Rechte Kunst soll gemacht werden.

plHolij Descriptio Material. Nemb ihm Namen Gottes, den stein plHolij allen weißen bekandt, In farben schwarz, weyß, grien, Gelb vndt Rott, der da ist ärtziger Natur, vnndt wechst in vnsere Miner, weich im grieff, schwer am gewicht, Sauer Inn versuchung, nicht gar sieß, wurdt allenthalbenn gefunden, nicht allein in Krämen, sondern auch bey den Jungen Kindern .... [Bl. 85b] .. Item

al. Maioran gebraucht mitt Betonnien* wasser benimpt die schmertzen des haupts vndt tottet die grawen har Im hauptt.

Der Text weicht im Einzelnen von dem des Figulus von 1608 und 1682 (Theil I No. 280 und 416) vielfach etwas ab, doch mögen die Proben genügen. Jedenfalls ist unsere Handschrift älter als Figulus' erster Druck. Die Randbemerkungen, welche in der Einleitung mehrfach und einmal am Schlsse andere Lesarten geben, sind sonst nur inhaltsangebende. Vielleicht haben dem Abschreiber resp. Marginator mehrere Handschriften vorgelegen.

81. Weimar, Grossherzogl. Bibliothek. Q 456. „Alchymistica" 6 Bll. + 646 SS. 4° von einer Hand um 1630 sorgfältig geschrieben, vgl. No. 64. Unter anderem Alchemistischen z. B. von Geber, Arnold v. Villanova, Roger Baco, Flamell u. s. w. enthält das Mscr.

S. 361—375 **Vonn Dem Wunderstein, so Theophrastus einem seinen gutten gonner vnnd freundt Vohr seinem Todt hat zu geschribenn.** Besonderß lieber herr vnnd freundt, daß Ir denckt ich sol euch neue Zeitung zuschreiben, deren haben wir in diesen heimblichen orten nit viel vernommen, Allein auß Vngern vnd Histria haben wir Zeitung, das ein vnanseliche doch weisse Person hab ein mechtig groß wunder vnd specktacul angerecht, das verhelt sich also, Ein gifftiger Trach sey durch sein bitten vnd zulaßung Gottes in sein hauß geflogen, Er aber der diesen wurm kennet sperret in in eine Stubenn, liß im mehlich einheitzen, gab In aber nichs zu essen, der Trach war hungers halben zornig vnd speiet alles gifft von Im, Wie der weisse man diesen gifft vernommen, macht er die Thüre auf vnnd trieb dz gifft durch sonderliche mittel vonn den reinen fleisch deß Trachenns, darauß macht er auß sonderlichen Vrsachen ein herlichs glantzendes *Herz* [?] wie er solches in einer sonderlichen werm derren woltt sihe da erzeigt es sich durch verenderung der Natur lebendig vnnd wurdt ein Roter löw vnnd weißer Adler darauß, Er verwundert sich darob, kündt es aber nit begreiffen, doch besan er sich vnd sprach, gewiß ist das dz wunder, davonn die weißen

> geschrieben, aber ihnen verhalten, gedachte im weiters nach vnd befant das diese bede musten einen kampff habenn, das einer den andern sollte verschlingen vnd verzeren, alßdan solte ein Basiliscus darauß werden, der alle wolt [Welt] vberwinden könnt . . [Lücke] . . Bereitet in der wegenn eine schöne glantzende stuben, damit er den kampff wol möchte sehenn ......

So geht es dann weiter im Tone der bekannten alchemistischen Allegorien. Der Adler verschlingt den Löwen, durch Erwärmung gewinnt der Löwe wieder Gewalt und zerreisst den Adler von innen; beide sterben; es tritt Fäulniss ein und durch weitere Erwärmung des Faulwassers vergeht die Schwärze in Regenbogenfarben und es entsteht aus der putrificirten Masse ein weisser Adler, der nicht fliegen will, aber vier Thiere überwindet und in Silber verwandelt. Durch noch grössere Hitze wird wieder ein rother Löwe aus dem weissen Adler, der alle Planeten in klares Gold verwandelt.

Soweit ist es also eine gewöhnliche Transmutationsgeschichte zur Gewinnung der weissen und rothen Tinctur. Aber es wird im Weiteren auch die Anwendung des lapis philosophicus als Heilmittel in die Allegorie gebracht, was sonst selten der Fall ist. Insofern wäre also eine Spur Paracelsischen Geistes in dem Schriftstücke. Das Mscr. fährt folgendermassen fort:

> [S. 366] Der weiße Man besann sich besser vnnd gedacht zu versuchen, ob er [der Löwe] auch Menschen leiden möchte, ging mit ihm zu einem Podagrico, welcher sich vber den löwen entsetzt, der weiße man stillete In, der löw aber stundt still, vnd stellet sich freundtlich, welches der weiß man baldt verstundt zog im derwegen ein einigeß haar auß, vnd gabß dem Patienten, da wardt er gesundt, wundergrosse freudt so empfing der weisse man [367] ob diesen hoch Gottlichen sachen, gedacht in ferner nach ob er den löwen konde stercker machen, Beschloß derwegen den streit vfs nun [neue] anzufahenn, welches im geriedt, da wardt der löw noch eins so starck, das brauchte ehr also lang, biß der löw so starck wardt das im kein ding in dieser weltt an sterck vnd Tugendt kont verglichen werden, Wer diesen kampff erforschen vnnd mit lust sehen will, der muß den weisen man folgen, Erstlichen mit einem fleissigen vnd Embsigen gebett, dann der weissen bucher fleißig lesenn, vnd ihnen folgenn, vnd ein gutt vohrnemen haben, das hab ich dir lieber freundt vf dein bitten vnd schreiben nicht verhalten wollen, vnd solt gewiß glauben, das es warhafftig so ist, den Trachen haltenn sie vor allen dingen heimlich, soll doch bey allen sehr gemein sein,

Aber sie haben In an der seiten getaufft, der wegen schwerlichen dar zu zu kommen, den der rote *Löwe* thut sich sperrn wil nicht gern herfür, aber mit einem Mittel ist er herauß zu bringen.

Einleitung und Schluß an einen Freund erinnern unwillkürlich an die Schrift „De natura rerum“ dem Johann Winkelsteiner gewidmet und an das „Büchlein belangend Lapidem“ dem Augustin Sattler zugeschrieben, bei deren ersterem die Echtheit freilich nicht einmal feststeht, bei dem letzteren sowenig angenommen werden kann, wie bei unserm „Wunderstein“, was aber für die Nachahmung nicht ins Gewicht fällt. Unter den „Magischen“ findet sich mehrfach Aehnliches.

Es folgt S. 368ff. die

Praxis. Rp. *Mercurii* Corporis Lunae j theil vnd feine *Luna* vf dem Test ij theil vnder einander zu einem Puluer gemacht Reibt darunter *Mercurium sublimatum* ana setz es in einem feuchten Keller biß ein ohl oder *Wasser* auß dieser Materia werdt, das Coagulirt widerumb ein, so tingirts warhafftig in weiß. Deßgleichen auch mit *mercurio* solis 1 theil vnd *Gold* 1 theil zu einem Puluer gemacht, darunter misch so viel *mercurium sublimatum* als diese beyden wegenn ......

S. 370 *Mercurium* Philosophorum zu präparirn ...

S. 371 Plumbum Philosophorum ...

S. 375 *Zinnober* [?] zu machen, ...

aqua Mercurij zu machen ...

82. Salzburg, Museum Carolino-Augusteum, Paracelsiana 1211. 9 Bll. + 154 pag. SS. + 4 Bll. 4° von einer Hand um 1700 geschrieben.

Warhaffte Kunst der Chymischen Alchimy In welchen man den Wahrhafften Khern findten wiert. 1692.

Vorred An den Kunstliebenden Leßer.

Lieber Leßer, daß Orginal [!] gegenwertigen Buechs, (. nach welchem diß von Wort zu Wort abgeschriben.) ist durch mainem Endl Christophen Grindtl, Jhro Hochfürstl: G. Herrn Paris Erzbischouen Alhier ꝛc. wollst: gedechtnuss, gewesten Münzmaister seel. [?], Von Theophrastus sel. [?] bekhandten an ihm gebracht worden, weilen es aber ein alte vnd gar hart zu leßliche Schrifft gewesen, hab ich solches ... abschreiben: vnd also wider erneuern wollen, ... Salzburg den 1. Junij Anno 1692. Georg Räfinger [der Name durchstrichen].

Bl. 3—9 Verzeichnisse der unglücklichen Tage, der Planetenwirkungen, Thierkreiszeichen, Synonymen und der Abbreviaturen.

S. 1—154 das Buch selbst, bestehend aus 119 kurzen alchemistischen Processen, zuletzt weitläufig die Darstellung des Lapis philosophorum. Am Ende 7 Seiten Index.

Von Paracelsus findet sich kein Wort weiter in dem Büchlein; weder werden bestimmte Processe als von ihm herstammend gegeben, noch ist das Ganze als Paracelsisch aufzufassen.

Hiermit seien die alchemistischen Handschriften geschlossen. Eine ganze Reihe weiterer alchemistischer Handschriften werden wir am Ende dieses Werkes unter den Kasseler Manuscripten aus dem Nachlass Landgrafs Moriz I von Hessen kennen lernen, die mir erst nach Vollendung dieses Werkes bekannt wurden und deshalb im Zusammenhang am Ende besprochen werden.

IV.

Theologisches.

So soll aber der, dem Gott Gab und Reichthum geben hat, keins Andern sein, sondern sein selbs eigen Herr und Willen und Herz, auf das sie von ihm gangen fröhlich, die ihm Gott geben hat.

Hohenheim, de felici liberalitate.

Drei Handschriften geschrieben in Görlitz 1564 und 1567.

83. Görlitz, Oberlausitzische Gesellschaft der Wissenschaften Th. VI. 146. 4°. 260 SS., welche die alte Paginirung 153 —412 tragen. Auf dem Pergamentumschlag: „Theophr. Super quinque capita Matthaej Euangelistae Interpretatio. Philosophiae Magnae partes. XXI.“ Der Umschlag umschliesst den Inhalt fest, ist also erst angebracht, als Seite 1—152 schon fehlten. Die Schrift weist auf die Mitte des 16. Jahrhunderts. Zahlreiche Niederschriftsdaten in Spiegelschrift ergeben, dass diese Handschrift im Dezember 1564 in Görlitz geschrieben ist. Das Ganze bis S. 404 ist von einer Hand mit schwarzer und rother Tinte geschrieben; eine andere ein wenig spätere Hand (um 1600) hat vielfach Correcturen angebracht, Randbemerkungen beigefügt und endlich am Schluss (im April 1598) weiterzuschreiben begonnen. Doch scheint auch noch eine dritte Hand an diesem Mscr. thätig gewesen zu sein, welche ziemlich gleichzeitig ist mit der ersten Hand. Diese dritte Hand hat die ganze Handschrift einer eingehenden Durcharbeitung unterzogen, Vieles verbessert und auch die Inhaltsangaben geschrieben. Möglich, dass diese „dritte“ Hand mit der des ersten Schreibers identisch ist und nur eine nachträgliche Durchsicht des ersten Schreibers darstellt, der jedenfalls ein Gelehrter und kein Abschreiber von Beruf war.

Auf der ersten Seite (153) auf das Papier der Handschrift vom Holzstock abgedruckt ein Bild des Paracelsus in ganzer Gestalt. Barhaupt mit gealterten Gesichtszügen beide Hände am Schwert, das er vor sich auf die Erde stemmt, steht er in freier Gegend; hinter einem Walde ragt ein Thurmbau, auf welchem die Jahrzahl 1567 steht (vgl. Aberle, a. a. O. S. 440f. No. 78). Wir werden dasselbe Bild bei dem nächsten, gleichfalls in Görlitz geschriebenen, Wolfenbütteler Mscr. wieder treffen.

S. 154—158 sind unbeschrieben, S. 159—161 die folgende Inhaltsangabe von der „dritten“ Hand geschrieben:

SVMMA Librorum Theoph. qui in hac Parte continentur.
Quinque Capita Matthaej

167	1	Praef: Den Christlichen Brüedern Martino Luthero, Et J. Pomerano doct. Philippo Melanthonj, den Apostolischen Mennern.	
169	4½	Die aufslegung des Ersten Capitels S. Matthaej, Durch Heremitam.	
178	4½	Die aufslegung des Andern Capitels S. Matthaej, Durch Heremitam.	
187	12	Aufslegung des Dritten Capitels Matthaej .ꝛc.	
190		Erste teil . Bekennen, Poenitentz, Tauff vnd Tauffer.	
194		Ander teil . Predigen, die Wüeste vnd Schreiende stimme.	
198		Dritte teil . Progenies Viperarum, vnd Locusta.	
200		Vierde teil . Zwen tauff post Joh. vnd Ventilabrum.	
204		Fünffte teyl . Vom kleidt Joh. vnd seiner harten speifs ꝛc.	
206		Aufslegung vber den text des .3. Cap.	
214	5¾	Aufslegung des Vierden Capitels Matthaej .ꝛc.	
226	10¾	Aufslegung des Funfften Capitels Matthaej .ꝛc.	
S. 160		Philosophiae magnae Partes.	
251	1	Ex Fragmentis quibusdam super Matthaeum. Marcum XXX	
252	2½	Ex alio fragmento super Matthaeum XXX	
258	5	De tempore Laboris et Requiej XXXII.	
267	6	De Thoro Vidua et Virgine XXXIII	=
279	1	De Religione perpetua frag: XXXIIII	B. I.
281	3	Ex Prologo in vitam Beatam frag. XXXV.	A. I.
286	7	De Baptismate XXXVI.	
300	3	De Destructione Regnorum et generatione XXXVII.	
305	3	De Potentia, et potentia [roth durchstrichen] gratiae Dej. XXXVIII.	=
312	3	De Martyrio Christj et nostris delicijs. XXXVIIII.	=
317	4	De Remissione Peccatorum XXXX.	=
324	4	De Re templj Ecclesiastica XXXXI.	M. I.
332	3	De Officijs Beneficijs et Stipendijs XXXXII.	=
339	1	De Resurrectione et glorificatione corporum XXXXIII.	G. I.

	341	2	De Sensu et Instrumentis XXXXIIII.
	345	3	De superstitionibus et Ceremonijs . XXXXIIIII =
S. 161	351	4½	De Nupta et alienis rebus non concupiscendis XXXXVI =
	360	5	De ordine Donj XXXXVII. =
	369	5	Von den Besessenen mit den Boesen geistern XXXXVIII.
	381	7	De votis alienis XXXXVIIII O. I.
	394	8	De sursum corda . L
			De animabus hominum post mortem apparentib. [Die letzte Zeile ist roth geschrieben; der genannte Tractat findet sich nicht.]

Die erste Spalte dieses Inhaltsverzeichnisses gibt die Seitenzahl der folgenden Abschrift, die zweite Spalte besagt, wieviel Blätter der Tractat füllt. Das „hac Parte“ weist auf andere Partes hin (z. B. S. 1—152), welche der Schreiber geschrieben hat. Der zweite Abschnitt „Philosophiae magnae Partes“ verdient Beachtung. Zunächst fällt auf, dass die (roth geschriebene) Zählung mit No. 30 beginnt und mit No. 50 schliesst. Wo sind No. 1—29? Standen sie auf den fehlenden Seiten 1—152?? Dafür wäre der Raum etwas knapp. — Huser hat im 9. Bande der Quartausgabe zu Anfang (vgl. Theil I S. 402) eine angeblich eigenhändige Uebersicht Hohenheim's abgedruckt über den Inhalt des „Volumen primum suae Philosophiae, de Divinis Operibus et factis et de Secretis Naturae“, welches 23 Nummern enthält. Schon früh wurde diese Schriftensammlung als Hohenheim's „Philosophia magna“ bezeichnet, wie die No. 86 und 109 des I. Theiles aufweisen. Soll nun unsere Collection etwa der 2. Theil, das „Volumen secundum“ dieser „Philosophia“ sein? Mehrere Schriften, welche wir in unserer Handschrift antreffen, hat Balthasar Flöter 1567 in No. 86 unter den „tractatus aliquot Philosophiae magnae“ schon veröffentlicht. Huser hat dies bei zweien monirt und deren Aufnahme unter die Schriften des Volumen primum getadelt, sie gehörten „in ein anders [Volumen], welchs von Theophrasto genannt wir De Vita Beata“. Haben wir hier also einen Theil des Volumen philosophiae de vita beata vor uns? Wohl möglich. Als No. XXXV findet sich ja der Abschnitt „Ex Libro Prologi in Vitam Beatam“. Es scheint mir übrigens durchaus nicht wahrscheinlich, dass der Reihenfolge unserer Handschrift etwas Ursprüngliches zu Grunde liegt. Huser musste überdies mit dem Ganzen der Philosophia Magna von Neuburg an der Donau her vertraut sein; denn wir haben in der Einleitung gesehen, dass deren Originalhandschriften dort verwahrt wurden. Vgl. S. 5, 7, 10—12 und die Heidelberger Handschrift Cod. Pal. Germ. 476 (No. 90) am Ende.

Was der Schreiber mit den rothen Buchstaben B. I, A. I, M. I, G. I, O. I und den Gleichheitsstrichen (=) besagen will, ist mir nicht klar geworden. Bl. 162—165 unbeschrieben. Auf Blatt 166 eine Sapphische Ode von derselben Hand (der dritten) geschrieben:

Cythera Vulpis

Sonus excelsi Maio commissus
Jam florent messis, acie Locustae :
Pudica virgo, nigra sum canit :
Cernite mares.
Ferunt mellifluas caligas apes :
Et nouas lanas, extrudit agnus :
Cornua ceruus vetera deponit
Hy[e]msque niuem.
Tracole in mors est : viuito Titae :
Abiit Eua : de Libano veni :
Tempora sana, crudaque digesta :
Bupho recede.
Cerasas letae, vigilans manducat :
Et Chreyri flagrans, violae cum Anthos
Vinum Limphatum, floribus Buglossae
Bibito vector.

Will der Schreiber das Frühlingsliedchen vielleicht als Paracelsisch ausgeben?? Locustae sind nach Hohenheim's Auffassung Blattknospen und junge Triebe an den Bäumen; Cheyri und Anthos sind auch Paracelsische Arzneimittel. — Auf Bl. 167—168 folgt sodann:

Anno Chr. 1525 in exitu M[ensis] Martij ab authore exposita [2. Hand]

Den Christlichen brüedern Martino Luthero, vnd J. Pomerano doct: **Philippo Melanthonj, den Apostolischen mennern.**

Brüderliche Liebhaber der Warheit in Christo, Christenlichen, Ersamen, Hochgelerten Herren vnd brüeder, Eine gutte Zeit her, hat mich gedürst, zutrincken mit euch den brunnen der warheit : . . . .

Es folgen hernach, so einem von euch vergundt wird, noch
4.1. 4 bucher vber die 4 Euangelisten, vnd eins von den Parabeln
1.1. Christj vnd .j. von den Miraculn Christj, vnnd .j. von der Passion
Christj, welche noch nit entpfunden haben (Dann vrsach, die schweren sorge, so die oberhanndt, aufflegt) Darinn auch vnder
.1. den Schatten, Aufslegung in Acta Apost: liegendt, Inn die Epi-
6.1.1.1. steln Pauli 6 Bücher, vnd in die Epistel Johannis Petri, Jacobi,
1.1.1. Simonis vnd Judae, dergleichen inn Apoca:

Inn den selbigen schreien, so ich entrinnen wird, den Hunden
vnd Sewen, welche mitt nichten Inn den Schaffstal gebracht
5. mügen werden, wil ich 5. büecher vber Moysen lassen aufsgehen,
12.6. xij vber die Propheten, vnd 6. bücher vber die Conscribenten,
6. dergleichen ein sondern Paragraphum mit .6. inn des Newen
Summa.49. Testaments leerer erzeigen . Damit Ihr perlein als perlein
bleyben, vnd was schülrecht seind, für meisterstück nitt gehalten werden. Welcher bücher aller, des Alten vnd newen Testaments inn die .l. zusammen gebracht sindt.

Darumb ich euch billichen grüefs, durch eine solche kundtschafft: hetts sich doch bas gebüert, die letzten Capitel zu beschreyben, (dann sie werden mit der Zeit bafs ergründt, dann die Ersten): Wir achten die letzsten werden das liecht sein der Ersten. Heremita

[Unter dem Namen Heremita rechts das Monogramm J L G, welches wohl den Schreiber bezeichnet (J. L. Gorlicensis?). Eine Lösung kann ich nicht geben.]

Der Brief ist in Stariz' Ausgabe von „De Limbo aeterno" (Theil I No. 303) S. a_3^v—a_4^v abgedruckt und auch noch mehrfach handschriftlich überliefert. Die Abweichungen unserer Handschrift von dem gedruckten Texte sind ziemlich zahlreich, aber nicht von grosser Bedeutung; für „Neidt, Hader, Zanck" schreibt die Handschrift z. B. „der Neyd, der khyb, vnd der poch". Wie aus obigem Abdruck des für die Titel der dem Paracelsus zugeschriebenen Schriften (deren Bücherzahl am Rande auf 49 zusammengezählt wird) wichtigen Schlusses hervorgeht, fehlen die letzten fünf Zeilen des gedruckten Textes hier wie in allen handschriftlichen Ueberlieferungen; unser Mscr. gibt sie am Ende des Commentars zu Kapitel 1—5 des Matth. auf Seite 249 in Rothschrift.

Die Unterschrift lautet fast allenthalben „Heremita" und so nennt sich der Verfasser auch in dem folgenden Commentar der ersten fünf Kapitel des Matthäus. Die Jahrzahl 1525 gibt auch der Druck; in unserer Handschrift hat sie der zweite Schreiber zu Anfang beigesetzt, während der erste Schreiber dies Datum an das Ende des Matthäus Commentares gesetzt hatte, wo sich auch die unserer Handschrift eigenthümliche Monatsbezeichnung „Ende März" findet (S. 249).

Von den im Text des Briefes als künftig erscheinend genannten (49) Schriften ist ein grosser Theil allerdings als Paracelsisch handschriftlich überliefert, aber über die Echtheit des Briefes habe ich doch meine grossen Bedenken. (Vgl. No. 107 Bl. 1 und Einleitung S. 28 und 39.) — Es folgt, wie es im Briefe heisst, eine Erklärung über „Funff die ersten Cap: Math:, aufs zufallender Zeit zusammen gesetzt."

S. 169—249

Die Aufslegung des .1. Capittels, S. Mathej, Durch Heremitam.

Summarium des gantzen Capitels.

Am ersten beschreybet der Euangelist, das Buch von der Geberung, des Sohns Dauids, vnd des Sohns Abrahams, desgleichen die reinlikeit der geburt Christj : Demnach werden ettliche erneuerungen angezeigt mitt der Zahl, Nach der selben die vermehelung Mariae vnd Joseph, Die misstrawen Joseph inn Mariam, Auch was Erkennen sey, vnd was der erste geboren sohn sey.

Die Alte Aufslegung.

Eine aufslegung ist bisher gewesen, die laut also: das ist dz buch der geberung Jesu Christi, des Sohns Dauids, des sohns Abrahams, Gleichsam sey Christus der zwehen Sohn gewesen, das nit ist : Aber also, Das ist das buch der gebehrung Jesu Christi, der da gewesen ist, ein Sohn Dauid, des Sohns Abraham, als sey er allein Dauids sohn, vnd derselbige Abrahams Sohn, auch nit also : Aber Joseph ist der Sohn, den die Alte Aufslegung Christum melt zu sein.

Aufslegung Heremitae : Also sol dieser Text verstanden werden . Das ist das buch der geberung Jesu Christi, das ist das buch der geberung des Sohns Dauids, das ist, Josephs: Das ist das buch der geberung des Sohns Abrahams, das ist, Dauids. Dieses Capitel tractirt von dreyen gebürten, der dreyen namhafftigen menner, vnd nent Christum am ersten als den wirdigsten, vnnd von Dauid vnd Abraham [S. 170] als von den zweyen liebsten freunden Gottes inn der verheischung : Darumb der Euangelist verstanden sol werden, das er diss capitel inn drey Geburt hat gesetzt, vnd nitt inn ein Geburt, das ist, auff Christum allein zuverstohn, Sondern er begreifft Abrahams kinder vnd Dauids geburt der gleichen . Darumb setzt er, das ist das buch Jesu Christi, vnd hebt ahn Christi vero natiuitas sic se habet: Darnach steht, des Sohns Dauids, vnd hebt ahn, Dauid autem genuit Salomonem, biss auff Joseph, von deswegen es angefangen ist : Darnach des Sohns Abrahams, do es stehet, Abraham autem genuit Jsaac . Also sol er verstanden werden : Das ist das buch der Geberung der 3 Menner, Christi Dauids vnd Abrahams, vnd meldt alleine Christum inn seiner persohn, wie er auß dem H. Geist geboren sey, die andern zwehn nach Arth der Nathur . Wie aber die Alte Aufslegung lautt, das allein von Christo die geburt sag, Ist nichts, denn Christus ist nit auss Ihnen, Vnnd so er auss yhnen sol sein, so bedarff es keiner hinder sich rechnung, auff die vergangen freundt, Denn welcher den willen seines vattern thuet der ist sein freundt : Auch hette der Euangelist die Menner nit genent, darumb, das er wil Christo viel zulegen daraus, dann er hatt yhres bluttes nitt gehabt . Aber der Euangelist, der teylet die geburt inn diesem capitel, des Menschen vnd des Sohnes Gottes: Ob aber einer vermeinet, das Maria auſs Nathans geschlecht hie wer, vnd also der Euangelist von Abraham anfing biſs auff Joseph, von wegen Maria, Gleich als sie wer dieser Freundschafft, vnnd würth also Christus *herin gerümbt* [der Schreiber war seiner Lesung nicht sicher und unterzog die beiden Wörter mit gebrochener Linie], als hette er des blutts Dauids vnd Abrahams von seiner Mutter entpfangen, Als solt er auſs dieser vrsachen, sein ein Sohn Dauids, dieweyl der Euangelist kein meldung thut, würdt derselben auſslegung nit gefolget, Es würdt sich erfinden, das die geburt Mariä, nie recht an tage gelegen ist, das mitt seiner Zeitt eröffnet wirdt. [Randbemerkung des Schreibers: „In libro Paramirico, von der Jungfrau auſs der Gott ist worden" und am Fuss der Seite 1. Thimot. 1, 3—4 im Texte der Vulgata] Also beschlissen wir diese auſslegung, Das Drey geburt inn diesem Capitel seyn, vnd inn zwey teyl geteylt, das ist, inn Christum eines, vnd inn die Menschen die andere : vnd das nit verstanden sol werden, das Christus den wenigsten blüetts tropffen habe gehabt auſs diesem geschlecht.

Abraham hatt Jsaac geboren, Jsaac den Jacob, Jacob ꝛc.

Auſslegung Heremitae . . . . . [Die Hand von 1598 (die zweite) hat hier und durchgehends den Bibeltext in deutschem Wortlaut in extenso an den Rand gesetzt] . . . . . .

Diese Genealogie geht allein die Juden an, diese haben den Matth. zur Genealogie Josephs veranlasst, die Christum nichts angeht. Von der Geburt Mariä wäre viel zu schreiben; „hoffen wir ein ruhiger Zeit zuerwarten". Die dreimal 14 Geschlechter von Abraham zu David, von David zur babylon. Gefangenschaft, von dieser zu Christus bedeuten 14 Irrungen und sind vorbildlich für die Zeit nach Christus, 3 Abschnitte von 14 mal 100 Jahren oder etwas mehr; die Reformierung unter David ist ein Vorbild einer gleichen um 1550. Auch im N. Testament wird nach abermals 14—1500 Jahren eine babylon. Gefangenschaft kommen und viel neue Irrungen und nach abermals 14—1500 Jahren das jüngste Gericht, wo dann alle falschen Propheten ein Ende finden werden. Der Groll Josephs über die Schwangerschaft der Maria wurde erst durch die Wunder bei und nach der Geburt Christi gestillt, durch die Erkenntniss ihrer Gottesmutterschaft. Erkennen ist hier nicht im Sinne von Beischlaf zu verstehen, sondern wie Latein, Griechisch und Hebräisch beweisen, auf die genannte Erkenntniss; er hat sie nie beschlafen. Er hat auch nie Kinder von ihr gehabt, sondern nur Kinder aus früherer Ehe; im Gegensatz zu diesen heisst Christus der Erstgeborne Marias, die keine weiteren Kinder hatte.

[S. 178] Die Aufslegung des 2. Capitels S: Mathei, durch Heremitam, Summarium.

Am Ersten wirdt die Stadt Bethleen genent, vnd was Bethleen sey, wer Herodes sey, von dem Stern der Christum bedeut hatt, von der pharisaischen erschrecken, ob der geburt des Königs der Juden, die flucht inn Egyptum, Vom mordt der vnschuldigen kindern, Von dem weinen Rachael, warum Christus ein Nazarenus sey.

Christus der König der Erlösung wohnt im Gemüth und Herzen der Aermsten, denn Betlehem bedeutet die verachtetsten Menschen. Jerusalem bedeutet im N. T. Rom und Herodes den römischen Kaiser. Nicht mit den irdischen Göttern soll ein Kaiser im Bunde stehen (den romanischen Pharisäern); denn die sind seine ewige Verdammniss. Nero „der üppige Mann" hat nicht einmal solch schreckliche Mordthat begangen wie Herodes, denn er stand nicht im Bunde mit den pharisäischen Gleisnern. Diesen Stuhl der Pestilenz konnte nur Christus umstürzen. Wenn im N. T. dieser Herodes mit den pharisäischen Schreibern überhand nehmen wird, ist der jüngste Tag da, wenn 3 mal 14 erfüllt wird. Die Magi als Gelehrte des Lichts der Natur haben in dem Stern erkannt, dass etwas Höheres sei als dies Licht, dem haben sie nachgestrebt und ihre Vernunft und Weisheit für einen Abweg der Herrlichkeit geachtet, dass ein anderes Leben nach diesem Leben sei und dass die Natur nicht das höchste Gut sei. Der Stern über den Lauf der Natur zeigte ihnen, dass unter den Menschen auf Erden einer sei ausgegangen über alle Natur. Die Pharisäer in Jerusalem haben in ihrer Blindheit den Stern nicht gesehen und gar hart ist ihnen die Antwort geworden, dass der König der Juden aus Betlehem kommen würde, dass dies ohne ihren Rath und Verkündigung hat geschehen können. Die Gaben der Könige waren das Kostbarste, das sie hatten, aber das Kind Christus achtete ihrer nicht; so ist Gott gegen alle Gaben wie ein Kind, sie haben keinen Werth in seinen Augen. Aber in's Herz hat Gott den 3 Königen gesehen und ihren Glauben gewürdigt. Gott liebt nicht mammona iniquitatis und lässt sich nicht erkaufen durch Opfer (Helküchle), wie ein Pfarrherr oder ein Richter mit Geschenken. Die Auslegung der Geschenke ist für nichts zu achten, sie sind nur ein Geringes in der Natur und nichts im Geiste der zur Seligkeit führt. Der Kindermord zu Betlehem, wie die Martern der Heiligen unter Diocletianus sind Eingebungen der irdischen Götter auf dem Stuhle der Pestilenz: der neue Herodes, die neuen hierosolimischen Gleisner, das sind die romanischen Stuhlbesitzer. Die Herodischen Mörder soll ein jeder fliehen, so lange er entrinnen mag.

> „Dann wir haben hie auf Erden nur ein Tagewerck, dasselbig sollen wir uns nicht lassen brechen, also dass wir wollten den Herodianischen Mördern um Mittag in die Hand fallen, oder früher, sondern wir sollen warten der Abendstund, damit wir ausrichten das ganze Tagwerk."

Die Herodianischen des N. T.s werden gespeist von den Geistlichen (Hellküchle) wie Adam von Eva; der Stuhl Mosis ist im N. T. der Stuhl Petri, Eva die Pfennigkrankheit. Es „gedenck ihm keiner anders dann dass die Warheit nit Ruhe hab, oder kein bleibende Statt, sondern als das Gewild in dem Wald von einem Land in das ander gejagt wird"; fliehen sollen wir, nicht um das Leben zu retten, sondern unser Werk zu vollenden, Frucht zu bringen; die Ernte ist die Abendstunde, der keiner entrinnen mag. Um dem Sohne des Herodes zu entgehen (dem Erbfresser der Hellküchle), zog er nach Nazareth bis um die Stunde der Ernte. Ein jeder der also flieht, soll ein Nazarenus heissen.

S. 187 Aufslegung des 3. Capitels Mathei, durch Heremitam: Summarium.

Hierinn werden begriffen das leben Johannis, vnd die betzeugung seiner warheitt, durch den Propheten Esaiam, Sein gewandt, Sein wonung, sein Speifs, Sein leer, Sein Straff [?], von seiner Tauff, Predigen, von der Axt die auff den baum Abrahae gelegt ist, Von Erste Abrahae Verbrennung, Von scheidung des weytzens vnd der Sprewer, Wie Christus von yhm den Tauff empfangen hatt, von der Tauben, Item was der Tauff sey, was Teuffer, was prediger, was wüeste, was Locusten, was die schreyent stimme sey, Was confitirn, was poenitentz, Was viper geschlecht, Was der zukünfftige Zorn, Was die Stein daraus Abrahams kinder erweckt werden, was Ventilabrum, Was der Tauff des fewers vnd der Tauff des heyligen Geistes sein.

Fünferlei Stück werden in diesem Kap. begriffen; es ist sehr wichtig, eine Auslegerin etlicher Evangelien, namentlich betreffend die Gewalt der Schlüssel Petri, der Kirche und der Apostel. Es schliesst in sich den ganzen Grund eines jeden wahrhaftigen Christen und gibt zu erkennen das Ungeziefer der Schlange Leviathan. 1) Bekennen, Poenitentz, Taufe u. Taufer. Keine Beichte oder Erzählung einzelner Sünden, sondern die Erkenntniss unserer Sündhaftigkeit und Unzulänglichkeit, Wiedergeburt und Bekenntniss des Glaubens; die folgende Poenitenz ist auch kein Genugthun für vergangene Sünden, kein Bezahlen, sondern allzeit in der neuen Geburt stehn in Reu und Leid bis ans Ende der Sünde widerstehend, die Verharrung in der Wahrheit. Die Taufe macht uns theilhaftig der Genugthuung des Leidens Christi und wäscht alle Sünden ab mit schlechtem Wasser; nicht die Taufe des Stuhls Petri durch kraft ihres Segens, sondern nur gemein lauter Wasser auf die Genugthuung Christi; die benedictiones sind ein abgöttischer Missglauben. 2) Predigen, Wüste, schreiende Stimme Johannis. Die Predigt sei gegen die Abgötterei, die Irrthümer im Glauben, nicht gegen die Sünden, die die Taufe hinwegnimmt. Nicht die Einöden der Mönchszelle sind die Wüste, sondern ein grünender blühender Garten voll des Leibes und des Teufels Wollust. „All unsere Vernunft, Sinn und Gedanken sollen bei uns todt sein, alsdann lebet der Geist, der schreit in der Wüste seines Leibes." 3) Progenies viperarum, Locustae. Im Apfel des Baums des Paradieses war der Leviathan, aus dieses Baumes Holz ist der Stuhl Mosis und Petri gezimmert, von diesem Baum stammt die progenies viperarum in all ihrer Zier und Hoffarth. Ueber Locustae vgl. die Stellen in d. Parac.-Forschungen II, S. 116 Anm. 4) Zwei Taufen nach der Taufe Johannis, Ventilabrum. Taufe in den h. Geist zur ewigen Seligkeit, Taufe nach Art der Pharisäer mit dem Feuer zur ewigen Verdammniss. Bei den mit Johannis Taufe Getauften, wenn sie auch dem Pfarrer wohlgefallen, hat Gott noch die Wahl, ob sie auch ihm gefallen oder nicht, ob sie in seinem Worte leben. 5) Im harten Leben Johannis die Seligkeit suchen, ist umsonst; er hat selbst darauf nichts gehalten, auch keine Hoffarth gesetzt auf seine Heiligung und Berufung. Wir verdienen uns nichts mit der härtesten Regel. Der Teufel hat die harten Orden erdacht; diese Werke der Gleisnerei sind Teufels Dienst, den sie Gottesdienst nennen. Johannes hat allein sein Leben aus dem Geiste geführet und für nichts geachtet. (Darauf folgt erst die eigentliche Auslegung des Textes, die abermals in fünf Theile getheilt ist.) Johannes hat nur Busswirkung, Taufe und Bekenntniss gepredigt. Poenitentia ist nur in Reu und Nimmerthun; Beichten, Fasten, Absolviren sind Aeusserlichkeiten ohne Belang. Christus und die Apostel sprechen mehr vom Glauben als von der Poenitenz und doch ist nichts ohne diese, die aus Glaube, Lieb und Hoffnung geboren wird; in ihr sind alle Tugenden der Herrlichkeit. Im N. T. gibt es keine Priester mehr ausser Christus. Wir haben nur noch Verkünder des Wortes Gottes, keine Kreuzmacher, keine Segensprecher oder dergleichen. Abrahams Kindschaft ist nichts mehr nütze, nur rechtschaffene Früchte thun der Busse. Durch die Taufe werden wir theilhaftig der Genugthuung (Busse) Christi; denn durch sein Leiden hat Christus gebüsset all unsere Sünde, allein dass wir den Glauben erfüllen. Christus hat sich von Johannes taufen lassen, um zu büssen für die aller Menschen, nicht für seine Sünde, denn er hatte keine. Auch er ist getauft mit blossem Wasser (aus dem Glauben an „die gesegnete Taufe“ wachsen die zauberischen Secten); damit ist er eingegangen in das Leiden für uns alle; darum kam die Stimme Gottes vom Himmel. Johannes hat der Taufe nicht bedurft; denn er ist nicht nach dem Lauf der Natur geboren, sondern aus Gottes Befehl „exempt und heilig mit gewalt gemacht“. (Randnotiz: „Nota: de natiuitate b: virginis“.)

S. 214 Aufslegung des 4. Cappittels Mathei, durch Heremitam. Summarium.

Mattheus begreifft in diesem Capittel, das dreyfach versuchen des Teuffels gegen Gott, Darnach die wandlung Christj durch das Gallileische landt, vnd desselbigen meeres, Den ersten Thema der predigt Christj, darauff alle predigten Christi beschlossen werden, Von der beruffung Petri vnd Andreae, Jacobi vnd Johannis Inn das Apostolath, das lob Christj in Syria, defsgleichen das zulauffen der zehn Stedte vnd des jüdischen landes, Item was der Geist sey, was die wüste Christi, Was versuchen, Was das fasten Christi, was sein Jünger. Was das Wort Gottes, Was Tempel, Was Nepthalin Zabulon, Was finsternus vnd liecht, vnd was das Apostolath sey.

Der Teufel sieht nur die auswendigen Werke, das Inwendige kennt er nicht, darum wollte Gott, dass Christus in die Wüste ging und fastete, was an sich unnütz war, aber den Teufel anreizen sollte, ihn zu versuchen. Auch wir sehen an den Büssern nur das Auswendige, darum hat Gott die Feder, den Catalogus Sanctorum zuschreiben, der auch das Inwendige sieht, nicht wir. Einen jeglichen führet sein Geist, den wir von Gott haben; die angenommenen Geister der Ordensregeln u. s. w. haben keinen Werth. Gott sieht allein die Geduld nicht die Werke. Wen Gottes Geist in die Ordensregeln geführt hat, der soll sein Gelübde halten und nicht aus dem Kloster laufen u. s. w. Jeder soll die Versuchung, darin er ist, geduldig tragen; auch Mönch, Nonne, Prelat, Bischof, Abt u. s. w. können, als auswendige Dinge betrachtet, dem inwendigen Menschen des Trägers dieser Würde kein Hinderniss zur Seligkeit bilden. Behalte den innern Menschen rein und lauter, leg ihm keine Kutten an, setz ihm kein Hut mit Schnüren auf, mache kein Narren aus ihm, es wird ihm die Narrenkappen zu theuer ankommen. Ist es aber sach, daß der innere Mensch Papst wird oder ein Mönch, das ist der Teufel ... Der Leib wird gespeiset von Brod, der Geist vom Worte Gottes. Gott nähret seine Heiligen wunderbarlich ohne alle leibliche Speise. Von dieser Nahrung des Wort Gottes das in Blut und Fleisch wird, wollen wir in der Passion de coena domini erkleren und euch insonderheit gebeten haben, wo euch dasselbe zu handen stößt, ernstlich zu verlesen. Wenn alles Korn auf der Erde zu grunde ginge, kann uns Gott dennoch speisen, darum sollen wir nicht sorgfältig sein, wie es auf dem Felde steht ...... Das Amt des Apostolats ist nur, zu verkünden das Wort Gottes, dadurch das Volk in den heiligen Geist kommt. Die 10 Städte bedeuten die 10 Gebote, in denen das Volk schon vorher wandelte, ehe es Christo nachfolgte; denn keiner folget der Wahrheit nach, er habe denn einen Grund der Liebe zur Wahrheit in sich. Keiner wird ein Jünger Christi, er habe denn vorher ein Liebe in die Wahrheit in ihm und der Gerechtigkeit, aus welcher ihm nachfolget ein grosser Dienst derselbigen. Darumb einer dem Mehrern der Wahrheit zulauft, denn die sein ist. Aus dem folget die Nachfolgung Christi.

S. 226 Aufslegung des .5. Capittels Mathei, durch Heremitam. Summarium.

Hierinn begreifft der Euangelist .9. seelikeit, Sagt das die Apostel sind das Saltz, vnd meldt darbey die falschen Apostel bey dem tummen saltz, Heist Liecht der Weldt erfüllung des Gesetzes vud aufflösung, Wie die gerechtikeit, Was opffern, Von einikeit auff dieser Erden, die verbott im leybe, vnnd hebung der Seehl, vom rechten Auge, von Schidung der Ehe, von schweren und behübten [?], von vnbillikeit der vergleichung inn der Straff, von trew beweisung der Feinden.

Selig sind die Armen mit dem Geist, d. h. die bezwungenen Armen, nicht die Almosenfresser, Mönche, Nonnen u. s. w. Von der Seligkeit der Reichen ist nichts zu hoffen. Selig sind die da weinen, die der höllische Drache von wegen des Wortes Gottes peinigt, nicht wegen selbst gesuchter Leiden des Leibes. Selig sind die mit dem reinen Herzen, die da lieben den Nächsten allein aus ganzem treuen Herzen ungefälscht. Selig sind die Milden, wiewohl andere verdeutschen die Sanftmüthigen; gemeint sind aber die kein hartes steiniges Herz haben, die können Gottes Wort in ihr Herz fassen; nicht die Mildigkeit gegen andere ist hier gemeint. Selig sind die Barmherzigen, die andern Barmherzigkeit mittheilen, doch nicht dass sie die Werke thun, sondern der Geist. Selig sind die Friedsamen, denn wo Friede ist, da ist Gott, nicht die da Frieden halten aus Eigennutz oder Klugheit. Selig sind die da hungert und dürstet nach der Gerechtigkeit des innern Menschen, nicht des äussern. Den innern soll dürsten gewaltig nach dem Glauben, der Liebe, der Hoffnung. Selig sind, die Verfolgung leiden, Verfolgungen, die dem inwendigen Menschen entstehen durch die äusseren Werke; als ob Fasten, Beten, ehelos Sein die Seligkeit verdienen könnte. Die Verfolgungen leide geduldiglich, behüte den inwen-

16*

digen Menschen, der ist Gottes und nit den äussern, unterstand sie nicht beide selig zu machen. Selig seid ihr, so euch Scheltwort u. s. w., denn die Kinder des Teufels verachten die Kinder Christi. Diese Seligkeit begreift die andern 8 alle in sich, denn alle die 8 Seligen werden verachtet und verfolgt von den Teufelskindern; denn der Teufel wirkt durch die Menschen. Nur dem äusseren Menschen kann Leid angethan werden, aus ihm schreiet das Licht der Natur um Rache zu Gott, der keiner Creatur will Schaden zufügen lassen, aber der innere Mensch schreit nicht mit um Rache, er leidet geduldig. (Die Reihenfolge ist vom Verf. mit Absicht geändert, da die ersten drei und die zweiten drei Seligkeiten zusammen gehören.) Nach den Seligkeiten des gemeinen Volkes kommt Christus zur Seligkeit der Apostel, die mehr ist: Salz der Erde, Licht der Welt. Die Apostel tragen das Salz in den Händen und salzen das Volk; durch ihr Licht werden die Völker angezündet. Ihre guten Werke sollen gesehen werden; das aber ist ihr Werk, dass man den Menschen in das Wort Gottes bringe. Die Werke der falschen Apostel wirken nicht auf den inneren Menschen; fasten, viel beten, mit Kreuzen über das Feld ziehen, die preisen ihren Abgott. Christus will nicht die äusseren Werke des Leibes am Leibe strafen, sondern er will den inneren Menschen strafen in der Seel. Wir sollen das Gesetz inwendig erfüllen. Christus straft nicht wegen der leiblichen That, sondern wegen der Befleckung des Geistes. Die Todesstrafe, die der Richter verhängt, ist auch gegen Gottes Willen. Das Opfern auf dem Altar ist wie das Werfen des ersten Steines; keiner ist ohne Sünde und keiner kann alle versöhnen, die er beleidigt hat. Die Ehe bricht nur gebrochene Liebe; eine unfruchtbare Ehe kann geschieden werden in dem ehelichen Werk, aber nicht in der Nothdurft der Ehe; die Nothdurft, die aus Liebe in der Ehe erfüllt soll werden, soll allezeit unzerbrechlich sein. Wenn das äussere Auge dem innern Auge Aergerniss gibt zur Verderbniss der Seele, so reisse das äussere Auge aus; denn besser mit erblindetem Auge auf Erden gegangen, aber sehend gen Himmel. Reizt das innere Auge das äussere Auge zu sündigem Sehen, so schliesse das äussere, ebenso ist es mit anderen Gliedern äusserlich und innerlich. Wir haben keinen freien Willen „als de libero arbitrio gemeldt wirdt“; wir sind gebunden in Christo zu leben, darum sollen wir kein Gelübde thun. Alle Regeln und Orden sind falsch geschworen, denn wir sind schuldig, rein zu leben; nur was wir unter uns einander beweisen, ist ein freier Wille. Unsern Feinden sollen wir nicht widerstreben, nicht Rache um Rache üben, sondern Geduld; vor Gericht nicht um zeitlich Gut fechten, Recht, Steuer, Zins u. s. w. über uns ergehen lassen, nicht weichen von Gott, der für uns sorgt.

> Ihr habt gehort das gesagt ist, du solt dein Nechsten lieben etc.
>
> Diese lehr Christi, laut allein auff das, das wir mitt nicht widerstreben sollen vnsern feinden, wie angezeigt ist, sondern dieselben lieben auſs der vrsachen, das sie vns den lohn 100 faltig machen gegen Gott: Wie wol dz alte gesatz lauth, den nechsten zu lieben ist recht, aber nit von wegen des zeitlichen gutts, das er dir erzeigt, Sondern darumb soll ich yhn dester mer lieben, aber inn den Innern menschen solth ihn hassen, damit er yhn nit befleck .· Aber von der liebe in grund zu reden, wie die bestehen solt, nit gleiſsnerisch, also, So wir einen lieben, von

seines gutts, oder freundtschafft halben, oder gesellschafft, oder eins zukunfftigen heils, die liebe ist nichts, dann du wartest der belonung, von dem, den du lieb hast: So du ein volkomne lieb wilt haben, so lieb yhn Innwendig, beger yhm zuhelffen, nitt er dir, dasselbige ist, die volkomene liebe inn den nechsten. Aber dz wir volkommen sollen sein, sol also verstanden werden: Das Gott vns lieb hatt ohn all vnser gütter. vnd zu gleicherweiſs wie er vns lieb hatt, wie er seinen sohn für vns geschickt hatt inn die Weldt, hattn lassen tödten, Also dergleichen, sollen wir inn der liebe vnsers nehesten auch also sein, von seinet wegen nichts an vns sparen.

Finis durch Doctorem Heremitam Nach dem Tauff Christj 1495, im Endt des Monadts Martij

Bitt euch, wöllet mich damit befolhen haben vnd meinen diener, der es euch antwort als mir brüderliche trew beweisen, das ers selbst geschriben hat vnd zubringen: Was mir von euch zu stehet, sol dermassen gehalten werden.

[Spiegelschrift:] den 29. Decemb. 1564 An. Juliano zu Gorlitz.

Anno Christj .1525. Aetatis .32.
Annis .16. ante obitum.

1525
—1495
30 (Hand II)

Das Datum 1495 nach Christi Taufe (mit 30 Jahren) gibt das Jahr nach Christi Geburt 1525, das ja die zweite Hand (von 1598) auch samt dem „Ende des Monats März" an den Anfang über den Brief an die Wittenberger Reformatoren gesetzt hatte.

Der Schlusssatz „Bitt euch, wöllet mich . . . gehalten werden" bildet, wie oben schon hervorgehoben, im Drucke von 1618 den Schluss des Briefes an die Wittenberger, wohl nur deshalb, weil Stariz den Kommentar zu den 5 Kapiteln Matthei nicht abgedruckt hat.

Des Oefteren hat der Schreiber einzelne Wörter seiner Vorlage nicht lesen können und zum Zeichen dessen untertüpfelt. Bei einer späteren Durcharbeitung ist dann die Lesung manchmal besser gelungen und die neue Enträthselung drüber geschrieben. Auch sonst sind, wie schon zu Anfang bei der Beschreibung der Handschrift bemerkt ist, häufig später Verbesserungen angebracht und kleine Zusätze gemacht und, namentlich zu Anfang, vieles roth unterstrichen.

Im Gegensatz zu fast allen andern Paracelsischen Bibelkommentaren ist hier der Text des Evangelisten deutsch gegeben, statt wie sonst im Latein der Vulgata, doch niemals im Deutsch der Luther'schen Uebersetzung. In den Randbemerkungen werden folgende Schriften Paracelsi zum Vergleich herangezogen: De nativitate b[eatae] Virginis S. 214; De Votis alienis S. 216; Lib. Passio de Coena Dominj S. 221; de libero arbitrio S. 246. Vgl. Kopenhagen Thott. 119 Bl. 1—38; Thott.

35 Bl. 1—20 (unsere No. 107 und 120) und die Erwähnung in dem 3. Osseger Verzeichniss, Einleitung S. 39 No. (48).

S. 251—252 **Ex Fragmentis quibusdam super Matheum Marc** XXX. Terra mota est.) Diser Erdbidem ward vbernatürlich, drumb zerspilt er die felsen, drumb hatt er die Berge versetzt, das sie nimmer standen, wie sie gestanden sein vorhin, hatt Goldtgruben vnd Sylber Ertzt verschütt, das da die Schetze Salomonis vnd dergleichen abgangen seindt, vnd so weit die Erde gehet, seindt sie vnder sich gesuncken, inn die Tieffe die vorhin alle sich auff erden erzeigten. Sepulchra clausa.) Ein Jeder aufferstandene Cörpel ist, gleichwie ein Engel durchdringet alle ding. Terrae motus .... Abba pater.) ...... Mirrhatum vinum.) Die wein so da wöllen brechen vnd abfallen, die werden mit mirrhen behalten also werden sie da vielleicht ein sawren vnd verdorbenn wein gehabt haben, da mirrhen und wein verdorben wär.

Ein ganz kurzer fragmentarischer Kommentar zu Matth. 27 und 28, Marcus 14, der auch sonst mehrfach handschriftlich erhalten ist; vgl. No. 107 Bl. 49f.; No. 120 Bl. 100.

S. 252—257 **Ex alio fragmento super Matheum.** XXXI. Magus.) Ein gelerter Erfarner bewerter Mann, seiner gelertj vnd kunst halben vnd weifsheit seinen namen hatt, mer aber die vngelerte vnd vnnweise, Daher die namen entsprungen sein bey den hebraischen Rabi, bey den Latinis Doctores Magistri, bey den Heyden Magi. Vbi est natus Rex ....

Kurze Erklärung einiger Stellen aus dem 2. Kap. des Matthaeus. Christus hat seinen Ascendenten gehabt aus einem neuen Himmel. Gold, Weihrauch u. Myrrhen werden als Geschenke für die Kindbetterin gefasst im Sinne der Magi und als heilsam für das Kindlein, es war aber unnöthig. Aus dem 3. Kap. Matth. werden die Locustae und der wilde Honig besprochen (erstere dem früheren Kommentar nahestehend), weiter Ottern, spiritu sancto et igne, Sprewer, coelum apertum und als ein Taube. Aus Kap. 4 Vom Geist, Teufel, non solo pane, portabunt te angeli in manibus und endlich:

... In montem excelsum.) Das ist auch vbernatürlich zugangen, vnd doch verborgen Diabolo das er nit verstanden hatt, wer Christum tragen hab seinem begern nach, dann yhm seind nitt alle Geiste bekant, oder ir aller macht, Der Zweiffel lag inn yhm, ob da ein verborgener Geist lege, oder sunst ein anders aufs Gott: Da nun Diabolus yhn verliefs, da tratten die Engel zu yhm d. i. wurden sichtbar die vorhin verborgen waren.

Auch dies Bruchstück ist mehrfach handschriftlich erhalten, meist mit dem vorhergehenden zusammen geschrieben (vgl. die dort genannten

Stellen und No. 95 Bl. 26—27). Einem der grösseren zusammenhängenden Mattheuskommentare, die wir noch treffen werden (No. 89 u. s. w.), sind beide Fragmente nicht entnommen.

S. 258—267 **Ex Libro de Tempore Laboris et Requiei.** XXXII.

Wir sind anfenglich zur Arbeit nit beschaffen, Aber durch den fluch ausserhalb des Paradeiſs, zur arbeit verordnet .... Drumb schicke sich ein Jeder dermassen, das der wille Gottes hie auff Erden bein yhm erfunden werde, vnd nach diesem leben gestellet werde zu den heyligen, die solche maſs seeliglichen gebraucht haben.

Stimmt mit dem Drucke in Balthasar Flöter's „Philosophiae magnae tractatus aliquot" Köln 1564 (Theil I No. 86 und 109) S. 49—63 ziemlich genau überein. Jedenfalls stand Flöter's Vorlage unserer Handschrift sehr nahe und stammt wohl aus derselben schlesischen Quelle. Huser hat dies Buch nicht aufgenommen, weil es zur „Vita beata" gehöre, wie oben S. 235 schon bemerkt ist. Handschriftlich ist dies Buch nicht weiter erhalten, wohl aber befand es sich in Neuburg an der Donau (vgl. Einleitung S. 5) und nahm im Original 8 Blätter ein. Wir haben hier und im Druck nur einen Auszug (wie sie uns im Folgenden durchgehends begegnen werden); der ursprüngliche Text ist uns von dieser Schrift nirgends erhalten.

S. 267—279 **Ex Libro de Thoro Vidua et Virgine.** XXXIII.

Inn allen geschopffen wie eins das andere geberen soll, da muſs Vatter vnd mutter sein, auſs den zweyen wirdt ein kindt, Als, ein iglicher Sam ist ein Vatter vnd die Erden ein Mutter, so der Same kompt inn die Erden, so ist er inn der Mutter, itzt ist geberung desselbigen kindes : Wie wol der Baum ist der Vatter der den Samen tregt, vnd der Same ist vnd bleybt ein Same, wie er natürlich gossen wird durch den Mann inn die Mutter, Also wirdt er da eingeseet : Vnd gleich wie der Vatter auſs der Mutter wegst d. i. der baum auſs der Erden, Also im gegenspil wegst die fraw auſs dem Manne, darumb ist sie vnder yhm : vnd wiewol der Baum wagst auſs der Erden, so ist er doch vber die Erden, also seind die Gottlichen geschöpff.

In allen Geschöpfen ist ein Paar zusammengefügt, so auch im Menschen. Im Schweiss des Angesichtes werden die Kinder erzeugt, geboren, erzogen; das ist bei den unehelichen nicht der Fall. Die Ehe sei mit Angst und Noth. Beispiele aus der Natur. So wenig der Baum von der Erde, so wenig kann der Mann vom Weibe geschieden werden, ohne dass beide verderben; der einzige Ehescheidungsgrund ist der Ehebruch der Frau wegen des Betruges in den Kindern, der beim Manne unmöglich ist. Ueber den ehebrecherischen Mann geht das Urtheil zum Tode. Einigkeit der Eheleute die grösste Freude auf Erden. Verlässt ein Mann sein Weib um Christi willen, weil sie ihn an der Seligkeit hindert, so ist das keine Scheidung, sondern nur ein Verlassen. Der Mann führe die Frau zur Seligkeit „denn sie ist eine halbe Creatur", sie nimmt Lehre und Vorbild von ihm. Die Eltern sind den Kindern ein Vorbild. Wichtigkeit der häuslichen Erziehung für das ganze Volk. (Vidua) Der Wittwenstand beider Geschlechter sei heilig, es sei noch eine Ehe mit dem Abgeschiedenen im Himmel, Gott lasse dem irdischen Theil Friede und Freude wie dem im Himmel zu theil werden, darum solle der Zurückbleibende die Ehe rein halten. Eine junge Witwe oder Witwer dürfe wieder heirathen, selbst mehrmals, aber um so strenger ,sich bessern von einem Gemahl zum andern etc. (De Virginibus) Die Erwachsenen beider Geschlechter sollen die Reinheit der Kinder in der Wiege bewahren und streiten mit der angebornen Natur und Christi und der Eltern Beispiel folgen. Wenn sie sich entschlagen der göttlichen und natürlichen Vaterschaft, so kommt aus der Hölle der Geist Tuveles des Spiels, Boasaka der Hurerei und Helidina der Saufferei u. s. w. und es entsteht eine Vereinigung des Lasters der Natur und des bösen Geists. Drum werden die Eltern ermahnt, dass sie die Kinder zur Arbeit und nicht zur Hoffahrt u. s. w. erziehen.

Drumb bleibent yhr Kinder inn der Seeligkeit ewer Eltern . . . werdt yhr aber nach der Nathur leben nach der Geister eingeben, Item inn dem wege der vppigen vnd Stul der Pestilentz kommen, so werdent euch Ewer Eltern nimmer kennen, noch Zeugnus geben das yhr yhr kinder seidt : Also ir Eltern, werdt yhr nitt inn der furcht G: bleyben, die ein anfang ist aller weyſsheytt, die kinder ohn ergernuß zu erzihen, So verdamment euch selbst vnd ewer kinder vnd aber kinder.

Wie die Ueberschrift „Ex Libro" besagt, haben wir es auch hier nur mit einem Auszug zu thun, der uns auch anderwärts mehrfach erhalten ist (No. 88 Bl. 352b—358b; No. 107 Bl. 53—59), aber nirgends die originale Gestalt, der ursprüngliche weitläufige Text. Vgl. auch vorn S. 37 No. (3) in den Osseger Verzeichnissen.

S. 279—290 **Ex Libro de Religione perpetua.** XXXIIII.

Alle gaben so vns von Gott geben sein, sollen wir seeliglich brauchen, nit econtra, damitt wir Gott mügen rechenschafft thun darumb [?], vnd nitt verdampt werden, drumb sollen wirs als vnser kreutz seeliglich trugen, dieweyl wir das wissen (auſs dem Paradeyſs) gutts vnd böses gebracht, darumb mag es wol miſsbraucht werden, darumb hatt vns Gott sein Gesetz geben, damit wir nicht vom Rechten wege weichen . . . . . . Der Religion sein viel, die ich hie nit alle erzele sondern allein ein anleittung geben, hie erzele ich die Religion des Geistes d. i. das Apostelamt, die Facultas Medica Philosophia Astronomia Juristerei Rhetorismi, Religiones Improprios, als Musica Alchimia delectans etc. Die Religion des Geistes hatt 3 teyl, die Propheten seind in Johan: Baptista terminirt, die Apostel deren seind 12, mit ettlichen mitgesellen Paulo Stephano Barnaba etc., die seind auch abgangen, darnach erstanden die Jünger, die seind verkünder der Oberen 2 teyl lere, mögen improprie auch Propheten genent werden vnd Aposteln, non qui sunt, sed qui ista nobis proponunt, ...

Die folgen Christo und den Aposteln. Wenige sind auserwählt, drum werden viele Religiones missbraucht, wie die der Juristerei, deren Grund die h. Schrift sein sollte; die Barmherzigkeit wie Salomonis. Sie werfen den ersten Stein auf den Sünder, der Arme unterliegt, der Reiche gewinnt. Die wahre Rhetorica ist veritas, nicht Verblümung der Worte, Zierung der Lügen; nicht gegen Gott darf sie gebraucht werden, wohl aber zur Unterweisung der Obrigkeit. Wenn die Religion vom Wege weicht, fällt sie in die tödtliche Weisheit, die nichts ist denn Narrenwerk. Gott ist die Weisheit, bei ihm soll sie gesucht werden, aus seiner Schul und Inventionibus unsere Weisheit nehmen, ein jeglicher was er bedarf, viel oder wenig gibt Gott einem jeglichen. Unser Reich ist nicht von dieser welt, darumb brauchen wir nur Speis und Trank und müssen uns reich machen in Werken, die uns nachfolgen.

Darumb nit den menschen wolgefallen, nit Irdisch reich sein, sondern himmlisch reich Nitt Irdisch gelert sondern Gottlich gelert, vnnd all vnser Religion brauchen, damit wir für Gott stehen mügen frölich, denn die gaben so vns Gott gibet werden vns nachfolgen inn das Ewige, vnd was ausserhalb gethan inn die Ewige verdamung . Dann bey dem Hochsten wird ein iglicher Examinirt werden.

Der Text dieser Handschrift bildet nur einen sehr magern Auszug eines Theils dessen, was anderwärts als „Liber de religione perpetua“ erhalten ist, wie wir beim Leidener Codex Vossianus 25 (No. 89) Bl. 502ff. und im Codex Palat. 476 in Heidelberg (No. 90 Bl. 80ff.) sehen werden. Vgl. auch No. 107 Bl. 59b und 101 Bl. 131ff. und in der Einleitung S. 11 und 32. Uebrigens berührt sich dies Buch De religione perpetua seinem Gedankengange nach vielfach mit der „Cyclopaedia Paracelsica Christiana“ (Theil I No. 205). Weil sich der Inhalt unserer Schrift, z. B. in der hier ganz ausgelassenen „Religion der Arznei“, weiter vom Theologischen entfernt, scheint unser Schreiber gerade bei dieser interessanten Abhandlung ganz besonders gekürzt zu haben, jedenfalls mehr als bei den andern Schriften dieses Bandes.

S. 281—286 **Ex Libr: Prologi in Vitam Beatam.** XXXV.

Ein iglicher sol trachten, das er auff Erden sey das er wil nach seinem tode sein, der guete same ist Gott, der böse Same der Teuffel, der mensch ist der Acker, sein hertz sein baum, sein werck sein frucht : Wie ein gutter Mensch mag böse werden, Also ein böser gutt, dann der Same regirt den Acker vnd ist sein Herr, Alle menschen sein ein Acker weder böſs noch gutt, sondern ein mittels, Ist gleich wie ein wasser, was farben darein fallen die ferben das wasser : Der mensch hatt das wissen gutts vnd böses aufs dem Paradifs gebracht, darauff stehet bey im welchen Samen er anneme, gutt oder böse, Sein gewissen ist sein hertz, ynd weyfs was yhm auff beyden teylen drauff stehet: Drumb was inn den Acker felt, felt mitt des ackers willen, Dann dieser Acker ist nitt vnentpfindtlich, nit ohne vernunfft, nach wehe ihm hüngert das wirdt yhm : Also sein vielerley hunger zum gutten, vilerley hunger zum bösen, doher kumpt, So viel haupter soviel sinn.

Es gibt keinen freien Willen zum Bösen oder Guten, Gott muss beide geben, er allein ist frei. Gott kann Uebelthaten verhindern. Annehmen kann der Mensch, wie ein Acker, was er will, darin ist er frei; was er aber angenommen hat, das wirket in ihm, Gott oder der Teufel. Der Narr wird für sein Thun nicht verantwortlich gemacht, wohl aber der Witzige, er muss es mit der Seele bezahlen; wo bleibt da der freie Wille? Im seligen Leben haben wir ihn nicht auf Erden, wir können annehmen oder nicht, was Gott in uns legt. Auch im Irdischen stehet der Henker hinter uns und beschränkt unsern freien Willen. Stehn wir in der neuen Geburt, so ist der neue Mensch des alten Frucht. Die neue Creatur hat Christus aufgerichtet, die Wiedergeburt durch den Glauben. Die alte Creatur Gottes des Vaters ist ins Viehische gefallen, ihr gilt die Predigt der Apostel, Propheten vnd Jünger. „Ich schreibe hie nitt den Ungläubigen oder Unwissenden von Christo, gib auch keinem Lehr vom Wesen im seligen Leben, dann nit ein Apostel oder dergleichen bin ich, sondern ein Philosophus nach der Deutschen Art, Allein den Christen, die nit hören wollen.“ [Am Rande steht hier „Multa similia his inuenies in Praefatione super 4 Euang: folio 205 et 206 in parte 47. [? quarta?] De Coena Dominj frag.“ und mit anderer Tinte beigesetzt „Volumine VIII“, also ein Hinweis auf Handschriftenbände, die der Schreiber benutzte, die aber nicht auf uns gekommen sind. Die Vorede über die vier Evangelien ist bei No. 90 abgedruckt. Vgl. auch Paracelsusforschungen II S. 157.] Er melde auch nicht alles Nöthige, das vermöge er nicht, Christus habe das gelehrt, er nehme allein die Irrthümer vor, die bei Christo unter den Getauften nicht waren. Im seligen Leben ist nicht jede Auslegung anzunehmen, nur der h. Geist beruft zum Auslegen oder Schreiben, der nicht jedem Doctor oder Meister zukommt. Der Geist geistet nicht in vielen. Ein jeglich Ding hat seine Zeit, die stehet bei Gott, früh oder spät, vor der Zeit soll niemand ausbrechen. Gott ist der, der einen fliegen lässt, er habe Flügel oder nicht . So du meinest du seist hoch bis in den dritten Himmel geflogen, so bist du nit über das Gras auf dem Felde aufgewehet. Drum greife nichts an bis du die Frucht in dir fühlest. Bistu berufen ein Buch zu machen, es wird nicht versäumt werden, so es 60 oder 70 Jahr anstehet und noch länger; empfindest du etwas in dir und gehet in dir um, schnelle nit zu bald, es wird nit dahinten bleiben, allein bitte du und klopfe an, dann du wirst von den fliegenden Geisten betrogen. Was sein soll gehet aus dir heraus, du weist nit wie oder von wannen oder wohin es will, zuletzt findest du was du nie gelernet hast oder gesehen. Ist ein Licht in uns, so hats Gott in uns gethan, unser irdischer Schulmeister nit; drumb thats Gott nit vergebens in uns, Er will, dass es zu seiner Zeit leuchten soll, was aus uns soll, kompt uns unwissend, ungesucht und ohne ihm nachzustellen. Zu meinen Zeiten hat es viel Schreibens geben, denn also ist die Schule der Gelehrten gerichtet, wann einer herfür bricht mit einem Argument, so ist ein grosser Hauffe da, fällt auch drein, aber am letzten zerschmelzen sie, dann es nutzet nit, hätten ihr Arbeit wohl erspart, also thut ihnen das vermeinte Licht. Die Zeit meines Schreibens ist zeitig; ich darf des nit verschonen, das ich verdecket [?] hab, es ist noch nit gepflogen worden, die Werk sein ein Zeugniß meiner Arbeit, die Zeit der Geometrie ist zum Ende gangen, die Zeit der Artisterei ist zum Ende gangen, die Zeit der Philosophia ist zum Ende gangen, der Schnee meines Elends ist aus, die Zeit des Sommers ist hie, von wannen er kommt das weiss ich nit, wohin er kommt das weiss ich nit, Es ist da das sich lange Jahr hat aufgezogen, So ist auch hie die Zeit zu schreiben vom seligen Leben und vom ewigen. Selig und mehr denn selig ist der Mann, dem Gott die Gnade gibt der Armuth. Wer Reichthum liebet, stehet auf einem gefährlichen Zweig. Einer soll dem andern leidtragen helfen, sich freuen und weinen [mit den Traurigen und Fröhlichen. Dieweil wir in der neuen Geburt sind, so ist der Adel nichts, die Gewalt ist nit sein. Ich schreibe den Christen eine Lehre, eine christliche Polizei; alle Lehr, Regiment, Kunst u. s. w. sollen auf den Eckstein Christum gesetzt sein, das ist vom Himmel kommen. Wir sind nicht von den Freien, sondern von den Ehelichen.

Unnser Anfang ist der Glaube, der beschleust sich im Hertzen wie ein Schatz inn einem kasten, welcher kumpt, demselbigen soll sie auffgesperret werden, vnd herfür genommen werden, das ist itzt die liebe, Als dann so wir die liebe heraufsnehmen, was da im schatz liegett, vnd wandeln mitt auff Erden Auff das so müegen wir wol hoffen zu der dritten tugent eine gewisse Hoffnung zu dem Ewigen leben, der aber die liebe nicht sucht inn seinem schatz der hoffet leer stro. Also ist die lehr gegründet nach eingang des glaubens, allein auff die liebe zu Gott vnd dem nehisten, darauff die Hoffnung das wir vns zu Gott versehen, das sein leyden vnd sterben werde vnser erlösung sein zum Ewigen : Amen.

Die Hand von 1598 (zweite) hat hier vielfach Aenderungen und Zusätze gemacht, wahrscheinlich nach einer andern Handschrift (deren Anfang sie Seite 404 abzuschreiben begann!). Im Leidener Codex Voss. 24 ist dem Ganzen eine kurze Einleitung vorausgesetzt (die aber nicht dahin gehört!), während das Uebrige ziemlich genau übereinstimmt (No. 88), ebenso die Kopenhagener Handschrift 119 Bl. 60—62 (No. 107). Alle diese 3 Handschriften geben denselben Auszug aus dem im Heidelberger Cod. Palat 476 allein vollständig überlieferten Originaltexte, No. 90 Bl. 210—222. Vgl. auch die Einleitung S. 10 und S. 38 No. (26).

S. 286—299 **Ex Libro de Baptismate.** XXXVI.

Sacrament das wort hatt viel dolmettschung, die nitt alle anzunehmen, wegen des falsches so draufs entstehet, Ettliche ding sein die ein Christ haben mufs wil er anderst ein Christ sein, Also ist die Tauff das erste einzugehn auff den weg des Herren, Erstlich magsts vergleichen einer Hofffarbe, Item einer Boleten, einem Geleitsbrieff, kleide eines Christen wie inn Veteri Testamento, ein weich ein salbung, ein krigfzeichen vnsers obersten Hauptman Christi, Differt in hoc, Ein Irdischer mag abfallen, Aber wir nit von Christo, entweder ewig sterben oder bey yhm bleyben ....

Ein Orden über alle Orden, unsere Weihe in das Priesterthum Christi, ein Nassmachen, das ewig währet, ohne Reiteration, eine königliche Krönung ohne alle Ceremonien, ein Spitalzeichen, das die Pfründe gewährleistet. Blosses Wasser, aber die Worte im Namen des Vaters, Sohnes und h. Geistes machen es zum Sakrament, das selig macht. Ohne den Glauben kommt keiner in den Himmel, aber für die Kinder, Tauben, Unverständigen und Geisteskranken ist die Taufe der Behelf zur Seligkeit im Segen des Wortes Gottes. So hat Christus die Taufe Johannis, die nur für die Vernünftigen ist, vervollständigt. Die erste Kraft der Taufe ist die Busse (de peractis peccatis), die andere das Wort Gottes bei der Taufe. Mit dem h. Geist werden sie selig, mit dem Feuer verdammt in die Hölle. Zwei Taufen, zwei Wege, Weizen und Spreu. Geborene Christen müssen die Taufe haben, Heiden konnten früher und heute bekehrt werden durch die Predigt und werden im Behinderungsfalle der Taufe auch selig ohne sie. Die Kinder sollen getauft werden. Von der Taufe im Mutterleib haben wir keine Schrift und ist doch dem Glauben gemäss; im Glauben und Beten stehet die Taufe auf den h. Geist. Christi Taufe ist um unsertwillen geschehen, nicht Christi wegen, der den h. Geist vorher hatte; sie ist ein Zeugniss der Gotteskindschaft für uns. Die Sünden vor der Taufe (actualia et originalia) werden durch die Taufe vergeben, aber nicht die späteren Sünden, die vergibt allein die innere Taufe, sacramentum corporis et sanguinis Christi. Wie spiritus sanctus in aqua sei, soll man nicht forschen, sowenig wie corpus in pane; es ist nicht um die signa zu thun, sondern um die signata. Nur eine Taufe ist die Johannis, Christi, der Apostel und unser aller. Alle weiteren Ceremonien als die Namen der Trinität sind abergläubig (drei Kreuze schlagen geht wohl hin). Wer im Streit der Religionen keine Klarheit erlangen kann über einen Artikel, der befehle es Gott und fliehe zu seiner Taufe; denn die Taufe nimmt hin, was wir nicht wissen und doch wissen sollten, sie beschirmt uns wie die Kinder; doch dürfen wir nicht nachlässig sein in der Lehre, sondern lernen von Grund unseres Herzens. Wasser und h. Geist müssen beisammen sein, bei der falschen ist nur Wasser und viel Geschwätz, kein h. Geist in Taufe und Lehre. Mit der Taufe ist das Gelübde verbunden, Christo nachzufolgen; an ihren Früchten kann man also die falschen Christen erkennen; ihnen fehlt die Nachfolge Christi in den Werken. Das Gelübde ist der Taufe Ende und ist doch in der Taufe; denn Anfang und Ende gehören zusammen. Die Taufe ist ein Eingang in den Tod und der Tod ist ihr Ende. Bis in den Tod sollen wir unser Taufgelübde erfüllen. Die Ausgiessung des h. Geistes am Pfingstfeste ist keine Taufe. Der Geist der Pfingsten und der Geist der Taufe ist freilich derselbe Geist, aber zwei unterschiedliche Gaben.

Der brauch des Tauffs ist fragen den Namen des Taufflings, et dicere N[omen] (dieweyl ihn ins wasser tuncken, oder wasser vber yhn schütten nach ansehen der person) Ich dauffe dich in Nomine P. F. et S. S. dabey ein pater noster vnd Glauben betten, damitt der Teuffling darbey bleybe, Et his sufficiunt, alles anders ist Menschen Zusatz. —

Dass auch dies ein Auszug ist, geht schon aus dem „Ex Libro" hervor; einen viel ausführlicheren Text, der als der ursprüngliche anzusprechen ist, werden wir im Codex Palatinus 476 (No. 90) Bl. 314—339 antreffen; alle anderen Handschriften bieten nur unsern Görlitzer Auszug, vgl. No. 88, 96, 98 und 107 und in der Einleitung S. 36.

[S. 296] **De Baptismo** etc. Der Tauff ist ein Zeichen eines Christen, wie ein kreutze eines Schweitzers, hatt aber die vnderscheidt, das + mag einer abtrennen, vnd darvon lauffen, vnd ein ander Zeichen machen etc. mit dem Wasser aber nit, so baldt einer nafs ist so ist das Zeichen da, vnd er wischs nue ab oder druckens, so ists schon beschehen, da bleybts vnd kan nimmer vom leyb than werden, das man sagen möchte er wer nitt nafs gemacht worden : Also kundt im alten T[estament] der Beschneydung keiner leugnen . . .

Zeichens halben ist es nur ein Wasser nass zu machen: zu verzeichnen ins Register des Hauptmanns Christi, Rechenschaft zu thun über all unser Thun und Lassen am jüngsten Tage. Christus hat den Segen der drei Namen hinzugethan, welcher Kinder, Einfältige und Besessene vor der Verdammniss behütet, die den Glauben aus Mangel an Verstand nicht haben können. Die Taufe Johannis zur Busse meint die verständigen Erwachsenen; die Busse recht thun, haben dadurch den h. Geist, die andern das Feuer der Verdammniss. Alle müssen getauft werden, ist doch auch Christus uns zum Exempel getauft worden. Einmal getauft ist genug; unter den Christen Kindertaufe, unter den Heiden auch Taufe der Alten. So wir zur Vernunft kommen, müssen wir wirken der Pönitenz Frucht.

[S. 299] Merckt der h. G. ist im Tauff vnd ist der Tauff, drumb ist der Tauff kein Zeichen, sondern das wordt Gottes selbst, Ipsa salus per P. F. et SS. Aber dann heifs ichs ein Zeichen, daß ein weist ein Zeichen für ander Characteres aufs, d. i. ein Zeichen der Zeichen der gantzen characteren (creaturen) Gottes, darumb ists nit ein Hinwerffendes d. i. commune signum Zeichen, sondern als ein geweihts Zeichen Prister Zeichen.

Dieser kleine Abschnitt ist wohl anderwärts entnommen und nur des ähnlichen Inhalts halber direct zu der vorhergehenden längeren Abhandlung über die Taufe gesetzt, zu welcher er nicht ursprünglich gehörte, trotzdem wir beide Ausarbeitungen immer beisammen finden (No. 88 Bl. 335ff.; No. 98 Bl. 7—17; No. 107 Bl. 68ff.), in Heidelberg (No. 90 Bl. 309ff.) und Breslau (No. 96 Bl. 119bff.) allerdings in umgekehrter Reihenfolge, wenn auch textlich nicht sehr abweichend.

S. 300—305 **Ex Libro de Destructione Regnorum et Generatione.**

XXXVII.

Alle ding gemeiniglich nemen ein gutten anfang, zu voran mit einfalt, aber nit allewege mitt fürsichtikeyt, aber wir sollen inn allen dingen anfangen siue politicum siue œconomicum siue Ethicum ꝛc fein einfaltig wie die Tauben, fürsichtig wie die Schlangen, Also wurde viel ding ohn angefangen bleyben, Wo aber nit, so ist der Inimicus mitt seinen Zizanijs, dem Haufsvatter allewege hinder dem rucken ....

Lob der Fürsichtigkeit, der gründlichen Nachtrachtung des Endes aller Dinge. Der das Ende betrachtet, der sündiget nicht. Von Anfang der Welt ist nichts Beständiges unter den Menschen. Aus armen Einsiedlern sind üppige Stifter geworden (S. Gallus, S. Meinrath) aus Thorheit der rechten Liberalität, die im Anfang gut und einfältig war; kein Reichthum soll aufgerichtet werden an einem heiligen Ort. Ein jeder gefällt Gott in seinem Kleide, das ihm sein Geist gibt; darum soll man sich keines andern Vocation anmassen, sondern in seinem eigenen bleiben und darin Christo nachfolgen. Gott gibt einem jeden das Mass seines Verstandes, darin soll er bleiben und allein seiner Weisheit glauben zur Seligkeit. Je mehr Fremdes je ärger, je weniger je seliger auf Erden und im Himmel. Gute und böse Obrigkeit, geistlich und weltlich; beiden muss man gehorchen trotz ihrer Ungerechtigkeit. Ein rechte Obrigkeit soll nicht reicher sein als die Gemein, sondern in Gleichheit, so wäre kein Unfriede im Regiment. Aber darum verhengets Gott, damit unsere Demuth und Unschuld bewähret werde, sonst ohne den Ratten [die Raden, Unkraut im Weizen] wären wir zu geil und fielen von Gott. Alle Stände sind uneins untereinander, verschieden wie die vielerlei Mass und Gewicht und Münzen. Unter dem weltlichen Kaiser ist kein einiger Schafstall möglich, denn er ist in sich selbst „zertrennt“. Ein Regierer soll sein auf der ganzen Welt, Christus; deus und diabolus können nicht bei einander stehen. Ein Reich das beständig bleiben soll, muss in dem bleiben, in dem es angefangen worden, sonst zerfällt es.

Zu der Zeit der grossen Erndt wird die guldene weldt angehen, ein einige Hutt sein vnd Regent, vnd sunst keiner, vnnd wir alle ain schaffstahl, vnnd er wirdt den spruch auffheben, Et terram dedit filijs hominum : Der todt zerbricht kein Reich das es werdt aufsgereut, allein er straffts, also auch kain ander Straffen allein die große Erndt wirds zerstören vnd auffheben.

Wir werden denselben Text, um einen längeren Abschnitt zu Anfang vermehrt, auch im Leidener Codex 24 Bl. 345ff. (No. 88) finden; beide Texte scheinen mir aber nur einen Auszug aus dem ursprünglichen Originaltexte zu bieten, wie auch das „Ex Libro“ unserer Handschrift bekundet; der vollständige Text wäre uns bei dieser Schrift dann überhaupt nicht erhalten, trotzdem er sich in Neuburg an der Donau im Autogramm vorfand unter dem Titel „De generatione et corruptione Regnorum“ (s. Einleitung S. 5, S. 37

No. (4) und S. 38 No. (27); er nahm dort 8 Blätter ein gegen unsere 5 Seiten 4°. Vgl. auch No. 107 Bl. 70 b.

S. 305—310 **Ex Libro de Potentia et potentiae gratia Dei.** XXXVIII. [Corrigirt „potentia gratiae"]

Alle ding kummen auſs der wurtz vnd gehen wider inn sie, Also kompt der baum vnd was yhm zugehort allein von der wurtz: Wie inn der Nathur zwen baum, der erste auſs der Erden mit seiner blüe, der ander die Immen so aussaugen das honig, vnd machen honig vnd wachs inn yhren orten, deren wir genissen tanquam fructu, Also vnder den Menschen 2 baum, Als Apostoli sein Saltz vnd Licht der Erden, ist der erste baum der wurtzen Deus, der ander baum sein die Schaff [säfft No. 98] so auſs diesen baumen gefurt werden vnd saugen damitt inn der grossen Erndt, die Engel Honig vnd Wachs auch auſsamlen im Himmel . Darumb die wurtzen I [primae] arboris ist Gott, der Stamm Christus, die Este Apostoli, secunda arbor Adam, Stamm parentes nostri, Este liberi vnd sein wir die Immen.

Ohn das Ewige sind wir nichts als Vieh. Zweierlei Nahrung. Der Mensch ist durch eigene Schuld sterblich geworden, darum bedarf er der ewigen Speise des Deus incarnatus zum ewigen Leben. Alle Kräfte in der Natur sind aus Gott, sichtbare und unsichtbare. „Filius operatus cum Deo ab aeterno, aber nit tanquam persona perfecta i. e. arbor perfecta: Aber itzt anno 1533 von anfang seiner empfengnus biſsher persona perfecta et vtilis nobis in vitam aeternam . . . ." Gott hat seinem Sohn alle Macht gegeben. Alles ist Gottes Gabe, homo per se nihil vere scit et potest, sine numine divino [Lange Abschnitte sind hier durchgehends lateinisch gegeben]. Alles Wissen und alle Künste sind Gaben Gottes durch den heiligen Geist, unmittelbar und mittelbar durch den Menschen. Also auch in domo medicinae dem einen viel dem andern wenig gegeben. Darum soll sich keiner besser dünken und sich ohne Noth rühmen, jeder thut nach seiner Gabe. Zweierlei Aerzte, naturales physici und naturales divini, beide aus Gott. Drum was einer nicht begreift soll er darum nicht verachten; denn er meint, es sei ex Diabolo, das oft ex Deo ist. Wer nicht selbst erleuchtet ist, soll andern folgen. Bittet so wird euch gegeben; denn solus spiritus sanctus führet uns in die Liebe des Nächsten und Gottes die rechte Strasse, wir wissen sie nicht. Die Obrigkeit hoch oder nieder, privata oder publica, die aus dem Spiritu sancto regirt, regirt gut, ob rauh oder milde. Was wir haben oder wirken, ist von wegen Gottes Ehre und des Nächsten Nutz. Wir können so viel nicht lernen, der Meister spiritus sanctus hat die Schüler immer je länger je lieber. Darum zeigt dies Buch potentiam Dei an, so er in den Seinen revelirt, darum ein jeder sei fürsichtig im Urtheilen, das er nicht unzeitig Jemanden verachtet.

In solcher gestalt hatt er die macht inn die seinen gelegt, als opera diuina Christi mit auſstreiben Diabolorum, Item mit vergebung der Sünden : Nitt das er allen macht von sich drumb geben, dz der mensche brauche seines gefallens sondern nach

Gottes willen, d. i. seinen veris apostolis, die falsche Apostel vergeben auch Sünde, ist aber ein Imperfects vergeben, da selbst mufs Gott das beste thuen, propter mandatum : finaliter, sollen wir alle ding seelig brauchen, vns den naturalem arborem terrenum nit verfüren lassen d. i. die wollust, auch nicht den Diabolum der teglich auff vns sitzet vnd vns nachstellet, sondern allein von Gott lernen durch seinen heyligen Geist. —

Denselben gekürzten Text (ex libro!) mit seinen lateinischen Stellen haben wir auch in Wolfenbüttel (No. 98 Bl. 147b—152a) und Greifswald (No. 106 Bl. 61—65); den ursprunglichen weitläufigern werden wir im Heidelberger Codex Palatinus 476 antreffen (No. 90 Bl. 135—148). Vgl. auch in der Einleitung das Neuburger Verzeichniss S. 11.

S. 311—317 **Ex Libro de Martyrio Christi.** XXXIX.

Der Irdische Geist der Erden sol nichts, allein der Himlische Geist des Ewigen Lebens, Imm Ersten Geist ist freudt vnd wollust der Erden, so die weltkinder suchen, Imm weg aber zur seelikeit ist kein lust noch ruhe noch reichtumb, sondern allein verfolgung, verachtung vmb Christi namens willen : Drumb ist nit billich nach vnserem geduncken Irdisch, sondern nach der leer der schrifft, die vns nit verfüret, wandelen, vnd dasselbige inn den fufsstaffeln Christi vnd seiner Jünger, der vnser vorbildung ist inn das Ewige, müssen alles Irdischen vergessen vnd nichts nachgedencken, vnd vns drein geben, das wir mitt henckerischem tode werden abscheiden wie vnsere vorfahrer, so es Gott gefellt, Was wir thun vnder vnserem Creutz, sol mit gesunder vernunfft geschehen, vnd aufs der leer Christj, Nicht ein kalts kreutz selber auffsetzn, sondern das für vnd für inn vns brenne, dann ir viel vermeinen sie tragen Creutz, so sie ir eigen vbel tragen . . . . .

Der Orden der Kreuzer stehet nicht in äusserlichen Waffen, Spiess und Wehr, sondern im Worte Gottes und feurigen Zungen. Wir sollen niemand tödten, sondern geduldig sein. Wir bedürfen keines Apostels mehr, wir haben die Schrift, sie zu lesen oder uns vorlesen zu lassen, die Apostel sollen unter die Heiden ziehn. Wir sollen die falschen Apostel unter uns nicht dulden im Wohlleben etc. „Die Magia laut wol von diesen Gleisnern vnd yhr weyssagung, von der Zukunfft des 24 Jars [Am Rande „1524 et sequentes annj"] wie fal. Propheten kommen werden, als sagt sie sein schon worden, vnd komen nach dem newe zue yhnen, das ist die Seckt, die das wilde Thir in Apocalypsi praefigurirt . . . sie weren inn den himmel zugehen, sie gehen selbst auch nit drein, beyde die Romischen vnd die wider den Ro: stul sich setzen, sein auff einer Cathedra, haben beyderseitts gutt leben, mitt Huren oder Ehefrawen, Item mit kleidern ꝛc. Zins, gält ꝛc. was gehet ihn ab, leidens ettwas ist entweder die faulikeit dran schuldig, oder mitt Huren vnd Huren kindern zu fast verthon, oder mitt Eheweybern vberladen, das mans nitt kan mesten [?]:

Der Geist Gottes wird den Epicurischen winckelpredigern nitt gegeben, sie müssen eines höhern lebens vnd wandels, eines gerechten grundes vnd lieb sein, nit so kaldt, kalt heist nur nit weit von der Stuben, Huren, Eheweyber ꝛc.“ Sie haben wider den Papst geredet und haben kein Bessers an die Statt gesetzt. Der Schafstall Christi ist jetzt voller Wölfe, Kröten, Füchse; es wird ein anderer Hirte kommen. Wer in Christo wandelt, wandelt in der Liebe, der gedenkt weder ans Fasten, Beten, Singen, Almosen auf mönchisch und nonnisch, sondern was er thut, das thut er aus freier Liebe. Wo keine wahre Reue und Leid ist, da ist keine wahre Liebe. Wer kann Gott lieben, der seinen Nächsten nicht liebt. In was Liebe uns Gott gemessen in derselben Maß müssen wir wieder gefunden werden, einer in Marter Weise, einer in einfältiger Bauern Weise, einer in andächtiger stiller Weise, einer also der andere also, nicht einer wie der andere, vielerlei Gaben und alle auf einem Weg der Liebe, dieselbige ist der Weg gen Himmel, in welcher Liebe Weg das Kreuz auf uns fällt. Eine rechte Obrigkeit soll mehr Bürde tragen als die Unterthanen, die Last des Predigers in der Arbeit an sich selbst ist schwerer als die der Gemeinde. Christum kennen, wissen, glauben, hoffen, aber nicht lieben ist nichts. Ohne Kinderzeugen mit Weibern zu thun haben, ist Hurerei: In Einfalt sollen wir Christo nachfolgen, also will ers haben. Wir müssen Angst und Noth leiden, wie Christus gelitten hat. Das ist das selige Leben, so wir Christum vor uns tragen und ihn aus unserm Herzen nicht lassen, die Wollust der Erde nicht als Wollust sondern als Nothdurft anerkennen, und über die Nothdurft nichts thun und im Kreuze Christi wandeln.

> Der sagt er habe recht darzu, er habe den gewaldt zu binden vnd zu ledigen, der bleybt liegen, aber die Seeligen stehen wider auff, Stehen sollens das sie sich dennoch sünder erkennen, das die buſs yhn nit genommen werde mit der Zeit, zürnen sollen aber nit sünden, dann so der Gerichts tag kompt mitt seinem erdbidem vnd stral, so wirdt das minste alles herfür gezogen, erzelt vnd erfordert, Drumb die inn yhren sünden nit ligen blieben Beati, die aber inn yhr weyſsheit verhofft, den wird weder hie noch dort vergeben.

Mit diesem Auszug stimmen die meisten andern Handschriften: Leiden 24 (No. 88 Bl. 307), Rhediger 334 (No. 95 Bl. 119), Greifswald (No. 100 Bl. 65) vollständig überein, nur ein späteres Münchener Mscr. (No. 118) weicht zu Anfang stärker ab, ohne sich im Uebrigen weit von den 4 andern Handschriften zu entfernen. Der aus Neuburger Quellen abgeschriebene Codex Palat. 476 gibt jedoch einen wesentlich ausführlicheren Text, den ich als den originalen anzusehen geneigt bin, No. 90 Bl. 94—107. Der Titel lautet dort „De martirio Christi et nostris deliciis“, was mit dem Neuburger Verzeichniss (Einleitung S. 11) übereinstimmt; vgl. auch S. 37 No. (5).

S. 317—324 **Ex Libro de Remissione Peccatorum.** XL.

> So ein schwach geschopff sein wir, so wir vns zum höchsten bewaren, so werden wir doch in sünden erfunden, vnd konnen nit ohne Sünde sein, vnd derhalben inn keinem Seeligen leben

recht erfunden werden, darumb vns die Remissio peccatorum nott thut, Nitt das wir vns auff sie verlassen, sondern dester besser für Sünden hüetten, damitt wir nit Gott versuchen vnd seine barmhertzikeit, dann wir samleten uns verdamnus vber verdamnus : Darumb so wir inn vita Beata fallen, sollen wir wider auffgericht werden, durch hertzliche Rew vnd Leidt, Auff dieselbige vergibt vns Gott, vergist es, also, das er weder hie noch dort vns auffgerupfft wird .....

Unser Reu und Leid soll vollkommen sein, innerlich von ganzem Herzen. Die Erbsünde von Adam her war so gross, dass nur Gottes Sohn uns erlösen konnte; wir werden nicht mehr in Sünden empfangen, denn unsere Mutter ist getauft, nur müssen wir auch die Taufe annehmen; die Erbsünde wird nur in der Taufe vergeben, aber ohne Glaube hilft die Taufe nicht. In der letzten Zeit wird die Taufe in der ganzen Welt sein. In den neuen Sünden (actualibus) ist zweierlei Vergebung, wir gegen unsern Nächsten und Gott gegen uns. Nur wenn wir allzeit milde und barmherzig angethanes Unrecht vergeben, ist Gott gegen uns barmherzig. Unrecht Erworbenes ist zurück zu geben. In vita beata sollen wir nicht rechten gegen einander; denn die ganze Welt ist eine Kirche in vita beata. Mörder und Diebe, wie greulich auch die That, sollen vermahnet werden; bekehren sie sich, so hat das kaiserliche Gesetz keine Statt, denn das evangelische soll allwege vorgehn, das kaiserliche Gesetz gehört nur auf die Halsstarrigen. Wir sollen dem Nächsten vergeben ohne Ende, wie Gott uns immer wieder vergeben muss. Das ist eine herrliche Güte Gottes, dass er uns armen Sündern den Anfang der Vergebung in unsere Hand gegeben hat durch viel Vergeben gegen unsern Nächsten; diese Gewalt kommt aus unserm Bekenntniss und Glauben. Doch trifft das nur die Sünden in der Nächstenliebe an, nicht die Sünden gegen Gott. Die Sünde wider den h. Geist ist, so wir Christum einen Lügner heissen in seiner Lehr. Der Anfang gegen unsern Nächsten ist der rechte Weg zu der Remissio peccatorum zu kommen; ausserhalb dem können wir keine Zuflucht zu Gott haben. So muss es auch zwischen den Ständen sein hoch und niedrig, zwischen Obrigkeit und Unterthanen. Wenn wir allen Menschen verziehen haben, mögen wir mit Frieden von Gott verzeihung hoffen.

Darauff sollen wir ihm vns ergeben vnder sein Creutz, vnd dasselbige inn vnser Hertz legen, d. i. Sein todt, marter leyden : Also kan vns der Teuffel nitt zu, vnd inn unseren todt stehen vns bey alle Heyligen, vnnd so vns der todt geschiden, füren sie vns inn die ewige freude, vnd singen mitt vns das Lobgesang des himlischen Heers, Als dann wirdt ein Jeder seine belonung nemen, der eines Propheten, der eines Apostels, der eines Jüngers, von höchster gabe biſs zu der mindsten, nach dem vnd er im buch des lebens geschrieben stehet : vnd das ist das verloren schaff so wieder gefunden worden ꝛc. —

Denselben Auszug siehe in Leiden 24 (No. 88 Bl. 310) und Greifswald (No. 106 Bl. 70); den vollständigen Originaltext gibt der Heidelberger Codex (No. 90 Bl. 122—134); vgl. auch das Neuburger Verzeichniss in der Einleitung S. 11 und das Osseger Verzeichniss S. 37 No. (6).

S. 324—331 **Ex Libro de Re templi Ecclesiastica.** XLI.

Der falsch so inn einem gerechten ding eingefürt wird, ist der anfang der Abgotterey : Zwene Tempel sollen wir haben in Vita beata, Einen zur leer vnd ist Mauren, Einen zur volbringung der leer, der ist wir selbst inn vnserem Hertzen : Als im Eussern Tempel lehrt man das Euangelium vom betten ꝛc So du das hörest, so bette an einem heimlichen orth, oder inn deynem kemmerlein, Nitt inn dem Mauren Tempel (sunst wirstu sein wie der Pharisaeer vnd Ethnicus) vnd bethe inn deinem Tempel d. i. in corde, Also bistu eusserlich vnd Innerlich allein, dann also präcipirt Christus, Also magstu knien, Item cum ore betten oder nicht et nemo videt : aber Antichristus heist dich im Eussern Tempel betten, et sic vident homines, vident geniculationem aut alios gestus orandi . . . .

So werden viele verführt. Bei den Juden ging alles äusserlich zu, im N. T. ist das ein vergebenes Ding. Christus will alles heimlich haben im Herzen, nur öffentliche Busse; wir bedürfen keiner Ceremonien mehr. Oeffentliche Bittgänge sind zu verwerfen, um unsere Nothdurft sollen wir heimlich beten. Theuerung als Strafe Gottes ist nicht durch Bitten zu wenden, sondern durch Busse. Der Theuerung Ursache ist oft Vorkauf, Wucher und Betrug; was nützt das Bitten um Wohlgerathen des Kornes, wenn dem gemeinen Manne doch genommen wird, was Gott ihm beschert. In der neuen Kreatur haben Planeten und Ascendenten keine Kraft, sondern nur Wille und Gaben Gottes. Da ist eine neue Rhetorik, eine neue Medicin, eine neue Influenz aus spiritu sancto. Das ist unsere Ritterschaft auf Erden: Kämpfen mit der alten Kreatur. Gott wusste voraus, dass Adam nicht im Paradies bleiben könne, er musste Jammer und Elend kennen lernen. Wir müssen die Erde überwinden und uns allein in die Liebe Gottes geben. Im N. T. haben wir nur einen Priester Christum, der zeigt uns andere Tempel, nämlich uns selbst; wir sollen auf nichts Synagogisches unser Herz und Hoffnung setzen neben Christo, das ist wie ein Ehebruch. Auch Psalmen sind in unserm Tempel nicht anzunehmen, alles im Herzen. So frei ist die neue Kreatur, dass sie auch keines Lehrhauses bedarf; das ist an keinen Ort gebunden, mag überall geschehen, sub dio oder nicht. So ist auch keiner über den andern, Gott ist allein Herr über alles, über Seele und Leib. Gottes Gaben sind in der Würdigkeit gleich, nur im Amt verschieden [wieder längere lateinische Stellen], auch ein Lehrer im Tempel ist nicht mehr als andere. Lehre und Auslegung der Schrift ist wohl gut, aber frei und ohne vota, die sind irdisch. Wir sinds schuldig ohne Gelübde, aus Freiheit des gottliebenden Herzens. Der himmlische Leib der neuen Kreatur darf kein Gelübde thun, dem sterblichen nützen sie nichts. Wir müssen das Evangelium täglich hören und fassen und die Früchte desselben üben.

Drumb non valet in Figura adorare, sed per Nouum Testamentum, Was aber figuren Noui Testamenti sein, sollen gespilt werden in comoedien der Zucht, nit in Ceremonijs oder Anbettungen, Sondern gedechtnusse halten, darzu die Comoediae genungsam sein, vnd darbey alle ding ins hertze fassen vnd tragen ohne Ende : Darumb in summa betten sollen wir ohn ergernus gaben wort ꝛc. So unser hertz darin stehet, dabit Deus cognitionem nouae lucis, vnd alle finsternus von vns nehmen, Amen. — —

Denselben Auszug siehe in No. 88 und 106; den ursprünglichen Text bietet No. 90 Bl. 108—121. Vgl. auch Einleitung S. 11 und S. 37 No. (7).

S. 332—339 **Ex Libro de Officijs, Beneficijs et Stipendijs.** XLII.

Gott hat vns ein Zal empter gesetzt die sollen wir halten, Als Apostel, Propheten, Doctores, Junger oder Discipel, solche werden wir haben vsque ad finem Mundi, Sie seind verborgen vns oder nit d. i. heimlich oder offentlich, der ist ein Apostel der Apostolische warheit saget, Also mit andern auch, Aber wenig seins vnder denen die der Gemeine Mann kennet oder darfür helt, dann sie seind blindt gegen den rechten, wie wol ir ettliche nicht blindt seindt, Es ist nit drumb bey Gott erwelet das das Volck erwelet, das betreuget auch viel volcks das sie offte Caypham für Christum erwelen, wann dasselbige wer so würden offt bessere an die statt gesetzt.

Jeder behauptet freilich das Wort Gottes zu verkünden, es ist aber nicht allen befohlen. Die Apostel reden „fewrin“ nicht menschlich, Paulus ist der erste unter den neuen Aposteln, wie Petrus unter den Erwählten der Erste. Die Propheten nehmen ihre Weissagungen nicht aus dem Gestirn sondern immediate ex ore Dei; deren gab es viel im Neuen Testament, aber einfache Leute still und verborgen von den Weltweisen verachtet. Der Doctoren Amt ist die Auslegung der Worte Gottes, der Apostel und der Propheten gelehrt vom h. Geiste; die Discipel sind die Zeugen dieser drei. Bischöfe, Pfarrherrn etc. sind wie ihr Volk, fromm oder nicht; die Gott sich erwählet, werden auch von ihm erhalten; bei denen Frieden ist, finden sie ihre Nahrung, die Falschen nehmens von Guten und Bösen. Zweierlei Salz. Eine Obrigkeit kann einen ernennen als Erklärer des Evangeliums, einen gelehrten, verständigen, frommen Mann, er werde genannt wie er wolle, ehelichen Standes, kein Mönch oder Pfaffe (nach Pauli Wort), der auch seine Nahrung davon haben müsse, also kein ander Handwerk treiben. — Auch weltliche Aemter sind von Gott geordnet, Obrigkeit, Gelehrte, Doctores, Philosophi, Medici, Oratores, Sprachenkundige, die von Jugend auf in der Furcht Gottes zu lehren sind und von der Gemeinde zu erhalten; die andern sollen das Altüberlieferte lernen und auch das Neue, das jetzt ist. Die aus Kirchengut lernen, sollens auch umsonst geniessen lassen; die andern sollens üben wie ein Handwerk. Den Pfaffen und Mönchen ist keine besondere Gabe gegeben; keine Menschenordnung vermag Heilige zu machen, also auch die Mönch- und Pfaffenordung nicht.

Drumb sol man solche Leute alle abschaffen vnd wegthuen, dann sie seindt nit anders vnder vns als hetten wir Turcken vnd Tatern ꝛc. Drumb wann wir in vita beata sucheten Apostel bey yhren früchten, Propheten bey yhrer Warheit, Doctores bey dem heiligen Geist, die Jünger inn yhr Meister leer, so wer kein vneinikeit im Reich : Aber wir suchen die, die sagen, Ich bin Christus, da ist corpus Domini ꝛc, vnd die vns gleich sein, auch inn sünden leben, inn vppikeith, vnd vns also drinne stercken, derhalben gehets vns also inn finsternus, vnd zeucht Gott seine Handt ab, vnd lest vns inn vnsern Sünden leben vnd sterben : Am Jüngsten tage, werden wir vnsere falschen vorsteher mit vnserem Jammer vnd Elendt seen, wie wir vns selber vnglück auffn hals gezüegelt, nit vernunfftig sondern schlaffende, einem iglichen Geist glaubet so daher getrollet ist, vnd nit probirt ob er aufs Gott sey oder nit, So haben wir vns vnser liederliche weifse, das vns buben vnd schelmen bafs gefallen dann Gottes leut : Drumb eylends auff vom Schlaff, damitt wir nach der Bitterkeit des Zorns vltimi Juditij endtrinnen.

Dieser Auszug begegnet uns auch in No. 88 und 106, der ursprüngliche vollständige Text ist nur in No. 90 Bl. 32f. erhalten. Vgl. auch in der Einleitung S. 11 und S. 38 No. (8).

S. 339—341 **Ex Libro de Resurrectione et Glorificatione Corporum. XLIII.**

Deum qui te genuit dereliquisti, et oblitus es Dei Creatoris tuj . Zwey herkommen haben wir Menschen, Eins von Gott, der vns beschaffen hatt, vnd eins aufs Gott der vns geboren hatt, So wir nun verlassen die beyde, Itzt wird kein aufferstandtnus inn vns sein : die Gott den Schöpffer der alten creatur in Veteri T. verlassen haben, sein verdampt worden, Also die, so itzt Gott vnsern Geberer verlassen, nit kinder Gottes, kinder Mariae, Brüeder Christi sein wollen, den gehets auch also, wie den Juden, Drauff redt dieser spruch . Audite caeli quae loquor Hie meldet Moyses vnder andern auch Trauben blut, so Gott seinem Volck geben hatt . . . .

Gedeutet auf Christi Blut. Quomodo persequebatur vnus mille. Aus dem alten Testament sollen wir erkennen, was wir meiden und wozu wir uns halten müssen. Et ego suscitabo eum in nouissimo die, nur die von Gott Gebornen, vom Vater Gezogenen, aus Gott Gelehrten sind die Auserwählten. Den Leib in Ehren halten, aber im Sterblichen nichts suchen; Fasten, Beten, Orgeln, Beichten ist alles umsonst.

Ist alles menschliche vernumfft, Gülden sie, so würden auch Heiden vnd Türcken seelig, Itzt wer Gottes werck vnd vnser Glaub umbsonst : Drumb wirdt nichts bleyben ewig als Corpus ex Christo et eius Mandata et doctrina, aufs solchem leibe sollen wir betten fasten ꝛc vnd alle vnsere tugent nemen, Nit aus Melancholey, drumb wöllent insonderheit durchlesen das Buch vom vnderscheidt vnd nathur Jetweders corpus [am Rande „Liber de differentia vtriusque naturae"], dann yhr werdent finden ein mehrern Jrsal dann ich hie anzeyge : In summa, vnser Leyb aufs Christo wird abfallen vom leyb aufs Adam, wie ein birn vom baum.

Dieser Auszug findet sich ebenfalls in No. 88 und 106, der ursprüngliche vollständige Text in No. 90 Bl. 232—246. Vgl. S. 11 und S. 38 No. (9) und (28).

S. 341—343 **Ex Libro de Sensu et Instrumentis.** .XLIIII.

Die vernunfft ist Richter vber die 5 wesen, so der homo inn yhm hatt, vnnd nit das die fünff wesen meister sein, sondern die vernunfft, denn nichts ohne ein Obrikeitt inn rerum Natura : also der Mensch dem keyser, Also die Immen, Schaff, kranch ꝛc haben yhr vorgeher, Also ist ein Obrikeit in homine die vernunfft, die die Sensus vnd Membra hominis regiret . . . . Die ist vnser vernunfft vnd gewissene von oben herab : Wo aber wir vns das zueigenen im freyen willen, so stelen wir Gott das seinige, Wie wird nu dem am Jüngsten tage geschehen, dann niemands weis die viele vnd schwere des vrteyls Gottes. —

Diese Abhandlung ist gedruckt in Flöter's Ausgabe der „Philosophia magna" 1567 (Theil I No. 86) S. 42—48 als „Aliud ex libro de sensu et instrumentis". Huser hat es nicht aufgenommen als zur „vita beata" gehörig (s. oben S. 235). Der Text unserer Handschrift stimmt mit dem Drucke Flöter's überein; die nicht eben zahlreichen Abweichungen im Einzelnen geben öfters bessere Lesarten als Flöter, dessen Vorlage mehrfach schlecht gelesen hatte. Jedenfalls steht aber Flöter's Handschrift der unseren sehr nahe und stammt aus derselben schlesischen Quelle; wo z. B. S. 44 Flöter seine Vorlage nicht sicher lesen konnte und zu „abuisieren" als andere mögliche Lesung „(risen)" setzt, war auch unser Schreiber nicht sicher und untertüpfelt „abristem" [abusum?] und setzt auch noch ein ebenso unsicheres „abriesten" darüber.

Dasselbe Stück aus dem Buche „De sensu et instrumentis" findet sich auch im Leidener Codex 24 Bl. 321 ff. (No. 88) und im Breslauer Codex Rhediger 334 Bl. 147 f. (No. 95) und zwar unserer Handschrift noch näher als der Druck. Das erste Stück „Ex libro de sensu et instrumentis", welches Flöter vorher abdruckt (S. 39—41) ist mir aber handschriftlich noch nicht begegnet, noch weniger ein vollständiges Mscr. in der Originalgestalt, wie dasselbe in Neuburg an der Donau verwahrt wurde, vgl. Einleitung S. 5 und S. 38 No. (10).

S. 345—351 **Ex Libro de Superstitionibus et Ceremonijs.** XLV.

Aufs der einfalt der Menschen, kommen viel grosse superstitiones vnd böse ding, das, was von weisen zur gedechtnus, bildnus, gemacht vnd geordnet, sie ein Aberglauben draufs schöpffen : Als in Veteri Testamento was Aaron vnd andere geordnet, Bildt, Sarch, Althar ꝛc. aufs Gotts geheifs, vnd von wegen grosser bedeutnus, das haben viel aufs dem gemeinen Mann für Gott selbst gemacht [„geacht“ No. 88] . . . . Drum alle ding inn Gott vnd inn der schrift gegründ sein sollen, wie dann ich auch dieses vnd alle meine philosophia i. e. doctrinam nur auf die schrifft gegründt wil haben, vnd wie philosophia ein anfang aller gelertikeit, also sacra scriptura ein anfang philosophiae vnnd nimm hiemit inn diese vnd allen meinen schrifften vnd Philosophia die Zeugnus nur aufs der schrifft, das ich der Philosophia weg darinnen füre, vnd yhr nit zewider bin, sondern mich erfrewe inn den dz sie mir also bekant ist, euch dermassen auch bekannt zumachen, dann es ist weytter auff der zeitt, dann es noch seidher dem todt Christi nie gesein ist. —

Wir haben es auch hier wieder mit einem Auszug zu thun; den vollständigen Text gibt Huser Bd. IX S. 225—240 „auß Theophrasti eigener Handschrifft, Zuvor niemals in Truck ausgangen“ und mit Huser übereinstimmend der Codex palatinus 476* (No. 90 Bl. 200—209). Flöter hat dies Werkchen auch gekannt; er citirt auf S. A_3^v der „Philosophia Magna“ in der Vorrede (Theil I No. 86) den Schluss desselben mit unserer Handschrift und mit Leiden und Greifswald (No. 88 und 106) vollständig übereinstimmend, während er bei Huser und im Codex palatinus recht erheblich abweicht. Der summarische Auszug unseres Görlitzer Schreibers gibt zwar vieles mit dem Original wörtlich übereinstimmend, entfernt sich aber in seinen Kürzungen doch sehr vielfach im Wortlaute völlig von seiner Vorlage. Vgl. auch die Einleitung S. 11 und S. 38 No. (11).

S. 351—359 **Ex Libro de Nupta, de Alienis rebus non concupiscendis.** XLVI.

Es ist nit volkommen aufs dem licht der Nathur zu Leben vnd regiren ꝛc. Sondern zu dem seeligen leben, ist noch ein ander Ewigs licht, das Vns lernett alle ding der Nathur, so vns eingegeben nach Gottes willen, volkommen zu verfertigen, ohne das wüsten wir nit wie vnd mitt wafs mafs wir im gutten wandeln sollen, damit wir Gott nit erzürneten, ob wir gleich wol den nehisten nitt erzürneten, vnd wüsten nit warhafftig was eine sünde oder nitt were, drumb damit Gottes wille so wol auff Erden als im Himmel vollommen geschehe, drumb hatt er vns seine lehr vnd gebot geben seines willens gegen vns : Also würden wir ausserhalb des lichts die Ehe anders ordenen ....

Es ist von Gott verordnet, dass kein Mensch, Mann oder Weib, soll allein sein, einem jeden sein Weib oder ihr Mann angeboren oder vorherbestimmt, den Menschen verborgen bis Gott es offenbaret. Drum wächst einem jeden sein Gemahl täglich auf, einem jeden einer oder eine und nicht mehr. Ohne Ehe leben ist nicht nach Gottes Ordnung, ausser denen die von Gott ad coelibatum bestimmt; was nicht aus Gottes Geist und nach seinem Willen thut, hat daher keine Belohnung. Eine geschiedene Frau soll nach Gottes Gebot nicht wieder heirathen, auch wenn sie nicht der schuldige Theil ist, sie bleibt ihr Leben lang die Frau des Ersten. Einem geschiedenen Manne ists gestattet, denn der Mann ist über die Frau.

Wenn einer so viel gewinnet, daran 20 genug hätten, und wenn auch alles recht zugehet, so ists doch gegen die brüderliche Liebe und wider die göttliche Gabe. Andere müssen darum betteln oder Diebe werden. Im seligen Leben soll keine Ungleichheit sein, um Neid und Eigennutz zu verhindern. Das Land soll allen Bewohnern gleichmässig zugetheilt werden und mit dem Wachsen der erwachsenen Bevölkerung immer neu vertheilt werden; jeder soll arbeiten, Landkauf verboten sein. Wer nicht arbeiten kann, soll von den andern erhalten werden. Jeder bedarf seines Ackers und seines Pfennigs, der ihm alle Tage sein Essen gibt und ihm das Müssiggehn vertreibt. Der Bettler ist von den Reichen gut zu behandeln und ihm sein Theil zu geben, nicht mit einer kleinen Gabe abzufertigen. Der Handwerker erwirbt alles ehrlich durch die Arbeit seiner Hände, ist nichts davon schuldig, es ist alles sein; wenn er Almosen gibt, so ist das von seiner Substanz nicht von seinem Ueberfluss, von seiner Nothdurft aus Barmherzigkeit. Wenn einer Kunst hat, so soll er nicht reich davon werden (Arzt, Redner), sondern zum Nutzen des Nächsten anwenden. Wer in Bergwerken etc. glücklichen Fund macht, soll es nicht zur eigenen Bereicherung verwenden, sondern andern mittheilen. Auch Obrigkeit und Kaiser soll nicht mehr nehmen als die Nothdurft vom gemeinen Gut.

Drumb in Summa, Ein Mensch ist so gutt als der ander, Als Edel als Reich ꝛc., vnd diese 2 gebott von der Ehe vnd Gutt stimmen zusammen, vnd sollen mitt eynander gehen, nit Hurerey sein, nit adelichs wesen, nit bettlerey, nit Zins vnd Gült, Sondern mitt eigner arbeit sich selbst erhalten, damitt Gottes wille auff Erden geschehe wie imm Himmel : Im Himmel ist nichts eigens, also mufs es auff Erden sein. Drumb sein vns solche Gebott vnd lehr gegeben damit wir Gottes willen vnd begeren an vns eigentlich wissen, Nemlich, nichts als gleichheit, friede vnd einikeit gegen ein ander, keiner hie auff Erden reichtumb suche, sundern den im Himmel erwarte, vnd suche da nichts zergenglichs ist, sondern ein Ewigen Reichtumb.

Ein Auszug, wie in No. 88 Bl. 326ff.; den vollständigen Text werden wir im Heidelberger Codex Palatinus 476 Bl. 149 treffen (No. 90). Vgl. auch Einleitung S. 11 und S. 38 No. (12).

S. 360—369 **Ex Libro de Ordine Doni.** XLVII.

Gott hatt vns gaben geben auff Erden, vnd krafft derselbigen, die ein jeder zugebrauchen, nit ihm selbst, sondern den andern als yhm selbst, drumb sich wohl zu bedencken wie ein igliche gabe zu gebrauchen dem negsten, damit dis gebott Gottes vollkommen erfüllt werde . Wie wol Diabolus diese liebe des nehisten hefftig hindert, vnd auff den Eigennutz zeucht, Jedoch mag er nichts erhalten, so wir eingehen vnder dem willen Gottes, befleissen vns denselben zuerfüllen, Wo aber nit, Alsbald nur ein kleiner Finger Gottes sich rencket von vns abzuzihen, so dringet der Sathan mit hauffen list heran, das wir zu Gottes Hand nimmer kommen : Also wird der gemeine nutz zerstrewet, Itzt entspringet reichtumb, hoffart, lesterung, spilen, huren ꝛc in dem seinen ein iglicher was ihm lüstet, dahin richt ers . . . . .

Die Liebe zu Gott und die Liebe zum Nächsten sind enge verbunden. Es bestehet die Ordnung, dass ein jeder Mensch zu leben und zu zehren habe. Armuth ist nicht einem jeden leidlich. Selig, der sie geduldig trägt. Vier Gaben: 1. Feldbau, 2. Handwerk, 3. freie Künste, 4. Obrigkeit [vgl. die vorhergehende Abhandlung], die sich alle gegenseitig erhalten und eng mit einander verknüpft sind. In allen gibt es Herren und Knechte, Meister und Handlanger u. s. w., verschieden in der Arbeit und in ihrer Bestimmung, aber alle ihres Lohnes werth; eine jede ist eine Monarchia für sich, die unter sich eins sein soll, Freud und Leid mit einander tragen, sich gegenseitig helfen und ausgleichen, was namentlich beim wechselnden von der Witterung abhängigen Ertrag der Landwirthschaft eingehend auseinandergesetzt wird. Brüderschaft eines Handwerkes und aller Handwerke untereinander; derselbe Zusammenhang auch unter den freien Künsten, Medicus, Theologus, Astronomus etc. nothwendig und unter den drei Monarchien untereinander. Die Obrigkeit zieht ihre Nahrung und Nothdurft von den andern Dreien, sie sollte es aber nicht in Geld, sondern direct in den Bedarfsartikeln einziehen; denn wo Geld ist, ist Sorge und Ursache der Diebe und Mörder u. s. w.

Ausserhalb diesen 4 Monarchien sind noch ettliche Rotten eingewurzelt, die ihre besondere Nahrung haben, aber im Wege der Unseligkeit, als die „Kaufleute, Tuchleute, Zinſsmacher, Genſslecher [?], Fürkauffer, Grempler, Schnetzler“ [?]. Die nähren sich alle ungöttlich gegen die 10 Gebote, zerstören den gemeinen Nutz und sind vom Teufel. Ihr seligs Leben bedürfte dieser nicht (zur Einfuhr ausländischer Bedürfnisse könnte man staatliche Angestellte besolden). Sie sind den Juden gleich; ihr sollt sie nicht unter euch dulden. Ueber die 4 Monarchien hinaus ist noch eine Nahrung von Gott bescheret, Vögel, Fische und Wild, die sollen der Armen sein, die Obrigkeit soll sich nicht darum kümmern.

Drum yhr alle aus [verbessert in „außerhalb“] den 4 Monarchien, haltent euch eine gemeine Landtschafft zusammen, nitt die Landtschafft [verbessert „Bruderschafft"] der todten, sondern der lebendigen, Ie einer dem andern, keiner ihm selbst : Also gibt vns Gott frid vnd ruhe, gesuntheit, Speise ꝛc. inn mancherley arth, mitt viel freuden vnd allen geschlechten, freunden, Nachtbarn, Eheleuten, Eltern vnd kindern, frembden vnd heimschen : Aber so wir nitt also handeln, so sein vnder vns Pestilentz, Teurj, hunger, krig, zanck, Je eins wider das ander weder *Sonne* noch *Mond* ist vns günstig, vnd keiner dem andern, Item, das vich auf der gassen hasset vns, dann des Teuffels Regiment ist nit anders.

Dieser Auszug findet sich vielfach handschriftlich, in Leiden 25 (No. 89) Bl. 515, in Breslau 334 (No. 95), in Gotha (No. 102), in Salzburg (No. 108), theilweise mit etwas abweichendem Titel und einem Zusatz über die Kaufleute am Ende. Die Schrift wird auch 1618 in der „Philosophia Mystica" (Theil I No. 306) auf Seite 49 als demnächst im Druck erscheinend genannt unter dem Titel „De ordinatione Dei, vel Domini", ist aber meines Wissens nie im Druck erschienen. Auch ist mir niemals ein vollständiger Text dieser Schrift begegnet, immer nur dieser mehr oder weniger gekürzte Auszug. Vgl. auch Einleitung S. 11 und S. 35 („sind .4. bogen").

S. 369—380 **Ex Libro von den Besessenen mitt den bösenn Geystern.** XLVIII.

* Defect. princip: Praefationis | . Von welchem nichts beschriben wirdt, dann fürwar so vngleubig ist das bein den menschen, das ohne zeugnus Christi solches niemands möchte müglich schetzen : Wiewol die werk da sein, das wirs sehen, aber schwer ists zu vrteylen, das, das der mensch nit kendt, der yhm auch solches nit fürneme zu sein, dann es seind vbernatürliche ding ohne erleuchtung von obenherab, dem fleische nit zuergründen.

Das buch Theo: von den besessenen Der Erste Tractat. Erstlich mussen ettliche Gleichnus furgehalten werden, wie die Diaboli in homine wachsen, natürlich zuverstehen, ...

S. 376 Tractatus .2. De Allegationibus ex 4 Euangelistis, Et primo ex Mathaei .8. Am abendt brachten sie vier besessene zu yhm . . . . Darumb sol sich niemands im wort Christi befremden. * Defect : 8 literae . . . . .

S. 377 Tractatus .3. Conclusio . . . . [S. 380] . . Nun folget weytter die allegation Christi fürzuhalten inn yhrer bedeuttung, dann allein im Wort Christi lieget der grundt, weytter ist von den dingen nichts zu Philosophiren. Defect: liter: j. atque altera.

Gedruckt 1567, Theil I No. 86 S. 96—106 und bei Huser 4°-Ed. Bd. IX S. 263—275. Der Text unserer Handschrift stimmt mit dem Flöter's von 1567 fast völlig überein, nur hat Flöter auf S. 103 unten aus Versehen zwei Zeilen ausgelassen; in den sonstigen spärlichen Abweichungen gibt unser Mscr. öfters bessere Lesarten; mehrmals konnte unser Schreiber seine Vorlage nicht sicher lesen. Der Text Huser's (nach dem „Autogramm"!) ist etwas ausführlicher, weicht aber doch lange nicht so sehr ab wie bei den „Superstitionibus" oben. Die Lücken sind dieselben bei Huser, bei Flöter und der Handschrift. Wenn letztere im 2. Tractat sagt: „Defect: 8 literae", so sind damit acht mit Buchstaben bezeichnete Blätter gemeint [vgl. No. 12 Bl. 340—358]; Huser sagt „desiderantur octo nimirum paginae" (S. 270). Am Ende sagt Huser nur „Caetera hujus libri desunt", während unser Mscr. einen Verlust von 2 Blättern anzunehmen scheint. Nach dem Verzeichniss aus Neuburg (Einleitung S. 5) hat das Original 10 Blätter eingenommen; dass es defect gewesen ist, sagt Huser's Neuburger Verzeichniss nicht, es ist aber wohl anzunehmen.

S. 381—394 **Ex Libro de Votis alienis.** XLIX.

Prologus. Der Mensch hat Ja vnd Nein inn seinem gewaldt zu brauchen, wol oder vbel, d. i. halten oder nitt das er zugesagt oder abgesagt, So stehet aber er auch inn Gottes handt, das er thue was Gott wil, der wil die Warheit vnd bestendikeit von vns haben, Was der mund redt, das das hertze vnd der gantz Leyb vnd alle vnsere kreffte dasselbige thuent : dann also ist der mensch gemacht, das kein glied ist, das des andern nit geneufs, d. i. kein glid am leybe ist, so mans brauche, so hilfft yhm der ganze leyb, auff das homo volkommen, starck vnd trew erfunden werde, Ists mitt der zungen, sowir sie ohne Hülffe der andern glider brauchen, so ist sie erlogen vnd falsch, dann es ligt die Rede nit inn der Zungen, sondern im Hertzen, dann der ein stim ist, ist im Hertzen ein stimme, Nit die Zunge, die ist nur ein Instrument der stimme, Im Hertzen ligt die warheit, trewe, liebe ....

Tractatus .I. Caput .j. ..... [es folgt aber kein Caput 2.] ..

Tractatus .II. Caput .j. ..... „ ..

Tractatus .III. Caput .j. ..... „ ..

.... dann da gibts der Buchstab, das der grundt nit da ist, vnd ihn Gott blindt gemacht hatt, aus solcher blindtheitt entstanden grosse jrrung im Glauben, vbels vnd arges, betten für die Seelen, fasten, messen ꝛc. Vigil, Es ligt aber an dem allen nit, allein an vnserem verzeihen, darnach inn Rew vnd Leydt sterben, dardurch wir die Barmhertzikeit Gottes erlangen, Also wird alles rauches gladt, vnd alles vbels vergessen.

Stimmt inhaltlich mit Huser IX S. 187—207 überein, ist aber wesentlich gekürzt und auch in den Worten oft abweichend; es gilt ungefähr dasselbe wie bei „De Superstitionibus“ oben. Huser will auch hier das Autogramm benutzt haben. Der Leidener Codex 24 (No. 88) gibt einen mit Huser im wesentlichen übereinstimmenden Text, während der Codex Rhediger 334 (No. 95) unserm Görlitzer Mscr. sehr nahe steht. Vgl. Einleitung S. 11 und 34.

S. 394—404 **Ex Libro de Sursum Corda.** L.

Wir sein auſs der Erden, aber Gott der Schöpffer hatt vns gemacht, darumb sollen wir vns zu yhm nit anders als kinder zu einem vater versehen, vnd Erben auff Erden aller natürlichen vnd vbernatürlichen dingen, Darumb sollen wir ihn bitten, nit nachlessig sein, auch nit müssig gefunden werden, Sondern das natürliche vnd auch das vber natürliche, auſs krafft der newen geburt von yhm bitten : Dann wir haben nichts inn uns sider dem fall Adae, gleich wie die jungen kinder die bringen auſs mutterleybe nichts als weinen mitt sich . . . .

. . . . . Diesen sag ich, mussen wir ersuchen vnd bitten, Ist das reich Gottes gesucht, dann wir bitten vmb sein Reich, drumb wirdt vns das ander gegeben, d. i. vnser notturfft nur nit nachgelassen, dann die Zeit der gaben versaumen sich nitt, was nitt heutte da ist wird morgen da sein, Was nit morgen vbermorgen ꝛc, Was anders ist dann also, ist vom bösen hertzen . Darumb thue ein Jeder seine Augen auff, hie auff Erden, Was hie nit den anfang nimpt ist versaumt, vnd den Ewigen tode vberantwortett. —

Absolutum vltimo die decimi sexti a Christi natiuitate seculi, quod est *24 Decembris 1564* [Das Cursivgedruckte in Spiegelschrift].

Diese Schrift ist 1619 (Theil I No. 312 und 313) gedruckt, doch ist unser handschriftlicher Text etwas gekürzt wie fast alles in diesem unserm Görlitzer Mscr. Doch findet sich handschriftlich auch die weitläufigere Gestalt, vgl. Leiden 24 (No. 88) Bl. 439ff., Heidelberg 26 (No. 91) Bl. 18, Kopenhagen 119 und 1396 (No. 107 und 114). Die gekürzte Gestalt unserer Handschrift kehrt in dem werthvollen Breslauer Codex 334 (No. 95) wieder.

Eine andere Hand hat danach auf S. 404 weiter zu schreiben begonnen und erst später, als sie bemerkte, dass die betreffende Schrift Hohenheim's schon vorn im Mscr. (S. 281) in gekürzter Gestalt geschrieben war, nach 12 Zeilen wieder abgebrochen, dafür aber (aus ihrer neuen Vorlage) vieles in der früheren Abschrift S. 281—286 corrigirt. Der fragmentarische Anfang lautet:

Liber prologi in Vitam Beatam [„Theophrasti Hohenheimensis Doctoris." Der Schreiber hat hier Schriftzüge nachgeahmt, die vielleicht eine autographische Abkürzung dieses Namens bilden. Am Rande steht „1598 24 April. D. ☾ H. 6. a. m". Also an einem Montag früh um 6 Uhr.]

So nun ein guter Baum eine gutte frucht bringt vnd sein mus, vnd ein gutter Baum mit gutten früchten von guttem sahmen sol geseet werden, in den Acker in den er gehört, der auch gut sey . Ist nun dies die vrsache hie von dem seeligen leben zu schreiben, denen so zum gutten Baume verordnet seind vnd begehrend . Dann niemand ist, der nach seinem Tode seelig müge sein, er sey denn auff Erden geseeliget, darzu erwehlet vnd gezogen worden . Darumb, so nun der Mensch auff Erden das sein muss, das er wil nach seinen Tode sein, Ist noth das er dahin trachte vnd dencke, das er auff Erden das werde, wie er nach seinem tode sein wil.

Ein böser Samen gibt einen bösen Baum vnd nachfolgend böse frucht, vnd ein gutter Samen, gutter Baum vnd gutte frucht.

Die Vorlage, deren Abschrift der Schreiber 1598 begann, war durchaus abweichend von dem Auszuge, den der erste Schreiber oben S. 281ff. gegeben hat; sie stimmt überein mit dem Heidelberger Codex Palatinus 476 Bl. 210ff., also mit dem ausführlichen Originaltexte, den keine andere Handschrift bietet als die Heidelberger.

S. 405—412 sind unbeschrieben. — — —

Die oben gegebene Schlussnotiz des ersten Schreibers „Absolutum ultimo die decime sexti a Christi nativitate saeculi, quod est 24. december 1564". Ist einigermassen dunkel. Der 24. December ist ja wohl der letzte Tag des Jahres, wenn man mit Christi Geburtstag das Jahr anhebt, aber wieso ist das Jahr 1564 das letzte des 16. saeculums nach Christo?? — — Weitere Datirungen finden sich folgende:

S. 191 29. Decemb. 1564 Juliano.
S. 225 30. Decemb. 1564 Juliano Anno.
S. 249 den 29. Decemb. 1564 An. Juliano zu Gorlitz.
S. 267 20. Decemb. 1564.
S. 295 21. Decemb. 1564.

S. 331 22. Decemb. 1564.
S. 365 23. Decemb. 1564.
S. 397 24. Decemb. 1564.

Alles in Spiegelschrift! — Die Tractate zur Philosophia Magna sind also eher geschrieben als der Matthäuskommentar, beide später zusammengefügt und mit Seitenzahlen versehen.

Wir haben hier den ältesten theologischen Handschriftenband sicherer Datirung, Abschriften von gelehrter Hand, die an einem Orte entstanden sind, wo damals die ausgebreitetste und eindringendste Kenntniss vom handschriftlichen Nachlasse Hohenheim's zu finden war, bei Johannes Montanus und zwar nach seinen Manuscripten, wie das die nächste Handschrift noch sicherer darthun wird.

Insofern ist dies Görlitzer Manuscript von grossem Werthe, trotzdem es die grosse Mehrzahl der darin enthaltenen Abhandlungen nur in gekürzter Gestalt, nur auszugsweise bringt. Es stellt einen der wenigen Reste aus der schlesischen Paracelsisten-Gemeinde dar, die in der zweiten Hälfte des 16. Jahrhunderts blühte.

Es ist ein eigen Ding um diese Auszüge Paracelsischer Schriften, um diese zahlreichen handschriftlich überlieferten Stücke „Ex Libro x y Paracelsi“. Nicht dass es an sich verwunderlich wäre, einige Abhandlungen Hohenheim's bei deren grosser Zahl stellenweise excerpirt anzutreffen. Aber das ist auffallend, dass wir Dutzende von Abhandlungen allenthalben immer wieder in dem nämlichen Auszug handschriftlich finden, Dutzende von Abhandlungen auf den verschiedensten Bibliotheken, die in der ursprünglichen ungekürzten Gestalt uns nur ganz ausnahmsweise oder überhaupt nicht erhalten sind. Wäre z. B. der Heidelberger Codex, den wir unten unter No. 90 beschreiben werden, verloren gegangen, so würden wir die Mehrzahl aller Abhandlungen aus dem 2. Volumen der Philosophia Magna überhaupt nur im Auszug kennen. Dass immer wieder der nämliche Auszug dieser zahlreichen Schriften uns begegnet (der sogar vielfach unter Weglassung des „Ex libro“ sich später als vollständige Abhandlung gibt), das spricht doch sehr dafür, dass diese Auszüge von sehr autoritativer Seite herrühren. Ich bin durchaus geneigt anzunehmen, dass der Verfasser fast aller dieser Auszüge Johannes Montanus selber ist. Er wird auf seinen Forschungsreisen nach Paracelsushandschriften die Fülle theologischen Materials, die er z. B. in Neuburg an der Donau wie anderwärts antraf, zum grossen Theile nur excerpirt haben, und diese seine Excerpte wurden dann wieder und wieder abgeschrieben und gingen von Schlesien aus in die Welt, wurden sogar theilweise in dieser gekürzten Gestalt zum Druck befördert. Erst Huser ging in den 80er Jahren des

16. Jahrhunderts wieder auf die Originalquellen zurück und betont gerade bei der Philosophia Magna zu Beginn des IX. Bandes seiner Sammelausgabe, dass diese Schriften bisher nicht in der Gestalt bekannt geworden seien „wie sie der Autor selbst beschrieben“, sondern es seien „an vielen Enden aus diesen Büchern nur kurze summarische Extracte abgeschrieben“ worden (vgl. Theil I S. 401 unten). Aehnliches mag auch von anderen auszugsweise erhaltenen Schriften gelten, die nicht speciell zur sogenannten Philosophia Magna gehören.

84. Wolfenbüttel, herzogl. Bibliothek, Cod. Extrav. No. 160. 62 Bll. 4°, alles von einer Hand zwischen dem 12. Juni und dem 1. Juli 1567 in Görlitz mit schwarzer und rother Tinte geschrieben und zwar von derselben Hand, welche zur nämlichen Zeit den „Modus Pharmacandi“ schrieb, der sich in Erlangen an Q 77—78 angebunden findet (vgl. oben No. 15); das Erlanger Mscr. ist vor dem unsern begonnen (9. Juni 1567) und nach dem unsern beschlossen (21. Juli 1567). Aber auch mit dem eben besprochenen wichtigen Görlitzer Mscr. aus der Bibliothek der Oberlausitzischen Gesellschaft der Wissenschaften steht unser Mscr. in engem Zusammenhange; denn das dort beschriebene Holzschnittbild des Paracelsus in ganzer Figur findet sich auch in unserer Wolfenbütteler Handschrift auf der Rückseite des 1. und 23. Blattes von dem nämlichen Holzstock abgedruckt. Ueber weitere Beziehungen dieser beiden theologischen Handschriften zu einander siehe bei der vorhergehenden Nummer und bei dieser im weiteren Verlaufe der Besprechung. Der Schreiber unserer Handschrift scheint sich auf dem zweiten Blatte mit dem Monogramm M B zu kennzeichen. Leider kann ich keinen Anhänger Hohenheim's namhaft machen, der diese Anfangsbuchstaben trug und 1567 in Görlitz weilte. Der Schreiber war jedenfalls ein gelehrter Mann und kein Berufsschreiber.

Auf dem 1. Blatte der Titel:

Libri VII. De Coena Domini . Theophr: D.
Ad Clementem VII. Papam.

Auf der Rückseite das Paracelsusbildniss in ganzer Figur abgedruckt, welches bei der vorhergehenden No. 83 zu Anfang beschrieben ist. Auf dem 2. Blatte beginnt der Text der Handschrift:

Clemens VII Florentinus Imperante Carolo V. Anno Christi 1523 regnauit X Annos, X mens: 8 dies

Aus den Buchern
Vom Nachtmal Christi . Ad Clementem VII
Anno 1530.

12 Junij Gorl. 1567
M B.

Zu dem Siebenden CLEMENTE, Obersten Bischoff, der Pfarherr zu Rohm . THEOPHRASTVS S. P. D.

Nicht mein, sondern dein ist die sorge (Inn der Ich jetzt arbeite Im Nachtmal des Herren, du Oberster Bischoff der Prelaten) Inn ein Jeden Irrthumb zu fallen, die so da vnderstehen zu zerstören den Tempel Christi . Due aber Inn Rohm, der du nit one grosse Irrung lebest, vrsachest andere Irrung : dann die Irregehung des Haupts, ist vrsache, das auch Irre gehen die glidder . Nue mag kein gliedt ohn ein haupt sein, darumb du vrsachest als ein haupt, das deine Irrung viel Irrig haupter gibt . Petrus dein vorforder hat sich dermassen gehalten, das kein haupt vnter Ihm aufferstund noch erwuchs, wiewol schlechter geburt, nit deiner weißheit gemeß, aber Im H. geist ersettiget, als einem Haupt zustehet . Darumb entzeuch dich aus der zal deren, die Christus verkundt hat und weißgesagt, da er sprach : Es werden falsche propheten aufferstehen, falsche Apostel ꝛc, So du wirst das Ampt selig betrachten vnd Christo vnserm erlöser nachfolgen, so wirstu dir den balcken aus den Augen zihen : Dann du hast die grösten augen, Drumb auch die grössten Wisebaum drinn . Die Glidder, die sich gen haupter auffwerffen, haben kleine augen, sehen kaum vber Ihre Stadt Rinckmawer, Drumb haben sie kleine spreißle In Iren augen, Jedoch einem gifft gleich . Wirstu nur deinen Wisebaum aus den Augen thuen, der vom auffgang biß Inn Nidergang der *Sonne* gehet, so wirstu hinweg thuen die kleinen spreissen, die vor deinem baum abfallen : So du aber das nit wirst thuen so werden die spreissel vnd spehn wachsen deinem wisebaum gleich . Nue, was ist hie auff erden dem Menschen geholffen, wie kanstu oder dieselbigen hirten, der Schaffe, so Petro befholen worden? Auff dein Regiment, Schul vnd gewalt sein sie nicht befholen, Sein auch nicht befholen den nebenkätzern vnd denen die die hirten sein wollen . Drumb, dieweil deine blindheit gestrafft wird, so thue deine Augen auff, vnd werde erleuchtet Im h. g. damit du Inn Apostolischen weg tretest, aus deinem Sathans weg . Vnd den. der sich ein haupt setzt, den straffe durch den H. g. Vnd laß dich nit entsetzen, der grossen hutt, so du hast . So du Im H. g. Petro gleich sein wirst, so wird In Ihm kein straff widder dich sein . Dieweil du aber dir sunderst einen eigenen Schaffstal, vnd andere nebenschaffställe dadurch erwachsent, So ist bei dir nichts zuerhoffen des Felses Petri . So due, vnd andere so wider dich vnd doch falsch aufferstehen, werden betrachten In ewrem herzen, wie so groß vnd starck Christus von euch die warheit nimpt, das weder dir, noch den hauptern wider dich, nichts zu glauben noch zu vertrawen ist, In deme da er spricht': Sagen sie, Ich bin Christus, da ist Christus, an dem orthe findt Ihr ihn, so glaubent ihn nit . Sollen wir das nit glauben, do Irs vns sagent, wie groß seidt Ihr dann beraubet der warheit von Gott . Es ist geredt auff die falschen Propheten vnd Christen : welche seinds? als du, vnd die Jenigen die Ir Reich vnter Inen selbst zerteilen, denen sol nichts geglaubt werden . DarInn erinner dich, nimb an die busse des grossen Propheten Dauids, habe rew vnd leid, stehe von der hoffart In die Armut, Damit du vergleichest werdest Petro, damitt du die balcken aus den Augen andern auch zihest, die sich nit Reinigen werden one dich, Auff das wir kommen In einen Schaffstal, vnd Christus sei vnser haupt, vnd du der oberste Bischoff bleibest ohngeletzt von Christo, Inn welchen Schaffstall das Nachtmal Christi, wie hernach folget gehalten werde . Das Ich dir vor allen zuschreibe zu durchlesen etc. Datum.

Bl. 2b—5b Das Erste Buch mit 13 Capiteln, am Rande von wenig späterer Hand „I. Liber de limbo aeterno".

Zwei Creaturen im Menschen, „die Tödtliche" aus Adam durch Gott den Vater, „die Ewige" durch Gott den Sohn. Jede hat ihren „Leib"; denn „ohne materialisch" ist nichts. Der Grund der Erkenntniss coenae domini liegt in der Unterscheidung der beiden Leiber, die in ihrem Wesen verschieden sind, nicht in der Form. Beide müssen durch den Mund gespeist werden, aber inwendig scheidet's sich. Die in Adams Fall geschiedene Vermählung von Leib und Seele hat Christus neu gestiftet, der Seele einen ewigen Leib gegeben, der auferstehen wird. Der Leib wird selig, nicht Geist und Seele, die es vorher schon waren. Der untödtliche Leib ist unsichtbar wie die Seele, er geht durch Mauer und Grab zu Christo „als einer der durch ein schatten geht". Kein Leib ist ohne Speise, der ewige wird aus Christo gespeiset. Die Altväter konnten auch nur mit neuem Leib ins Reich Gottes kommen, darum wurden sie auferweckt und gespeist; grössere Wunder in der Erde als auf der Erde, eine gemeine Auferstehung der Altväter, die im Gebote des Vaters gelebt haben. Die Erfüllung der Gebote Gottes des Vaters ohne die neue Geburt ist nichts, im neuen Fleisch und Blut ist das Gesetz erfüllet, doch leiblich müssen die Gebote gehalten werden; denn dem Leib wird geboten nicht dem Geist. Auf Erden fängt das Reich Gottes an, darum müssen wir hier heilig sein; auswendig sind wir noch irdisch, darum haben wir irdisch Brod und Wein, im Himmel werden wir Engelbrod haben. Die neue Geburt kann die Gebote Gottvaters erfüllen, denn sie isset Fleisch und Blut Christi. Demuth in der Betrachtung des Leidens und Sterbens Christi; die Hoffarth der Kirchen ist Verführung Satans. Matthäus, Markus und Lukas beschreiben den Anfang des Sakramentes hier auf Erden, Johannes die ewige Speise im Himmel, so sind die vier „einhellig". Uebersicht über die folgenden 6 Bücher. In der neuen Geburt soll alles leiblich verstanden werden, nicht geistlich, auch der neue Mensch ist materialisch. Die Taufe muss Kindern und Thoren genügen; das Nachtmal will vollen Verstand haben. Die neue Geburt ist ohne Vater und Mutter wie die Adams; Christus ist unser Limbus, andere Christen können uns nicht zu Christen machen. Anstatt des Lehmes ist Christi Leib da, „sein wort accipite ist sein fiat". Die alte Form wird nicht zerbrochen; wir legen die irdische Vernunft weg und setzen den heil. Geist an deren Stelle. Im neuen Testament ist auch die Creatur neu und rein und gesegnet geworden, um des Menschen willen, darum befleckt ihn keine Speise mehr. Christus in uns corporaliter. Wie Gott nach der Erschaffung des Menschen von der Welt ging, so schuf Christus in seiner letzten Stunde den Christen, ging für ihn in den Tod und fuhr gen Himmel und ist doch auf der Welt in seinem Werk, wie Gott in den Elementen. Der gegessene Leib Christi bleibt doch ungetheilet, wie sich der einige Limbus Adae ausstrecket in infinitum.

Es folgt dann noch ein Abschnitt „Ex textibus trium Euangelistarum" am Rande „Liber V. de limbo aeterno".

„Wir sind alle gutt vnd böse zum Nachtmall beruffen", aber nicht alle erwählet. Christus der neue Vater. In Christi Blut trinken wir die ewige Taufe. Ein Limbus von oben herab unsterblich, aber irdisch von der „väterlichen Jungfrauen Maria", in Adam gestorben, aber im limbo coelesti wieder auferstanden. Wie Adams Same durch die Generationen, so Leib und Blut Christi durchs Wort in die Neugebornen bis zum Ende der Welt ohne Aufhören. Die neuen Adam sind Söhne Christi immediate; keinem hilft der andern neue Geburt. Auf die Einsetzung des neuen Bundes und Testaments und deren Meinung ist allein zu achten. Kein Freudenmal, sondern ein Gedächtnis seines bitteren Todes und der neuen Schöpfung und Nachfolgung Christi. Die Worte der Propheten und des Johannes gehören zu denen der 3 Evangelisten nach dem heil. Geist zu urtheilen. Aber keiner demüthigt sich „ihre Hoffart ist groß als Satans Hoffart, welcher so er mensch wär, über die alle sich demüthigen würde".

Bl. 5b—7a Das II. Buch Ex Joanne Euangelista, am Rande „Liber VI. de limbo aeterno".

Eine Gemeinschaft der Heiligen im Himmel und auf Erden, ein Tisch; die leiblich hier genossene Speise nehmen wir als ewige mit ins ewige Leben. Glaube und Werke ein Ding. Das Nachtmal sollen wir nicht täglich nehmen, das ist wider Kraft und Macht des Gedächtnisses; es ist keine Bauchfüllung. Brod und Wein sind sein Leib und Blut, die sind jetzt der Sohn Gottes bei uns; glauben wir seinem Wort, so sehen wir Christum in Brod und Wein geistlich. Gottvater ist uns der Lehrmeister auf Christum, der Glaube ein neuer Schulmeister des Himmlischen. In anderer Weisheit sollen wir nichts suchen „es schreibe, es sage, wer da wölle, allein in den Glauben uns ergeben". Das Wort Gottes müssen wir von Gott dem Vater hören, Lehre vom Sohne ohne den Vater ist uns nichts nütze. Im Sohn wird der Vater gesehen in der neuen Geburt, im Fleisch und Blut Christi. Das alte Testament ist in den Tod gerichtet, das neue in's ewige Leben (Manna und Nachtmal). Ohne das Nachtmal im blossen Glauben können wir Christi Gebot nicht erfüllen. Unser Fleisch der neuen Kreatur muss Fleisch haben nicht blossen Geist, Brod und Wein, so Fleisch und Blut von Christo genennet werden in verwandelter („verkehrter") Gestalt. Polemik gegen die jetzigen Murmeler, so ein Gedächtniss Christi mit blossem Brod und Wein aufrichten u. s. w. unter fortlaufender Anlehnung an die nach der Vulgata gegebenen Textworte des 6. Kap. Johannis.

Bl. 7a—9a Das III. Buch . Außlegung etlicher Spruech hin vnd her Inn IIII. Euangelisten. Am Rande „Liber 8 de limbo aeterno".

Viel falsche Auslegung nicht nur in den Hauptartikeln. Fac e lapidibus panem: Adamitisches und himmlisches Brod, alter und neuer Mensch. Caro in spiritu. Der Mensch lebt aus dem Evangelium; die Stimme Gottes ist der heil. Geist. Der Christ soll keine Nation verachten; Christus und die Samariterin (Joh. 4 „das heidnische Fräulein"). Das Wasser ist sein Blut, mit dem er keine Hoffart treibt, das er nennen kann, wie er will. Wir sollen unsere Vernunft nicht in seine Mysteria legen, vor unsern Augen wirds nicht, sondern in uns. Er will nicht gelehrte Disputirer haben, sondern die Armen und Leidenden macht er seines Tisches theilhaftig. Zuerst müssen wir haben das Reich des Sohnes auf Erden, dann das Reich des Vaters im Himmel. Die Apostel und Heiligen sitzen auf himmlischen Stühlen persönlich und essen mit Geist und corpus, menschlicher Art und himmlischer Natur. Zwei Wege in den Himmel, Taufe und Nachtmal. Mit irdischem Verstand (spiritus astralis) können wir nicht fassen, dass Christus aufgefahren ist und doch bei uns ist. Ecce hic est Christus. Unsere neue Kreatur sieht Christum hier auf Erden; nicht dass uns jemand ihn zeigen könnte oder uns darreichen, wie die falschen Propheten sagen, er ist in meiner Hand, ich hab ihn versperret, ich bringe seinen Leib herab u. s. w. Christus ist in uns, nicht ausserhalb uns, in keiner Gewalt oder gefangen, in jedem der da hungrig und durstig ist nach ihm; nicht die Worte machen ihn, er ist vorher gemacht; er hat sich selbst gemacht im Nachtmal einmal, dabei bleibts. Auch die Weissagungen vom jüngsten Tage sind falsch.

Bl. 9a—10b Das IIII. Buch Außlegung aus S. Paulo. Am Rande „Liber 9 de limbo aeterno". (Auf Bl. 10a das gleichzeitige Marginale: „De his lege consilium Autoris in 4. parte Psalt . Psal. 144". Dieser Psalmenkommentar war also 1567 in Görlitz bekannt, cf. No. 92 u. s. w.)

Paulus bleibt beim „Verstand des Nachtmals" der Evangelisten; drum sollen auch wir beim leiblichen Verstand des Nachtmals bleiben und keinen übernatürlichen hinein ziehen. Nur der Augen halber mags geistlich genannt werden, weil es unsichtbar ist in Brod und Wein. Christi Leib ist in uns. Messe und Götzenwerk sollen wir meiden, darein das Nachtmal geflickt wird. Die Messe mit ihrer Zier ist Götzenarbeit. Mit rechtem Ernst ohne Orgel und Singen sollen wir uns zum Gedächtniss des Leidens und Sterbens Christi schicken. Jeder der Blut und Leib Christi isset, ist ein Priester selbst in Christo. Nicht zweierlei Ordnung des Nachtmals, sondern nur eine alleine. Viele Sekten der nicht Auserwählten, Einigkeit nur bei den Auserwählten.

Bl. 10b—12b Das V. Buch. Außlegung aus der Propheten Weissagung. Am Rande „Liber 12. de limbo aeterno".

Auch sie können uns vor Irrthum bewahren; denn in der neuen Kreatur werden alle Gesetze erfüllet. Der Geist Gottes auf den Wassern ist Fleisch worden in der Jungfrau, jetzt ist Fleisch und Geist ein Ding; Christi Fleisch ein geistlich Fleisch oder Geistfleisch, das ist gegeistet, vom Geist empfangen und doch wahres Fleisch. Verkündigung des Evangeliums ohne Kenntniss der Propheten gibt nur Sekten. Zweierlei zu nehmen aus dem A. Testament, Gottes Gebote und die Reden der

Propheten auf Christus. Unser Herz ist jetzt der Tempel des Herrn, ausser Christus ist kein Priester mehr. Die Ceremonien sind erfüllt und vorbei. Wir haben kein Opfer, keinen Tempel, keinen Altar mehr, nur uns selbst. Wie können wir Christus opfern, er ist nicht unser. Symbolik des Opferlamms; „Weitere erklerung des alten Testaments findet ihr in meiner grossen Auslegung des alten Testamentes von Linien zu Linien“. Wir haben nichts zu opfern als unsern Leib und Leben wegen des Wortes Christi. Wir sind keiner Kirche nichts schuldig. Irdische Däuung und englische Däuung; Christus ass Fisch und Honig nach seiner Auferstehung, ist geistlich verdauet worden. So essen wir auch leiblich und verdauen geistlich. Propheten und Evangelium erläutern sich gegenseitig. Psalm 3, 97, 80, 100 sind Weissagungen aufs Nachtmal. Was andere schon richtig aufs Nachtmal gedeutet haben, übergeht er, betont nur das falsch Ausgelegte; „weitere Auslegung findestu an andern Orten des Psalters“. Aufs Nachtmal werden namentlich noch gedeutet Psalm 79,13; 81,17 und 11; 111,2—6; 116,10—15.

Bl. 12b—15a Das VI. Buch. Gegrundet auff das Licht der Natur, wobei der Schreiber angemerkt hat „In partibus Philosophiae habes hunc librum paucioribus comprehensum“. Am Rande von der späteren Hand: „Liber 10 de limbo aeterno“.

„Es seindt zweyerley Leuth, die im heil. Geist brennen; welche leben des Geistes, die dürffen des liechts der Natur nichts, die andern die im heil. Geist nicht leben, sondern setzen ihren Grund aufs Licht der Natur denselbigen Ungläubigen hat Gott solch wunderbarliche Werke fürgebildet, ob einer so hart im Glauben wäre, dass ihn die Werk bewegen zum Glauben. Denn der Ungläubige je höher er im Lichte der Natur gegründet ist, je höher er in den Wunderwerken Gottes erfahren ist.“ Christus nimmt seine Parabeln aus der Natur, darum vertieft Naturerkenntniss das Verständniss der Parabeln. Christus hat nicht wider die Natur gehandelt; Christi Wort heilt Krankheiten wie die natürlichen Arzneien; er ist der Schöpfer der Arznei, der grösste Arzt. Gleichnisse von Tauben, Schlangen, Wölfen (Pfaffenart wie Wolfsart), Osterlamm, Licht der Welt; Wein und Brod sind kein Gleichniss; Sal terrae, Weinstock. Alle tropi und Figuren bleiben im menschlichen Verstand, aber Christus hat nicht die menschliche Natur auferweckt, sondern den Glauben, die Liebe, den bittern Tod seines Testamentsbündnisses aufgerichtet, nicht im Licht der Natur; „wie kann dann der heidnische Ketzer sagen das man vergleichen soll, das von oben herab und von unten hinauf“.

[Bl. 13a] „Volgen die Irrdischen Weissagungen nach Innehalt der Magnalia Gottes.“ Am Rande „Liber XIIII. de limbo aeterno“.

Sie sind nicht aus der Natur und Himmels Einfluss, sondern Wunderwerke Gottes. Wer dem Wort nicht glauben will, soll Gottes Werken glauben; der Gläubige bedarf dessen nicht. Jungfrau mit dem Wasser im Siebe (Jungfrauengeburt), Phönix (Wiedergeburt), Löwenschrei über die todtgebornen Jungen (Auferweckung am jüngsten Tage), Bär formt die Jungen mit der Zunge (Neue Geburt), Pelikan nährt die Jungen mit seinem Blut (Nachtmal Christi). Es sind noch mehr dieser Magnalia und Mysteria wider die Natur, „die mir ein Theil seind bekannt, ein Theil unbekannt“. Im Licht der Natur befindet sichs, dass alle Dinge nichts sind, dafür wirs ansehen, sondern unsern Augen die Weise der Corpora alle verborgen sind. All unsere Nahrung ist „Menschenfleisch in mysterio“; drum nicht zu verwundern wie Brod und Wein sein Fleisch und Blut Christi. Hab ich meine tägliche Nahrung bereitet und ein Hungriger kommt und ich theile meine Nahrung mit ihm, so kann ich sagen, er isst meinen Leib und mein Blut. So konnte auch Christus zu seinen Jüngern sagen; dass wir wirklich seinen Leib und Blut essen, macht die Benedeiung und Danksagung, auf welche wir den Glauben setzen, wie auf einen Fels. Durch Gottes Wort ward Adams Fleisch und Blut aus der Erde; seine Nahrung war vorher erschaffen; in der Schöpfung ist alles Fleisch und Blut des Menschen. So ist der Mensch ein Sohn Gottes. So bleibt der Mensch in Gott und Gott in ihm „und ist sein Verdammnis und Seligkeit.“ Ebenso Christus und die neue Kreatur; er gibt uns Leib und Blut von oben herab zu Speise und Trank und zum Gedächtniss der Menschwerdung Gottes. Doch er gibt uns nicht den „universalis corpus“, sondern „particularis corpus Christi.“ Aus dem Licht der Natur wird probirt, dass es universaliter ein Leib ist, aber aus Kraft des Glaubens, gegründet aufs Wort Christi wird probirt die Sonderung, wenn wir den Leib Christi geniessen. Wir essen nicht den ans Kreuz geschlagenen Leib, darum müssen wir vom natürlichen Verstand weichen; durch den Glauben essen wir seine Substanz als eines gleichen Gottes der Trinität, Brod vom Himmel herab. Das Wort „das ist mein Leib“ muss in uns durch den heil. Geist angezündet werden, dass uns der Geist lebendig mache, das Fleisch ohne Geist ist unsere Verdammniss.

Bl. 15a—17a Das VII. Buch . Außlegung des Brauchs des Nachtmahls; der Schreiber merkt an „Huic libro adiunge de modo Missae sumendi sacra infra“. Am Rande „Liber XX de limbo aeterno“.

Betrachte 1. Chor. 10. Soll in keinem Tempel geschehen, der Altar ist der Abgötter Stuhl, kein Gesang dabei, keine Kleider und kein Ornat. Die Abgöttischen heissens ein Sakrament und ihr Herz ist weit von ihrem Maul. „Die rechte Ordnung ist, dass sie zusammen kommen, die den Tod Christi verkündigen wollen den Ungläubigen, und essen in ihrem Hause mit einander, brechen das Brod, am letzten benedeien sies dem Herrn, essen also dann seinen Leib und trinken sein Blut und singen dem Herrn sein Lobgesang, darauf folget die Haltung des Gebotes, gehet in alle Welt und verkündigt den Tod des Herrn, darauf sollen sie sich austheilen und keiner den andern nimmermehr sehen, und keine Nacht liegen, da er die ander geschlafen hat, bis sie finden, das Gott befohlen hat zu suchen. Und treiben sie [sie] wie die Apostel aus der Gassen, so sollen sie zum Fenster ausschreien, Item vertreiben sie euch aus dem Fenster, auf die Dächer fliehen und ernstlich schreien, bis sie die Warheit in den Tod treibe durch die Hände der Feinde Gottes. Weib und Kinder verlassen und Christum verkündigen. Die sich selbst verschneiden von wegen des Reiches Gottes, ist nicht die Jungfrauschaft gemeint, sondern die Verkündigung Christi höher schätzen als Weib und Kind. Die Apostel sollen nicht in die Ehe treten, sonst ist es besser heirathen als brennen in Unkeuschheit. Pfarren, Pfründen, Zehnten sind nicht mehr im N. Testament. „Fressen und trinken täglich das Nachtmal Christi, dass einer oft tausend Hostien und Trunk bekommet, dass er eins Hanfkörnleins gross des Leidens Christi nie verkündigt hat .... fliehet die Pfarrherrn, denn sie leben des Tempels, Altars, verwandeln Christum, verkündigen in Singung, gedenken des Todes, dass es niemand inne wird.“ Alle diese Abgötterei ist abzustellen, der Glaube thut alles in diesem Essen und Trinken. Die Apostel haben einmal das Nachtmal genossen und ihr Lebenlang verkündigt bis in ihren Tod. — Bibite ex hoc omnes. Wir sollen alle Christo verbunden sein; im Gebot der Verkündigung sind wir getheilt. Die Schar der Gläubigen wird nicht ausgesendet, bleibt bei ihrer Arbeit, bei Weib und Kindern, erinnern sich untereinander des Evangeliums, verkündigen es den Unmündigen, die heranwachsen, und führen die Vergessenen zum Glauben zurück. In uns ist Christus, in uns seine Wohnung, sein Tempel. An Christi Statt ist nichts hinter ihm zurückgelassen als allein sein Leib und Blut, in denen liegt unsere Beicht und Vergebung „dahin allein haben wir all vnser Zuflucht auff Erden, allein In den leib vndt blutt Christi, Inn den Christlichen geist, der vns lebendig machet : In deme ist vnser Priesterschafft : Drumb folget, das wir alle brueder vnd gleich Inn Christo bleiben. +"

Diese Abhandlung, welche Hohenheim's verschiedene Gedanken über das Nachtmal zusammenfasst, ist noch mehrfach erhalten, vgl. No. 88, Bl. 162; No. 108 S. 790; No. 109 Bl. 1; No. 113 Bl. 1; No. 114 Bl. 1; No. 116 Bl. 47.

Auf Bl. 19a eine Aeusserung Melanchthon's über das Abendmal vom 17. April 1560 von anderer Hand eingetragen; im übrigen ist Blatt 17b—20a unbeschrieben. Auf der Rückseite des Blattes 20 beginnt:

30 Junij 1567 Gorl. **Quod Sanguis & Caro Christj sit in Pane & Vino, & quomodo fidelibus intelligendum.**

[Am Rande von späterer Hand „Liber IIII de limbo aeterno"] Lectorj & socijs Salutem.

Das ergert viel leute, die das Wort Christi, nit nach mugligkeit, wies an Im selbst ist vnd vermag, glauben, Sonder In solchen dingen mancherlej einfüren. Viel sein auch, die solches glauben, aber gleich so schwer Inen, als die da nicht glauben das da sej . Dann bej vns Christen sein viel Secten Im glauben.

I.

II. . . . . VI.

Solchs alles ist ein Irsal Inn vnseren glauben . . . .

[22b] . . . . . Drumb mussen wir auffs Euangelium vnd Wortt Christi grosse acht haben, wie er vns lernet himlisch werden, vnd mussen denselbigen weg vnd lehr halten, vnnd nichts darzu noch daruon thuen, auch mit rechtferttigen . Also bleibet sein wort gantz, das sein brot sein leib ist, sein wein sein blut : vnd das nissen mit Testamentlicher gerechtigkeit, von welcher auch die Propheten geweissagt, das er vns speisen werde, mit seiner selbsthand ꝛc. Vnd Gott grossen danck sagen, das er vns seinen Sohn geschickt, vnd alle ding newe seind worden, vnd mugen sagen, wir sein das fleisch so vom heiligen Geist empfangen vnd fleisch worden i. e. (aus Christo) In dem wir werden wunderbarlich aufferstehen . Dem sey lob vnd Danck, von wegen seiner vnausſprechlichen gaben, die er auch vns durch

seinen Sohn geben hatt Inn seiner vbertrefflichen Glorj vnd Ehre Inn Ewigkeit . Amen.

Editum Rokenh . . . ad socios fideles.

Es ist dieselbe Abhandlung, welche 1740 in Gottfried Arnold's Kirchen und Ketzerhistorie gedruckt wurde (Theil I No. 446 S. 1500—1502]; soweit ich vergleichen konnte, steht unser Text dem Arnold's ziemlich nahe. Wir werden derselben Abhandlung noch mehrfach begegnen, zum Theil in recht abweichender Gestalt, vgl. No. 88 Bl. 146ff.; No. 100 S. 491ff.; No. 114 Bl. 96ff.; No. 118.

Zu beachten sind die „socii" zu Anfang und am Schlusse. Ueber diese Gesinnungsgenossen Hohenheim's fehlen uns auch heute noch alle Anhaltspunkte. Etwas Verwandtes mögen die sodales besagen, welche wir gleich treffen werden. Beachtenswerth ist ferner die Ortsangabe für die Ausarbeitung und Niederschrift am Ende, die sich in keiner der uns sonst erhaltenen Handschriften findet:

„Editum 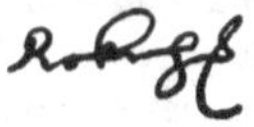 "

Den Schnörkel am Ende des Wortes hat der Abschreiber wohl aus seiner Vorlage mit herübergenommen; man könnte Rokenheim oder Rokenhausen vermuthen. Die Annahme, dass der Ortsname Rokenhalm zu lesen wäre, (der Name eines Bauernhofes in Kanton Appenzell-Ausserroden nahe bei Gais vnd dem Dorfe Bühler), habe ich mit aller Reserve in den Paracelsusforschungen Heft II S. 158 aufgestellt. Ich bin auch heute keineswegs sicher, dass diese Annahme das Richtige getroffen hat. Einen festen Anhaltspunkt für die Abfassungszeit der Schrift habe ich aus dem Inhalte derselben nicht gewinnen können. Dass in den Jahren 1532—1533 vieles Theologische geschrieben sei, und zwar in Appenzeller Landen, scheint mir auch heute noch viel Wahrscheinlichkeit für sich zu haben; auch das vorliegende Abendmalschriftchen mag in diese Zeit fallen, doch steht das nicht zweifellos fest.

Bl. 23a ein neues Titelblatt:

Theophrasti Hohenheimen . Sacrarum literarum Medicinarumque Doctoris

De Coena Domini Libri XI.

Ad Amicos & sodales.

Fragmenta.

Auf der Rückseite dieses Titelblattes (23b) ist abermals der Holzschnitt abgedruckt wie auf Bl. 1 verso.

Bl. 24a—27a **Ex Diuo Paulo .j. Cor. 15.** ☿ 18 Junij 67 Gorl.

Quae ad secundam generationem & secundum Adam

attinent . Liber Theophrasti. [„II de limbo aeterno“ gleichzeitige Notiz.] [Von späterer Hand steht links „Liber XVII de limbo aeterno.“]

Paulus tractiert den himlischen leib Christj, beweiset durch die Aufferstehung, einen vnsichtbaren vnd verborgenen leib, Im Sichtigen, das In der Aufferstehung Christj dz vnsichtige offenbart sej worden : vnd meldt da nichts vom sichtigen leibe der Erden, allein vom vnsichtigen . Vnd ist aus diesem Capitel zu verstehen, das dem Paulo vielleicht von den Saducäisch Einreden geschehen, vnd laugnung der aufferstehung ....

Ohne Auferstehung ist der ganze Glaube nichts, dann wäre Christus auch nicht vom Himmel; ohne den untödtlichen Leib, den „Leib der Belohnung“, könnten auch wir nicht selig werden. Auch in Christo ist zweierlei Leib und Fleisch gewesen, irdisch und himmlisch, er hat aber nur nach der himmlischen Art gelebt ohne Sünde, sichtbar war er nur durch den irdischen; das Himmlische mit dem Irdischen bedeckt. Auch wir Christen sind in beide Leiber geboren und doch nur eine Person. Das Wort Gottes ist aus dem Geist in Maria Fleisch und Blut worden wunderbarlich ohne männlichen Samen. Gleichniss vom Kristall der mit dem Stahl den Funken erzeugt, aber auch ohne Stahl durch den Sonnenstrahl Feuer entzünden kann. Der Tod scheidet die zwei Leiber von einander, der himmlische geht gen Himmel. Gold und Schlacken im Erz. Christi Leib aus Maria ist nicht den Würmern überantwortet worden, sondern verschwunden, nur der himmlische ist von den Jüngern wieder gesehen worden. Christus hat uns seinen himmlischen Leib gegeben (nicht den irdischen, den hatten wir schon vorher), in dem wir die Belohnung und Seligkeit empfangen.

Bl. 25a Sequitur textus Paulj der lateinisch nach der Vulgata marginal gegeben ist. Fortlaufender Kommentar einiger Verse aus dem 15. Kapitel.

Bl. 26b—27a sind dann noch kommentirt Kor. 6,1; 9,1; 2,1; 3,2; 4,2; 5,2; 6,2; — dasselbe Schriftstück ist noch mehrfach erhalten, z. B. No. 88 Bl. 82b; No. 100 S. 178; No. 108 S. 583. In allen diesen andern Handschriften ist der Text etwas weitläufiger gegeben und soviel ich sehe übereinstimmend; es entsteht also die Frage, ob unser Mscr. die ursprüngliche Gestalt gibt und die andern eine etwas überarbeitete, erweiterte, oder ob unser Schreiber, der ja ein Gelehrter gewesen sein muss, seine Vorlage etwas gekürzt resp. excerpirt hat; vieles findet sich in allen wörtlich gleich. Es ist ja misslich, dass gerade die älteste erhaltene Handschrift, der wir von vornherein den meisten Glauben schenken müssen, diesen kürzeren Text gibt. Das nämliche Verhalten finden wir bei der Mehrzahl der folgenden Tractate. Es dürfte sich hier doch wohl um Kürzungen unseres Bearbeiters handeln; denn auf Bl. 49a findet sich die Bemerkung „ad verbum“, was doch für die anderen Tractate erkennen lässt, dass sie nicht wörtlich gegeben sind. Eine sichtende, bearbeitende Hand ist auch aus vielen andern Stellen unserer Handschrift zu erkennen. Der Schluss lautet hier:

i. e. Ihr seid wie Kinder, als hette ich euch geboren, oder an geborner kinder stat seit Ihr meine kinder, vnd dz selbige aus meinem blut vnd fleisch.

Bl. 27a—29b **Quae Ex S. Paulo De Coena Domini ad Galatas, Ephesios, Philippens. Thimot. & ad Titum habentur. Liber Theophr.** [„IX de limbo aeterno“ gleichzeitige Notiz]

Die Saduceer glaubten kein auferstehung, denn sie glaubten nit, das der leib Adae wurde ein Same sein, aus dem ein ander entstünde . Sie haben nit betracht, das ein Jglich samen In sich helt ein blumen, kraut ꝛc das aus dem gestorbenen samen herfür keme . Sie seind der Philosophia nit recht vnterricht gesein, daraus sie wol gefunden hetten, das natürlich der samen faulet Im Acker vnd vergehet . . . .

Wie viel mehr im Menschen. Haben wir Christum „angelegt“, so gibt es in der neuen Kreatur keinen Unterschied mehr, kein Geschlecht, keine Verwandtschaft, nur noch Erben Christi, Gottes Kinder, der hat uns von den Elementen (Erde und Gestirnen) erlöst. Altes und neues Testament gleich Dirne und Ehefrau. Alle Geburt vom Fleisch ist Hagarisch. Die Kinder des Geistes erben das Himmelreich; sie leben nach dem Geist in gegenseitiger Liebe. (Epheser) Gott hat uns gesegnet mit dem Segen des Geistes, darum ist der Mensch himmlisch, heilig im himmlischen Fleisch. Im alten Leib aus Adam können wir nicht wandeln zu guten Werken. Der neue Leib muss den alten regiren, dann sind wir eigne Hausleute bei Gott, dann wächst aus dem alten Leib die edle Blume (Anthos). Das Mysterium der neuen Geburt durch den Genuss des Fleisches und Blutes war allezeit bei Gott, ist aber erst durch Christum offenbar worden. In Adams Kindern war vielerlei Einfluss und vielerlei Eigensinn, jetzt ist nur noch ein Sinn, ein Geist in allen, ein Herr. Christus ist gen Himmel gefahren ganz und doch nicht von uns gewichen, hat uns sein Wort gelassen und dessen Verkünder und gibt sich uns selbst vom Himmel herab im Nachtmal ohne Abgang. Im Himmel wird er wieder mit uns essen. Die Hand Christi legt uns vom Himmel herab den neuen Menschen an, in dem sollen wir uns Gesellen sein und barmherzig gegen einander. (Philipper) Wir grünen und wachsen in Christo zum neuen Leben, eins mit ihm, gleich seinem Leibe. (Thessalonicher) Wir sollen ganz bleiben im Geist, der in uns Fleisch und Blut geworden in der neuen Creatur. (Thimoteum) Der Mensch Gottes weidet die Dinge des alten Leibes. Der Geist Gottes ist in uns, darum lernen wir himmlisch. (Titum) Der alte Geist ist nicht mehr in uns, sondern gar ausgeschlossen, Frieden gemacht mit dem neuen. Gott hat sich ein eigen Volk erwählet.

Dieses Volck hat Ihm durch Christum sunderlich erwelet vnd gereinigt, d. i. Christo gleichgemacht, In die newe Creatur. Seelig ist der Inn diese Zal kompt, Ausserhalb der ist kein seeligkeit.

Auch hier ist unser Mscr. wesentlich gekürzt gegen alle anderen erhaltenen Niederschriften (No. 88 Bl. 95; No. 100 S. 142; No. 108 S. 618; No. 115 Bl. 36). Im Titel fügen alle andern noch ein „Tessalonicenses" bei, was sich im Text hier übrigens auch vorfindet.

Bl. 29b—32a **De Coena Dominj Ex Capite 1. 3. 4to Johannis Euangelistae . Liber Theophrasti.**

[„VII de limbo aeterno" gleichzeitige Randnotiz rechts; auf der andern Seite steht von der späteren Hand gleichfalls „VII de limbo aeterno"].

Johannes hat ein Euangelium vnd Capitel eingefüert, aus seinem Eigenen Geist, so er von Gott gehabt hatt . Innselbigen Geist hatt er vns gelernet den Anfang der Andern Creatur. Nun ist von nöten, dz Johannes sej ein Außleger der Andern geburt, vnd das aus seinem Eigenen geist . Christus hat der andern geburt halben viel geredt, aber allein er : So hatt nun Johannes seinen Geist Auch dazu gethan vnd Christum auß gelegt . Vnd helt vns für mit kleinen wortten vnser ander geburt vnd Mutter, die Christus gegen Nicodemo gemelt hat ....

Gedruckt 1618 von Stariz „De limbo aeterno" (Theil I No. 303) S. 45—67 und zwar unserm Text gegenüber etwas erweitert; die andern erhaltenen Handschriften stehen meist der Stariz'schen Fassung näher als der unserer Handschrift. Die Abschnitte sind hier überschrieben „Caput III. Johannis" und „Caput IIII. Johannis Euang." Auch in den nicht gekürzten Partien finden sich natürlich kleinere Abweichungen und stellenweise leichte Aenderungen des Sinnes zwischen Handschrift und Druck.

Bl. 32b—35a **De Coena Domini Ex Capite VIto Johannis Euangelistae . Liber Theophrasti.**

[„VI. de limbo aeterno" gleichzeitiger Zusatz]

In diesem Capitel werden etliche puncten für gehalten, die eigentlich vnd wol zu verstehen sindt, So wird die Rede Christi In Sententz vnd Summa recht verstanden . Aber one diese puncten, mag sie Im grunde, ohn Irrsal anderer puncten, so hierinnen begriffen seind, nit gemerckt werden.

I. Der Erste vnd meiste Punct ist, Qui edit carnem meam .....
II. Der Ander Punct ist vom brot, so vom Himmel gestigen ist, das ist wol zu erkleren . Das brot so Christus den Juden zur bauchfülle gab vnd mehret, ist gleich gesein dem Manna, so sein himlisch Vater den Altuätern gab; darumb es Ihnen so wol geschmecket vnd wider haben wolten .....

[Bl. 33b] Sequitur Textus Cap. VIti.

Gedruckt bei Stariz a. a. O. S. 21—45. Auch hier zeigt sich

dasselbe Verhältniss; unser Mscr. ist kürzer als alle überlieferten Texte, welche mit Stariz ziemlich nahe übereinstimmen.

Bl. 35a—37a **De Coena Domini . Ex S. Johannis Epistola, & B. Petrj. Liber Theophr.**

Vor dem vnd Christus geboren ist, do ist Gott vor Imm menschen gewesen mit seinen gnaden vnd Nahmen Nit mit seiner wesenhaftigen person . Diese gnade hatt niemands griffen noch gesehen, Sondern gleich wie ein Stimme, die ein Geist ist . Aber in der geburt Christi ist dieselbige gnad vnd wesen abgangen ......

Jetzt ist sein Leib und seine Gottheit nicht mehr zu scheiden, wo seine Gnade ist, da ist auch seine Person und umgekehrt. Um selbst im Menschen sein zu können, hat er ihn neu geschaffen aus dem himmlischen Limo, aus seinem eigen Fleisch und Blut. Im neuen Leibe sündigen wir nicht mehr; wir heissen nicht mehr homines (ab humo) sondern Christen. Neue Liebe aus der neuen Kreatur und Ueberwindung der Welt. Dreierlei Zeugniss: Geist, Wasser, Blut. Aus Liebe allein sind wir Gottes Kinder; über die Söhne Gottes hat der Teufel keine Gewalt mehr. Zweierlei Menschen, aus der Welt und aus Gott, ebenso zweierlei Prediger, zweierlei Zuhörer; sie werden erkannt aus der Liebe, die ihr Leben gibt für den Nächsten, und ihrem Leben ohne Sünde. Wir müssen in Christi Gebot bleiben, sonst nimmt er uns wieder, was er uns gegeben hat.

.... Mag Gott dem Irrdischen leib die Sehl nemen vnd Ihn den Würmern geben der seel one schaden : so kann er auch den himlischen leib vom tödtlichen nemen, vnd die seel denselbigen auch berauben.

Ex Ep[is]t[ol]a S. Petrj. Wir sollen haben die Rechte hoffnung, sagen die Lichter der Welt : die mügen wir nit haben one den leib Christi ...

Der Grund unserer Hoffnung das Blut Christi; Gott sei Lob, dass er uns den Leib gegeben, der Himmels Genoss und gemäss ist, darin wir auferstehn, über den nichts Gewalt hat. Darum sollen wir nicht mehr leben nach dem alten Fleisch, denn wir sind heilig und alle einander nah verwandt in einer Linie wie Brüder. Das Fleisch, das aus dem Wort wird ist ein ewiger Leib, ewig wie das Wort. In der neuen Geburt sollen wir werden wie die Kindlein und Milch saugen aus dem ewigen Brunnen. Auch den Todten ist das Evangelium gepredigt worden, weil sie zu Gott standen und im Geist gelebt haben. Wir sollen uns freuen, wenn wir wie Christus in die Leidung genommen werden. Leben in brüderlicher Liebe bis zum Tage des Herrn.

... Damitt Ir des newen Himels vnd Erdenn theilhafftig werdet, mit ewerm leibe. Drumb haltt den newen leib vnbefleckt In friedt vnd einigkeit.

Diese Abhandlung ist nur noch zweimal handschriftlich erhalten, in Leiden 24 (No. 88) Bl. 106b—117a, und in Wolfenbüttel 32. 1. Aug. 4° (No. 100) S. 282—325. Diese beiden andern Handschriften stammen aus besten Quellen und sind beide wesentlich ausführlicher als unser vorliegender Text.

Bl. 37a—40b **De Coena Domini Ex coeteris Euangelij autoritatibus. Liber Theophr.**

[VIII. de limbo aeterno, gleichzeitiger Zusatz].

In diesem Buch ist acht zu haben, die mißuerstehung etlicher wörter, als von den falschen propheten, Hic est Christus, Illic est ꝛc. Solchs ist alles vnder den falschen Propheten ergangen, das ein Jeder auff den Andern ein Argwon geworffen : Niemand hatts wollen sein . Also auch ists mit andern Spruchen ergangen . Dann allein die Inn nöten bey Christo bleiben, die haben den rechten verstandt : die Andern haben diese Gnade nicht . Drumb leser, laß dich nicht verwundern, so du hierinne findest, das du nit vermeinet hast, dann das wort Gottes muß ann tag kommen entlich, so wir lange drinn vmbrennen, vnd ein Jeder meint er habs verstanden, dieser habs verstanden ꝛc. so es alles nichts sein wirdt . Dann Gott lest die bösen vorlauffen vnd viel geschrey machen : Aber nichts ist so heimlich, das nit am letzten ann tag komme . Drumb, mit der Zeit zeittig werden, gibt keine Irrung.

Math. 4. Non in solo pane victurus est homo, sed omnj uerbo quod egreditur per os Dej . Diabolus wusste wol, Ein Jeder der vom Himmel keme, Esse vom Himmel, nit von der Erden . Dieweil Christus so lange fastet, wolte Diabolus Inne werden, ob er himmelbrot esse . Drumb wann Christus aus steinen hette brott gemacht, so hette Diabolus gesehen, ob diß brot himlisch oder Irdisch were . . . . .

Gedruckt bei Stariz a. a. O. S. 67—88; es gilt hier das selbe wie oben. Stariz' Text ist ausführlicher und mit ihm stimmen die andern Handschriften mehr als mit unserer frühesten Handschrift (No. 88 Bl. 54; No. 108; No. 113 und No. 116).

Als Blatt 38 ist hier vor der Stelle „Ecce hic est Christus aut illic, Nolite credere" (Stariz S. 73) ein Blatt eingeklebt, von demselben Schreiber am 1. Juli geschrieben, während Bl. 35b—37b und 39—40a am 24. Juni geschrieben waren. Das Blatt enthält:

Ex fragmento alterius Tractatus de coena Dominj.

Ecce hic est Christus . Christus hat vonn künfftigen dingen Im Ende der welt geredt, nit von gegenwertigen : drumb kans auff das Nachtmal nit gezogen werden . Er hatt menschen gemeint vnd auff Menschen geredt; die sich fur Christum ausgeben werden, wie zu vnsern Zeiten von den Geistlichen genugsam beweist . Sollts auff gegenwertigs geredt sein, so hetten die Apostel, als Thomas, gelrret (das nit müglich ist) . . . . . [Polemisch gegen allerlei andere Auffassungen vom Nachtmal] . . . . Christus ist vns nit Inn der wüste : Inn der wüste seind falsche Christen, Als münche, die sich von der welt scheiden . Die Inn den kammern seind die falschen Propheten, haben Ihr heimligkeit verborgen . wie ein Eheuolck sich In die kammer beschleußt . Drumb Christus ausserhalb vns ist vns nix nutze : Sondern Inn vns ist er tröstlich vnd hülfflich, durch das Nachtmal vnd vnsere hertzen, nit aus frembden henden.

* His subiunctum erat fragmentum, de Miraculis . Libro vltimo asscriptum.

Dieses Fragment eines Kommentars zu „Ecce hic est Christus" hat der Schreiber seines verwandten Inhalts halber hier eingefügt. Es findet sich auch anderwärts ebenso überliefert (No. 88, 108 und 114). Auch das Fragment „de Miraculis Christi" ist anderwärts einmal dem angefügt und wird hier am Ende der Handschrift Bl. 59a gegeben.

Bl. 40b—46a **Coenae Domini declaratio.**

Per Aureolum Theophrastum P. Sacrarum L. Doctorem. [Rechts gleichzeitig mit der Niederschrift „Liber 18 de Limbo aeterno", links von späterer Hand „Liber 9 de Limbo aeterno".]

Am Ersten wil Ich die Vrsach vnd notwendigkeit des Nachtmals anzeigen, das wir hie auff Erden trincken vnd Essen müssen, wie Im Reich der Himmel, wollen wir anderst Inn himmel. II. Den Text declarieren . Die Seele stirbt Inn Adam des Ewigen todes : Aber mit Christi leib vereinigt sich die Seel zum Ewigen leben . . . .

Es wird zuerst in etwas gekürzter Gestalt der Text gegeben, welchen Stariz a. a. O. S. 88 unten bis 94 Mitte zum Abdruck bringt. Auf Bl. 41b beginnt „Außlegung des Textes" und zwar mit dem, was Stariz auf der 2. Hälfte der Seite 94 folgen lässt; ein kurzer Abschnitt ist vorausgesetzt, den andere Handschriften gleichfalls an dieser Stelle haben, Stariz aber hier ausscheidet und S. 125—126 gesondert gibt mit der Ueberschrift: „Hie nachfolgendes ist zwar vor außlegung des Texts Matthaei gestanden, halte es aber pro fragmento". Stariz hat also in seiner Vorlage denselben Thatbestand vorgefunden wie in allen andern Handschriften, aber diese Trennung für zweckdienlich gehalten. — In unserem Mscr. folgen dann die Abschnitte: „Auß Matthaeo XXVI", „Aus S. Marco", „Aus S. Luca", „Aus S. Johanne Cap. VI.",

„Aus S. Paulo“ wie bei Stariz S. 94 120 Zeile 1. Das Mscr. schliesst auf Bl. 45a folgendermassen:

> ... Gehest In Judas hertz hinzu, so bistu beraubt des Hertzens, Inn brunstigkeit vnd Rewe, die dich zu Gott füret . Drumb wisse, dz der Teuffel viel zu dem Nachtmal füren wird, künige, fürsten, Herrn, keiser, gelerte vnd vngelehrte, die Judas kinder seind und bleiben. Dieser gedenckt die schrifft vnd Propheten offt, sie wollen aber sich selbest nit erkennen. Defect j oder 2 blat, aut forte plura. Scm. numerat. Mntnj.

Nach Freilassung des Drittels einer Seite läuft dann Bl. 45b der Text weiter:

> Wir gedencken vnd verstehen, das korn aus dem Acker wachset, wissen aber nit wie es vnder vnser augen kompt, vnd In die hende, Allein daß wir verstehen zuessen, was es ist, i. e. das eusser verstanden wir, aber nit das desselben leib ist .....
> [46a] ... Drumb billich die vordern Bücher dermassen seind außgelegt, wie die Innehalten : den genugsam ist die Zeugnus, diß Apostels, das onn falsch ist, vnd one betrug.

Also Stariz S. 120—125, wo der Text ohne Unterbrechung und Lückenbezeichnung fortläuft. In der Annahme einer Lücke steht unser Mscr. nicht allein da; die Berechtigung hierzu will ich hier nicht untersuchen.

Von grossem Interesse ist der Zusatz in unserer Handschrift „scm. numerat. Mntnj.“ das heisst **secundum numerationem Montani**, nach der Zählung des Montanus!!! — — Daraus geht also hervor, was mir freilich auch vorher nicht zweifelhaft war, dass 1) unsere Görlitzer Handschriftenschreiber sich der Unterstützung des Johannes Montanus zu erfreuen hatten, dass sie aus den Paracelsushandschriften-Sammlungen desselben direct geschöpft haben und 2) dass Montanus, der niemals selbst Paracelsisches edirte, wenn er auch manche Herausgabe (mehr vielleicht als wir zu vermuthen Anlass haben) angeregt hat, dass er nicht nur sammelte, sondern dass er sein handschriftliches Material auch kritisch untersuchend und vergleichend bearbeitete! — Will denn gar kein Rest dieser für die Paracelsuskunde so unschätzbaren Sammlung irgendwo an's Tageslicht kommen? Ist das alles unwiederbringlich für immer verloren? Ich kann immer noch nicht alle Hoffnung sinken lassen. — — —

Als Blatt 44 hat der Schreiber unserer Handschrift ein halbes Quartblatt eingeklebt, abermals eine parallele fragmentarische Erläuterung derselben Bibelstelle enthaltend, die im Haupttext besprochen war und zwar gleichfalls wie Blatt 38 am 1. Juli 1567 geschrieben. Sie lautet:

Interpretationes ex Paulo.

Quid uobis dicam? Laudabo uos? In hoc non laudo . Ego enim accepi à Domino, quod et tradi uobis, quae Dominus Jesus, Was Paulus gibt vnd lernet, ist als wans Christus selbest lernt vnd gibt . Ist nun Paulus nichts mit der Anrichtung des Testaments, so ist Christi Testament auch nichts .... In ea nocte qua traditus est ..... Quisquis ederit panem .... Dann sie brachten vns keine solche verdamnus vnd Ewigen todt. * Probet autem se ipsum homo ꝛc. das ist, daß er sich wie die Apostel befind, im Rechten glauben an die Wortt Christi .... [drei kleine Fragmente durch Kreuze geschieden] .... Wo nit so sein wir wie Judas . Vnd so wir bey Juda gewesen weren, weren wir auch seine verkauffer gewesen, vnd Ihn Inn todt geben, wie Judas, Herodes, Annas, Cayphas ꝛc. dieweil wir Christum Jetzt so ring achten Im Argen leben . ꝛc. So hetten wir gewißlich das an Im thon, das wir Jetzt thuen mügen. Dafür, vnd für allem vbel vns der gutige Gott behüte Amen.

1. Julij Ao. 67 Gorl.

Dasselbe Fragment wird uns noch in Leiden und Kopenhagen begegnen (No. 88 Bl. 155 und No. 114 Bl. 95).

Bl. 46a—47b **Super Pater Noster Explanatio ad Coenam Domini D. Theophr. Hoh.**

Pater noster. Von anfang ist Gott Jo vnd Je ein Gott vnd Herr geheissen worden, vnd nie kein Vater, dan es war In keinem gebott . Das wir Ihn nun aber einen Vater heissen, entspringt aus Gott dem Sohn. . . .

vgl. Stariz a. a. O. S. 137—150. Es gelten dieselben Einschränkungen in der Textübereinstimmung wie stets.

Bl. 48a **Außlegung des Ave Maria**

vgl. ebenda S. 150—152, gekürzt in der Handschrift wie immer.

Bl. 48a—48b **Außlegung des Magnificat.**

vgl. ebenda S. 153—157.

Bl. 49a **Außlegung des Nunc dimittis.**

vgl. ebenda S. 157—159.

Bl. 49a—55a **Ex Psalterio Declaratio Coenae Domini. Liber Theophr. Hoh.**

[Rechts die gleichzeitige Notiz „XIII. de limbo aeterno“ und darunter

„ad verbum“, was sehr zu beachten ist, worauf ich oben S. 280 schon hingewiesen habe. Der Schreiber hat also hier seine Vorlage ungekürzt wiedergegeben.]

Super Psalm. CXV. Credidi propter quod locutus sum, Ergo autem humiliatus sum nimis . Im allerersten wird hie der glaube fürgehalten : Der nue nit glaubet, der kan nit reden. Auff solches folget nun der Psalm, der do saget, Ich habe geglaubet, darumb rede Ich, Das ist, Ich glaube vnd habe geglaubet, Darumb rede ich das, so hernach volget Inn andern versen......

Es werden immer zwei Verse zusammen erklärt und darauf folgt „Ein beschluß auff die zwene Verß“ oder „Beschlußred dieser 2 Verß“.

Bl. 50b „Ex Psalmo CX.“ nach dem 2. 4. und 5. Verse sind „Omeliae“ eingestreut.

Bl. 52b Ex Psalmo LXXX, eine Omelia am Ende.

Bl. 54a Ex Psalmo LXXVIII, mit 2 Omeliae.

Bl. 54b Ex Psalmo LXXIX mit 2 Omeliae.

... Aber hie meldt der Prophet die Auſerwelten, vnd redt an derselbigen stat, Als wolt er sprechen, Aber Inn deiner tugent vnd barmhertzigkeit, Laß vns dein erwelten nit darzu kommen, das wir dermassen werden, wie die wilden sewe, vnd das feldvieh : Sondern behalt vns In deiner handt fur derselbigen vppigen lehr, vnd suche vns teglichen heim, wie wir aus deim weinstock zweig wachsen, vnd laß diesen weinstock den du selbst gepflantzt. *

Es sind Psalm 116,10—19; 111; 81; 79 und 80 der Luther'schen Uebersetzung. Dieselbe Psalmen-Auslegung aufs Nachtmal wird uns in mehreren Handschriften noch begegnen (No. 88, 91, 100 und 108). Dem gleichfalls theilweise erhaltenen fortlaufenden Psalmenkommentar Hohenheim's (vgl. No. 92 u. s. w.) ist dies nicht entnommen.

Bl. 55b—56b **Ex Libro De Vsu Coenae Dominj.**

[Am Rande gleichzeitig „XIX de limbo aeterno“]

Der Christen Anfang vnd geburt ligt In dem leibe Christi, In vns der Glaube, liebe vnd hoffnung sein sol vnd muß, vnd one den leib ist kein Glaube, liebe, hoffnung ꝛc. nichts nutze, denn das fleisch Adams ist nix nutzs, allein der Geist macht lebendig.

Der Mensch ist erschaffen aus Nichts von Gott, eine bessere Kreatur aus Christo erschaffen aus dem heiligen Geiste, das ist das Wichtigste, das der Christ wissen muss; nur ein himmlischer Leib, der doch Fleisch und Blut hat, kann das Himmlische empfangen; leiblich muss der Mensch in den Himmel kommen, nicht wie ein Engel. Das wirket der Geist, wo er will. Zweierlei Geistung. Durch Geniessen des Nachtmals werden wir theilhaftig der neuen Kreatur. Darum muss das Evangelium verkündet werden den Unwissenden durch die ganze Welt. Prüfung seiner selbst vor dem Genuss des Nachtmals und danach leben im Gebot Christi. Christus hat mit Begierde und Lust sich gefreuet, das Nachtmal mit uns zu nehmen, darum sollen wir Gläubigen es untereinander nehmen und allein von Christo und seinem Leiden und Sterben reden; das ist das wahre Himmelsbrot, das uns das ewige Leben bringt. Wir sollen uns aber strenge halten an die Ordnung Christi, die ist eine Ordnung für die Armen, ohne alle Pracht.

... [56b] .. das neue Ceremonien etc. gebraucht werden, das stehet denselbigen zu verantworten . Gott hatts mit keinem gepreng angefangen, Sondern mit weinenden Augen, den Armen dürfftigen dz selbige geben . Drumb was sollen die leutt, die drein fallen, vnd verkerens, den ers nit vermeint hatt. * * * Wie gesagt, seind vom brauch des Sacraments zwej zubedencken : der Limus der newen Creatur : vnd der speise . In den zweien stehet der gantze glaube der newen geburt, zu newen Menschen . Darauf redt Paulus zun Chorinthern ...

Limus und Speise nach Inhalt der Schrift „In dem 2. wird fürhin das Libell geendet". Limus Adae und Christi.

... Den Anfang Limi Adams wissen wir, den anfang Limi aeterni wissen wir nicht : vnd ligt auch nichts dran, wir bedürffens nit zu wissen drumb wird da nit gesagt von Schöpffung vnd Fabricirung des fleischs der newen Creatur, Sondern von Kindern Gottes. * * *

Auch diese Abhandlung ist wieder wesentlich gekürzt gegen die andern Handschriften der selben Abhandlung in Leiden, Wolfenbüttel und Salzburg (No. 88 Bl. 156; No. 100 S. 212; No. 108 S. 775).

Bl. 57a **Ex Libro De modo Missae, sumendj Sacramentum.**

[Am Rande gleichzeitig „XX de Limbo aeterno"]

Es seindt mit dem Nachtmal vielerlej mißbreuche gefuert worden . Der Bapst hatts mit der Messe ein ding sein lassen, deßgleichen mit Im der mehrer teil der ketzerej das die Messe mus der Vorgang sein vnd der besitz : das ist gantz wider den rechten brauch . Die Messe ist nit das Nachtmal, nec econtra . Zu dem, das die krafft des Nachtmals nit mittelaufft, welche krafft anzeigt, daß die Messe nit sol darbej sein .....

Das Nachtmal ein Gedächtniss. Zwei Arten Christen: Apostel und Laien. Apostel haben die Pflicht der Lehre bei Türken und Heiden, hinauswandern ohne Beutel und Schuhe; wir Christen bedürfen dieser Verkündigung nicht, sind selbst unsere Apostel. Unsere Geistlichen hoch und gering bleiben zu Hause und prassen; sie haben darum die Messe erfunden als Ersatz. Für uns andere ist treuer Dienst gegen unsere Mitchristen das Gedächtniss Christi. Die Orden, welche die Türken bekämpfen wollen, werden keinen Erfolg haben: das Apostolat und das Wort muss sie überwinden. Die Apostel sollen zusammen kommen und sich berathen, dann das Nachtmal essen und darauf hinausgehn zur Verkündigung unter die Heiden bis in den Tod. So oft sie in dieser Weise zusammenkommen, dürfen sie's nehmen, sind an keinen Tag gebunden, die andern Christen einmal im Jahre am Todestage Christi zum Gedächtniss. Nicht die Kinder, nur die Verständigen, alle in beider Gestalt. Das Nachtmal muss von der Messe weg; als tägliches Anrufen und Erquickung mit Gesang mag sie gelten, was sie kann. Auch beim Sterben können wir das Nachtmal nehmen; es ist die andere Taufe. Glauben ist die höchste Weisheit auf Erden. Die Wassertaufe behütet auch die Geisteskranken.

> .... die Verstendigen aber sollen deme dz sie glauben genug thuen vnd volenden, vnd alle ding mit ernst thuen vnd vns alle[i]n Christo nachrichten, Sonst niemands : dan In ihm müssen wir aufferstohn, sonst In keinem.
>
> **Von der Messe.** Ich habe von der Messe angezeigt, dz sie sol ohns Sacrament gehalten werden . Dauon (damitt Ich euch kein ergernus gebe) verstandent mich In dem wege, das wir durch unser vernunfft wol mügen ein Zusammensamlung vnd gemeinschafft machen, In der wir betrachten die Propheten, lehr Christi ꝛc ...

Dient nur zur täglichen Warnung und Uebung des gemeinen Mannes. Für ihn sind auch die Bilder da, „Objecte und Gegenwurf“, die auf ihn wirken, wie auf andere die Predigt; dort das Auge, hier das Ohr die Pforte. Beides ist nicht gegen das Evangelium. Wen Bilder und Orgel ärgert, der gehe davon. Selig ist, der sich Christum einbildet ohne ein Object und Gegenwurf.

> .... Was weiter von Inen noth ist, sihe in libro de Fabricatione Imaginum . Das auch der Obriste der Kirchen Im meßgewandt stehet, was ists? Es ist ein gegenwurff, vnd nit mehr, vnd In allem keine Seligkeit Im hertzen . So wir weren wie die Apostel vnd Mertyrer, Johannes Bap. ꝛc, so bedörfften wirs nit . Darinnen verstandent den Grund, und wz euch weiter noth ist. ꝛc.

Auch dies ist etwas gekürzt gegen Leiden und Salzburg (No. 88 u. 108).

Bl. 59a **Ex Libro Von den Miraceln vnd Zeichen des Brotts vnd Weins Christi.**

> [Gleichzeitig am Rande „XV de Limbo aeterno“].
>
> Was aus Gott ist, thut Götliche werck vnd zeichen, Also zeichnet Christus die seinigen, mit den wercken, die er thuet, Wie auch Christus ein Zeugnus seines Vaters wercken war, Wolte man seiner lehr nit glauben, das man doch seinen Wercken glaubet . Dan viel nehmen die lehr vnd predigt nit an, allein die Werck vnd Zeichen, vnd viel econtra die lehr ...

Alles wird erkannt an seinen Werken, der Baum an seiner Frucht, der Arzt an seiner Arznei. Sacramentum sacrae rei signum. Alles von Gott Erschaffene trägt ein Zeichen von ihm; auch die Mirakel des Brods und Weines sind ein Werk Gottes, aber er thut sie nur bei seinen Auserwählten, drum sollen wir Gott und die Hostien nicht versuchen. Die verstockten Juden haben aus gutem Herzen die Hostien versucht, ob etwas Wahres daran sei, wie der Arzt eine Arznei an den Kranken prüfet auf die Gefahr hin, dass er auch einmal Schaden stifte u. s. w. Alle Artikel unseres Glaubens sind von jeher mit Zeichen und Wundern bestätiget worden, der Ungläubigen wegen.

Also vnder andern Artikeln ist dieser vom Sacrament auch einer, der wirt bestett, durch die Propheten, durch Christum, durch die Apostel vnd Heiligen. ꝛc.

Soweit ich vergleichen konnte, findet sich dies Schriftstück allenthalben in gekürzter Gestalt, jedesmal mit dem Titelzusatz „Ex libro", beruht vielleicht also wie das Meiste in No. 83 auf einem Excerpte des Montanus. Nur ein Wolfenbütteler Mscr. von Carl Widemann's Hand scheint einen vollständigen Text zu bieten (No. 100 S. 510—530).

Der eben besprochene Text von den Mirakeln nimmt auf Bl. 59a —61a nicht die ganze Seite ein, sondern von Bl. 59b Zeile 9 bis Bl. 61a Zeile 14 nur die eine Hälfte des in zwei Columnen gespaltenen Blattes, analog den Verhältnissen, wie sie bei dem gleichfalls in Görlitz von dem selben Schreiber 1564 geschriebenen Erlanger Mscr. (No. 15) beschrieben sind. Die äussere Hälfte der Seiten nimmt ein anderer fragmentarischer Text ein, der denselben Gegenstand behandelt:

Ex alio fragmento, de Miraculis vini & panis Christj.

Damit genueg geschehe vnd zum Ende bracht werde das Nachtmal, wissent : Es begibt sich vielmales, das dz Sacrament (wies genannt wird nach gemeinem lauff) felt aus den henden, oder wird verschütt ꝛc vnd mit viel zustenden . Nue wissent das das brot zu fleisch vnd blut wird.

Das Verschütten bedeutet nichts, denn was nicht genossen wird ist nichts; erst genossen ist es Leib und Blut Christi. Wenn Wunder mit den Hostien geschehen, so will uns Christus damit die Macht seines Segens zeigen, nicht die Kraft seines Nachtmals. Die Hostie blutete in den Händen der Juden, weil diese Christum getödtet haben; in der Unverbrennlichkeit der Hostien beweist Gott seine Dreifaltigkeit.

. . . . dan die Gedult am Creutze war vns nütze : aber da ist vns keine gedult Gottes mehr nütze Darumb straft er den mutwillen . Vnd stehet also Alles Im willen Gottes.

Unter dem Schlusse steht mit rother Tinte:

Hic subijce fragm. supra 7° [?] libro adiunctum Interpret: ex Paulo ꝛc.,

womit auf Bl. 44 hingewiesen wird; vgl. auch Blatt 38. Thatsächlich folgt anderwärts z. B. in Kopenhagen (No. 114) dies Fragment „Interpret. ex Paulo" unmittelbar auf das Fragment de miraculis Christi, welches mir bisher nur in derselben Gestalt begegnet ist, wie sie unser Mscr. bietet.

Den Schluss der Handschrift bildet, vom Vorhergehenden durch einen Strich geschieden, der folgende wichtige Abschnitt, welcher keine besondere Ueberschrift trägt:

Vnd also will Ich beschlossen haben, vom brot vnd wein Christj, das letzte buch seiner bewerung, Dan das ist das Eylffte Buch. Der es nun vnter euch nit annimpt, dem wird alle gnade entzogen sein. Wiewol wan Ich euch so viel nit kennte, vnd Ewer geneigtes hertze vnd willen, So wolte Ich mich dieser arbeit nit vnderstanden haben, Dann auch mein pflug kompt mich auff diß maal hartt an, das Ich nit wol die weill habe, mich vom selbigen seumig zu machen, von wegen der krancken, so mir so feindlich zukommen, vnd der hulffe groß nodturfftig sein. Was aber weiter ewer hertze gegen mir sei, sollent Ir mir eröffnen. Dann, so nit so viel Inwendiges krieges, hoffart, neidt, vnd alle andere vppigkeit bei euch were, were Ich lengest zu euch gezogen vnd die ding mundlich darfur ausgericht, nit In die feder bracht. Drumb bitte Ich, wollet solche bucher bein euch behalten, vnd nit offenen, dann Ihr alle wissent, wie die Ertzet von den Pfaffen verschmehte sein, vnd von den Predigern, also sollens nichts können, vnd Ir maul zu halten: So wil ich aber von Irer hoffart vnangetast sein. Gott wirds auch wol selbest herfurbringen, zu seiner Zeit, wie sein Gottlicher wille ist. Ich hette hie bey mir mit etlichen Pfaffen daruon geredt. Aber grosse hoffart presumirn, vnd andere torheit, ist viel bey Inen. Etliche, aber wenig, kommen offte zu mir, vnd Ich zu Inen, die nit gar vngeschickt weren, so sie nit In der Hundesketen legen gebunden. Ihr aber grussent mir meine gesellen vnd gönner, vnd die Ewren, so euch alle wol bekant sein. Tregt mich der weg bein euch fur, wie Ich dann nit weiß, wo Ich Jetzt hin wird wandern, so ich meine krancken abgefertigt wird haben. So wird Ich mich bein euch ein wenig seumen. Damitt seid Gott befholen, mit allen den, so Christum von hertzen meinen. Geben zu 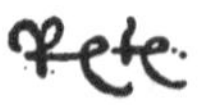 am Montag nach Ascensionis Dominj, Im 33ten

D. Theophr. Hohenh.

[Am Rande steht mit rother Tinte „Anno aetatis suae 40. ante obitum octauo“.]

Auf diese wichtige Schlussrede habe ich schon im 2. Hefte der Paracelsusforschungen hingewiesen (S. 157, 158, 162—164). Sie wird uns noch öfters in Handschriften begegnen, aber meist an anderer Stelle eingereiht. Unser Görlitzer Schreiber hat sie an's Ende seiner Libri XI gestellt, und mir scheint, dass er gerade durch dies Schlusswort dazu gekommen sein könnte, seine Sammlung „De Coena Domini Libri XI" zu betiteln; kein anderes Mscr. hat einen solchen Titel. Ebensowenig findet sich anderwärts die Widmung „Ad amicos et sodales": auch diese könnte der Görlitzer Bearbeiter aus dem Schlussworte genommen haben. Wir haben hier zwar das älteste Mscr. dieser gesammelten Abhandlungen vom Nachtmal, das erhalten ist, vor uns, aber der gelehrte Schreiber hat (unter Beistand des Montanus?) schon eigenmächtig Ordnung zu stiften gesucht und überhaupt seinen vorliegenden Text schon einer gewissen Bearbeitung unterzogen.

Nicht bearbeitet hat er aber den Ortsnamen der Unterschrift, sondern wie alle Späteren die vorhandenen Schriftzüge nachgebildet, was uns bei ihm gerade etwas wundernimmt, da er auf Blatt 22 am Schlusse seines ersten Theiles ganz allein eine andere Datirung hat „Editum Rokenh. ad socios fideles". Wenn seine Vorlage in beiden Fällen das Original war und die Schriftzüge in einem Falle so deutlich „Rokenh" ergaben, dass er das ausschrieb, so hätte er gewiss auch am Ende Rokenh. gesetzt, wenn die Schriftzüge eine Möglichkeit dafür boten, sie auch hier so zu lesen. Oder ist das Rokenh. am Ende des 1. Theiles seine Zuthat und als vermuthliche Enträthselung der facsimilirten Schriftzüge am Ende des 2. Theiles zu betrachten? Wahrscheinlich dünkt mich das nicht. Uebrigens sehen die Züge der Unterschrift in unserem Mscr. dem übrigen Geschriebenen ziemlich ähnlich; sie würden bei ihm kaum als Nachbildung fremder Schriftzüge auffallen, sondern als eigene Abkürzungen des Schreibers genommen werden können, wenn sie nicht in den andern Handschriften, die nicht nach unserer Handschrift als Vorlage geschrieben sind, ganz ebenso sich wiederfänden. —

Genau in der selben Reihenfolge, wie hier im zweiten Theile der Handschrift, finden sich diese Nachtmalschriften unter Hohenheim's Namen nirgend wieder; nur einige folgen allenthalben ebenso auf einander. Den Inhalt als elf Bücher zu bezeichnen, ist etwas willkürlich und wohl nur dem Schlusspassus zu liebe geschehen. Nimmt man die Auslegungen des Pater noster, Ave Maria, Magnificat und Nunc dimittis zusammen als ein Buch, so kann man leicht zwölf Bücher herauszählen; um aber elf Bücher zu haben, muss man irgendwo Gewalt anwenden.

Gleichzeitig mit der Niederschrift (und etwas später mit abweichender Tinte) sind von derselben Hand oder von einer sehr ähnlichen fast durch die ganze Handschrift die Bezeichnungen der Bücher De limbo aeterno beigefügt, wie sich der Bearbeiter der Handschrift deren Anordnung dachte. Unser Schreiber hat also auch den „Prologus“ zu dieser Abendmalschriftensammlung gekannt, den viele Handschriften und Stariz 1618 (Theil I No. 303) mittheilen. Dort findet sich nämlich die Eintheilung des Stoffes in 21 Abschnitte („Punkte“), deren Inhalt angegeben wird (Theil I No. 303 Seite 9—12). Danach hat der Bearbeiter unserer Handschrift die Bücherzahlen an den Rand geschrieben; wo sie sich im 2. Theile der Handschrift doppelt notirt finden von früherer und späterer Hand, stimmen diese Notizen über die Buchzahl niemals mit einander. Doch ist die Einreihung bei der Kürze des angegebenen Inhalts manchmal überhaupt nur annähernd möglich. Ein vollständiges Werk über den „Leib des ewigen Lebens“, den „limbus aeternus“, welches die im Prologus genannten 21 Punkte samt Vorrede und Schlusswort enthielte, findet sich nirgends vor, wohl aber eine ganze Reihe einzelner Abhandlungen, welche man als Einzelstudien zu den fraglichen 21 Punkten auffassen kann, welche aber vermuthlich theilweise schon früher ausgearbeitet waren, ehe der Verfasser den Entwurf zu einem solchen dreitheiligen Sammelwerk „der Philosophie des Ewigen“ niederschrieb, dessen erster Theil eben die 21 Punkte umfassen sollte. Ausarbeitungen sind so ziemlich zu jedem dieser Punkte vorhanden. Manches ist auch mehrfach bearbeitet. Auch in der selbständigen Abendmalsschrift an Clemens VII., welche den ersten Theil unserer Handschrift einnimmt, treffen wir parallele Bearbeitungen der Gedanken des „Limbus aeternus“. Es hat denn auch dort der Bearbeiter der Handschrift die Bücherzahlen des Limbus aeternus beigesetzt, obgleich er sich wohl selbst gesagt hat, dass er hier eine andere, selbständige Schrift vor sich hatte.

Werthvoll ist unsere Handschrift, weil sie unter den Augen des Montanus von kundiger Hand geschrieben ist, wenn auch im 2. Theile das Meiste nur gekürzt gegeben ist. Doch scheint unser Schreiber die Kürzungen selbst vorgenommen zu haben, nicht (von Montanus) excerpirte Texte abgeschrieben zu haben, wie der Schreiber der No. 83.

Ausser den oben gelegentlich gegebenen Daten der Niederschrift finden sich noch zahlreiche weitere im Texte mit Angabe des Wochentages u. s. w., aus welchen hervorgeht, dass der Schreiber zuerst die 7 Bücher an Clemens VII geschrieben hat vom 12.—17. Juni 1567 (Bl. 1—17), darauf den zweiten Theil, die Libri XI De coena domini (Bl. 23—62), vom 18.—30. Juni 1567, später noch am 30. Juni „Quod sanguis et caro Christi“ (Bl. 20b—22b) und zuletzt am 1. Juli 1567 die Blätter 38 und 44, die später eingeklebt sind.

Ich mache hier nochmals darauf aufmerksam, dass dieselbe Hand auch die Handschrift No. 15 (in Erlangen) geschrieben hat. Dass sie noch weiteres Theologische von Hohenheim copirte, geht aus einem

Münchener Mscr. hervor, in welchem der Abschreiber eines solchen im Original verloren gegangenen Görlitzer Paracelsusmanuscriptes die Datirung unseres Schreibers mit abgeschrieben hat „28. August 1567 Gorl". Ich füge diese Abschrift gleich hier an.

85. München, Hof- und Staatsbibliothek, Cod. germ. 4416 (21).
14 Bll. 4° geschrieben im Anfange des 17. Jahrhunderts (1617).
Bl. 1a der Titel: **Libellus De Virgine Sancta Theodoca,**
Theophrasti ex Hohenh. Germani .
Theophrasti Harmonica
Mariae principium scribit Catholica fide
Quid sanguis caro, lagito quis genuit.
Manu propria Insuper et error quem caro peperit hîc est,
Quod nihil in carne spiritus hoc indicat.
Si cupis ad sedem Christi vivit unus in orbe
Hic Rector, Doctor. hic docet nullus alter.

Bl. 1b—14a: **Das Buch Von der Jungfrawen aus der Gott gebohren ist, wie sie Theophrastus von· hohenh. erkennt.**

28. Aug. 1567. Gorl. Meinen günstigen freunden Mic. Sim. vnd Panc. Doctorib. Von der geburt Mariä, solt ihr das, so Ich von ihr erkenne, also von mir verstehen vnd wissen . Ihr alle wisset von ihr die Geschrifft der Propheten, was sie von ihr sagen, vnd derselbig mehr denn ich : Aber ihr seint in derselbigen geschrifften Antzeigen etwas abwendig, vnterstehet euch absetzig zu machen anders dann der Propheten lehr vnd libellen außweisen vnd lau[ten][1] an ihr selbst. Nun ist es nicht wenig, das wisse Gott, als ihr redent, allein von eim Gott, der behüte mich, daß ich nitt von Zweien rede, oder den mechtigsten vnter den Menschen, frawen oder Mannen das wenigste ihm zugleich, als ihr mich verargwöniget, sam ich 2. Gott habe, ein Mann vnd ein frawen : das ich doch gäntzlich nitt gestatt, kein frau vor ein Gott, auch kein Mann, dann allein die lautter dreyfaltigkeit an die ich glaube . Was ich aber achte vnd halte von Maria, will ich euch zuverstehen geben durch die Paraminische [!] Geschrifft . Wie wol euch die etwas seltzam vnd frembd entgegenen wird, macht vrsach, daß ich ein fremb Mann bin . Aber ein Argument auff welches ihr gründt, will ich euch moviren [Breslau: moniren], daß ihr sagt, Mariam zu sein gleich einer andern gebornen frawen aus tötlichem samen, wie vnser Mutter gebohren seind, als ihr dann

[1]) Wurmstich.

von euch selber erdicht hatt, mit dieser erdichtung bringt ihr allein ein reine geburt herfür, dieselbig nennet ihr Christi, vnd Mariam durch ewer vnwissen in solcher geburt entsetzt, vnd auch selber richtiger schetzt, In welchem doch wenig von solchen befohlen ist aus den Obren . Denselbig Morgen da sich solche colloquia gegeben haben, rede vmb rede, zwischen euch vnd mir, ist das Maulgeschrey bey euch gewesen von der geburt vnd reinigkeit Mariä, daß ihr mir etwas schimpflich zugelegt habet, daß ich euch ewer maulgeschrey vnverantwortt gelassen hab, vnd mich gering geschätzt . Darumb, daß ich etwas rwlich abgezogen bin, ist das die mehrer vrsach, daß ich dreyen euch gelehrten mit meiner stamleten zungen nicht folgen mag, als ihr dann mich erkennt von Jugend auff, daß ich die allemal stamlet getragen hab, [Breslau fügt hier ein: „wollte Gott das Ihr alles, das Ich im Hertzen getragen habe"] dieselbige Zeit verstanden hettet, darinn mich die Zung gehindert hat. Aber so ich meiner Zungen vnd der zufliegenden rede nicht gewaltig, vnd mein selbst [„nit" fügt Breslau ein] gewiß bin zueröffnen, das so mein hertz begehrt, vngeschickligkeit ein vrsach ist, das, dz Ich schenden [„sehend" Breslau] erzogen bin, die ander vrsach ist : die dritt, daß mir im reden die vngezämten gegenred vnd die abweg so da mitlauffen, meiner zungen mein Geist nehmen, berauben mir meines hertzen gemütt, vnd eröffnen ein anders dann ich im sinn hab ..... Aber so mein stamlet Zung nicht kan das verantworten, gehört denn dasselbige meiner rechten hand zu mit gefaßter feder auszubreiten .... vnd wiewol ihr mir freundlich zugeschrieben habt bey euch zuerscheinen, an ewrem fürstlichen hof .... zu disputiren .... Entschuldige ich mich, dieweil ich stummend für euch erstarret bin ... wie viel würde ich für dem fürsten erzittern, der ich nit gewohnt bin . Ihr wisst daß ich ins dorffgericht vnd meinen gleichmässigen also erschienen bin ... Noch viel schwerer wird mir das begegnen vor fürsten, in welchen aller erschrecken vnd herauen [Grauen] sihet . Damit schicke ich an meiner stadt meinen schrifftlichen grund, denselben euch zubelesen, vnd endlich mich nach meiner geschrifft zuverstehen, so werdet ihr selbst verstehen, daß Ir nach zu der wag nicht verornet habt. Befilch mich damit inn brüderliche lieb.

Es sind 11 Capitel ohne Ueberschriften, handelnd von der unbefleckten Empfängniss Mariä u. s. w. Schon Anna, die Mutter der Maria, ist nicht von Joachim geschwängert; schon Maria ist übernatürlich geboren und Jungfrau vor der Weltschöpfung gewesen. Sie ist unsterblich gen Himmel gefahren. „Gott hat in das todtlich fleisch nit geheurat." In der Geschlechtstafel Jesu wird nur Josef's Genealogie gegeben, während Christus doch nur von Maria abstammt und Maria ist kein „tödtlich [sterblich] Weib". Die Bibel soll man lesen nicht als ein Historiograph oder Philosoph oder Jurist, sondern als ein Gläubiger „aus dem wird ein catholischer Christ, der do ist (und wird) ein gesalbter Apostel, ein Jünger Gottes".

.... Also zeig ich euch an als meinen Brüdern, daß ihr nicht verharren solt in mancherley Büchern, do ihr nit wißt aus wem sie kommen : Sondern daß ihr gedenckt euch Christlich zu halten, daß ihr werd Sal terrae, lux mundi, vnd die gesalbten durch den H. Geist, vnd nit durch ewere hänte . So werden ihr [14a] von vielen eweren sachen stehen, vnd ewren pflug selber verbrennen, der euch blendt : Vnd vnverzagt bleiben, der verleßt den gerechten nicht, er steht ihm in seiner noturfft bey . Vnd so ihr mir herwider schreibt, so zeiget mir ewere hertzen aus ewrem geist vnd nit die 4. oder 6. lehrer, die ich als Irrer erkenne in diesen Puncten, allein aus dem Natürlich liecht gedicht, vnd nicht aus dem tauff des H. Geists . Vnd bitt Gott für mich, Amen.

Finis Libelli Theophr. Ex Hohenh. Germani De Virgine sancta Theodoca.

Originem sanctae Mariae Virginis arcae sempiterni Verbi incircumscriptibilis Dei patris fratres mei eruditissimi libentissime benedicamus, quoniam ipsa est reparatio omnium Christianorum, per quam confidentia nobis ab [ad] habitationem patescit interminabilem . O perpetua et pulcherrima Virgo, lumen lachrymantium, quae indignationi minime submersa, sed iustissima et semper praemunita perdurasti ab omni pollutione peccati : nos humiles homines charissimi filii tui Autoris universorum, discipuli valdè parvi, ingentem commiserationem tuam cordialiter efflagitamus, ne abjeceris nos misellos propterea quod peccatores sumus.

Descriptum Anno 1619 ex charta scripta Anno 1567.

Aus dieser Schlussnotiz, wie aus dem Marginale am Anfang „28. Aug. 1567 Gorl.", geht also zweifellos hervor, dass dieser Tractat nach einer Handschrift aus dem Jahre 1567 geschrieben ist, und zwar gehörte die Vorlage unserer Handschrift zu der Gruppe der Manuscripte, welche von dem unbekannten M. B. 1564—1567 in Görlitz geschrieben sind (No. 15 und 84) unter den Augen des Johannes Montanus. Zum Ueberfluss findet sich in No. 83 vom Jahre 1564 auf S. 170 die Randbemerkung „In libro Paramirico, von der Jungfrawen auß der Gott geboren ist worden", ein Beweis, dass unser vorliegendes Werkchen diesem Görlitzer Schreiber auch bekannt war.

Der gleiche Tractat findet sich fast ganz übereinstimmend in dem Breslauer Cod. Rhediger 334 Bl. 178b ff. (No. 95), dessen Varianten schon oben in der Einleitung zum Theil eingefügt sind, und wesentlich abweichend im Cod. Rhed. 333 (No. 96), welcher Salzburg 1524 als Abfassungszeit unter der Vorrede gibt. Vgl. auch No. 123 Bl. 30—46.

Angeführt werden in unserm Büchlein ausser der „Paramirischen Geschrift" als Schriften Hohenheim's, ein „libellus salvationis", eine „Auslegung des Jesaias" und „De Esse aeterno et transitorio". — Der Doctor Pancratius, als einer der drei in der Widmung genannten Gelehrten, erinnert an den Licentiaten Pangratius in dem Nürnberger Buch von den Imposturen (Theil I No. 7), den wir in den Paracelsusforschungen schon besprochen haben (Heft I S. 50—55). Doch dürfte an die Identificirung dieser beiden Männer kaum zu denken sein, auch wenn wir diese Marienschrift für echt halten wollen. Dass es statt „Theodoca" immer „Theotoca" (Gottesgebärerin) heissen muss, brauche ich kaum zu erwähnen.

Zwei Handschriften einer Auslegung der zehn Gebote geschrieben 1569 und 1570 von Lambert Wacker.

86. Berlin, königl. Bibliothek, Ms. Germ. Quart. 50. 64 Bll. von einer Hand aus der 2. Hälfte des 16. Jahrhunderts beschrieben; am 7. Mai 1569 dem Markgrafen Joachim von Brandenburg gewidmet von Lampertus Wacker. Auf dem 1. Blatte: „Si uis Vitam Ingredi Serua Mandata"; darunter von anderer Hand: „Theophrasti Paracelsi Kurtze Außlegung der Zehen gebot Gotteß".

Bl. 2a—3b Widmung:

Dem Dürchleüchtigstenn Hochgebornenn Fürstenn vnnd Herrnn Herrnn Joachim [der Name ist in eine zuerst freigelassene Lücke nachträglich mit anderer Tinte eingetragen] Marckgraffen zü Brandenbürg, ... meinem Gnedigsten Churfürstenn vnnd Herrnn.

Durchleuchtigster, Hochgeborner. Churfurst vnnd Herr .diese

kurtze auslegung der Zehen Gebott Gottes Theophrastj Paracelsj, hab ich aus des Autoris Eigenn Handtschrift wie woll die bös zülesenn, Nach dem viel seiner bücher vome ihm selbst mit Sonderlichem vleis vorbittschirt, vnndt Nun lange Jahr bis vff Kegenwertige Zeytt vermauert gewesenn, nicht ohne geringe muhe abgeschriebenn, die selbigenn Euer Chf. G. vnterthenigIichen dedicirenn wollenn, Vornemlich weyll E. Ch: G. Inn religionn Sachenn dermassenn gottlob fundirt, dz sie leichtlich das Lauter vom vnlauter konnen vnterscheydenn, Auch Er derr Autor dem rottenn Adler Inn Seinem prognostico viel wunderbarliche vnndt doch zu seiner Zeit gluckseylige ding thut vaticinirenn. Ergibt Es auch die tegliche Erfahrung dz Er bis anher noch nicht viel vnwarhafftiges geweisſagt, der andere seine bucher gelesenn, vnndt der welt ihrenn laüff Ein wenig auffgemerckt, dann mach man daraus wz mann wolle, So ist Mundus stultorum cauea errorumque taberna, Ob Einer schönn woll sapientior ist dann der ander So ist doch kein sapiens auff Erden zufindenn. Was aber Inn dieser nachgeschriebenen praefation E. Ch: G. noch des Lesers begernn nicht gnugsam ausfurlich, vonn dem Autor so die selbenn gemacht, wirdt dargethann, wirdt Er, So gott will, Inn dem buchlein de iusticia so vonn dem Theophrasto auch geschriebenn, wie ich vermerck mit mehrenn Erklerenn, hoffe dis mein armes leui dense werdt mir bey E. Ch: G. vnnd Einem Jeder messig verstendigen kein Nachtheill geberenn, mich Inn vnterthenigsten gehorsam E. Ch: G. beuehlenn, Datum Berlinj 7. Maij, Anno 69

E. Ch. G. vnterthenigster

Lampertus Wacker.

Bl. 4a—20a Praefatio. Es schreybenn Etliche ihnn ihrenn Chronicis das Anno 1529 Ein seltzam wunderlich mann mit Namen Theophrastus von Hohenheym genn Nurenbergk kommen, der fast alle Doctores vnnd Schribentenn in Medicinis verlachet, denn Auicennam Soll er verbrandt habenn Zu Basell Inn Offentlicher Vniuersitet mit seinenn Receptenn iudicijs vnndt Medicin, wieder alle Medicos gewesenn sein. [Das ist Sebastian Franck's „Chronica" entnommen; siehe Paracelsus-Forschungen Heft II S. 53 Anm.] Dieser Theophrastus Nachdem Er gesehenn, dz aüff dieser vnartigenn, bösenn verkertenn welt kein kunst mehr ihnn ihrem rechtenn grundt gestandenn |: wie Es denn leider die warheytt ann ihm selbst :| hatt er mehr denn drey hundert vnndt sechzig bucher geschrieben .....

Ein Erneuerer der wahren Medicin, daher mit recht „Monarcha et princeps Medicorum" genannt, aber auch „Theologorum Rex et Jurisconsultorum caput". „Es mus Galenus vnndt Hypocras, uolunt nolunt bekennen das vnser Theophrastus Inn ihrer facultet palmam obtinirt habe". Aussprüche des „Valentinus Rhetius". Nicht jedem hat Gott seine Geheimnisse eröffnet; es waren allzeit nur wenige. Daher der Streit der Gelehrten und Fakultäten und die vielen Ketzereien, viel eigenmächtige Auslegungen der Schrift ohne den heiligen Geist u. s. w. u. s. w. Trauriger Zustand der jetzigen Welt (1569); das Büchlein de Justitia Paracelsi: Der Neid hat die anderen Aerzte gegen Theophrast verblendet, dass sie ihn verspottet, dass sie ihn einen Schwärmer, Zauberer und Nigromanticum geheissen; er war ein rechter Magus, der die Magnalia Dei verstanden und ganze Bücher davon geschrieben. Er war kein Fürstendiener. Wegen all der Feindschaft und des Neides hat er seine Schriften im verborgenen gehalten bis auf bessere Zeiten; schon sammelt man sie allenthalben eifrig.

[16b] Wolt gott Es wer die Zeytt vorhandenn, dz auch Ein Theophrastus vnsernn Theologenn die wort Christj, darann sie bisher die Kepff zerstossenn, vnterschiedlich nach dem Geist vnnd nicht nach der vernunfft auslegete . Ich habe aber Sorge es wurde bey Inenn kaum geltenn werden, er zeigte dann testimonia, wo Er gestudirt, promouirt, ordinirt, Sonst wird mann Im dz Examen vorlegen vnd Eysernn Kugelln auf ihm Schmiden werdenn . . . . Darumb ist der weg zur Seyligkeytt gar Enge gespannenn, vnndt seind der gleubigen wenig auff Erden . Nam Dominus dat cui uult.

τελος N. P. A. I. P.

Bl. 20a—64b **Liber Primus Expositionum Decem Praeceptorum Theophrasti . Hohenhemi:**

Vonn denn Ersten Zweyenn Gebottenn.

Du solt glaübenn Inn Einenn Gott vnnd durch ihnen nicht Schwerenn

Do hat vns Gott gebenn anfenglich zwey gebott, das Eine dz wir sollenn glaubenn Inn Einenn Gott, das ander dz wir bey gott nicht schwerenn sollenn. Das Erste gebott ist, das wir aus gott, Inn Gott gleübenn sollenn, das ist, göttlich glaubenn von Inwendigen Inn gott . Das ander gebott ist, das wir sollen Inn gott gleubenn aus dem Leibe dz ist, menschlich gleübenn, diese zwey gebott sollenn also verstanden werdenn, Anfenglich laut dz Erste gebott . Zu Glaübenn Inn Einen gott, aus gott, dann glaubenn Inn Ein gott, mus aus gott glaubet werden, vnndt beschehenn, das ist, aus dem Gott der Inn menschenn ist, Inn dem derselbige gott ist, Also stehet der glaub göttlich aus dem, Nach dem Erstenn geboth, sollen wir allein glauben Inn gott, dann dieser Gott ist Inn Einem gleubigenn, Auf das laut dieses Ersten gebott, das wir sollenn aus vnserm Gott, denn wir Inn vns habenn, glaubenn Inn gott Inn diesem solchenn glaubenn wirdt das Erste gebott Erfullet, darnach ist das ander, das sich vonn dem Ersten nicht Scheydett, laut also, das wir nicht sollenn Schwerenn bey gott, das laut allein aüff denn leib, wirdt durch denn Leib Erfullet, On antreffen des gottes Im leib, der leib kann nicht glaubenn, dann Er ist Irdisch allein der glaub dz Ein Gott ist, das ist, das, das vom Himell kompt, Er mus nicht Schwerenn, wann glauben ligt Inn gott, des menschenn, aber Schwerenn ligt Im Leib des menschen, vnndt nicht Inn gott des menschen, vnndt lassenn sich doch nicht von Einander scheydenn diese zweytt gebott, Sondernn sie bleibenn bey Einander, wann der Glaubenn kompt aus Gott des Menschenn, vnndt der misglaube aus dem Leib des menschenn . Derhalbenn so ist Es ein ding, aber zwey gebott, Aüff das ist zumercken das das Eine denn geist, das ander denn Leib antrifft, welchenn beiden die Seell vnterworffen ist ..... wider die vernunfft der Natur hat Gott das ander Gebott gebenn ..... derhalbenn gebeut gott allein dem Inwendigenn zu glaubenn In Gott vnndt gebeut dem Liecht der Natur wieder denn geist nicht zu thun, wann so dz liecht wieder denn geist thut, so ist dz ander gebott gebrochen .... Das ist du solt denn Leib wieder denn Geist nicht gebrauchenn, dann alles das wiederstehet zur Seyligkeytt, vnnd besitzt dann seine vernunfft, darumb schweret Er falsch.

[30b] Die andernn zwey Gebott Du Solt denn Sabbath feyrenn vnnd deine Elternn, daüonn dü geborenn bist Ehrenn.

Da gibt gott zwey gebott begreiffen beyde Ehrung an, das Ein ist die Ehr Inn gott, die ander Im vater vnnd Mütter, vonn dennenn wir hie sindt, dz ist Ein Ehrung ihm hertzenn, die ander am Leib, ... Sabbath .. gibt kein ruhe nicht allein Commemorationem der Ruhe . Der halbenn mehr auff ihnn nicht zu achtenn ist als auf Einenn dergleichen tag, Er ist auch nur ein gesetzter tag On gefehr auf den tag kommenn, dann Es ist noch nie Im wissenn gewest auff welchenn tag die Ruhe angefangenn hat, oder auff welchen tag die werck ausgewesenn sindt ob Es Freytag oder Dinstag gewesenn ist .... Der Sabbath ist der himlische Vatter der vns alle geschaffenn hat, denn sollen wir als vnsernn vatter heyligenn .... das ander betrifft die Seyligkeytt nit an sondern allein die liebe Inn der Natur aus dem gebott Gottes, vnndt nicht von wegen der Seyligkeytt. Dann Es gehört nichts Leibliches zu der Seyligkeytt, als dann leiblich vatter vnndt Mutter Ehrenn anzeigt.

[37b] Von denn drittenn zwey gebotten Gottes. Du solt nicht Todtenn vnnd solt nit falsch Zeügnis gebenn.

Do gibt gott zwey gebott, Eins ist du solt Niemandts Todtenn, das ander ist du solt nicht falsch zeugnis geben, Durch dz Erste gebott gibtt Er zuuorstehenn, die Seell Inn dem dz er gebeut wir sollen nicht todenn, das ist aüff die Seel geredt, dieselbig soll Niemandt todtenn, vnndt Inn diesem Gebott begreifft gott kein leib, allein die Seell, dann am Erstenn ist zuwissen das Gott allein redt von dem Ewigenn todt, ... aüs der falsch zeugnis kompt dz todtenn der Seelenn . . . . . . das wir nicht sollenn mit der warheytt die lugen bestettigenn . . . . die warheytt ist der weg Im Glaubenn . . . . welcher anders dann Inn gott gleubet der ist getödtet . . . . so ist der vrsprung dieses gebott allein vom himlischenn Lucifer itzt teüffell genannt Ersprungen, welche Einenn Irrdischenn Lucifer auff die Erdenn gesetzt hat, gleich zu regirenn die Erdenn wie Er ihm Himell geregirt hat, ... Also lautenn die zwey gebott gentzlichenn allein aüff denn Irdischen Lucifer, welcher die Seel todet, mit seiner Lehr, mit seiner vnterweysung . . . . vnndt ist der grundt dieser zwey Gebott dz keiner sol falsch Zeugnis geben, wieder denn rechten glauben vnndt dz mann nicht Soll die Seell tödten.

[46b] Die vierdenn zwey Gebott Dü solt nicht Stelenn. Dü solt nichts frembdes begeren.

Da gibt vns gott zwey gebott, dz Erst betrifft die werck ann, dz ist das, so mit der tadt vollbracht wirdt, das ander betrifft das Hertz ann, dz ist das allein Im hertzenn betracht vnndt begert wirdt, aber nicht mit dem werck vollbracht . . . . . . Also seindt zwene diebe Inn Einer haut . . . . . Inn weltlichenn begerenn vnndt Inn geistlichenn begeren . . . . Als wenn sich Einer ann Gottes Stadt setzt, der Stilt gott sein gewalt ihm geist vnndt legt ihnn ihm zu . . . . . der arme soll arbeyttenn darin ist die Artzeney aüff die armut . . . So ihnn aber der reiche verlest, vnndt die arbeyt auch, noch soll er nicht Stelenn . . . allein Inn gott hoffen . . . . mussen wir dann Inn armut Sterben, So ist dz der vorteill des Lindenn todts, vnndt die gewisse Seiligkeytt dieselbige zu Erlangenn, Soll kein armer verzweiffellnn. Gott verlest ihnn nicht dann es ist bey ihm dz lebenn, bey ihm die Ewige freudt.

[57b] Die fünfftenn zwey gebott . Dü solt nicht Ehe brechenn vnndt solt keines andernn gemall begerenn. Da gibt Gott zwey gebott Eins Inn die werckh, das ist du solt nicht Ehebrechenn . Das ander Inn den geist, dz ist du solt keines andern gemall begerenn, diese zwey gebott sindt Nur Ein gebott, allein dz sie sich scheidenn, Inn dem, dz ein denn menschenn selbst antrifft Im Leibe das ander Im Geist ..... Ein itzlicher mensch soll so Er kompt aüff seine tag Inn der Ehe lebenn ... also wz sich vnterstehet die Jungfrauschafft zu behaltenn, vnndt die Reinigkeytt ihnn die Jungfrauschafft legt, das ist ein Ehebruch, denn gott will deiner Jungfrauschafft nicht, Sondern die frucht von dir, denn er hat seine Eigene mutter nicht vbersehenn, Sie hat ihnn mussenn geberenn, Also desgleichenn soll ein Jgliche Jungfrau, darumb sie vff der welt ist ihrenn Mann nemen .... vnd die luciferische gleisnerey, der sich derselbenn Jungfrauschafft schetzenn besser dann die nach denn gebotenn gottes lebenn Inn der Ehe, dieselbige praesumption vndt sich selbst achtung vnndt Erhaltung ist der weg zu der hellenn, denn kein mensch soll sich aus der ordnung scheidenn durch welcher gott denn weg geen himell geordnet hatt, vnndt die Ehe gebottenn ... Ihr verfluchtenn Munchenn vnndt Nonnen, der teüffell hat Euch Erdacht vnndt nicht Gott, dann all Euer Ordnung seindt aus dem teüffell ...... welcher Inn der Ehe lebt der lebt nach denn zehenn gebottenn gottes, welcher aber nicht Ehlich ist, der ist Ein Ehebrecher, vnndt nicht vbel wer dz geredt dz ich spreche, dz allein der Ein Ehebrecher wer, welcher Inn die Ehe nicht wolte vnndt fleuchet die Es wer durch reinigkeit seines Leibes oder sonst mit hurenn furenn vnndt vnndläuffenn [?] vnd sprech dz die nicht Ehebrecher weren, die aus der singen [!], dann Es sindt Etliche vrsachenn, die woll zu beiden [!], dieselb ich Euch Inn dem andern auch [! statt „buch"] der zehenn gebott gottes annzeigenn will mit mehrem verstandt, wie denn die Euangelistenn auch weysenn Inn solchenn Punctenn.

Hie Endt sich dz Erste buch der auslegung der zehenn gebott gottes durch Theophrastum Hohenheimium Doctorem.

Es folgen noch 4 unbeschriebene, unbezeichnete Blätter. Der Schreiber hat ziemlich nachlässig und unaufmerksam geschrieben; manches ist im folgenden Manuscript im Einzelnen besser gegeben als hier. Weitere Bemerkungen siehe am Ende der folgenden Nummer.

87. Rostock, Universitätsbibliothek, Mss. theol. 79. 40 Bll. 4° von einer Hand aus der 2. Hälfte des 16. Jahrhunderts. Als Schreiber nennt sich wie bei der vorhergehenden Nummer Lambert Wacker, doch scheint es nicht dieselbe Hand zu sein wie dort. Auf dem vorderen Deckel des Pergamentbandes folgende Pressung I. A. D. M. Das heisst „Joannes Albertus
1570
Dux Meckelburgiae". Prof. Dr. Fr. Schirrmacher erwähnt die Handschrift in seiner Geschichte Johann Albrecht I. von Mecklenburg Bd. I S. 770. Auf der ersten Seite der 3 leeren Vorsatzblätter vier lateinische Distichen „Roma diu titubans longis erroribus actu" u. s. w.

Bl. 1a—12a Dem Dürchleüchtigen Hochgebornenn Fürsten vnnd Herren Johanns Albrechten Hertzogen zu Meckelburgk, Fürsten zu Wenden Grauen zu Schwerin, der Lannde Rostockh vnd Stargarte Herrn . ꝛc. Meinem gnedigen Fürstenn vnnd Herrenn.

Genediger Furst vnnd Herre, Es schreyben etliche in Iren Cronicis, das Anno 1529 . Ain Seltzam wunderbarlicher Mann . . . . . . [eine grossentheils wörtliche Wiedergabe der „Praefatio" in der vorhergehenden Nummer, doch ist einiges eingefügt z. B. Bl. 6 eine lateinische Stelle aus dem Paracelsischen Buch de Justitia[1]) und Blatt 10 ein Stück aus der Widmung der vorigen Nummer; ganz neu beigefügt ist folgender Schluss:]

[Bl. 11] Dieweil aber dieses Theophrastj Scripta so lanng verborgen vnnd Ie lennger ie mehr paulatim herfürbrechen, der selben mir ettliche Gott auch wunderbarlich bescheret, Will mir auch nicht gepüern, Sein Lob, Kunst vnnd Weyſheit zuuerheln, dann wolte Gott, das ein Ansehenlicher potentat all disses paracelsi opera all ließ in ein Corpus zusammentragen , Wurdt man leichtlich (. Do es annderst vnuerfelscht .) Ob er auß dem grundt . schwermerisch

1) „in welchem er also spricht, Nos ea dogmata quae non ex Misteriis suum habent fundamentum euidenter nihil aestimamus, vti Juristarum, prudentiam, Qui leges sanciunt et ordinem praescribunt, iuxta suarum duntaxat opinionum placita . Ita scilicet ne modo ipsi pereant Etiamsi Vniuersum commune bonum periclitetur, In huiusmodi igitur facultatibus cum plurima [Bl. 7] incerta supra quam decet pro certis Vsu recepta sint recipianturque amplius, relinquimus eas, dum idoneum ueniat tempus in sua pendere aestimatione neque talium hominum loquacitate aut opinionibus aut flecti aut commoueri patiamur". Diese Stelle ist in dem gedruckten „Liber de Justitia" (Theil I No. 306 S. 13—21) nicht zu finden.

oder Christlich geschriben, dauon judiciern künnen, Ich fur mein Einfallt, will seine Buecher drin ein hoch Mysterium nit vrtheiln, wiewol vil dawider Bellen, es beist In aber Niemandt, ob gleich seine vermeinte Immitatores sein Kunst vnnd Arbeit mißbrauchen .... was aber in diser ainfältigen praefation . . nit ... wirt dargethan, Soll ob Gott will, de Justitia, so vonn dem Theophrasto auch geschriben vnnd in den andern partibus mit mehrerm erklert werden ...... Ich bin nullius addictus . Ewer Frl. Gn. Mich vnderthenig gehorsamb beuelh, Praga den funfften Aprilis Anno Im Sibentzigisten.

Euer Fr. G. vnderthäniger

Lampertus Warkerus.

Auf Bl. 12b „Si Vis Vitam Ingredi serua mandata" und „Casta Deus meus est, Casta vult mente vocari".

Der erste Spruch stand auch in dem Berliner Mscr.

Bl. 13—40 **Liber primus Expositionum . decem praeceptorum Theophrasti Hohenhemj.**

Von den ersten zweyen Gebotten, Du solt glauben in einen Gott, vnd durch Inn nit schweren.

Da hat vnns Gott geben anfengklich zwei Gebott, Das ein Das wir sollen glaubenn in einen Gott, Das ander das wir bei Gott nit schweren sollen, Das erste Gebott ist, dz wir auß Gott in Gott glauben sollen, das ist göttlich glauben vonn Inwendigen .... Vnnd sprich, das die nit Ehebrecher werent, die auß der giengen, dann es soint etliche Vrsachen . die wol zu meiden, dieselbig Euch in dem andern Buch der Zehen Gebott Gottes anzeigen will, mit mehrerm verstanndt, wie dann die Euangelisten ausweisen in solchenn Punctenn, Hie enndt sich das Erste Buech.

der auflegung vber die Zehen
Gebott, Durch Theophrastem [!]
von Hohenheim Doctorem,

Cui Volucres pascis Pater et qui lilia vestis
Corporis atque animę sit tibi cura meae.

Die Abweichungen des Textes dieser Handschrift von dem der vorhergehenden sind nur gering; beide Handschriften betonen, dass dies nur das erste Buch sei; ein zweites findet sich aber nirgends. Auch von dem was unsere beiden aufs engste zusammengehörigen Handschriften wirklich geben, vom „Liber primus", findet sich sonst nirgends eine Spur. Mit dem anderwärts z. B. Leiden 24 (No. 88) Bl. 468ff. überlieferten Paracelsischen Kommentar der 10 Gebote hat unser Mscr.

nichts zu thun. Keiner der andern Sammler Paracelsischer Theologica scheint also von diesem eigenthümlichen Kommentar zum Dekalog etwas gewusst zu haben, dessen Anschauungen sich übrigens vielfach mit denen anderer als Paracelsisch überlieferter theologischer Schriften berühren; vgl. aber No. 115 am Ende und No. 165.

Dass Lambert Wacker diese Schrift kurz nach einander zwei norddeutschen Fürsten (um eigener Vortheile willen) gewidmet hat, dient nicht dazu, ihre Echtheit glaubhafter zu machen.

Die beiden grossen Leidener theologischen Sammelhandschriften, früher in Gräflich Rosenberg'schem Besitze.

88. Leiden, Univ.-Bibliothek, Codex Vossianus Chymicus in Folio No. 24. Schön gepresster Schweinslederband (auf mehreren Pressungen die Jahrzahl 1567), enthaltend 544 engbeschriebene Blätter (6 leere Blätter sind nicht mitgezählt), denen am Ende noch etwa 60 unbeschriebene Blätter angefügt sind. Auf dem letzten beschriebenen Blatte die Zahl 557, auf dem ersten unbeschriebenen die Zahl 558, offenbar als Rest einer alten Foliirung, die vielleicht beim Binden weggeschnitten wurde. Die sehr schöne Hand stammt etwa aus der Mitte des 16. Jahrhunderts und ist spätestens um 1570 zu setzen; wenn sich nicht auf der Rückseite des 1. Blattes die Jahrzahl 1575 fände, würde man die Handschrift unbedenklich zwei Jahrzehnte früher setzen. Auf der Innenseite des vorderen Einbanddeckels das schöne blattgrosse Ex libris des Peter Vok Ursinus von Rosenberg „Anno Christi M.DC.IX.“ (In der ausgestorbenen böhmischen Linie der Grafen Orsini von Rosenberg [-Krumau] wurde Graf Wilhelm 1592 gefürstet und starb in demselben Jahre; sein Bruder Peter Wok folgte ihm in der Fürstenwürde und starb am 5. Nov. 1612 ohne Erben; die kärntner Linie blüht heute noch. Auf dem Fürstl. u. Gräfl. Archiv der [Orsini] Rosenberg in Klagenfurt ist Paracelsisches nicht vorhanden. Im Wittingauer Archive habe ich nicht nachgefragt; vgl. Beilage zur Allg. Ztg. 1897 No. 260.)
Auf der Rückseite des 2. Blattes ein Bild Hohenheims in Wasser-

farben, dem offenbar der bei No. 83 beschriebene Holzschnitt als Vorbild diente; in Hintergrund und Umschrift wurde es von dem Birckmann'schen Enface-Bild (Aberle No. 73, Taf. IV No. 12) beeinflusst. Auf einem rothen Ziegelflur steht er vor einer bräunlichen Mauerwand in ganzer Gestalt, barhaupt, das Antlitz ein wenig gesenkt und leicht nach der linken Schulter gewendet, der Kopf kahl bis auf zwei graue krause Haarbüschel über den Ohren, tiefliegende Augen unter vorstehenden stark gewölbten Augenbrauen, bartloses, stark gefurchtes Gesicht, Hals kurz in weissem vorn offenem Hemdkragen. Der bis zu den Knien reichende Rock ist gelblich braun, über dem Gürtel glatt, unterhalb faltig, nach links geschlossen; aus dem kleinen Ausschnitt hängt die bekannte Schnur mit Quaste hervor, welche hier dem Antimonzeichen ähnelt; weite Aermel reichen bis zum Ellbogen, wo sie puffenförmig eingezogen sind und feuerrothe gestickte Unterärmel, enganliegend bis zum Handgelenk, vortreten lassen; enganliegende feuerrothe Strümpfe, schwarze vorn offene Schuhe. Die Hände sind aufs lange Schwert gestützt, das er vor sich auf den Boden stemmt. Ueber der rechten Schulter das Wappen im Dreipass wie in den Birckmann'schen Drucken; Herzschild hellgelb, Querbalken grau, Kugeln roth, ebenso die Kreuze auf dem grossen weissen Schild. Ueber der linken Schulter steht (von dem Schreiber der ganzen Handschrift geschrieben) mit rother Tinte: „Aur. Phil: Theoph: Paracelsi . Nati . Anno .1493. Mortui Anno 1541 Aetatis Suae .47. effigies." Umschrift genau wie bei Aberle No. 73. Rechts unten in der Ecke das Monogramm TG in der Jahrzahl 15 | 75. Vielleicht ist der Maler dieses Aquarells und der Schreiber der Handschrift eine Person. — Titel, Ueberschriften und Bibeltexte sind mit rother Tinte geschrieben.

Auf Blatt 1 folgendes Titelblatt in rother Tinte:

De Cena dominj Prologus et Initium.
Lib: j. Theophrastj
Philosophia Theophrastj . Lib: primus.
De Lymbo ęterno perpetuoque homine nouo secund: creationis . ex Christo . filio dej. Volumen primum.

Bl. 3—11 De Prologo et Initio uoluminis Limbj aeternj . Lib: primus, Theophrastj paracelsj magnj.

Nachdem, vnnd alle Philosophj, so ym liecht der natur erleücht gewest seindt . Für sich genomben haben . zubeschreyben die natürlichen Leuffdt der natur . vnnd aller yrer werckhen vnnd khräfften . Habe Ich mich derselbigen So weytt vnnd die natürlichen tugenten erforschen, auch zubeschreyben bemüehet . nitt ein cleinen theyl desselbigen wohl abgeuerttigt, ... Darumb Philosophier ein yeglicher so weydt vnnd vehrr . dass er ym nach diesem leben . ein freudt . vnnd ein ewigs mach: Durch Christum . der zum seeligen der Leyb ist . Daß liecht . das thor . vnnd dz ewig wort . Auß wellichem wir alle yn lieben . Vber alle geburt der welt . Darumb das er ewig ist . vnnd die andern all der Verdambnuß vndterworffen . vnnd der seeligkait beraubdt . Finis.

Es ist dies dasselbe Schriftstück, welches Stariz 1618 in der Philosophia de limbo aeterno (Theil I No. 303) S. 1—15 abdruckt, doch sind die Abweichungen sehr bedeutend; was Stariz gibt, ist eine wesentlich kürzere Gestalt des Textes, auch sind im Kleinen vielfach Aenderungen vorhanden. Im Verlauf der Abhandlung werden die Abweichungen immer grösser, besonders bei der Anführung der 21 Punkte, deren dritter hier in beider Gestalt neben einander stehen mag:

Stariz:	Handschrift:
3. Helt innen das 1. Cap: Matthaei von der Geburt Christ, der ist darum leiblich geborn, das wir alle auß jhm leiblich geborn würden . Der nun die Ersten weiß, der weiß die andern alle.	Das dridt Buch ist genomben von dem Euangelisten Sannt Marcum . [andere Handschriften haben „Mattheus"] Inn seinem ersten Capittel, der da fürhelt . Die gepurt deß erst gepornen Sun Gottes . vnnd ist leyblich dz fürzuhalten . Dann vff denselbigen der da geporn ist worden . Seindt wir alle auß ym geporen . Der nun den ersten wayſst . der wayſst auch die andern alle . vnnd ist dz dridt buch . gegründt vff den Euangelisten der gemeldt ist.

Bei genauer Prüfung kann kein Zweifel bestehen, dass unsere Handschrift den ursprünglichen Text gibt und nicht etwa das Original erweitert hat. Uebrigens hat Stariz wohl nicht selbständig seine Kürzungen vorgenommen; denn es werden uns auch Handschriften begegnen, welche die selbe kürzere Gestalt haben und zeitlich viel früher fallen als der Stariz'sche Druck. Es wird sich bei seinem Text ähnlich verhalten wie bei No. 83 (Excerpt des Montanus?). Vgl. No. 98 Bl. 25ff.; 108 S. 377ff.; 113 Bl. 29bff.; 114 Bl. 44ff.; 116 Bl. 71bff.; 117 Bl. 89.

Bl. 12a—29b **Cęna Dominj nostrj Jhesu Christj Declaratio . Aureolj Theophrastj Paracelsi . S. Litterarum Doctoris.**

Hic, yn beschreybung meines fürnembens . von der erclerung deſs nachtmals vnsers Herren Jhesu Christj . Ist am ersten daß nöttigest zuebeschreiben von der fruchtbarkeit dessen, daß wir beschreiben vnnd zubegreyffen, Inn solchem die vrsach . sollchs ein notturfft . vnnd nit ein yberfluß zu sein . ein notturfft vnnd nit ein vnnotturfft . Sonnder dermassen . Allß ein genöttiges . so wir haben sollen auff erdten . Vnnd nit allein sollen . sonder gemueßt . So wir wöllen essen vnnd trinckhen In dem ewigen leben . So nun sollches erzelt . ist weitter deß Texts außlegung . wie sich denn sein bewehrn eruordert.

Verba prologi Theophrastj Suo scribe . Verbi ad Verbum.

Alls wir auß Adam geborn seindt, zum todt . ym fleisch . Allso werden wir geboren auß Christo . Durch sein fleysch vnnd blut . Zum ewigen leben, vnnd wie wir von Adam vff erdten . der seel yren stuhl machen vnd setzen, vnnd bedeckhent . Allso auch auß dem fleysch vnnd blut Christj . Setzen wir auß der seel seeligkheit . ynn dz ewig leben . . . . .

Bl. 13b In secundum Librum Prologus.

Dieweyl nun vff erdten die Heylligen gespeyßt werden durch Christum . nach seinem willen . der ym Himmel ist . wie vff erdten . vnnd vff erdten wie ym Himmel . Dann nit weniger ist ein heyllig vff erdten . gegen dem ym Himmel, nit mehr auch der ym himmel . gegen den vff erdten, Sonnder gleych ynn Christo . . .

Bis Bl. 14b stimmt alles so ziemlich mit Stariz a. a. O. S. 88—94, nur sind die Ueberschriften bei Stariz weggelassen wie in No. 84; doch steht unser Leidener Text dem Stariz'schen viel näher als der Wolfenbütteler (No. 84), wenn auch im Einzelnen noch Abweichungen genug vorkommen, wobei es sich durchaus nicht sagen lässt, dass die Leidener Lesarten immer die besseren wären, wenn auch recht vielfach.

Es folgt nun eine Einschiebung, die Stariz an anderer Stelle gibt:

Bl. 14b Außlegung Wie der Text anfacht . Vescentibus autem eis ꝛc. byß In regno patris mej . Allso yhn diesem soll aller verstandt . deß newen testaments begryffen werden . Waß Mattheus dauon geschrieben hatt . . . . Dann Gott will sein willen haben . ynn beeden . ym himmel vnnd vff erdten, wer dz nit will . der empfacht christum nit . Dann er ist wider christum.

Stariz hat das ans Ende gesetzt (S. 125—126) im Gegensatz zu allen Handschriften; die Varianten unseres Textes gegenüber dem Stariz'-

schen sind unbedeutend. Die Handschrift läuft dann weiter wie Stariz S. 94:

Bl. 15a Außlegung . Sanctj Mathej am 26ten Capitel.
Vescentibus autem eis . Dieweyl nun die erst geburt yn Adam erfühllt ist worden . Vnnd hie an dem Nachtmal die annder . So wissendt . Dieweil wir müessen geboren werden . so trysst es dz fleysch an . . . . .

Bl. 17b Außlegung yber den Euangelisten Sanctum Marcum.
Et ędentibus illis .' Allso auch sagt Marcus wie Matheus . In einem synn . vnnd vff ein wort . Allso da Christus dz brodt genomben hat, ...

Bl. 18b Außlegung yber den Text Sanctj Luce.
Desiderio desideraminj . Lucas setzt hie den anfanng deß Nachtmals bedeütlicher . alls die anderen zwen . . .

Bl. 20b Außlegung deſs Texts . Santj Johannis . am 6ten.
Opereminj . Wie nun gesagt ist . dz Johannes dz Nachtmal nit beschryben hat . Sonder allein den himblischen Tisch . . . . .

Bl. 24a Außlegung auff den text. Sanctj Paulj.
Ea nocte qua Jesus . Paulus . der hat dz Nachtmal auch für sich genomben . vnnd von deßwegen . das es hert zuuersteen ist . . . .

Bl. 27a . . . Diese alle seindt verdambt . Deren die geschrifft offt gedenckt . vnnd die Propheten . Sye wöllen aber sich nit erkhennen.

Defect.)

vnnd trinckhen wir . dasselbige verstohndt wir wol . wir essenn vff erdten . dz korn dz auß dem ackher wechßt . wir wissen aber nit wie . . . . [29b] . . . Darumb billich die wort zweyer pucher . dermassen seindts außgelegt . wie sie ynnhalten . . Dann genugsam ist die zeügkhnuß diß Apostels . Das ohn falsch ist . vnnd ohne allen betrug . finis.

Das stimmt mit Stariz a. a. O. S. 94—125, wenn es auch in den Lesarten oft abweicht. Die Lücke gegen Ende hat Stariz nicht bezeichnet, wohl aber der Wolfenbütteler Extravagancodex (No. 84), der nach Montanus' Ansicht mehrere Blätter als fehlend angibt. Unser Text stimmt mit dem des Stariz und aller übrigen Handschriften ausser dem Wolfenbütteler Codex Extravaganeus im Allgemeinen völlig überein; letzterer bietet eine eigenmächtig gekürzte Gestalt, die auch vor eigenen neuen Redewendungen nicht zurückschreckt. Der Widemann'sche Text im Wolfenbütteler Codex Augustanus 32 (No. 100) steht unserem Leidener am nächsten. Vgl. auch No. 108, 113 und 114.

Bl. 30a—42a **Liber . De Cęnae [!] dominj . Ex Capito [!] 6to Johannis . Theo: Hohenheimensis.**
In disem Capitel . seindt etlich puncten zumerckhen . So hierynnen den grundt beweysen, wz diß capittel antryfft . So nun dieselbigen puncten wohl vnnd eigentlich werden fürgenomben . So wirdt der text christj . yn seiner summa vnnd Sententz recht vnd wol verstandten . ohn wellche aber mag es nitt sein . dz hierynn der grundt gemerckht wird . ohn Irrsahl anderer puncten fürhaltung .....

Bl. 32a Der annder punct . Weitter auch . so ist not . dz brodt . so vom Himmel gestigen ist . wol zuercleren . vnnd zuentegkhen, vnnd ist allso .....

Bl. 34a Der dridt punct . Darumb nun . das die Jüden nit alle gelert werden von Gott . Darynnen zuuerstehn ......

Bl. 35a Nun volgt der Text nach dem Capitel.
Dicit ad Philippum . Vnde ememus panes . Dieses Zaychen . dz Christus gespeyset hat . ein sollche menig volckhs . mit fünf brodt . vnnd zweyen vischen .... Darumb So hat er der mensch . nichts hie zuändern . sonder glauben . dz christus die warheyt sey . Vnnd nit die vnwarheyt, darumb muß wahr sein . dz er redt . hat der mensch die gnadt zuuersteen . So versteet erß . wo nit : So versteet erß auch nitt . finis.

Stimmt im Gegensatz zum Wolfenbütteler Extravagancodex (No. 84) ziemlich gut mit Stariz a. a. O. S. 21—45; das Latein des Bibeltextes ist in unserm Mscr. nicht immer fehlerfrei. Vgl. auch No. 100 S. 66ff.; No. 108 S. 447ff.; No. 113 Bl. 39f.; No. 114 Bl. 115; No. 115 Bl. 18ff.

Bl. 42b—53a **Liber De Caena dominj ex Capit: 1. 3. 4. Johannis . Theoph: paracelsj magnj.**
Johannes der Euangelist . hat hie ein Euangelion vnnd vrsprung eingefüert . Auß seinem aignen geyst . den er von Gott gehabdt hatt . vnd ynn selbigen geyst . hat er außgelegt den anfanng der andern creatur ....

Bl. 46b Vom dridten Capitel Johann . Hie verwürfft Christus die geburt Adę ... [Stariz S. 54] ..

Bl. 51a Auß dem vierdten Capitel Johannis . Vom haydnischen fräulein . Omnis qui bibit ex aquę ista . Die hystorien beschleüßt sich yn dem .. Das Christus diese haydtnische Frau . abgewenndt hat . von dem trinckhen der erdten ... [Stariz S. 62] ..... Allso auch werden vihl mehr ynn die Zal komben . Dann deren seindt . von deren wegen Christus sein blut vergossen hatt . Finis.

Stimmt im Ganzen völlig mit Stariz a. a. O. S. 45—67 überein, wenn auch vielerlei Textabweichungen im Einzelnen vorkommen, ist also nicht gekürzt wie der Wolfenbütteler Extravaganeus (No. 84). Vgl. No. 106 S. 100; No. 108 S. 477; No. 113 Bl. 51; No. 115 Bl. 3ff.

Auf Bl. 53b unten steht dann der Titel:

. **De Cęna dominj . Liber Cellent : Ex auctoribus ceteris Euangelij.**

und es folgt auf Bl. 54a—82a der Text:

Theoprast: hohenheimensis . Ad Lectorem

Leser . In diesem Buch solltu ein auffmerckhen haben, wie byßher die außlegung etlicher worter Christj myßgerhaten seindt . . . . . , . Darumb mit der zeyt . zeyttig werden . Gybt khein Irrung . Vale.

Lib: De Cęna Dominj . Theoph: .Hohenhaimensis . Ex ceteris Euangelij auctoribus.

Non in solo pane uicturus est homo . Da nun der Teufel . Christo anmuth . Er solt auß den stäinen brodt machen . . . . dz Christus vnnd sein leyb . der mensch muß sein . yn dem wir aufferstehn mitt christo . so er zu Gericht wirdt sytzen . Am Jüngsten tag . finis.

So weit stimmt es ziemlich genau mit Stariz a. a. O. S. 67—88 (nicht mit No. 84). Das Weitere ist von Stariz nicht abgedruckt.

Bl. 64b **Der annder thayl.**

Prologus . Dieweyl nun die Euangelisten, nach beschreybung der Euangelien . Etliche sprüch füeren, zu demselbigen text gehörendt . Darynnen sye dann stehendt . Nun aber die yhenigen . So sych (. Ketzereyen zumachen .) vnnd dergleichen Irrung . ꝛc. vnderstehn . Suchen gar genaw hin vnnd her . wie sich sye behelffen . Allso flyckhen sye zusamben . wo sye sprüch fendten . Vnnd machen mit denselbigen Inen selbst auctoriteten darauß . Allso dz vnmüglich vff yr weyß vnnd ahrt . sollich auctoriteten zuuerstehen . Damit sye yrem fürnemben eiñ hütlein vffsetzen . vnnd beschyrmen sich selbs . Alls sey die ganntze geschrifft vff Irer seytten . So es doch nur buberey ist . vnnd gleysnerey . Aber der große ruckhen . anhang . ist der verfüerer . so yhnen beystehndt mit dem schwerdt . vnd spießen zu roß vnd fuß . beschyrmbt sye, das man sye nitt darff angreyffen, vnnd ist allso ein glaub mit gewalt . vermaindt er sey gerecht. ya er ist gerecht; den leüchtferttigen vnnd yppigen . den erwählten christen fürwahr nitt . Allein den Judas christen vnnd denen . wider die Gott vnnd christus redtt . vnnd lehrt vor ynen sich zuhüeten . Darumb . vff solches So volgt hernach etliche derselbigen sprüch . So sye herauß ziehent . vnnd dergleichen es zuuerachten . vnnd zu nicht machen . deß Euangelions . wie sie dasselbige . fälschen vnnd betriegen . Darauff merckhent . vff ein yeglichen puncten besonnder . So müegent yr verstehn . dz nichts da ist . das denselbigen verfüerern behülfflich oder bewährlich sein mag . Alls sye sich selbs vnnd yren pöfel . vermäinen zuetrösten . nutz sey . vnnd bestannden nur wol.

Salz der Erde, Licht der Welt auf die Apostel gedeutet, welche uns salzen und anzünden, doch nicht mit der Gefahr der Verdammniss wie bei dem unwürdigen Genuss des Nachtmals. Christus ist der Weinstock, der uns auf Erden und im Himmel tränket, so ist der Wein des Nachtmals sein Blut. Ecce agnus Dei. Gehört nicht ins Nachtmal, von dem Johannes der Täufer nichts gewusst hat; es ist eine Weissagung auf Christi Geduld im Leiden und seinen Opfertod an Ostern, geschlachtet gleich dem jüdischen Opferlamm. Ego sum ostium. Nicht gleichnissweise zu verstehn; Christus ist wirklich das Thor, durch welches wir in den Himmel gehn, sein Wort der Schlüssel. So ist auch das Nachtmal kein Gleichniss; „das ist mein Blut“ ist absolut zu verstehn, ohne Nebensinn.

Darumb so wissent . das sollcher Puncten noch vihl seindt, vnd werden mügen, hin vnd her zusamen aufkhlaubt . dz die köpff die da geren wöllen newes vffstifften . vnnd etwahs seltzams aufrichten . Aber sye soll nitt dermassen verstandten werden . Sonder ein christ soll starckh bleyben . auff dem wort Christj, wie es yn ym selbs ergründt wirdt . vnnd durch den heylligen geyst außgelegt . vnnd nit durch vnnß . Dann so wir durch vnns wöllen außlegen . dz oder das . so seind wir verfüerisch . vnnd ist nichts . wiewol wir vil Auctores fennden . die zusamben yn der concordantz mügen lautten . nach vnserm eüsserlichen ansehen . vnnd augenschein . Aber ym grundt zubedenckhen . soll es nit sein . Dann es soll yn vnns leben . wz christus geredt hatt . Das ist . auß dem heylligen geyst soll es verstannden werden . nit durch vnnß . wie dann die Ketzerischen stoltzen vnnd hoffertigen pflegen . ahn den Fürsten höfen . zuegebrauchen . vnnd yn den Stetten die zuthütler . die viel farben zusamben khlauben . vnnd vfflesen . yrn rockh mit zuflickhen . Was ist ein rockh . damit man sich bedeckht . dz man nitt ploß sech . Darumb ist der leyb ganntz . So ist der rockh auch gantz . wo nit . so ist der rock nit ganntz.

Christus will . ꝛc. quere. Vsus.

Sequitur [Bl. 68a] Quid uobis dicere.

Nun ein weittern vnderricht auß Paulo . Euch zu leychtern verstanndt . wissendt Paulus sagt . ꝛc. Quere.

Dieses verkhünden haben wir auß den Aposteln . wie es geschehen soll . vnnd ist allso . Wir sollens niessen bey einander . vnnd nachdem . vnnd es beschehen ist . volgt darauff die verkhündigung vnnd nit mehr.

Dann in die Welt wandern und nicht daheim liegen. Alle Pfaffen und Mönche (Päpste, Bischöfe, Cardinäle, Aebte, Prälaten) sollen das Nachtmal an einem Tische zusammensitzend geniessen ohne Gepränge und dann von einander gehn zur Verkündigung unter den Ungläubigen. Das gilt aber nur den Aposteln; die Laien und Handwerker sind nicht gebunden unter das Gebot des Wanderns.

[69a] Nun weitter vff dz Nachtmal . Das yr doch yn aufrichten sollen . So wissent dieses hiemit zuuerstehn . Alls verloren es ahn Judas war . ꝛc. Vt supra # In fine . + So betracht ein yeglicher . So es die Verdambnus bringt . Das wirß auch müessen den leib lassen sein . so vnnß die seeligkeit gibt . . .

Wers nicht in der Weise der Apostel erfüllen will, der bedenke sich, ehe er das Nachtmal geniesst.

O wehe! wieuil verdampter Apostell vff erdten . die da verkhündigen den Herrn In yrer küchen . vnnd essen yn ettliche alle tag . Allß die Papisten . verkündigen den stäinen in den Kyrchen christum . O wehe ewers Lesterns . Allso die secten der anderen, ettlich yn Monats fryscht . etliche yn wochen . ꝛc. O yr ellenden leut . was thundt yr . vnnd dann ander die dz gar yn ein gespött treyben . dz noch greulicher ist . Alle dinng wirdt ein endt. Sequitur proba super lre qre.

In fine # Dann da werden zwayerlay Tischleut verstanndten . Die seeligen vnnd vnseeligen . die seeligen bey den Aposteln . vnnd die vnseeligen durch Judas . . . [69b] . . . dann fürwahr da geet dz vrtheyl uff ein mahl.

Sequitur . Darumb aber wz vnns der groß güettig . ꝛc.

+ Ein yegclicher yn seinem beruff . dz yn antrifft . Darauff er ysset vnnd trinckhet.

In fine . Dann Cayphas . Annas . vnnd alle priester . seindt yn Judas stafflen . Darumb secht für yr pontifices So dz Nachtmal essen, dz yr nit ynn häußern bleybt . vnnd nachschlagen Herodj . Cayphe . Anne . . . . [echte und falsche Apostel] . . . Darumben sollen sye vorgehn vnnd predigen yn der gannzen Wellt.

Non solum ex pane uiuit homo . sed ab omni uerbo quod egreditur per oſs Dej . Wiewol das ist . Wie gemelt . das die yheingen . so den rengkhen vnnd lüssten obligen . vnnd sich derselbigen fleyssen . vil zusamben suchen vnnd renckhen . Alls sie euch dann hie auß dem ein behelf suchen . vnnd dz yn manicherley weg . nit not zuerzehlen . . . [70a] . . .

Leibliche und ewige Speise. Ein jegliches Wort ist Gott selbst, in jedem nehmen wir Christum in uns auf zweierlei Weise, durchs Wort allein und im Nachtmal. Die Seele muss auf Erden ihre Speise haben wie im Himmel. In dem Wort, das Fleisch geworden ist in uns, müssen wir auferstehn, denn in unserm irdischen Fleisch können wir nicht wohnen in der Gemeinschaft der Heiligen. Im Leib aus Christo gehen wir ins Reich der Himmel. So hat Johannes das Geheimniss ausgelegt. So bewährt sich die Einheitlichkeit der Lehre Christi. Was am deutlichsten zu verstehn ist, darauf muss alles andere bezogen werden. Nichts ist so dunkel, das nicht an anderer Stelle erklärt würde,

Dann wz solt vnns Johannes . so die andorn drey Euangelisten yno nit außlegten . vnnd darnach gleych allso wol Johannes sie . Darauf ist nit weiter not . hierynnen weitter zueschreyben . der bewerung halber . den ausserwöhlten ist genug . den andern ist nitt not.

Dieser 2. Theil ist nicht in der besten Verfassung überliefert; andere Handschriften bieten ungefähr das Gleiche (No. 100 S. 400ff.; No. 108 S. 535ff.). Der Wolfenbütteler Extravagancodex (No. 84) gibt hievon gar nichts, wohl aber die beiden folgenden Abschnitte, welche unser Mscr. hier noch anschweisst:

Bl. 72a—80a **Modus Mifse . Summa dej sacrament[orum].**

Dieweyl nun vom Nachtmal christj . so vihl . vnnd manicherley myßbräuch . vnnd abwege gefüert seindt worden . Alls . Man sycht . wie es nach eigensynnigkeit der köpff gericht ist worden . Allso . dz der Pabst das Nachtmal vnnd die Meſſ ein ding hatt lassen sein . Deßgleichen mit ym der mehrertheyl der Ketzerey . Allso . das die Meſſ muß der vorganng sein . vnnd bey seitz [?] deß Nachtmal, wellches nun gantz wider den brauch ist . Dann die Meſſ ist nit das Nachtmal . noch dz Nachtmahl die Meſſ . zu dem . das die khrafft deß Nachtmals nit mittlaufft, wellche khrafft anzeygt . ob billich die Meſſ soll mit dem Nachtmal gehalten werden oder nitt . . . . So wir aber dz testament haben . Sollen wir dem . das wir glauben . genug thun . vnd es vollenden . darumb der verstanndt dahin soll gewysen werden, darumb er da ist . vnnd geschickht zu fassen, vff das meniglich wiſſ christum . vnnd erkhenne yhn . vnnd wyſſ, was man von ym gedenckhen thun . vnnd glauben soll . vnnd alle dinng mit dem ersten . thun . Alls christus vnnß vorgetragen hat . vnnd vnns seinem exempel nach zurichten . vnnd sonnst nyemands . dann yn ym müessen wir aufferstehn . vnnd sonsten yn kheinem.

So wissent . So ist vnns khein nutz . . Nun wissent hierynn all . das vnnß das fleysch christj nutz ist . vnnd sein nutz gehet am creutz an . Das ist . In seinem todt . Dieser todt ist kein metzigen, dz man yn gemetzigt hat, wie ein fleisch das man essen will . Dardurch wir sollen verstehen, dz ein speyß ist . bey dem . das es gemetziget wirdt . deß sollen wir yngedenckh sein . das diß metzigen . vnnß anzeygen soll . die speyß . zu der wir fliehen sollen vff erdten . das wir sye niessen . vff dz wir ynn der gemäinschafft seyendt der heylligen ym himmel, die daruon auch gespeyßt werden . vnnd ein speiß ist vff erdten vnnd ym himmel, vff erdten ganngen . vnnd am creütz gehanngen . gestorben, vnd vom creütz genomben . vnnd vergraben . Auferstannden vom todt . vnnd ist ynn seinem reych, da wartt er auff vnnß . das mahl weiter mit vnns zueſſßen. Als er gesagt hatt . yn seinem letzsten Abschiedt . da ein zugeen, das er vnnser herr sey . vnnd vnnser thun yn ewigkheit . Amen.

Der Text unserer Leidener Handschrift ist wesentlich ausführlicher als der des Wolfenbütteler Extravagancodex; die anderen Handschriften stimmen mit Leiden, vgl. No. 100 S. 426ff.; No. 108 S. 537.

Bl. 80a—82a **Von der Meſſs.**

Nachdem ich von der Meſß hab angezaigt . Das sie soll ohn daß Sacrament gehalten werden . damit Ich euch khein ergernuß mach vnnd zufüeg . So versteet mich von der Meſſs yn sollcher gestalt. Das wir durch vnnser vernunfft wol mügen ein zusamben samblung . vnnd gemäinschafft machen . In der wir betrachten die weyssagung der Propheten . die leher christj vnnd dergleichen . Nachdem ein yeglicher liebe hatt, doch allezeit vorbehalten . die krafft deß Nachtmals christj, ... Das auch der Obrist der Kyrchen . Im Meſßgewandt steet . waß ists; es ist ein gegenwurff . gült eim yegclichen souil In ein gegenwurff . da außgenomben mag werden, vnnd seindt alles nit seeligkheit . Sonder nur gegenwürff . Die vnns yn dz hertz weyßen . So wir weren wie die Apostell vnd Marterer . vnnd Johannes Baptista ꝛc. So bedorffen wirs nitt.

Darumb secht auch ahn, das allt Testament . Es seindt auch nur gegenwürff gewesen . Das Aaron mit der Ladt . Kertzen ꝛc. da sich befennden ym newen Testament . Der es verstandten hat . der hats verstandten . wz sye bedeutt haben, das hat geweyssagt Dauid . vnnd die Propheten . darumb ists gegenwurff . Das Aaron beschryben den gegenwurff Dauids weyßsagung . Diese dinng aber alle . werden von Bildern gesagt werden . darumb verstandent diesen grundt . vnnd wz euch weitter not ist. Finis.

Auch hier ist der Text wesentlich vollständiger als in No. 84; vgl. No. 100 S. 452ff.; No. 108. Es folgt auf Bl. 82a unten der Titel:

Ex diuo Paulo que ad Secundam regenerationem et Adamum secundum attinent . Lib: Theophrasti paracelsj Magnj.

Bl. 82b—94b **Ex Paulo que ad Secundam regenerationem et secundum Adamum attinent Liber Theophrastj.**

Paulus tractirt den himmelischen leyb christj . vnnd zaygt an den yn der Aufferstehung . durch die er beweyßt . das ein verborgner leyb ligt . ym sichtigen vnnd offenbaren . Sagt allso . Das Christus sey erstandten von todten . So sey da offenbar worden, daß vnsychtig . Das ym sychtigen geweßt ist . Vnnd meldet da nitt vom sychtigen leyb der erdten . Allein vom vnsychtigen . Nun gibt das Capittell zuuerstehn . das Paulus ein gegenwurff . oder ein einredt geschehen ist . villeücht von den Saducerischen, so die Aufferstehung nit glaubt haben . sonder geläugnet, darauff er redt . So dann die Aufferstehung nichts wer . So wer der ganntz glaub der christen nichts . . . . yetzt fendt sichs . das der mennsch vom himmel ist . Inn dem . dz er auß christo ist . Imselbigen wirdt er wider müessen auffersteen . yetzt ligt die lehr vnndten die dasagt . Es ist kein Auffersteeung . Darauf volget der Text von Paulo weitter. Sequitur textus Paulj . ab Quod si christus predicatur a mortuus [!] resurrexisse usque quemadmodum enim per Adam. Quem ad modum usque atditer [!] aliquis . Die weyl nun ein verstandt da soll sein . yn Adam vnnd yn Christo . So muß der verstandt an vnnß auß Adam komben . vnnd geporn werden . . . . Darumb sollen wir vnnß hüeten . vor denen die nit deß leybs seindt . Auch vor denen die vnrhein seindt vndter vnnß. . mit ynen khein gemaintschafft zuhaben . Alls dann so wirdt Christus der sein . der vnnß behüet . an statt seines himblischen vatters . vnnd wir werden sein kinder christj . an statt meines vatters . das ist . meines vatters seindt yr von anfanng her . Ich hab euch new geporen . Darumb So seindt Ihr fürohin mein, vnnd seindt an stadt andrer kinder da . so ich hab geporen yn ander weg . das ist souil . Seindt yr meine kinder . auß meinem blut vnnd fleisch . Dz sagt Gott der Allmechtig. Finis.

Der Text ist wieder viel ausführlicher als in No. 84; vgl. No. 100 S. 178—211; No. 108 S. 513 ff.

Bl. 95a—106a **Que . ex S. paulo . De Cena dominj . Ad Galathas .**

Ephesios . Philippenses . Tessalonicen: Thimotheum . Et ad Titum : huius Lib: Theoph. Hohenheim.
Dieweyl wir wissen . das vnnser glaub dermassen ist . vnnd sein muß . Das dieser leyb . so wir vff erdten zur vnkeüschheyt brauchen . es sey eheelich . oder yn ander weg . wie gerecht sey wöllen . So ist er doch aller nichtz . vnnd allein dz ein anderer leyb sein muß, denn der ist, von wellichem geschryben steet, yn der Vfferstehung . Dann die Saduceer glaubten khein vfferstehung . dann sie glaubten nit . dz der leyb wider würde vfferstehn . vnd dz bedachten sye aber nitt . hetten sie glaubt, dz der leyb Adę . würde ein samen sein . yn welichem ein ewiger leyb lege . der auß ym würde wachßen; so hetten sie glaubt die Aufferstehung . Darumb So müssen wir dz wissen . Das Ihn diesem leyb auß der erdten, ein samen ist eingeleybt vnnd eingebildet . Derselbige samen ist dz wort Gottes . Dasselbige wort wirdt wachsen ynn vnnß . so der leyb ligt vnnd fauhlt vndter den würmen vnd vnzyfer . Hetten die Saduceer dz betracht . dz ein yegclicher samen ynn yme hat ein plumen . vnnd ein hübschen khern vnnd gewechß . . . . So hetten sie dz auch wohl mügen fendten, dz der mensch von Adam allein ein yberzug ist . . . . So sie weren der Philosophey recht vnderricht gewesen . . . .

Bl. 98b Paulus . an die Epheser . Zu den Ephesern meldet Paulus weitter . Das vnnß Gott der vatter gesegnet hat . mit dem segen des geysts yn dem himblischen . vnnd seindt ymselbigen außerwöhlt . . . . .

Bl. 104a Paulus . an die Philippenser . Also meldet er auch zu den Philippern . Mein leben ist christus . vnnd der todt mein gewyn . . . . .

Bl. 104b Paulus . zun Theßſaloniern . Vnnd allso zu den Thessaloniern . Da ermahnet er sye yhm letzsten seiner Episteln . das sye sollen ganntz bleyben ym geyst . . . . .

Bl. 105a Paulus . an Thimotheum . Vnnd allso auch zu Thimotheo . da hayſst er yn ein Menschen Gottes . . . .

Bl. 105b Paulus . an Thithum . Vnnd zu Thitho sagt er . Das vnns Christus durch sein barmhertzigkheit seelig gemacht hat, das seindt menschen der newen gepurt . . . . . [106a] . . Darauff er ym vorderen Capittel anzaygt . Dz Gott sein Sun geben hatt für vnnß . vff dz er darzukhomb, das wir auß ym geporn werden, dz ist . yme glaychförmbig werden . vnnd dz ym Gott da ein aygen volckh außerwöhlet . vnnd rheiniget . Darynnen nur alls allein gutte werckh vollbracht werden . Darumb dz eygen volckh . dz ym Gott durch Christum erwöhlet hatt, vnnd ym selbs gerheiniget . dz ist . Christo gleych gemacht . yn der new creatur . Dasselbige hat ym Gott sonderlich verordtnet, vnnd seelig ist der, der in die Zahl kombt . dann ausserthalben der Zahl wirdt kheiner eingohn . Inn das reych der himmell. Finis.

Auch dies wesentlich ausführlicher als in No. 84; vgl. auch No. 100 S. 142ff.; No. 108 S. 618; No. 115 Bl. 36ff.

Bl. 106b—117a **De Cęna Domini . Ex . . S. Johannis epistola . Et ex . S. Petro Apostolo . D. Theophrasti para: magnj.**
In allen denen dinngen . wie byßher mein fürnemben gefüert ist worden . Ist noch ein sonderlicher Punct zumerckhen, der ist allso . Vor dem . vnnd christus . der Sun Gottes . Mennsch ist worden . vnnd geporen . da ist Gott nur ym menschen gewest mit seinen gnaden . vnnd nitt mit seiner wesenthafftigen Person . Sonder allein mit seinem namen vnnd gnaden . Die nyemands gesehen noch gryffen hat . Zugleycher weyß wie ein stymb . die ein geyst ist . Fürthin aber nach dem vnnd sein Sun geporen Ist In ein menschen . da ist dieselbig gnadt vnnd wesen abgangen . vnnd fürohin yn einer andern gestallt. bey vnnß . vnnd yhn vnns, Doch wie ein geyst . Daß ist Leiblich . . . . Darumb . So soll er sich mit Dauidt mitt Salomon ꝛc. nit außreden . Dann yetzt ist ein newe Creatur . Inn der der hayllig geyst dryuältig wohnet, die vorhin nye yn kheinem gewohnet haben, darumb So mag Gott den Irrdischen leyb nemben der seel . vnnd yn den würmen geben, der seel ohn schaden . So khan er auch wol nemben den himblischen leyb . vom tödtlichen . vnnd deiner seel denselbigen auch wieder berauben.

Bl. 113a Auß den episteln Sanctj . Petrj Apostolj.
Also dermassen haben vnnß die Apostel . kempffer deß glaubens . die rechten Lehrer vnnd liechter gelehrnet . Das wir sollen, vnnd haben auch die recht hoffnung . Dz ist souil nun der nitt Irrdisch ist . Sonder himblisch . mit seinem Leyb . derselbig hat die recht hoffnung . vnnd mag hoffen . dz Christus yn erlößt hat, ... vff dz yr amselbigen tag vnbefleckht erfunden werden, vnndt ynn fridt vnd einigkheyt . So wirdt auch Gott vnnser Vatter eingeben . das new reych : ynn dem Ihr werden ewiglich leben . ohn endt.

Allso beschreyben die zwen Apostell . Sanct Johannes .

vnnd Sanct Petrus . Die new gepurt . In yren epistlen . Darumb So soll der . der da will der erlößung . vnnd der vfferstehung wartten . Sich hierynn gründen . Vnnd den grundt setzen auff das . das wir den Leyb yn vnnß haben . der gemeß sey einzugehen . Inn dz ewig Leben, dann ohn dieses fleysch vnnd blut . wirdt kheiner den newen himmel . vnnd die newe erdten besytzen werden . Allein die So der Newen gepurt seindt . Auß Christo geschaffen. Finis.

Wiederum viel ausführlicher als im Wolfenbütteler Extravagancodex (No. 84); vgl. auch No. 100 S. 282ff.; No. 108 S. 657.

Bl. 117b—129a **De Cęna Dominj . Ex Psalterio** . Lib: Theoph: Hohen[heimen]sis.

Super Psalm . CXV. Credidi propter quod locutus sum . Im aller ersten . wirdt hie der Glaub für gehalten . Der nun nit glaubet . der khan nit reden . vff solches volget nun der Psalm der da saget . Ich habe geglaubet . darumb rede ich . das ist . Ich glaube vnnd hab geglaubet . darumb rede ich das so hernach volget ym andern verß . dieweyl Ich nun glaube vnnd rede . So demüetige Ich mich . dz ist . Ich sich vnnd höre, vnnd wayß das ich nichtz bin . Darumb So muß ich glauben ein anders . Auß dem ich etwz wirdt . durch den glauben . So ich nun dz sich . So demüettige ich mich . vnnd schäme mich meiner selbst . dz ich so gar nichtz bin noch soll.

Ego dixi in excelsu meo.) omnis homo mendax . Darumb So ich nun sich . dz ich nichtz soll . vnnd alles dz auß der ersten Schöpffung ist . nichtz soll. . . . .

Ein beschluß auff die zwen verß . . . . Beschluß diser andern verß . . . . Beschlußredt dieser zween verß . . . . Vota mea Domino reddam in conspectu . . . . . HOmelia . Die beschlußredt . diser zweyer verß . So nun vnser Kethin zerprochen seindt . Sein nymer deß alten wesenns . sonder deß newen . vnd Süne Maria . . . . . verschlossen ynn vnnserm hertzen . Das ist ym Sahl vnd hof Gottes, der da ligt ynn mitten Jherusalem . Das da ist vnser leib . Der dann ist der tempel Gottes.

Ex Psalmo . CX. Confitebor tibi Domine in toto corde meo.

Es sind 6 „Homelien“ nach je 2 oder einem kommentirten Verse eingeschoben, wie oben die „Beschlußreden“.

Ex Psalmo LXXX Hie facht der Psalmist an . ein Weyßsagung von der Speyse zufüeren mit einer vorrede derselbigen ercle-rung . . . .

Je eine Homilie nach der Erklärung von Vers 13 und 17.

Ex Psalmo LXXVIII . In disem Psalmen werden begryffen zweyerley fleysch . So die menschen haben . das natürlich . vnnd dz himblisch . Daß natürlich . von dem verß an . Deus uenerunt gentes . biß auß zu dem verß . Nos autem populus tuus . vnnd weitter fürthin byß zum ende . vom Himblischen fleysch.

Mit einer Homelia am Ende jedes der zwei kurzen Abschnitte.

Ex Psalmo LXXIX . Qui regis Israel intende . qui deducis uelunt [!] ouem . In disem Psalmen begreyfft der Prophet Asaph dz Nachtmal. . . .

Enthält zwei Homilien nach Vers 9 und 14; der Schluss lautet:

Homelia . Ist das nit aber wol geweissagt . Ist die Speyß nit ynn Verachtung gewesen . Von allen Jüden . vnnd Abgöttern dergleichen vnnd yr anhanng . . . . . Inn der hellen werden sie nit menschen Figur haben, Sonder wie dieselbigen wilden säw sehen . vnnd anders vnnütz vych . allso werden sie auch sehen werden . So Christus sagen wirdt . Gehent hin yr gebenedeyten In dz reych der himmel, vnnd yr verfluchten . yn abgrundt der hellen.

Deus uirtutum conuertere . et respice de celo et vide . Aber hie meldet der prophet die ausserwöhlten . vnnd redt an derselbigen statt . Alls wolt er sprechen . Aber yn deiner tugent vnnd barmhertzigkeit . Lässt vnns . Dein erwöhlten nit darzu komben, dz wir dermassen werden . wie die wilden säu vnnd dz veldt vych . Sondern behelltst vnnß Ihn deiner handt für derselbigen vppigen lehr, vnd suchst vnns täglich haim . wie wir auß deim weinstockh zweyg wachßen . vnd lassest disen weinstockh . den du selbst gepflanzest . ꝛc.

Der Text scheint am Ende unvollständig, jedenfalls bricht er etwas plötzlich ab. Der Wolfenbütteler Text im Extravagancodex (No. 84) scheint mit seinem Stern am Ende auch einen Defect anzudeuten; das andere Wolfenbütteler Mscr. (No. 100), welches mit unserem Leidener ziemlich genau übereinstimmt, gibt am Schluss einige Worte mehr, welche das Plötzliche des Abbruchs mildern, aber vielleicht nur Zusatz eines Schreibers sind. Die Heidelberger Handschrift (No. 91) Bl. 198ff. schreibt ausdrücklich „Defect“ am Ende. Vgl. auch No. 108 S. 689ff.

Bl. 129b—130a **De Sacramento Corporis Christi . Phi . Theoph: Hohenheimensis.**

Das sie aber an dem ort haben ein häußlein . wz blut vnnd fleysch ist christj; das ist aber nit christus :| . Er hat gesagt .

das ist mein leyb . vnnd mein blut . Er wirdt aber gessen vnnd trunckhen . vnnd wirdt ym tempel deß menschen behalten . da ist er . vnnd nitt ym häußlein .|: Wie da saget der Psalm . herr zu dir hab ich gerüffen . zuschlagen seindt meine gebayn . ꝛc. Wir seindt alle auß dem Laymen . Darumb sollen wir den Laymen nit anbetten . Christus hatt sein fleysch vnnd blut . auß dem Lymbo der Maria . vnnd hats nit mit ym genomben . Er hats vnns ym testament gelassen . vff erdten ·|· zuwarten am Jüngsten tag . wz vrtheyl yber den Leyb ganng . ob er den heylligen zugehör . oder nit . Darumb bettendt khein gebayn an . khein leyb, noch sein fleysch, noch sein blutt, noch sein grab . Biß das vrthayl vergeeth.

Christus ist erstanndten . vnnd hat vnns sein leyb . So er an daß creütz gehanngen hat . zu einem testament . dz ist . zu einer warttung geben, byß vff sein stundt . dz ist . vff sein gericht . Darynn sollen wir wissen . dz khein leyb so herrlich ist . dann sie komben alle auß dem Lymbo . oder Laymen . Aber der leyb Christj . So lieb vnns sein gedechtnus ist . so lieb soll vnns sein leyb sein, alls lieb vnns christus ist . vff dz vrtheyl . byß vff den tag . darauff sollen wir hoffen . ꝛc.

Die dridt Sermon . Mathej am .9.

Die ausserwöhlten yn Christo . Sagen alle mit Centurione . Sie seyendt vnwürdig . Das christus vndter yr Dach gannge . ꝛc. Das ist die demüettigkheit . Die aber vom teüffel seindt . die schätzen sich würdig . dz macht die hoffart . die sie yn Ihnen haben . welliche sie vom Sathan haben . Sonder Centurius sprach . Allein Herr . Sprich ein wort . so wirdt mein kindt gesundt . Das ist . wo das wort Gottes ist . da ist auch Christus . Allso sollen wir nit sagen . da haben wir christum . wie er am creütz ist gehanngen . wie er auff erdten ganngen ist, wie er auffgefahren ist . zu den himmeln . Sondern die dinng sollen wir stehn lassen, vnnd nit begeren dz er allso bey vnns sey . das ist . persönlich; Sonder allein sein wortt . so haben wir die würckhung gar . vnnd dz ist also wahr . was das wort würckhet vnnd vermag . alls stiendt christus selbst da . Dann das ist vnnß ein prefigurirung . dz wir vnns den Endtchrist nit lassen verfüeren . dz wir christum haben vndter den Dächern . Das ist nitt .|. wir seindt die vnwürdigen; Das wir aber sein wort haben . darzu mögen wir vnns wol würdig schätzen . Dann dz wort ist das würckhendt wort . Das ist . das wortt . das christus sagt . das er sey . ꝛc.

Dies Fragment findet sich ebenso in dem von Widemann geschriebenen Wolfenbütteler Mscr. No. 100 S. 230f. und in einem Salzburger Codex No. 108 S. 716. Auch in diesen beiden Handschriften folgt sofort ohne weitere Trennung der folgende Tractat:

Bl. 130a—133a **Vom Nachtmal . Auß dem Naturlichen Liecht.** Auß dem wir seindt . auß dem werden wir gespeyset . Daß aber Adam ist auß der erdten . wird gespeyset von erdten Brodt . Nit mit newem Englischer speyß vnnd himblischen brodt . ꝛc. Vnnd wie yn elementischen erdtrich vnns manicherley zu guten wechßt . zur nahrung . zur gesundtheyt . Allso auß der himblischen erndten . Wiewol wir nun zwey gewechs haben . Das brodt vnd den wein christj . Aber wenn wir komben werden vff denselbigen ackher . da diese zwey wachsen . Dann werden wir vil wunderbar gewechs sehen . zugenießen . alls unns möglich ist zugedenckhen . ꝛc.

Alle verwandlung ym menschen . muß ym magen geschehen . ohn yn wirdt nichtz verwandlet, Alls essen vnnd trinckhen ist forthin blut vnd fleisch . wir sehens aber nit.

Was im Magen verwandelt und geschieden wird, muss vorher dagewesen sein. Aber mit Leib und Blut Christi hat's einen andern Weg, das ist eine innerliche verborgene Speise. Wein und Brod können auch natürlich zu Adam's Fleisch und Blut werden. Beim Leib und Blut des Herrn thut's der Glaube durch den heiligen Geist. Brod und Wein werden leiblich verwandelt, aber nicht durch die Digestion. Es dient auch nicht zur Völlerei und Schleckerei; darum soll vom Wein auch nur ein Tropfen genommen werden, der wechst wie ein Senfkorn.

„Auß der anruffung . aber ym Nachtmal . niessen wir yn substantz deß brodts vnnd weins . dz leyblich fleysch vnd blutt Christi." Es ist das schon ausserhalb unsers Mundes und kommt in unser Geblüt und ist dann doch nicht zu scheiden von uns, so wenig wie das natürlich Genossene. So ist Christus bei uns nicht nur im Wort; er stehet auf in uns in der Auferstehung. Der heilige Geist wirkets; Brod und Wein sind wie Vater und Mutter bei der Zeugung; der Glaube allein wirkt nicht, sondern das Testament Christi. Erst mit der Aufnahme in den Mund ist die vorher schon bewirkte Verwandlung vollendet. Christus hat uns nicht allein sein Wort hinterlassen, sondern auch sein Fleisch und Blut. Er hat das Brod gesegnet, und unser Glaube ist unser Segen, nicht die Worte des Priesters. Die Substanz ist von Menschen Hand, aber sie muss zugegen sein . . . .

„Der höchste Artickhel ym glauben christj . Ist . Das da zwey essenn ym Nachtmal christj verstandten werden . Ein leyblichs vnnd ein geystlichs . vnn vff ein yedes mag der glaub gezogen werden . Es ist aber nit allso anzunemben . Dann christus hat den Leyb vnnd geyst nit von einander geschayden . Darumb mag nichtz gaystlichs da gessen werden . es sey dann leyblich . vnnd hergegen auch widerumb allso . ꝛc. Die ym allten testament haben das Nachtmal christj ym geyst gessen . Das ist . die gedächtnus deß Nachtmals ym Jar ein mal gehalten . ym Osterlamb . ꝛc. Inn hauptartickheln . muß ein yede weyssagung vff die hystorj vnnd leher christj gehen . ꝛc. Allso . das die Propheten grundtlich . Inn christj Euangelio . ꝛc. gefundten werden, vnnd das Euangelium ynn Ihnen . Damit das Ein verstandt da sey . vnnd nitt zwen, .ꝛc. Adams fleysch . vnnützes fleysch . weitter ist ynn khein gebott mehr geben . Allein die christen dem nutzen fleysch . das muß dz ander fleysch tödten . Das es absterbe . ꝛc. Finis.

Nach dem Schreibgebrauch unserer Handschrift sollten Bl. 117b—133a zusammengehören, es besteht aber kein innerer Zusammenhang. Die Wolfenbütteler Handschrift von Widemann's Hand (No. 100) gibt dies (S. 231—281) z. Theil in umgekehrter Reihenfolge; das Salzburger Mscr. auf der Studienbibliothek (No. 108) zeigt genau dieselbe Anordnung wie unser Leidener Codex.

Bl. 133b—140b **Von der widergeburt deſs menschen, Wie er vom tödtlichen leyb auß Adam nach der ersten schöpffung . Vnnd vom vntödtlichen leyb auß Christo . nach der andern gepurt ꝛc. zuuerstehn sey . ꝛc. Librj Theophrasti paracelsj.**

Darmit nit allein wie ich bißher geschriben hab . gnugsamb . die menschlich composition oder zusamben einigung . oder verfüegung fürgehalten . Sonderlich noch mehr darzu von nötten . gleych sowohl verstandten soll werden, darmit vndter anderem der mensch sich selber deſsto baß erkhenne . Dann wz soll einer sau ein perlein . Das ist . So der Mennsch sich selb nitt erkhenndt, so ist er ein sau . Darauff volget nun . dz christus sagt . Ihr sollent nitt Perlein für die Säu schütten . Damit sie es nitt zuthretten, Das ist souil geredt . Ir Apostell . solt den yhenigen . so sauische menschen seindt . Das Euangelium nit sagen . Dann sie verwüeſstens.

Damit aber der mensch nit ein sau werde . dann ein sau wirdt kheiner geporen . Das bezeüget christus . da er sagt . die kinder seindt mein . lasset sie zu mir komben . . . . .

Fleisch und Blut aus Adam kommen nicht in das Reich Gottes, sind ganz sterblich; da aber der Mensch in Fleisch und Blut gen Himmel kommen muss, nicht wie ein Engel, sondern als Mensch, darum hat ihm Christus ein Fleisch und Blut gegeben, einen neuen Leib, in welchem kein Tod ist, geistlich Fleisch und Blut vom Geist, der lebendig macht. Eine neue Incarnation durch den h. Geist, wie die Jungfrauengeburt Christi. Die Taufe ist unsere Jungfrauengeburt, der erste Anfang eines jeden Christen durch Wasser und Geist. Die göttliche Seele in jedem Menschen ist nun nicht mehr nackt, sondern bekleidet mit Fleisch und Blut vom heil.

Geist. Christi Apostel waren in den neuen Leib geboren, deshalb war ihnen alles Geschlechtliche und andere Bedürfnisse des Fleisches Adam's fremd; sie verliessen all das Ihre d. i. die natürliche Regel, um das Amt des neuen Leibes von Gott zu verwalten. Zweierlei Schulen auf Erden; die von der Erden gibt nur natürliche Weisheit, die Schule von oben herab lehret im neu gebornen Leib himmlische Weisheit; die natürliche Vernunft vermag die Schrift nicht zu verstehen, sondern der Geist, der da ist im Blut und Fleisch geboren. Vieles von Christo Gebotene scheint auch dem natürlichen Verstande recht und billig, wird aber in seiner Tiefe nicht erfasst. In unserem kurzen Erdenleben sollen wir diese zwei Weisheiten zu erfassen suchen. Zweierlei Astronomie; die himmlische sollen wir in ihren Kräften gebrauchen, die andere wohl erkennen, aber nicht gebrauchen, sondern uns vor ihr hüten, sie ist verflucht. Um der Erkenntniss der Natur willen soll das Leben die höchste Freude sein und der Tod verhasst. Göttliche Speisung des neu gebornen Leibs; höchste Erleuchtung durch die göttliche Weisheit.

... Welcher aber ist der . der sollche grosse wolthaten Gottes . kan gnugsam erzehlen . Der allso ein Artzet ist . welcher ist seines gleychen, der allso ein Prophet ist, wz ist ym vnwissent . oder verborgen . Der allso ein Doctor ist . wer ist vber yhn, dann auß sollchem gehn feur stramen . dz ist . wie dz feür seindt sie mit yrem werckh . dann dem feür widerstehet nichtz, es verzert alle dinng . Allso widersteht auch nichtz sollchen Männern . dz sye nit hindurch verzeren vnd yberwyndten yn der erdten . vnnd yn der hellen . Inn denen seindt die schlüssel zum reych Gottes . yn denen ist vergebung . In denen ist segen . In denen ist dz liecht der welt . von denen geet der weg vnnd die warheit . Dann auß denselbigen seindt sie . Inn denen seindt gute hyrten, auß denen werden die Apostoll . Auß donen die haylligen . Das alles geschicht Im Leyb der Newen gepurt . In Adams gar nitt . Dann er ist zu nichtzen gut . ꝛc. Finis.

Vgl. No. 102 und 108.

Bl. 141a—144b **Von den Miraculen vnnd zaychen defs Brodts vnnd Weins Christj . Ex libro.**

Was auß Gott ist . thut göttliche werckh . vnnd zaychen . Allso zeichnet Christus die seinigen . mit den werckhen die er thut . wie auch christus ein zeugkhnus seines Vatters werckhen war, welte man seiner lehr nit glauben . dz man doch sein werckhen glaubet . Dann vil nemben die Leher vnnd Predigt nit ahn, allein die werckh vnnd zaychen . vnnd vil et contra . die leher, darumb steht die Leher christi yn zweyen . In wortten vnnd Mirackheln . die leher in worten . ist der hayllig geyst, die werckh christj . Ist auch der heyllig geyst ....
... Drumb seindt die Zaychen vnnd wunderwerckh . ye vnnd

ye . von wegen der vnglaubigen . vnnd Hereticos beschehen, mit Christo . mit Maria . vnnd allen . byß uff die heüttigen zeyt . mit allen Artickheln darynnen vnnser glauben steet . Seindt alle mit zaychen bestät worden, das ist . In drey gestandten, In Gott . In der leher christj . vnnd yn den Zeychen . Allso vnndter andern Artickheln ist dieser vom Sacrament auch einer . der wirdt bestäht . durch die Propheten . durch Christum . durch die Apostell vnnd haylligen . ꝛc.

Stimmt mit der Wolfenbütteler Extravaganhandschrift (No. 84), ist also in derselben gekürzten Gestalt wie diese überliefert, worauf ja auch der Zusatz „Ex libro“ hinter dem Titel hinweist, vgl. auch No. 108 S. 740ff.; No. 114 Bl. 81ff. Nur die Widemann'sche Handschrift in Wolffenbüttel No. 100 S. 510 gibt einen etwas ausführlicheren Text. Ohne grössere Trennung folgt auch hier in Leiden ein Paralleltext:

Bl. 144b—146b **Ex alijs fragmentis . De Miraculis Vini et panis Christj.**

Damit genug geschehe . Vnnd zum ende gebracht werdt . Von dem Nachtmal . wissent . Es begibt sich vihlmal . das dz Sacrament (. wie es genandt wirdt . mit dem gemäinen lauff .) fällt aus den händten . oder wirdt verschütt ꝛc. vnnd mit vihl zuständten, Nun wissendt . das dz brodt zu fleisch vnnd blut wirdt . Alls dann der der es gibt Spricht . Nembet essent . vnnd der ander yssets dem auß der handt . Jetzt ists der leyb vnd blut Christj . dz die baydt mitteinander machen . Nun dz gessen wirdt . dz ists . allso dz trunckhen wirdt . was nitt gessen vnnd trunckhen wirdt . ist nichtz . dann der glaub gibt vnns den leyb vnnd blut deß Nachtmals nitt, sondern dz testament gibts . wir glauben . oder nitt . Dann er hats yn khrafft seiner wörtter . vnnd testaments gesetzt . Drumb wie erß eingesatzt hatt . allso bleybts . . . . Nun aber ists nymmer allso . Er hat aller gedullt genug gethon . Vnnd wz ym weitter geschicht . gibt den ewigen todt, dann die geduld am creutz war vnnß nutz . aber da ist khein gedullt Gottes mehr nütze . Darumb strafft er den Muthwillen, vnnd stehet allso alles ym willen Gottes. Finis.

Stimmt mit No. 84 überein; vgl. auch No. 108 und 114.

Bl. 146—150b **Quod sanguis et caro Christj Sit in pane et vino . Et quomodo fidelib: intelligendum.**

L e c t o r i e t S o c i j s S a l u t u m [!] . Das ergert vil leüt . die dz wort christj . nit nach mögligkheit, wie es an ym selbst ist . Vnnd vermag . glauben .|: Sonder yn sollchen dinngen mancherley einfüeren . vil seindt auch die sollches glauben . Aber gleych so schwer yrren . Alls die da nit glauben . das da sey . dann bey vnns christen seindt vihl secten ym glauben,

Ainer glaubt das da sey Christj fleysch vnnd blut leyblich . wie dz fleysch Ade . vnnd andere menschen . Die Irren .... Allso bleibt sein wort gantz . dz sein brodt sein leyb ist . sein wein sein blut . vnnd dz niessen mit testamentlicher gerechtigkheit, von welcher auch die Propheten weyßgesagt, dz er vnnß speysen werdt mit seiner selbst handt . ꝛc. vnnd Gott grossen Danckh sagen . dz er vnns sein Sun geschickht, vnnd alle die New seindt worden . vnnd mügen sagen . wir seindt daß Flaisch, So vom H: Geyst Empfangen, vnnd fleisch worden d. i. auß christo . yn dem wir werden wunderbarlich auffersteen ꝛc.

Damit schliesst unser Mscr. ohne die Schlussworte des Wolfenbütteler Extravagancodex und des Druckes (Theil I No. 446); von dem Orte der Niederschrift ist erst recht keine Rede. Im übrigen stimmt unsere Handschrift mit dem Drucke von 1740 recht gut überein. Natürlich sind im Einzelnen die Lesarten unserer 170—180 Jahre früheren Handschrift oft besser als die des Druckes, der wohl auf viel späteren Handschriften beruht; doch der Text ist ganz derselbe, nur hat unser Mscr. als Ueberschrift der einzelnen kleinen Absätze durchgehends lateinische Bibelstellen, welche dem Drucke sämmtlich fehlen, aber in den meisten andern Handschriften sich gleichfalls finden. Vgl. No. 100 S. 491ff.; No. 108 S. 753ff.; No. 114 Bl. 96ff.; No. 117 Bl. 98; No. 118. — Es folgt ohne grössere Trennung:

Bl. 151a—153b **Außlegung yber das Euangelium Johannis am ersten.** Ihm anfang d. i. in principio . ist nichtz gewest dann Gott, vnnd Gott ist der Anfang gewest d. i. Gott hayſst der Anfang . vnnd dz er gemacht hat hayſst dz endt . dann es war gar nichtz . Es war ein geyst von nyemands beschaffen, derselb macht die creatur . yetzt hayſst er der anfang . seine creatur dz endt, Alls ein häfner ist seines hafens anfang . sein hafen dz endt . vnnd sein geschopff d. i. souil vnnd ein hafner zuschöpffen hat, dann ein yeder mensch ist ein schöpffer deß . dz yn seinem handtwerck ist.

Erat uerbum . wie ein stymb auß dem mundt nyemandts greyfft noch sycht . Allso ist Gott . wie ein wort . hörlich, aber nit sychtlich noch greyfflich.

In principio . Vor dem Anfanng der creatur . war ein wort . dz war Gott selbst, wie gesagt . hoc . Inn dem Anfanng aller

Schöpffung . war khein anderer werckhzeüg .. bey Gott als allein ein wort, dasselbig wortt dz ist Gott selbst geweſst . hat alle dinng gemacht d. i. ist der hamer zu schmiden geweſst.
Omnia per . ꝛc. . .

Ein fortlaufender knapper Kommentar der Verse 1—14; er schliesst:

Et ueritatis ꝛc. vnnd dem yn der warheit zu glauben ist.
Homelia eiusdem Interpretationis . Das sollches : O yr glaubigen verstendtig bey euch werde, vnnd wol außgelegt . So wissent . Das vor dem Anfanng aller dinng, nichtz dann Gott war . Da er nun sein creatur geschaffen . Ist er der anfanng gehayssen . wie an dem [al. Adam] ein anfanng ist aller menschen . vnd Gott sein vnd vnser aller anfanng . vnnd hat ein wolgefallen gehabt an all sein creaturen . . . .

Sündenfall, Reue Gottes, Herrschaft diaboli, Barmherzigkeit Gottes, Neuschaffung des Menschen; die neue Kreatur in und aus Gott; Söhne Gottes.

. . . vnnd Süne Gottes worden durch den gwalt den sye haben . dz das wortt Gottes fleysch worden ist . Darumb seindt sye hinfüran fleisch auß Gott . Imselbigen fleysch sehen sye dz liecht Inn der finsternus.
Homelia Secunda Von dem gwalt kinder Gottes zuwerden, redt Johannes ein grosse heimbligkheit. auß dem reych Gottes . . . Ists nit ein grosse heimligkheit . dz der mensch . ob er selber will . ein sun Gottes werden mag, nit ob Vatter oder Mutter wöllen, vnd gibt den gwalt eim yeden besonnder . der da glaubt vnnd yn empfacht.

„Der Gewalt" liegt im Nachtmal, in den Worten „Nehmet esset . . ." So wir's gläubig geniessen, sind wir Söhne Gottes von seinem Fleisch. So werden wir himmlisch hier auf Erden. Im Geniessen (Essen und Trinken) liegt's. „Das ist der Gewalt eines Jeden für sich selbst, nämlich empfahen und glauben." Das Wort ist in die Welt gekommen, dass wir selig werden; die es empfingen, wurden Söhne Gottes, nicht nach fleischlichen Verstand von der Frau, allein aus Gott geboren.

. . . . So wir nun wöllen . So wohnet dz wort yn vnns . vnnd wirdt yn vnns auch fleysch . So nun dz geschehen ist . So seindt wir Gottes Süne . Brüder christj : Sonnst yn kheinen weg nit . Allso verstehent allhie Johannen . So wir wöllen . mögen wir Süne Gottes werden, geporen auß Gott . von Gott blut vnnd fleisch empfahen . Nitt von Männlichen vnnd Fräulichen samen, Allein von dem wortt das fleisch ist worden . Wellches ist die Ander Person worden . wann dz so vnns gepürt . war auch nit blut vnd fleysch.

Dieser Kommentar zum Anfang des Johannesevangeliums mit Wendung auf's Nachtmal begegnet uns hier zum ersten Mal, vgl. No. 90 Bl. 13; No. 95 Bl. 1; No. 96 Bl. 115ff.; No. 108 S. 763ff.; No. 114 Bl. 87ff.

Bl. 153b—155b **Ex fragmenta [!] alterius tractatus . De Cęna dominj . ex auctoribus . Ceteris Euangelij . Theophrastj.**

Ecce hic est Christus . Christus hat von khünfftigen dinngen ym endt der weldt geredt, nit von gegenwerttigen . Drumb khans vff das Nachtmal nit gezogen werden, Er hat menschen gemäint . vnnd vff menschen geredt . die sich für christen außgeben werden . wie zue vnnser zeyt von den geystlichen gnugsam beweyßst . Solts vff gegenwerttigs geredt sein . so hetten die Apostell . alls Thomas geyrrt (. dz nit müglich ist .) die dz Nachtmahl gehalten wie christus . drumb werß souil alls widerrüff christus sein redt . vnnd strafft sich selbst . ehe dz er dz Nachtmal gemacht hat . vnnd die wort deß Nachtmals weren verblindte wort, vnd vnbestendtige . vnd würde vnnser glauben ein ketzerey . dz sie fehrne von vnns . . . . [155a] . . Christus ist nit yn der wüeſste . dann yn der wüeste seindt falsch christen . alls Münch . ꝛc. Die sich von der welt schayden . die in den kamern seindt die falschen Propheten . haben yr heimbligkheit verborgen . wie ein eheuolckh sich yn die kamer schleüßt . drumb christus . ausserhalb vnns, ist vnns nichtz nutz . Sondern yhn vnns ist er tröstlich vnnd hülflich . durch dz Nachtmal vnnd vnnsere hertzen . nitt auß frembdten händten.

Stimmt, soviel ich vergleichen konnte, mit No. 84 Bl. 38 gut überein. Vgl. No. 108 S. 769; No. 114 Bl. 90bff. Es folgt ohne grössere Trennung:

(Bl. 155a—155b) **Interpretationem ex Paulo.**

Quid uobis dicam ꝛc. was Paulus gibt vnnd lehrt . Ist alles waß Christus selbst lehrnet vnnd gibt . Ist nun Paulus nichtz mit der anrichtung deß testaments . So ist christj testament auch nichtz . Dann der eins nit helt . Ist deß andern vnwürdig . Dann Paulus gibt christj testament mit seinem wort dar d. i. Allein sein stymb . Aber Christus gibt den leyb . . . . In ea nocte . . . . Quisquis ederunt panem . . . . . Probet autem . . . . vnnd wann wir christum yhn vnns haben . vnnß gegen vatter ym himmel allso erzaygen . yn aller demuth vnnd gehorsame, wie sich christus gegen ym gedemüetiget hat . Item . Das wir widerumb barmhertzigkheit gegen menigclich beweysen . Vnnd vnns ynn summa halten wie der . so yn vnns ist . wo nitt . so seindt wir wie Judas . Vnnd so wir bey Juda gewest weren . weren wir auch sein verkhauffer geweſst . Dieweyl wir Christum yetz so rynng achten . yn argem leben . So hetten wir gewießlich dz ahn ym gethon, daß wir yetzt nitt thun mügen . Darfür . vnnd vor allem ybel vnnß der güetig Gott behüete . ꝛc. Finis.

In No. 84 ist dies Fragment an anderer Stelle eingefügt (Bl. 44).

Bl. 156a—161b **Liber De Vsu Cęnae dominj . Theophrastus.** Dieweyl nun yn dem fleysch vnnd blut . So wir haben vnd niessen . souil zuuerstehn ist . Dann da der erst anfanng vnnd geburt ligt . Vnnd yn dem leyb . der glauben . die Liebe, vnnd hoffnung sein soll, vnnd muß sein . vnnd ohn den leyb ist nichtz nutz . wz da glaubt . Glaubt vnnd gehofft wirdt . Dann dz fleysch ist nichts nutz . Allein der geyst ist der da lebentig macht . Das ist nun dz fleysch . das von fleysch geporen wirdt . dz ist der geyst . dz vom geyst geporen wirdt . Darumb So muß das ein leyb sein der vom geyst sey . vnnd nit auß Adam . dz ist . vom menschen . So nun allso da ein natürlicher leyb sein muß . vnnd eine andere creatur des Suns . vnnd nyemer deß Vatters . vff sollches volgt nun . wie wir dieselbigen werden . vnnd erlangen . nach dem vnnd anfengkhlich . Inn den fordern büchern angezaigt worden ist . . . . [161a] . . . vor dem aber vnnd dasselbige anganng . Soll der Lymus yn seinem brauch fürgelegt werden, nach ynnhalt der geschrifft . Darnach die speyß . auch nach ynnhalt der geschrifft . Allso werden zwen Artickhel . In dem fürnemben dieses Libels angezeygt . vnnd darmitt geendet wirdt.

Vom Limo . Christus ist die maß . auß der wir seindt . Das ist nach dem exempel . Christus ist die erdten . wir auß dem Lymo . Lymus ist die maß auß der erdten . darauß der mensch ist . vnnd christus bleybet ganntz . vnnd die erdten ganntz . der mensch ganntz . vnnd sein Lymus ganntz . dz ist . der erdten ist nichtz abganngen . Allso ist auch Christo nichtz abgamngen . . . . . [161b] . . . dann nitt von frauen noch Mannen willen wir geporen seindt, Sonder ynn Gottes willen . In Gott . Auß dem werden wir geporen . Von deßwegen wirdt hie nichtz gesagt . von schöpffung der Frawen, Allein der kinder Gottes . ꝛc. Finis.

In gekürzter Gestalt haben wir diese Schrift im Wolfenbütteler Extravagancodex (No. 84) Bl. 55b—56b schon angetroffen; vgl. auch No. 100 S. 212 und No. 108 S. 775.

Es folgt nun ohne Ueberschrift **das Schlusswort zu „De limbo aeterno“**, welches im Wolfenbütteler Mscr. den Schluss der ganzen Sammlung bildet und auch hier die vielen kleineren Abhandlungen über's Nachtmal zu einem vorläufigen Abschluss bringt; denn die darauffolgenden 7 Bücher an Clemens VII sind doch etwas durchaus Selbständiges, eine zu einem besonderen Zweck veranstaltete kompendiöse Zusammenfassung des ganzen Paracelsischen Lehrstandpunktes über die Coena domini.

Bl. 161b—162a Vnnd allso will ich beschlossen haben . vom brodt vnd wein christj dz letzste buch . der bewehrung . der es nun vnder euch nit annembt . dem wirdt alle gnadt entzogen sein . wiewol . wann ich euch souil nit khendte . vnd ewer genaigtes hertz vnd willen . So wolte Ich mich dieser arbeit nit vnderstandten haben .... Ir aber grüssen mir meine gesellen vnnd gönner, vnnd die ewern : so euch alle wol bekhandt seindt . Tregt mich der weg bey euch für, wie ich dann nit wayß . wo ich yetzt hin wirdt wandern, So ich meine kranckhen abgeferttigt wirdt haben . so wirdt ich mich bey euch ein wenig saumen . Damit sein Gott beuolhen, mit allen den . so christum von hertzen mäinen . Geben zu

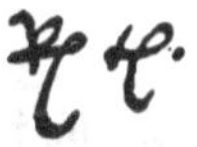 Am Montag nach Ascensionis Dominj . Im 33ten.
D. Theophrast: Hohenh:

Die Lesarten weichen vom Wolfenbütteler Codex (No. 84) wenig ab, das Wichtigste ist wohl das Fehlen der Worte „Dan das ist das Eylffte Buch“. Die Ortsbezeichnung ist offenbar nach den gleichen Schriftzügen facsimilirt, wie in No. 84; wenn man nach den sonstigen Schriftzügen unserer Handschrift urtheilen dürfte, wäre der erste Buchstabe des Ortes zweifellos als „R“ zu lesen. Vgl. auch No. 100 S. 350 und No. 108 S. 788.

Bl. 162b—193a **De Cęna Dominj . Libri septimj.**
An Bapst Clement . den Sybendten, Obristen Bischoff der Pfahr zu Rhom . ꝛc. Theophrast: Hohenhaim:
Nit mein . Sonder dein ist die sorg (. yn der ich yetz arbeyte . ym Nachtmal deß Herren . Du Oberster Bischoff der Prelaten .) yn ein yeden yrrthumb zufallen, gegen die .. So da vndterstehn zu zerstören den tempel christj . Du aber yn Rhom, der du nit ohn grossen yrrthumb lebest . vrsachest andere yrrungen, dann die yrrgehung deß haupts . ist vrsach . das auch yrrgehen die glieder .... vff das wir khomben yn ein schaffstall . vnnd christus sey vnser haubt, vnd du der oberste Bischoff bleybest . von christo vngeletzt . In welchem schaffstall . dz nachtmal christj . wie nachuolgt gehalten werde, das ich dir vor allen zuschreyb . zu durchlesen . Datum ꝛc. Anno 1530.
Das erst Buch . vnnd erst Capitel ....

Das Sibendt Buch . Außlegung deſs Brauchs deſs Nachtmals.

..... Dann ahn statt Christj . ist nichtz hindterlassen . vor vnsern augen zuhaben . Allein der Leyb vnd blut christj . ynnselbig ligt vnser beücht . vnnser vergebung der sünden . Daher allein haben wir all vnser Zuflucht vff erdten . Allein In dem leib vnnd blut christj . In den christlichen geyst, der vnnß lebendtig macht . Inn dem ist vnser Priesterschafft . ꝛc. Darumb volget . das wir alle Prüder . vnnd gleych In christo bleyben . ꝛc. Finis.

Es ist dieselbe Schrift, welche wir in No. 84 Bl. 1 ff. angetroffen haben. Die Texte stehen sich ziemlich nahe. Die Jahrzahl 1530 steht dort im Titel, fehlt aber unter der Vorrede. Vgl. auch No. 108, No. 109, No. 113, No. 114 und 116.

Bl. 193b ist unbeschrieben, als Zeichen einer grösseren Trennung, da hiemit die Abendmalschriften vorläufig ihr Ende erreicht haben.

Bl. 194a—204a **Epistola Judae Apostoli textus.**

Judas Jhesu christj seruus . Judas der Apostel vnnd knecht . auch ein getreuer verkündtiger deß Euangelions christj . Schreybt hie ein epistel . darinn er seinem Apostolat ampt Genuegung thut . Nun ist eines yeden Apostels Ampt . den yhenigen so er vndter ym hat . oder ym wissendt . Iren Irrsahl zuentteckhen . nach dem . vnnd er ym erscheyndt . Darynnen Judas hie an dem ortt seinen . vnd allen den yhenigen fürhelt (. die da wöllen ynn christo leben . abzustehen . von der yrrung . nach dem vnnd sie vor ym erschynen ist . dz yn dann zuschreyben bewegkht hat . Nun ist In dem zuwissen, das allso ein yegclicher Apostell . oder vorsteher . deß Apostolat ampts . dermassen geflieſſßen soll sein . Alle die Irrsähl . oder yppigkheit der Mennschen . wie sye Ihm dann zusteen . oder offenbart werden . Dieselbigen zustraffen . vnnd nitt darynn zufeyern .|: dann ein yeder Apostell . hatt das Ampt deß heylligen geysts; Auß wellichem er billich die warheyt sagen soll . vnnd nichtz verhallten . Darynn auch zumerckhen ist . das er sich nit Pfarrerisch . nit Capellanisch . nit Romanisch . nit Presalisch [!] . nit Münchisch gehalten hat, welche alle Inen selbs wartten . kheiner dem andern yn seiner Pfarr . yhn seiner Capellaney . yn seinem Closter nichtz handelt noch strafft . Dardurch denn bey einem yegclichen yn seinem gebüet . sondern Irrsähl vnnd Laster aufferstcet . Das ohn gestrafft bleybet, wellches alles wider die bräuch der Apostell seindt . haben nitt eigen Bischthumb . Pfarr . Altar . ꝛc. gehabt, dasselbig . vnnd weitter nichtz mehr zuuersehen, Sonder die gannze wellt für ein Pfarr gehalten . vnnd für ein kyrchen . Wo es nun nit yn dem weg gehallten wirdt . ists nit Apostolisch.

His qui in deo patre sanctificatj sunt ....

Ei autem qui potens est .... Er ist bruder Jacobus . alls er sich schreybt . vnnd ein bruder . Simonis . vnd ein knecht christj .|. vnnd sie sagen: Es sey nit ein Apostolische epistel . es habs yrrgends ein fromber geschryben . ꝛc. darumb dz er sagt . Es haben vom Apostolat . ꝛc. Mag nit einer sagen . Ich habs vom Apostell . vnnd mag selben auch einer sein . vnnd mag sein demut ansehen, dz er khein hoffart füert . noch seines Ampts tittel . als Petrus . Paulus . ꝛc. lenndet vff die allten . vnnd mehrern Apostell . nitt vff sich selbs allein . Das ym ein lob ist . ein grosser glaub . vnnd liebe . das vrthaylt man ym zum argen . Darumb so ist sye sein . vnnd kheines anderen nit . Dann Judas Thadeus hayſst ein lennder . ꝛc. Finis.

Ein fortlaufender Kommentar des Apostelbriefes, der sich nur selten fast wörtlich mit der gedruckten „Commentatio in Epistolam S. Judae Apostoli“ Theil I No. 308 und 313 berührt, im Uebrigen eine durchaus andere Bearbeitung darstellt, wenn auch die Gedanken im Ganzen übereinstimmen. Dass unsere Handschrift in der Ueberschrift den „textus“ betont, mag im Gegensatz zu einer anderwärts erhaltenen „Praefatio“ gemeint sein, welche hier nicht gegeben wird (vgl. Theil I No. 311). Eine mit dem Drucke völlig übereinstimmende Auslegung des Judasbriefes werden wir in einem Kopenhagener Codex finden (No. 107 Bl. 73); die andern Handschriften No. 95 Bl. 17b; No. 100 S. 338; No. 108 S. 843 stimmen mit unserem Leidener Text, die erste ist freilich stark gekürzt.

Bl. 204b unbeschrieben.

Bl. 205a—226b **De Septem punctis Idolatriae Christianae.**

Theoph: Hohenheimensis Germanus.

Theophrastus von Hohenheim . ꝛc. Von der betrachtung, vnnd Gottesdienst . Zu Valentio vnd Remigio . Italis . ꝛc. der heylligen geschrifft professoribus.

Annfang der Vorredt . Theoph:

Ewer täglich widerpellen . vnnd scharpffreden . wider mich; von wegen der warheyt . So ich etwan vnnd etlichmal . yhn Tabernen . Krügen . vnnd wyrdtshäusern . geredt hab . wider das vnnütz kyrchen gehn . yppige feyer . vergebens petten vnnd vasten . Almußen geben . opffern . zechendten . byffel .

dreissigst . Jarzeit . peychten . Sacrament nemben . vnnd all andere dergleichen priesterliche gebott . vnd aufenthaltung . Auch mir dasselbig yn ein trunckhenheyt gezogen . Darumb das yn tabernen geschehen ist . vnnd die tabernen für vntüchtige örter zu der warheit zusein . anzaygen .|. vnnd vff dz; mich; ein wynckhelprediger genandt . warumb thüet yr mirs yetzt yn der zeyt . dieweyl yr mir geschwygen habt . vnnd euch wol gefallen hat . da ich redt ynn den spelunckhen, man sollt euch opffer geben . vnnd volgen . Euch auch nit einreden .|. Ist das billich yn der spelunckhen gewesen . vnnd ist euch ein dienst gewest . So lassent euch auch yetzt die warheit ynn den tabernen gefallen .|. Dann yn der spelunckhen war ich glaubig yn euch .|. aber yetzt bin ich glaubig Ihn christo; vnnd nymmer yn euch .|. vnnd so ich mit euch mehr ynn die spelunckhen khemb, So wolt ich sagen zu demselbigen volckh . hüetet euch vor den falschen Propheten vnnd betrüegern . die vom teüfell gesanndt, wöllt nymmer sagen von geben . Sonder von nemben euch den betrogenen gewalt . den yr lannge Zeit auß deß teufels macht . gefüert habt .|: Euch vnnd andere mit betrogen . dardurch wir euch beistanndt gethon haben .|. Ir wölt nit buben sein; nit laycher . vnd seydt desselben völler den die Jüden warendt .|. zun zeiten christj . vnnd gewaltiger regiert der teüfel yn euch . dann yn Pilato, Herode . Ahnna . vnd Caypha . vnnd mehr dann yn Judas . Auch zeücht yr mich . Ich hab nun mein vernunfft vndtern pauren zureden . sey nur ya . ya . Ich soll vndter die Doctores zu Leuen, Paris . gehn wien . Ingolstatt . gehn Cöllen . da ich leut under augen haben werdt . Nitt pauren . nitt kauffleut . sonder Mayster der Theologj; So wissendt von mir ein solche antwort; Inen wirdt yres gleychen zukomben . bin ichs nit so wirdts ein ander sein .|. yedoch . das mein redt vnnd anzaygen von christo . wirdt herfur komben . vnd wirdt sie yberwennden .|. Christus khamb nye gehn Rom . Noch ist Rom sein verweßer . Sanct Peter kham nye gehn Cöllenn . noch ist er yr günstiger Peter .|. vnnd so ich schon an die endt nit khomb . ligt nichtz an mir . Dann die redt ist nit mein . ist christj . der wirdt yn ein Niderländischen potten schickhen, wann ich khan der sprach nit, vnnd den von Wien vnd Ingolstat . yres Landtsgenoßen . vnd die warheyt wirdt vndter Inen geporen werden . vnd durch sie selber an tag khomben . vnnd nit durch mich .|. vnnd wann ich gestorben bin . so lebdt die

Leher noch : dann sye ist christj . der stürbt nit . Vnnd so ich zu Leuen wer . vnd zu Paris . mich würden die nit straffen . vff die yr bawet . Sye müeſsten nur christum straffen . vnnd nit mich . Ich acht aber . das mein heütige redt . bey ynen gleych so wohl . als hett ich sye bey ynen geredt .|. gehört werdt . Dann christus läßt sein wort zu kheiner zeit verdörben . Es läßts auch nitt verborgen ligen . es muß weitter . Ist nit vor einen . es soll durchwandern . es muß alles eröffnet werden . Ihr claget sehr vnd vaſst . Ich hab euch die pauren widerspennig gemacht . das sie nymmer opfferrn . vnnd wenig yff euch halten . vnd schier gar nichtz .|. Gedenckhet . wenn mein redt auß dem teüffel wer . so volgten sie euch . vnd nit mir . Aber so sye mir volgen . vnd nit euch . So gedenckhet nit anderst . Denn dz der heyllig geyst yn ynen sey . der lehrnet sie erkhennen ewer gemuet . tyckh . vnd große lügen . Dann ich habs von mir selbs nit erdacht . was ich geredt hab . dz ist auß dem heylligen geyst . Allso : es ist das Euangelium . vnnd wiewol yr anzeyget ein Euangelium gewesen . von christo . byß vff heüt :|. Ist allso : Aber ewer tückh seindt nochällter . von Cayn her .|. vnnd von den allten gleyßnern vnd Bischouen .|. dz Junng ist wahr . das älter ist erlogen, das Jünnger strafft das Älter . vnnd das älter nit das yunnger . wer das allt testament volkomben gerecht . vnnd gut gewesen . christus hat es nit wider erneuert, auß wellchem testament Ir all ewer betrügerey nembt . Ihr möcht mich verdennckhen . Ich redt wider euch auß kheinem grundt .|: will ich euch anzaygen .|. Mich vndterrichten ewere werckh . das nichtz yn euch ist . Dann auß den werckhen erkhenn ich euch . Allso . das sie alle vom teufel seindt .|. vnnd nit von Gott . das weyßent die puncten an euch . die yr mich zeücht . yn einem Irrsahl zustehn . ich widerrede ewern heylligen Vätern .|. dann sie haben dem Leyb geschryben vnd nit der seel . Sye haben poeterey gebraucht . vnd nit die theologey .|. Sie haben schmaychlerey getryben . vnnd nit die warheit erzelt, Irer ist auch kheiner zu einem Martrer worden . seindt also güetig peüchtiger blieben . die yn dem himmel vnnd yn der hell statt haben . vnnd alle deß brauchs lehrer vnd kuchin prediger, kheiner der ewigen seeligkheit . Das seindt die werckh . darauß erkhendt werden wz Ihr vnd sye für frücht geben vnd tragen habt . Ir zeücht vnnß . mich vnd meine zuhörer . wir seyent wider euch . ꝛc. wir seindt wider den teüfel vnd sein leher .

vnnd nit wider euch . Dann yr vnnd wir seindt prüder; wöllet yr .|. Alls wir begeren; so seindt yr aller vheindschafft yberhebt . Allein thuet von euch den teüfel vnnd sein leher . so müget yr die gebott Gottes thun . vnd dann hernacher der menschen gesetz volbrinngen . auß rechter erkhandtnus .|: dieweyl yr aber nachuolgent dem Sathanas vnd nit christo : so seindt wir nit prüder . darumb fleyßent euch . dz yr kinder Gottes seyent. denn dieselbig freuntschafft vnd pruderschafft gehet nymmer nach dem fleysch . sonder nach dem glauben . empfendten khein todt . Auß dem soll sich ein yeder wissen zu ziehen . dz khein trew ym fleysch gesucht soll werden . von wegen der angepornen vheindtschafft . sonder allein nach dem glauben . vnnd yn dem gesatz Gottes . vnnd seyt yr christen . vnnd ewer vatter ein Jud . So ist ewer Vatterschafft nichtz gegen euch . vnnd yr nymmer sein söne .|. Dann es ist nur ein Vatter . vnnd nit der Vatter ym fleysch . er hat seinen kindern nichtz zugeben . denn er lebt wie sye . der gnaden . wz ym geben wirdt von dem vatter . auß dem der glauben fleüßt . Warumb zeücht yr vnns . dz wir kinder deß teüfels seindt; Nun seindt doch vnsere werckh nit sein; auß welchen yr vnns erkhennen sollt; die yr yberflüssig tragt . vnd habt euch derselbigen gemeß gemacht . ehe yr vndter die tödtlichen salbung ganngen seyt . damit euch nit zurhynn mit gut vnnd tittel versigelt . vnnd habt Gott nit vertraut . dz er euch nehren müg . vnnd dem teüfel auch nit . er muß sich vorhin verschreyben . euch kheinen mangel zulassen . vnd yn beschürmbung halten, vnnd yberwindten alle die so ewer boßheyt verstanndten vnd erkhennen . dieselbigen hindtern vnnd schädigen . Thunt sie nit herrschen yber euch . vermäinet yr . daß allso zuryßßen hindurch . mag nit sein; wiewol yr euch vndtersteet mit dem henckher zu disputiren; Ist mehr wider euch . denn mit euch . dann wo euch yn einem freudt begegnet . werden hundertfältigclich leydt hingegen erscheynen . Dann allso ist der waytz der Inn ackher fellt . der gibt frucht den gerechten . vnnd yr werdent ewern rhatten . (. Gott .) dem ewigen fluch yberantworten .|: vnnd euch mit ym .|: Wie khan der glaubig ein frucht geben der nit ein Martrer wird . so sterckhen sich vil tausent vff . Ihn .|. die wachßen alle auß dem Martrer . Das seindt seine frücht . vnnd yr der rhatten, der vndter dem waytzen wechßt . . das weyßen ewere werckh auß . vnnd Abgötterische stattuten.|:

Wellcher ist vndter euch rhatten saht . der von wegen deß Namen christj .|. Priester werdt? oder worden sey? der nit versorgt gewesen sey . mit guter pfründt . mit güeter . mit hauß, mit gewißßer gühlt . mit reychem opffer . mit grossem ansehen mit grossen ehren . mit grosser gehorsamkheit . vnnd dazu voller bauchfühl . vohl lussts . vnnd vohlles mauls yn essenn vnd yn trinckhen . mit fluchen . vppigkheit . vnnd aller vnrheinigkeit vohl, erkhendt euch selbs . das yr nit von Gott seyt; noch ahn seiner statt; dann wenn einer vndter euch ein nachpaurn schmecht . schändt . schlecht . In oder die seinen . In vnehren oder sonnst . So ist es euch allen ein freudt, mehr denn die fraw die den pfening verloren hätt . vnd yn wider fundt . All ewer lehr, fleyß . vnnd arbeyt . stehn auf die sachen . Darumb seindt yr kinder deß teüfels . vnnd nit Gottes . vnd vndter dem vatter der lügen . Dann die anschlag khomben auß ym .|: vnnd dem grossen Anathema der ewer beschirmer ist . den yr nit wölt khennen; ist es nit allso . das der richter den dieb behüet . dz yn nyemandt schlahen darff, vnnd den gefangenen mehr behüet . dann den ledigen . vnnd vil härter straft . den . der ein gefanngen schädigt . weder den der ein ledigen schädigt .|. Allso wardt yr von Gott zu dem beschyrmb gelassen, das euch nyemands schaden mag . wann yr seyt gepunden an deß teüfels khetten .|. Darumb gehn auch für sich ewere anschlag . yetzt byundt der henckher die strickh vmb die händt vnnd lennden, vnnd wann derselbig einen bynndt . so geet die küchin zue . Man kocht dem gefanngen menschen nit mehr . vnnd hebt ahn alle welt zulauffen . zuhören . vnnd zusehen den todt . vnnd fleücht alle welt mit der hülff . nur sterben . nur hengkhen .ꝛc. Allso mag ich gedenckhen . Das yr ein lannge zeyt . yn der gefangkhnus geseßen seyt . vnnd die stundt ist hye . darynnen die richter den schranckhen besytzen . vnnd ruffen dem henckher .|. Vff sollches betrachtet . dz yr fürkombt dem gericht . vnnd vor dem . ehe euch der henckher bynndt . gnadt zuerwerben sucht . beychten . vnnd auffhören .|. Ein Gott allein anbetten . vnd euch selbs sein gewalt nit zulegen . euch selb nit so gerecht schätzen . zubegeren vor dz gericht zugeen; sonder alle mahl vmb gnadt .|. Ist hoffart vnnd ybermuht die grösste sündt . alls yr erzayget; Wie möcht yr dann ein grösser hoffart verbringen . dann dz yr euch alle zeyt gerecht macht . vnd wolt nit vngerecht sein . vor Gott . der der aller strengeste richter ist . vor welichem nit zuschertzen ist . In dem gib ich auch die letzste leher auß christo . das yr yn ewern künsten . rechten . vnnd ordtnungen . yn all ewern wegen . allso einfältig werdt . alls die kinder vff der gassen . Sonnst werden Ir zum andern mahl nit geporen werden .|. zu wellicher gepurt vnnß Christus allen helff . Amen .|:

Hernach uolgen die verworffen artickhel .|. Theophrastj von Hohenheim . Durch die Meyster der geschrifft vnnd haylligen Väter . ꝛc. herfür gebracht.

Der erst artickhel ist . Das vnnütz kirchen gehn . ein vnnützer ganng . dienet zur Abgötterey . daß vergebens . vnnd deß teüffels will ist . ꝛc.

Es ist vergebens . das täglich kirchen gehn . vnnd alle die kniebüegung . duckhen . vnnd kirchen eheer betrachten .|: Von gaystlichen vnnd weltlichen .|. mit nichten außgenomben . Alles ein vergebene arbeit; ohn alle frucht; Ein will vnd dienest deß teüfels . wider christum . vnnd die hayllig dryuältigkeitt .|: Ein gantze Abgötterey . verbotten .|. vndter dem fluch Anathemat[is] . vonn Gott selbs.

Vrsach . Die Kyrch hayst vff Latein . Chatolica . vnnd ist der geyst aller gerechten glaubigen .|. vnnd yr zusambkhombung . ist ym heilligen geyst . Allso . das sie alle yhm glauben seind . Das ist . fides chatolica . vnnd besytzt khein statt; Aber Ecclesia ist ein Maur.

Die wahre Kirche im Geist, die falsche im Gemäuer. Nur in der Kirche der Heiligen im Gewissen ist wahre Beichte gegen Gott und wahre Reue; kein Beichten im Leib durch die Instrumente der Rede, sondern im Herzen, im Geist mit beschlossenem Munde. Nur um einander die Seligkeit zu bekennen, die uns widerfahren ist aus der Reue nach der Beichte, können wir einander unsere Sünden beichten (je einer dem andern seine Noth) zum Troste der verlornen Sünder. Zum Beichten in die Kirche zu gehn, ist abgöttisch; denn da ist keine Erledigung. Nur wahre Reue führt in den Himmel, und die gibt uns Gott in Gnaden; aus ihr fliessen die Werke des Glaubens. Darum ist das Kirchengehen, Beichten, Opfern vom Teufel, der in der betrügerischen Gestalt der Apostel kommt. Die Apostel selbst aber sind Verächter des Kirchengehens.

Der ander Punct oder Artickel . Sagt vom Betten yn der Stäinen kirchen, dz der stäine kirchen lob vnd eher ist .|: vnd dem teüfel zugehört, wider die rechte kirch;|. darumb dz Betten yn solcher ehr teüfflisch . vnd wider Gott ist;|:

All solch Beten ist lautere Abgötterei, Horen Singen die grösste. Nur die Werke, die aus dem Glauben fliessen, sind nütze, die fliessen von selbst, nicht um des Verdienstes willen, sondern aus der Liebe, die im Glauben ist; um die sollen wir bitten und nicht mit dem Mund, nur mit dem Herzen. Das Vaterunser soll aus unserm Herzen nicht kommen, sondern alle Augenblick darin liegen. Wir sollen nicht beten, um etwas zu erlangen, sondern als ein gläubiges Bekennen von Gottes und seines Sohnes Gnade. Aus dem Glauben beten wir, nicht aus Zweifel, nicht aus Mangel; denn wir haben's alles zuvor.

Der dridt Punct . Das dz feyren der Maurkirchen . nichts sey weder ein tanntz . pauckheten . vnnd thurnir deſs teüffels.

Alle Kirchenfeiertage sind teuflisch. Feiern ist eine christliche Betrachtung des Geschehnisses, eine Belehrung und Unterweisung, keine Staffel zur Seligkeit; was die Seligkeit anbetrifft, soll alle Tage betrachtet werden, das ist der Glaube, die Liebe, die Hoffnung. Der Glaube ist im Geiste, die Betrachtung ist im Aeusserlichen, doch schadet sie dem Glauben etc. nichts, aber wenn die Kirchenherren sagen, halten des Feiertagsgebots mache selig, so ist das abgöttisch nnd Teufelswerk; nur der Unglaube verdammt, nicht die unterlassene Feier. Gott will ein demüthig reuig Herz haben und keine teuflischen Feiertagsordnungen, -opfer und -gepränge.

Der vierdt punct . Das vassten, yn der gemaurten Kyrchen . der teüffel erdacht hat . welches Gott ein vngefallen ist . vnd ein abgötterey.

Alle gebotenen Fasttage sind Teufelsarbeit zur Zerstörung des Glaubens an Christum. In nichts ficht uns der Teufel so hart an als im gebotenen Fasten. Heimlich Fasten duldet er nicht; auch dies nützt zwar nichts zur Seligkeit, denn es ist ein äusserlich Ding zur Reinheit des Leibes. Der Glaube hat Platz in jedem Leibe, voll oder leer; Christus und die Heiligen, welche aus reinem „catholischem" Herzen im reinen Leibe gefastet haben, wurden vom Teufel versucht, und doch war ihnen das Fasten an sich kein Verdienst; das Gebotene ist eine Gleissnerei.

Der funnfft punct . Das alles Almusen geben . nit diene zur ewigen seeligkeit; Nach auffsetzung der gemaurten Kyrchen . vnnd dz es vnchristlich vnnd böß ist . vnnd dz daß Almusen auß der Catholischen kirchen . allein auß dem glauben khum; vnd auß kheiner liebe . ꝛc. vom nechsten oder ym nechsten.

Alles Almosengeben nach den Geboten der gemauerten Kirchen ist vom Teufel und vergebens; es soll allein gehen aus der Liebe des „catholischen" Herzens zu den Bedürftigen, nicht um der Vergeltung willen, sondern umsonst. Almosengeben an Klöster, an den Kirchthüren und an Spitäler ist Teufelswerk und hindert nur wahre Mildthätigkeit. Almosen sind die Frucht, die aus der Liebe kommt und nicht der Weg zum Himmel, denn der Himmel lässt sich nicht erkaufen. Verflucht die Zunge, die da spricht: dass dirs Gott vergelte!

Die Sechst Punct . Das kyrchenfahrt . Antloß [Ablass] . zun haylligen lauffen . alles ymbsonnst sey vnnd khein verdienst darbey .|: Bruderschafften, Orden . geystliche ritterschafft . Christiche Zaychen . vnnd dergleychen .|. auß dem teüfel erdacht sey . vnnd yn sein ehre enthalton . ꝛc.

Alle Wallfahrten um Vergebung der Sünden, oder um den Himmel zu erwerben, sind wider den Glauben. Durch keine Arbeit, noch Schwitzen, durch kein Laufen, noch Gehen wird uns der mindeste Punkt der Sünden nicht vergeben. Welcher sich gibt, sein Sünd durch sein Leib abzuthun, der hat des Teufels Willen in sich. Gott will nur lautere reine Herzen haben; Ablassgeben ist vom Teufel erdacht. Gott hat keine Vicarios. Auch die Orden sind wider den Glauben; die Werke, die sie thun, müssen frei geschehen, ohne Profess, aus dem Glauben; alles andere ist Lucifers Secte, der Papst der irdische Lucifer. Den Glauben zu mehren mit dem Schwerte, ist vom Teufel. Wer will die Erde weihen und segnen? Sie ist Gottes, gesegnet Frucht zu tragen; das Wasser ist von Gott gesegnet zum Durstlöschen, Fische zu hegen, die Erde zu netzen, nicht zum Sprengen und Vertreiben des Teufels als Weihwasser.

Der Sybendt punct . Das die tempel . glockh . Altar . predigstul . creützganng . clöster . bilder . alles vom teüfel gemacht. sey . wz ym newen testament nit begryffen werdt . vnnd die so dz vffenthalten teüfel seindt . vnnd Lucifer . die am Jüngsten tag zu rechten teufflen erkhandt werden . So sie gebraucht werden nach kleinaten vnnd aller Ornat.

Der Weg zur Seligkeit will still sein, will nit mit Geschrei gehn, sondern von innen aus dem Herzen heraus. Glocken und Orgeln sind ein Seitenspiel des Teufels; Altar, Ornat und Messgewand hat der Teufel erdacht. Christus will den Priester von innen heraus, nicht zum Ausziehen. Heiligthümer gehören nicht auf den Altar, sondern in's Herz. Inful und Tiara u. s. w. sind geistliche Narretei. Gott will, dass aus dem Glauben die Ehre geschähe, nicht aus solchen äusserlichen Werken. Dass dies aus dem alten Testament stamme, „will ich euch im buch veterum tetamenti uiso außlegen". Ein katholischer Christ soll vor keinem Bild beten.

... was aber die Figur des Crucifix ist . das melden wir In viribus veteris testamenti ... Damit will ich beschlossen haben dieses Libell: vnnd euch yhn andern mein püchern ein mehrern verstandt fürlegen . darynn yr erkhennen sollt . das yr vom teüffel seytt . vnd der lebendtig Lucifer der erdten . ... Darumb ye nehner Rom . ye bößer christ . vnnd bey euch priester die vermaledeyten christen . die Conscientz . die yr rinng schetzt . die verurtheilt euch . yn den ewigen fluch, zur ewigen verdambnus . Alls yr weitter lesen werdt In andern Libellen . Darumb secht wol auff euch . vnnd braucht auffsehen. Hie endet sich dz Buch von den Syben verdambten werckhen . der christen . Durch den Irrdischen Lucifer erdacht . vnd dz volckh damit verfüert . ꝛc. Gemacht durch Theophrastum von Hohenheym . Doctorem . ꝛc. Saltzburg . ꝛc. Finis.

Diese Schrift wird uns noch mehrmals handschriftlich begegnen (No. 98 Bl. 134; No. 104; No. 105; No. 108; No. 111; No. 114 Bl. 143b; No. 123 Bl. 70b); vgl. auch Theil I S. 510, wo Stariz von den „7. punctis idolatriae Romanae" spricht, während alle Handschriften „christianae" bieten, ebenso der Osseger Codex, Einleitung S. 36.

Bl. 227a—235a **Vom Fasten vnnd Casteyen . Doctoris Philippj Theophrastj paracelsj . ꝛc.**

Soll ich nun hye von fasten vnnd Casteyen tractieren; So ist vnns hoch von nötten . Sollches wol zuerkhleren . Dieweyl es sich yn so weytt . vnnd mehr dann weytt erstreckht . Damit yr mich aber nit partheyisch halten . oder einicherley secten . es sey wellicherley secten es wöll, gleichmäßig oder anhännggig zusein . vermäinten, will ich euch gebetten haben . diß nachuolgendt buch fleyssig . vnnd mit gutem verstanndt durchzuleßen . Auß eyuerigem hertzen yn ewer gemüet fassen vnnd einschließen . So werdent yr mich für ein eyuerigen christen vnnd nitt für ein Ketzer . hallten . vnd erkhennen .|. wie mich dann meine widersacher . die vermäindten Theologis [!] . doch auß vnuerstandt . beschuldigen . das ich doch nit allein der haylligen geschrifft . gleich so wohl . vnnd besser alls sye erfahren . Sonder das liecht der natur . vnnd bayder . Göttlicher vnnd natürlicher Philosophia . volkhombene erkhandtnus hab .|. Allso dz ich allen fallsch vnnd betrug . vnd das gerecht wol vnderschayden khan .|. Darumb will Ich hye nichts schreyben . Dann was der haylligen schrifft gemeß . dem liecht der Natur nit zuwider ist . vnnd auß Göttlicher vnd natürlicher Philosophia wol gegründet . vff das aber yr mich recht vnnd wol verstanndten .|. will ich euch erstlich anzaygen . was das Fasten . vnnd den Leyb Casteyen sey . wie vnnd warumb es geschehen soll . Darnach wie dasselb zweyerley sey . Alls eines Gottlich . recht vnd gutt . Das ander aber teüflisch . böß . vnd falsch .|: Zum dridten . wie der mensch nitt allein der speyß . Eßßen vnnd trinckhen labet . Sonder der geystlichen vnsichtbarn dinngen . zum vierdten . von dem myßbrauch deß Fasstens vnnd Casteyens . der Ceremonischen Nigromantisten . wie sye sich dardurch freywillig . zu martterern des teufels machen Zum fünfften . was für nutz vnnd tugendten . auß dem Fassten . nüchtern vnnd mässigkeit . herfliessen . vnd dardurch erlangdt mögen werden . Zum Sechssten . Von den vermäindten gelibdten deß Fasstenns . vnnd Casteyens . betreffendt . Zum Sybendten . vnnd letzsten . wie die zerbrochnen gelibdt . nit ohn gerochen bleyben . vnnd wz sich für rach vnnd plagen vff sollche gelibdt brecher fallen vnd komben . vnnd allso habent yr euch auß nachuolgendten buch leychtlich zu richten .|: . . . .
. . . Das soll ein yeder Artzet wol merckhen vnnd wissen . Das aus den gelübten vnnd Aberglauben . alle vnhaylbare kranckheyten . Iren vrsprung nemben . wie wir dann In libro De uotis alienis setzen vnnd weytläuffdtig tractieren . wz auß

den prochnen gelübdten . Auß dem Aberglauben . vnnd auß den Astralischen khrefften deß menschen ɀc. khomben . Derhalben wir wz weitter hie zumelden von nöten wer, daselbst hin sparen . vnd hernach anzaygen wöllen . vnnd allso hiemit diß büechlein beschloßen haben .|: Finis.

Handelt auch von den physiologischen Einflüssen des Fastens, wobei er auf „andere büecher der Artzney" verweist und ein andermal bei Magenschwäche nach Hungersnöthen dreimal täglich 3 Tropfen Olei Vitrioli als das Beste empfiehlt. Weitläufiger wird von allerlei Arten von Gelübden gehandelt und zum Schluss von den Krankheiten, welche die Abgeschiedenen aus jener Welt uns senden, wenn wir die ihnen gegebenen Gelübde nicht halten. Die Ceremonien der Nigromantisten werden verworfen als im neuen Testament nicht mehr erlaubt, und dabei auf „andere pücher der Magica" verwiesen. Ausser „De Votis alienis" verweist er auch auf sein „buch von Pfennighaylligen".

An mehreren Stellen konnte der Schreiber seine Vorlage nicht lesen. — Bl. 3—235 unserer Handschrift findet sich genau in derselben Reihenfolge und ohne nennenswerthe Abweichungen in einem Codex der Salzburger Studienbibliothek wieder (No. 108 S. 377—938). Vgl. auch No. 107 Bl. 39a.

Als verwandten Inhalts und mehrfach in dem vorhergehenden Tractate erwähnt, wird hier sofort angefügt:

Bl. 235b—246b **Liber De uotis alienis . Prologus.**

Das ist . Von glübdten . verhayßungen vnd zusagen . gegen Gott . vnnd dem mennschen . ɀc.

Dieweyl · nun der mennsch . Ja . vnd Nayn . bey ym hat . vnnd deß gewalt Auch zugebrauchen . Allso . das sein Ja . ya sey . Sein nayn Nayn sey . Darbey auch den gewalt hatt . Das er mag sein ya zu Nayn machen . Sein Nayn zu ya machen . Das ist . er mags halten oder nicht . das er gesagt . Dieweyl aber der Mensch der massen yn Gottes handt stehet . das Gott will, das er thue das Gottes will sey . Der will das wir mit der warhayt handlen . . . . vnnd aber es ligt an dem allem nitt; Es ligt allein yhn vnnser aller verzeyhen . vnnd vergeben . vnnd darnach yn rheu vnd laidt sterben . Darnach wir . die barmhertzigkheit Gottes erlanngen . vnnd allso werden alle ding die rauch seindt . glatt vnnd eben .|. Alle schulden werden eben . vnnd alles ybels vergessen :|: Finis.

Stimmt fast wörtlich überein mit Huser 4°-Ed. IX. S. 187—207, welcher das Autogramm benutzt zu haben angibt; die Abweichungen sind meist nur verschiedene Lesungen derselben Schriftzüge. Die andern Handschriften bieten nur einen gekürzten Text. (Vgl. No. 83 S. 381 und No. 95.) Siehe auch Einleitung S. 11 und S. 34.

Bl. 247a—253b **Scolia yber das Vatter vnnser.**
Doctoris Theophrastj Paracelsj.
Von anfanng der welt . Ist Gott . ye ein Gott . vnnd ein Herr . gehayßen worden . vnnd nye khein vatter; Darumb aber wir yn einen Vatter hayßen . Das entspringt auß Gott dem Sun .|. vnserm Herren Jesu christo . . . . Amen. Das werdt wahr . vnnd ist wahr . vnnd bleybt allso bey Gott. Endt . deſs Vatter vnsers.

Bl. 253b—254b **Hernach uolgt eine außlegung . yber das Auę maria,**
Durch philipp: Theophrastum von Hohenheim . ꝛc.
Da bey Gott dem Vatter beschlossen ist worden . Das sich die Personen der haylligen dreyuältigkeit solten öffnen vnnd erzaygen . da wardt dem Engel Gabriel die Legation beuolhen von Gott .|. Maria sollches kundt zuthun . . . .
Allso ist allein die frucht gesegnet . vnnd . andere all zu aller anfechtung vnnd anfall der sündten geporen vnnd frey. Endt . der außlegung . yber dz Auę maria . ꝛc.

Bl. 255a—257a **Außlegung deſs Magnificat** :|: Doctoris philipp: Theophrastj von Hohenheim . ꝛc.
Magnificat . Die seel eines menschen ist . So ein mensch gar nichtz leyblichs handelt noch wandelt . Sonder keüsch . rhain . vnd lauter ist . derselbig lebdt yn der seel . . . .
Alls die schnöden yppigen . yn denen khein guts ist . Alls Allein der Vyppern . der Natern . vnnd Schlangen geschmayß. Endt . deſs Magnificat.

Bl. 257a—258a **Außlegung yber das Nunc dimitis** .|. Doctoris Theoph: paracelsj.
Nunc dimittis seruum tuum Domine . ꝛc. vor dem vnnd das new testament anganngen ist . So seindt alle die so gestorben seindt . ym finstern gestorben . . . . Sye werden verlaßen werden . vnnd das blut christj wirdt yber sye geen . vnnd yber alle yre kinder . ꝛc. Endt deſs Nunc dimittis.

Diese letzten vier Stücke (Bl. 247a—258a) finden sich wenig abweichend gedruckt im Anhang zu Starizens Ausgabe von „De limbo aeterno“ 1618 (Theil I No. 303) S. 137—159, also nicht übereinstimmend mit dem Wolfenbütteler Extravagancodex (No. 84), wo alles gekürzt ist. Vgl. No. 98 Bl. 152ff.; No. 100 Bl. 327ff.; No. 108 S. 347ff.; No. 123 Bl. 46ff.

Bl. 258a—264a **Liber De Confessione . poenitentię . et remissione .**

Durch Theophrastj paracelsj . von Hohenheym . ꝛc. Doctorn.
Beüchten . ist . So ein mennsch ybels thut . vnnd bekhendts . daß es ein ybel ist .|. Gilt ym selbst nit recht ym argen; Sollches bekhennen . Ist ein beüchten .|. Alls Zinnß nemben . vom hundert fünff . ist ein betrug .|. Ders bekhendt;|. Confitirts . der aber sagt . es sey recht; der bestehts nit .|. Confitirn . ist ein Demut .|. Nicht confitirn . ist ein hoffart . vnd ein sich selbs nit erkhennen :|:
Penitentia d. i. Buß . ist nach dem beüchten . wie obsteht . vnnd muß mit versehnen gegen den geschehen . dawider wir gesündigt haben . Mitt widergeben das wir genomben .|. . . . . [263a] . . . . die recht rheu vnnd buß läßt khein wollust einwurtzen . In einem gutten hertzen .|: dann so seelig ist der eheestandt nitt . die Buß ist noch seeliger dem hurer . sonnst thrytt er von einem wollust In den andern . vnnd yn kheinem wollust vergibt vnns Gott nicht .|. Allso ein Dieb . So er ein henckher wirdt . hatt erß damit nit verbessert . sonder er sollt dafür Inn stetter Buß bleyben . vnd betrachten . Da hieng ich sonnst billicher ꝛc. Darumben Standent ab Ir menschen kinder alle . von der hoffart . Denn die hoffart verstopfft vnns . vnnd behellt nun die sünde .|:
Beschluß yber Jacobus vnd Juda Epistell.
[263b] Allso ist deſs Apostels Jacobj epistel . dieweyls nit einem yeden kopff . nach seinen spreuern ynnsteht . veracht . vnnd verworffen worden . Es ist ein harter standt . den Apostolischen standt füeren . dieweyl christus sollche spreuer hierynn wachßen lässt . . . . Paulus treybt recht all sein Leher . die ist aber geschryben . darauff er gegründt hat . vnnd hats mit federn textiert . Allso gedeucht es In not sein . vnnd gut vnd wol gut . Das aber Jacobus still gestanndten ist . mit der Feder . so hatt es aber mit der Zunngen gesetzt . vnnd sein Apostell ampt . so wol volbracht alls Paulus . ꝛc. vihl gepryſßt dem widertheyl Jacobj . das ynn der Epistell ein ander nach gefundten wirdt . Ob der geyst Jacobj zu scharpff sey. diesen spreüerspältigen oder nicht . ꝛc. Finis.

Die Schrift De Confessione findet sich gedruckt 1618 in der „Philosophia mystica" (Theil I No. 306 S. 22—32). Die Abweichungen des Textes unserer Handschrift vom Drucke sind zahlreich, aber ohne viel Bedeutung; denselben Text bietet auch No. 95 Bl. 165b und No. 102 Bl. 158f., welche beide betonen, dass dies „Ex libro de Confessione" entnommen sei, mithin einen gekürzten Text biete; einen vollständigeren Text treffen wir denn auch im Codex Palatinus 476 (No. 90) Bl. 340ff.

Der „Beschluss über Jacobi und Judä Epistel" gehört nicht zu dem Vorhergehenden (trotzdem er auch in Mscr. No. 102 hier angefügt ist); er ist wohl nur beigesetzt, weil auch das Vorhergehende sich mit dem Jacobusbrief mehrfach beschäftigt. Gedruckt ist dies Fragment 1619 im Anhang zu dem Liber Sermonum in Antichristos (Theil I No. 311 S. 94—96), wird aber dort wie auch in den Handschriften meistens (No. 90 und 95) als Vorrede bezeichnet (vgl. auch oben bei der „Epistola Judae Apostoli" Bl. 194ff. dieser Handschrift). Die Abweichungen des Druckes von unserer Handschrift sind nur gering.

Bl. 264b—276b **Liber . De sancta Trinitate.**

Das ist . Von der heylligen Dryuältigkheit Gottes . wie die soll verstannden vnd außgelegt werden . Durch Doctor Theophrastum Paracelsum.

Vorredt . Es ist euch gut wissen . das auß vnserem nechsten conuersiren . Etwz von der heylligen Trinitet geredt ist worden .|. Aber dem fürnemben nach nicht beschlossen . vrsach . das sich nit gepürt . ahn denselben ortten, mit sollcher redt merckhen zulaßen . durch euch angezaygt .|. vnnd allso durch einander geschwygen . derselben redt halben . Ist mir zuentpotten . wie Ich gegen euch ettwas ketzerisch soll geredt haben . In meinem verstandt . Der Trinitet halben . Vnnd etwas wieder vnseren glauben vnchristlich angezogen . Das alles . yr meldet der Römischen Kyrchen soll zuwider sein .|. Auch yn der vater lehr gewüetet . vnnd mich In vngestalt erzaygt . Das ich durch den Bäpstlichen stuhl . (. so ohne gnadt nit sein solt beschehen .) verdampt vnnd gebundten sein solt .|: das ich mich In sollcher redt nitt hett versehen . Alls ich euch erkhennet.

Der römischen kirchen halb . bin ich nit erkandt . Noch sye mir .|. vnnd auch nit eins . yetwedern thun vnnd lehr . yber sollches yedoch khan ich ewers theyls halber nit vergen .|. dann Ir habt ein sollchen grundt . von der heylligen trinitet . der sich genzlich nitt will vergleychen . mit der warheyt . Darumb euch schwer ist zuuerstohn . wz ich euch gesagt hab . vnnd dz meine redt In euch nit wurzeln will . noch statt haben . Nun aber auch . das ist mir billich yn dem .|. das ich hab angefanngen zuuollenden . vnd zuhandlen . vff den beschluß . damit ich nitt weiter mit unwarhafftigem Tittel ein ketzer . vnnd ertzkätzer gehayßen werde . Heresiarcha vnnd Anathematis . vnd deß großen Fluchs . Daruor mich Gott behüet .

der dem Anathemati zugelegt . d. i. der außgeworffen .|. Auff das will ich euch berichten die Irrsahl . so yr mir zulegt . vnnd achte . Ir werdent mir den wunderbarlichen tittel billich abnemben . vor euch . vor Gott aber bin ich nicht gezügen . wiewol das ist . das yr etwas gewaltiges . leybliches wesenn füerent . Auß wellchen grober vnd vnzeyttiger verstandt kombt . Achtt aber Ir werdent euch anderst bedenckhen, vff das nechstmahl zureden . das laßen wir aber alles fallen, vnnd ermahne euch . dz yr mit mir reden, auß hye . zugegen buch . vnnd auß vasst dürsstiger zunngen . vnnd nit auß dem wohl ersettigten bauch . der für vnnd für reücht vnnd dämpfft wie ein kolhauffen . damit yr nit seytt gegen mir In sollchem . wie deß volckhs erkandtnus . dz bey Irem wandern vnd regieren erkandt wirdt . Dann diese stückh nymb ich alle nit ohn .|. Aber so yr werden gegen mir stohn . mit mangel deß leybs . vnnd wol ernüchtert von der faysste . von der speyß . vom speckh . von den thünsten . vom engen athem . von der glatten haut . von den Roßen . ꝛc. vnd fallen yn armuth . In ellendt . In verschmachtung . In trüebsahl . In traurigkheit . In widerwerttigkheit . Allsdann solt Ir Theophrastum hingegen fendten stohn . vnnd den grundt der heylligen trinitet zu mehrer ercle-rung brinngen . dann die geschrifft anzeygt . In ewern augen . Das ich mich denn gegen euch mit der zeyt versihe zugeschehen .|: dieweyl aber der bauch . vnnd die linnden pflamen federn, vnnd der freß schlundt mit dem verheckhten Püßlein an der Zunngen . seinen gustum . sein geschmackh . vnnd sein erquickhung . mit der wolthueung . bey euch . Solt Ir nit gedennckhen das Ir mit Theophrasto yberein khomben werden .|. vnnd wiewol die anzaygung nit berhüeren vnser fürnemben .|. so seindt sye doch etwas anzaygen . In dem wz zwyschen mir vnnd euch nit concordirt . vnnd ermahne euch . dz Ir nüchtern seindt yn dieser redt . wol außgedäut . vnd ganntz ledig von den leüten . vnnd dz Ir euch nit behelffen der entschuldigung, deren sich die behelffen . die da sagent . Sie seyen leyblich . Sie seyen auch menschen . vnd geprechlich Inn der eufferigkheyt .|: gleych alls zwyng sie die natur dazu . das doch nitt ist, dann ob yr wollt . so seyt yr die . wann yr nitt wolt . so seyt yrs nit . Dasselb trygt den glauben ahn . vnnd nit den leyb .|. Darumb ich euch weitter hye zuschickh den grundt der heylligen dryuältigkheit . wie ich sye hallte . was sie sey . vnnd wie sie sey . einem menschen zuwißen . Nun seindt wir doch nitt allein menschen .|. Sonder etwz mehr . dann der mensch ist auch ein vych . der geyst aber nicht . Dem geyst stehet nit vor . der da stehet yn der liebe gottes . Inn wellche ich euch beuelhe . vnnd Ir euch dergleychen .|: Geben zu Saltzburg . Ahn vnser lieben Frawen Abendt Natiuitatis der wenigern Jarzahl . Im 40ten Jare.

Das .1. Capitel.

. . Gott ist anfänglich allein gewesen ohn allen Anfang, der allmächtige Schöpfer und Zerbrecher aller Dinge, ein Wesen, eine Person und niemand bei ihm und ist also lang allein blieben, bis ihm beliebt hat, sich zu vermählen, sich zu mehren, sich zu erzeigen, auf das ist er in drei Personen, in drei Wesen, in drei Eigenschaften, in drei Gestalten gangen und ist nichts desto minder ein Gott und ein Schöpfer blieben; in einer Person ein Schöpfer, in der andern ein Erlöser, in der dritten ein Erleuchter der Welt. In der Gestalt des Schöpfers wollte er seine Geschöpfe nicht erlösen, sondern in anderer Gestalt u. s. w. Aus einem Vollkommenen hat er drei Vollkommene gemacht, jedes ein Besonders und doch eine Gottheit, doch jedes insonderheit genaturt. (2) Gott war leiblich ohne Anfang, mit Blut und Fleisch, unsichtbar und ist es noch und bleibts in Ewigkeit. Er hat erschaffen das tödtliche Fleisch und Blut. Der Mensch ist Gott nicht nur durch die Seele gleich, sondern auch in Fleisch und Blut; Gott aber ist ewig, der Mensch vergänglich, unrein und unvollkommen. Der Mensch ist ein abkonterfeit Bild nach Gott. Gott ist gleich seiner Kreatur, die er nach sich geformirt hat im Ewigen und Tödtlichen. Wir können Gott so wenig erkennen, wie uns die Thiere des Feldes. (3) Im paramirischen Verstand finden wir den Anfang der Trinität; nach der Theilung der Zeit ist wohl ein Anfang, aber nach der Gottheit kein Anfang in ihr; die göttliche Theilung in drei Personen ist nicht ewig gewesen, und doch sind alle drei ewig ohne Anfang: Vater, Erlöser und Erleuchter. Aus Gott fliesst ihr Wesen und bleibt ewig nur ein Gott. Ihrer keiner hat einen Anfang, aber ihre sonderliche Tugend hat einen Anfang in der Scheidung; in der Gottheit sind sie ewig gewesen. (4) Gott hat aus sich selbst die drei gemacht; als Gottheit gerechnet sind sie alle gleich und Dasselbe, aber gegen die Menschen gerechnet, sind sie getrennt als Schöpfer, Erlöser, Erleuchter; als solche erzeigen sie sich uns. Aus dem Erlöser kommt der Glaube, wer an den glaubt, glaubt auch an Vater und h. Geist. (5) Im Anfang der Zahl der Trinität ist Gott zuerst selbander geworden, zwei Personen in einer, nicht wie Vater, Sohn und Geist. Er hat zuerst von sich getheilt ein Weib, so dass er und sie nur ein Gott sind. Diese Person der Frau Gottes hat keine Gewalt, kein Regiment in der Gottheit, sie ist eins blieben mit Gott dem Vater. Gott der Sohn und Gott der h. Geist haben ihre Gewalt in ihrer Person, die himmlische Frau aber nicht; als eine Göttin erfüllt sie Gott des Vaters Statt und macht ihn als einen Vater offenbar und vollkommen; nur er ist eine Person in der Trinität. Was sie will, vollbringt er; sie vollbringt nichts von sich selber. (6) Gott hat von seiner Person ein Weib gemacht; der Sohn ist geboren von Gott und Göttin, der heil. Geist von Gott dem Vater und Gott dem Sohn, die Königin aus Gott selbst, wie Eva aus Adam, nur himmlisch (Verweis auf die „Paramirischen Schriften von Ursachen der Beschaffung“). Die Person der Königin hat keine Gewalt in der Trinität, auch keinen Stuhl noch Zahl darin, weshalb sie auch nicht als Göttin gerechnet soll werden, sondern als Frau Gottes und Mutter Gottes des Sohnes, in der Gestalt der Gottheit und nicht in der Person, ihren Willen vollbringend durch die Personen. (7) Der Sohn ist geboren, also in der Person ein Geschöpff und Kreatur aus Gott gemacht, ewig nach der Gottheit, wenn auch in der Person ein Geschöpf. Wenn wir Gott als Schöpfer anrufen, so kommt das aus dem Lichte der Natur, als einen Erlöser aus dem Glauben. Der Glaube kommt aus dem Geschöpf. Die Trinität zu wissen, ist nur möglich aus dem Glauben; nicht aus dem Licht der Natur, nur aus dem Licht des Geistes. (8) Die paramirischen Schriften lehren, warum der Glaube eine Nothdurft worden sei; darum hat Gott seinen Sohn aus einer Frau gebären lassen; er hat sein Gemahl aus sich selbst gemacht wie den Menschen. Denn als Schöpfer konnte Gott sein Geschöpf nicht erlösen; dazu sind die zwei Personen geworden. In der Gottheit ist der Vater der Sohn und der Sohn der Vater, nicht zwei sondern eins. Gott hätte auch Schöpfer und Erlöser in einer Person bleiben können, er hat's aber anders gewollt, darum hat er sich selbst zu einem Sohn gemacht und in der Person eines Sohnes die Erlösung gethan, die allein durch Gott geschehen musste; göttliches Fleisch und Blut, nicht tödtliches musste darum leiden. (9) Durch Vergiessung des göttlichen Blutes ist die Erlösung geschehen „als ihr dann in meinem Paramirum findet". Gott blieb Richter und hat als eine gesandte Person von Gott dem Vater seinen Sohn zum Leiden in die Welt geschickt. Darum hat die Königin Fleisch und Blut an sich nehmen müssen, den Sohn gebären, der in ihr als in einem menschlichen Schrein gelegen und menschlich Wesen und Gebrauch an sich genommen, aber nicht tödtlich geworden wie Adam nach dem Fall, sondern er ist aus dem Leib Gottes, der nicht stirbt; der göttlich Leib ist nie von ihm gewichen. (10) So war die andere Person in der Welt, die erste im Himmel und beide waren in Gott, so war Gott im Himmel und auf Erden. Der himmlische Gott hat in der Person nicht gelitten, Christus ist im Irdischen gestorben, das er an sich genommen, in dem ist er auch begraben worden und hat es wieder an sich genommen zu dem Himmlischen und wird es zeigen zu einem Zeugniss am jüngsten Gericht. In Christo sind zwei Personen gewesen; die göttliche und die angenommene menschliche. Letztere hat gegessen, getrunken, unter uns gewandelt, gelitten und im Grabe gelegen; diese ist aber ein Leib, ein Fleisch und Blut gewesen mit dem göttlichen Leib aus der Trinität, darum sind beide lebendig geblieben und beide gestorben. Und er ist aufgefahren mit dem tödtlichen Leib und mit dem ewigen Leib. Die Person, die tödtlich gewesen ist und nichts desto weniger gelebt hat, ist die Person des Erlösers und nicht des Schöpfers, und sind doch beide ein Gott. (11) Im Schöpfer wird nur der himmlische Leib verstanden, im Erlöser der himmlische und der tödtliche Leib. Durch die Theilung ist er der Vater; er hat uns den Sohn gegeben, dadurch sind wir seine Kinder, fliessend aus dem Glauben; wo der Glaube nicht wäre, wären wir nur Geschöpfe, nicht Kinder. Der Vater ist Vater und Schöpfer, der Sohn ist Sohn und Erlöser, beide werden zu Gericht sitzen als ein Gott und nicht als zwei, aber zweierlei Kraft. Nur im Glauben wird die Trinität verstanden. Keiner wird erlöst, er sei denn ein Kind, sonst ist er nur ein Knecht. Keiner wird ein Kind, er sei denn zuerst Bruder oder Schwester Christi, in dem dass er thut den Willen des Vaters, und sein Wille ist, dass wir gläubig sind in die Trinität; bei den Knechten ist keine Erlösung. (Zweimal auf „meine Paramirischen Schriften" verwiesen.) (12) Der h. Geist ist die jüngste unter den drei Personen in der Gottheit, hat seinen Anfang von Vater und Sohn und sind doch alle drei nur ein Ding allein, ein jeder in seiner Person ein vollkommener Gott. Die dritte Person ist ein Geist, der Leib und Form hat, himmlisch Blut und

Fleisch, nicht wie Christus. (13) Wenn der h. Geist auch einen Anfang hat als Person, so ist er doch der alte Gott. Gott Vater wurde aus Nothwendigkeit zu Vater und Sohn; als des Sohnes angenommene Brüder sind wir Gottes Kinder geworden wie er; das fliesst aus dem Glauben, der im Menschen sein muss. Den Glauben haben wir nicht aus uns oder unserm Lichte der Natur, sondern aus dem Licht des Geistes; dies Licht des Geistes kommt nicht vom Vater und nicht vom Sohne, sondern von beiden; der von Gott uns gesendete Erleuchter ist der 3. Gott und doch ein Gott; nichts Besonderes, aber in der Gestalt des Erleuchters aus Vater und Sohn fliessend. Er tauft und zeichnet uns zu Kindern Gottes; er ist der Gott der Wahrheit, aus dem alle Wahrheit geht, nicht aus dem Lichte der Natur, das oft nur eine subtile Verführung ist. (14) Gott der heil. Geist geht von den zwei Personen aus. Anfänglich ist er allein des Vaters gewesen und von ihm ausgegangen bis nach Christi Tode. Aus Gott dem Schöpfer, dem Vater geht aus das Licht der Weisheit, der Vernunft, die „Kunstreiche". Alle menschliche Weisheit kommt von ihm, aber die Erleuchtung im Glauben von Gott dem Sohne. Nur die eine „Tugend" des heil. Geistes ist allen Menschen gegeben, die menschliche Vernunft und Weisheit; beide „Tugenden", das Licht der Weisheit und das Licht des Glaubens, durch welches die Seligkeit erlangt wird, ist nur den Kindern Gottes gegeben. (15) Der h. Geist hat mit der Erschaffung des Menschen angefangen und wird mit dem Menschen enden; aber der im Glauben an Christum hat angefangen, wird ewiglich bleiben. Die erste Tugend des h. Geistes ist allein aus dem Schöpfer geflossen in die Menschen, damit sie nicht viehisch werden („als ihr De generatione animarum hominum findet"; in No. 95 heisst es „De anima et generatione hominum"). Also ist der h. Geist vor der Endung des Todes Christi nur halb gewesen in den Tugenden seiner Gottheit, aber durch Christum (durch die Taufe Christi zur Erleuchtung im Glauben) vollkommen worden. (16) Der heil. Geist vom Vater als vom himmlischen Schöpfer ist ein Licht, das den Menschen alle weltlichen Dinge lehrt, etwas gleich dem Lichte der Natur, wenn es recht erkannt wird. Das Licht vom Sohne, als vom irdischen Erlöser, wirket alles, das der Mensch thut im Glauben. Der Geist ist der Künstler im Menschen und lehret ihn, soweit er ihn erkennt. Wenn der Mensch ihn aber nicht als die von den zwei Personen ausgehende 3. Person erkennt, so wird ihm nichts weiter eröffnet, als ihm vom Schöpfer verordnet ist (Licht der Natur). Aus der Vereinigung des Willens des Vaters und Sohnes im Himmlischen und Irdischen ist der h. Geist entsprungen in einem himmlischen Leibe, geordnet aus dem Fleische, aus seinen Kräften über alle Menschen, jedem nach seiner Erkenntniss, wie die Sonne scheint über alle. Ein Gott in drei Personen.

Beschlußredt . Diese Capitel . So ich euch zugeschickht vnnd geschrieben hab . von der haylligen Trinitet .|. Glaubts . vnnd halts .|. vnd yberleßents ettlichmahl, vnd trachtendt ym wohl nach . So achtt ich darfür . Ir werdt mehr mit mir halten . dann vor etlicher zeyt mit mir gehalten ist worden .|. Aber yn kurtzer Zeytt will ich euch der Paramirischen schrifften etwas zuschickhen .|. das zu dem . das ich yetzo geschryben hab . dienstlich ist . . . . Allso vermahne Ich euch . In allen ewern werckhen . vnnd thatten . so yr wölt auß dem glauben gebrauchen . Das Irs thutt mitt miltem hertzen . damitt

. ewer gute lehr nit ohn frucht sterbe .|. Sonder frucht brinnge .|. biß an das endt der wellt .|. welches wir alles vom heiligen geyst . gewerttig sein . vnnd nitt von vnnß selbs . Der vnns erleücht auß seiner Göttlichen gnadt yn ewigkheit . Amen .|: Finis.

Andere Handschriften, deren wir noch viele antreffen werden, geben Salzburg 1524 als Datum dieser Schrift über die Dreieinigkeit. Vgl. No. 95 Bl. 174ff.; No. 96 Bl. 153ff.; No. 104 Bl. 170ff.; No. 105 Bl. 20ff.; No. 107 Bl. 93ff.; No. 112 Bl. 1; No. 114 Bl. 223. — Es folgt darauf ein unbeschriebenes ungezähltes Blatt, danach ein Sammeltitelblatt:

Bl. 277a: .1. De S: Trinitate.
.2. De partu Virginis.
.3. De passione Dominj.
Theophrastus ab Hohenheim.

Bl. 278a—280b **Sermo De Sanctae** [!] **Trinitate.**

Von anfanng der Trinitet . oder endtung . khan nyemandts reden . wann yr anfanng geweßt ist . Oder wz daruor gesein .|. Mennschliche vernunfft khan das nit begreyffen .|. Aber von dem zureden . dz khein anfanng noch endt da sey . dz ist natürlich .|. Auß dem zunemben . dz wir auß Iren werckhen begreyffen mügen .|. In exempels weyß . dann auß Inen werden wir sie erkhennen . So nembt euch für ein sollches .|. Ein Ay . dz von einer hennen kombt . dz hat yn seiner Generation nymmer kheinen anfanng noch endt : Allso das man möcht sagen . das Ay hatt an dem ort angefanngen den dodter zumachen . An dem ortt dz weyſß . An dem ort dz heutlein . An dem ortt die schalen ꝛc . . . . .

Wer kann sagen, wo der Kreis der Welt angefangen hat. Oben und unten, Ost und West sind gleich alt. So auch die Trinität ohn Anfang und Ende, auch in ihrer Substanz. Die Ursache der Entstehung der Trinität ist die Erlösung des Menschen durch den Sohn und die Erleuchtung der menschl. Vernunft durch den h. Geist. Anfänglich war es nur ein Geist der Gewalt, der Liebe und der Erleuchtung; aus den drei „Tugenden" [Kräften] sind drei Personen geworden; anfänglich waren es nicht personirte Personen, nur die drei „Tugenden" im Geiste Gottes. Jetzt sind sie getheilt in der Substanz der Personen, sonst ungetheilt und eins; auch die „Tugenden" der Gewalt, Liebe und Erleuchtung sind in allen dreien. Nur die incarnirte Person des Sohnes hat gelitten, die andern beiden nicht. Zwei Wohnungen im Himmel, eine für die Menschen und eine für die Engel. Christus ist zur Rechten des Vaters, da werden wir Menschen auch sein, die Engel beim Vater. Die Engel sind Geister, wir aber werden sein Geister mit Fleisch und Blut und werden sein im Paradies, das ist zur Rechten Gottes mit dem Sohne. Zur Linken Gottes ist die Hölle. Wie sich Himmel und Paradies unterscheiden, ist nicht zu ergründen. Wir

... werden sein wie die engel . die nit tödtlichen dingen nachfragen .|. Allso werden wir auch sein . vnnd die göttlich weyßheyt . wirdt auch vnser weyßheyt sein . Da wirdt todt vnnd abgestorben sein . dz liechtt der natur . da wirdt allein sein dz ewig lebdt . der heyllig geyst .|. Als dann so wir dahin komben . So sein wir Im paradies . Im globdten landt . In der gulden welt . Inn der neuen welt . Da wirdt nichtz sein vom tödtlichen fleysch . alls allein yn der ewigen weyßheyt vnnd rheinigkheit . für dem angesicht gottes . bey seinem Son ohn endt .|:

Dies ist meines Wissens handschriftlich sonst nirgends erhalten, wird aber im Osseger Verzeichniss genannt, vgl. Einleitung S. 36.

Bl. 280b—283a **Sermo De partu Virginis.**

Wiewol ich euch von der geburt Christj . etlich sonder Capittel gesetzt hab .|. So wissent alle auff dißmahl diß . zusambt dem andern auch . vnd dz yn dem weg .|. Dieweyll nun der Son gottes geporen ist . Sollen wir auff die stadt vnnd wohnung groß achtgeben . Wie vnnd wo sollches geschehen ist . . . . .

Aermlichkeit der Geburt Christi. Beim Pomp der Reichen werden die Kinder in der Wiege dem Teufel geopfert. Verkündigung der Engel an die armen Hirten: so hält sich Gott allezeit zu den Armen.

Allso ist hierynnen nichts mehr zubetrachten . Dann seelig seindt die Armen ym geyst . oder deß geysts . Dann gott offenbahrt yn . vnnd redet durch seine engel mit yn . so er mit den hochmüettigen sollches nit gedenckht zuthun . Darumb O yr glaubigen . Suchet euch schutz . yn dem reych gottes . von dieser erdten .|. Dann yr mügent wol gedenckhen . Das allein dz die reychen seindt . die arm leut machen vnd verderben . vnd sye vmb dz yr betrüegen vnnd bescheyßen . von yres aignen nutz wegen . ybernemben sye den armen . Darumb zeucht Gott sein handt von ynen . Dann sie seindt wider die die Gottes sein.|:

Findet sich nur noch im Münchner Codex 949 (S. 62—73 in den Matthäus-Kommentar eingeschoben, vgl. No. 94), wird aber auch im Osseger Mscr. genannt, s. Einl. S. 39 No. (46).

Bl. 283—285b **Sermo : De passione Domine** [!] . ꝛc.

Nun yr glaubigen . yr sollent embsig eingedenckh sein . Von der ankunfft christj seiner menschwerdtung .|. Allso dz er ist mensch worden .|. vnd hat an sich genomben dz leyden vnd den todt . Darauff nun ist von nötten . dz hoch zu bedenckhen . dz der Son gottes ist mensch geworden . vnd sich von wegen der menschen . yn leyden vnnd sterben ergeben.|: . . . . .

Ermahnung zur Dankbarkeit für Christi Leiden. Aus Dankbarkeit sollen wir die Gebote erfüllen im Leben in der Nachfolge Christi; das muss mit grosser Liebe von Herzen gehen.

. . . Darumb behalltent dz leyden christj yn ewerm hertzen . vnnd seindt dem danckhbar alle augenblickh . So verleücht [verleiht] er euch ein creütz zur seeligkeit . nach seinen fußstapffen . yn das ewig leben . Amen.|: Finis.

Dieser erbauliche Sermon ist mir nur in einer Münchener Sammelhandschrift der Auslegungen des Matthäusevangeliums begegnet (No. 94 S. 1866—1877), wo er in den Kommentar zum 28. Kap. Matthäi mitverwoben ist ohne Trennung vom übrigen Texte; genannt wird er als Paracelsisch im Osseger Verzeichniss, vgl. Einleitung S. 36.

Folgt ein leeres ungezähltes Blatt. Die Vorderseite des Bl. 286 ist gleichfalls unbeschrieben, auf der Rückseite stehen folgende Verse:

Bl. 286 b Qui cupit uocabula scire uimque Baptismj.
Hic legat inscripta samus [!] quisquis erit.
Christus est Baptismus praecursor sanctior nullus.
Cursor ab extra luit, Intus spiritus S. abluit.

Für Paracelsisch halte ich diese schlechten Distichen nicht. Eigene Zuthat unseres Abschreibers sind sie freilich gewiss auch nicht, denn der stand mit dem Latein auf sehr gespanntem Fusse; er hat sie also sicher in seiner Vorlage schon vorgefunden.

Bl. 287 a—289 b **Libellus . De Baptismate Christiano . Theo: H. Doctoris.**

Sich haben sehr bemüehet die außleger yber die .4. Euangelisten .|. In den Capiteln . So sie von dem tauff schreyben . vnnd mitt wohlverstandener warheyt . so der text begreyfft . den text verändert;|. vnnd deß texts früicht genomben . ein Irsahl vnnd verfüerung darauß gemacht;|. So wir alle nach der wahrheyt betrachten . vnd yhr nachuolgen . vnnd dasselbig bekhennen . So wird gefundten . Das Gott die eheer entzogen vndterstandten wirdt . vnnd sie dem menschen zugelegt .|. gleych alls sey er Gott.|. . . . . . .

Das ist der Tauf, so einer gereinigt wird und gesäubert von allen Maculen, dass er rein und lauter stehet, unbefleckt. Zwei Taufen, Johannis und Christi. Erstere hat nur vorbildlich den Leib gereinigt, war ohne Nutzen. Er hat nur die innerliche Taufe Christi durch den h. Geist angekündigt. Er hat die Taufe der Busse gepredigt mit rechtem Grunde, hat damit aber Christi Taufe gemeint, die er mit dem Wasser vorgebildet hat; die Taufe der Vergebung durch Christi Leiden, die nur einmal geschehen ist und ewiglich währet. Die Wassertaufe Johannis ist nur ein Exempel der Taufe Christi. Baptismus poenitentiae in remissionem peccatorum war prophetisch auf Christum. Der h. Geist ist das Wasser des Sacraments der Taufe, nicht als ob das Wasser Christus sei, oder Christus durchs Wasser wirke; er wirkt durch den h. Geist, das ist sein Wasser.

Damit beschliessen wir auch was der Tauf sei, davon wir etlich mal mit viel Reden die Zeit vollbracht haben, also daß Christus allein der Tauf sei, der abwäscht die Sünde . Darumb ist es vngeschickht an euch . das yr die getaufften von ewern händten . seelig schätzt . ohne wissen deß heylligen geysts . vnnd welche von ewer handt nitt getaufft seindt . die sollen verdambt, oder ym blinden himmel sein .|. Es ist ganntz wider den glauben . vnnd ich beschleuß allso . das Inmaßßen wie dz Sacrament deß leybs vnnd blutts christj gehalten würdt . der tauff auch . dann der heyllig geyst taufft die hertzen vnd nit den Leyb . vnnd wir wissen nitt wz getaufft ist . er ist der erleüchter . der lehrer . die höchste gaab .|. vnnd wz hie ym tauff zu wenig geschrieben würdt . dz fendt yhr De Sacramento Corporis christj . mit außgetruckhten wortten .|. Der ist getaufft der dz fleisch vnnd blutt christj neüsst . dz ist . der tauff von dem Johannes gesagt hat . der wäscht die sündt .|. Aber wie das wasser dz fewer außlöscht . wie dz wasser die Leimwath wäscht . vnnd wie ein feur alle dinng verzert . Allso verzert der tauff dz blut vnnd fleysch christj . alle sündt hinwegkh vnnd rheinigt die seel . wie dz feür das goldt .|: vnnd was mehr zu dieser außlegung gehört . werdent Ihr fendten in der Interpretation der Euangelisten . An den enden dieses texts . So vom tauff geredt vnnd gemeldt wirdt . ꝛc.

Interpretatio . Der vier Euangelisten Vom Thauff . ꝛc.

I. Allein christus taufft . vnd khein priester.
II. Der tauff ist christus . vnd khein wasser.
III. Der tauff geht allein yn die seel . vnnd yn khein leyb.
IIII. Johannes ist die prefigurirung . Christus der volbrinngts.
V. Sein blut . vnnd fleysch ist der tauff . der wäscht alles hinwegkh.

Finis.

Diese letzte Uebersicht ist wohl mehr als eine Rekapitulation des Gesagten, denn als ein Entwurf für etwas Kommendes aufzufassen. Die Abhandlung über die Taufe wird uns noch mehrfach begegnen; Vgl. No. 98 Bl. 1; No. 104 Bl. 218; No. 105 Bl. 1; No. 110 Bl. 47 (s. Einleitung S. 36). Am Rande hat unsere Handschrift einige Notizen (mit Bibelstellen) in rother Tinte.

Bl. 290a—295b **Liber . De Sacramento Corporis Christi, Einzunemben zur seeligkhait** . ꝛc. Theo: V. Hohenheim . ꝛc.

Si cupis aeternum corpus masticare per aeuum.
Et christi sanguinem bibere perpetuum.
Fac ut Doctrinas sentient de gremio phebi.
Huius et Libelli perspice docta nostri.
Haec nobis ad lucem tradidit Theophrastus in Eremo.
Ex Hohenheim natus. candida dona lege.

Zu der vrsachen ist am ersten zu gehn . warumb vnns christus sein leyb gebotten hatt zu eßßen . vnnd sein blut zutrinckhen .|. vnnd vnns die seeligkeit zuerlanngen . so ganntz yn die nießung gesätzt hat . seins fleischs vnnd bluts .|. vnnd darauff anzeigt das der da ewig leben werdt . vnnd yhn ym bleyben . das ist yhn Christo . vnnd Christus yhn. ym .|. der da yßßet sein fleysch .|. vnnd trinckhet sein blut .|. wiewol nun vormahls ahngezaygt würdt . durch wz wege zu der seeligkeit zukomben ist . vnnd hie aber ein weg angezaygt würdt . Ist doch kheiner vom andern geschyeden . seindt alle ein weg vnnd nitt mehr . . . . .

Dies stimmt bis Bl. 292a unten:

Allso zuuerstehn . wie angezaigt ist . dann ynn dem eßßen ligt der glaub . vnnd der tauff .|. dann da ist die ander gepurt . auß welicher die seeligen christen geporen werden .|.

ziemlich gut mit Stariz „De Limbo aeterno" (Theil I No. 303) S. 15—20 Zeile 13. Nur finden sich viel kleine Abweichungen und auf S. 16 Starizen's (Bl. 290b) hat unsere Handschrift zwei grössere Einschiebsel, die jedenfalls ursprünglich sind, da der Zusammenhang sie unbedingt verlangt. Am Rande stehen Marginalien in rother Tinte: Bibelcitate, Inhaltsübersichten, Verweisungen auf andere Schriften, z. B. „Vide lib. de Justitia" und „vt de Baptismate". — Auf fast 7 Folioseiten hat das Mscr. dann noch folgendes Nichtgedruckte:

Allso wie nun angezaygt ist . was das Sacrament ist . Soll einer verstehn . das endtlich ein yedlicher damit geboren werde . wie [292b] aber dieselbige gepur ist . machen viel . viel darauß . mit vil zu wenigem grundt . Einmal muß das sein . Das wir geporn werden müessen zum andern mahl . So haben wir den glauben . vnnd den tauff . Auß dem fließen hernach die frücht . die vnns seelig hayßen . vnnd vnns nitt seelig machen . Aber seelig nennen . wie vormals angezeigt ist.

Das Wichtigste ist, dass wir wissen, wie wir zum andern mal die Geburt empfangen. Die Renovatio ist im Nachtmal Christi. Fleisch und Blut werden in der Substanz genommen und nicht im Geist allein; gegeben wird uns die andere Geburt in zwei Wegen, durch den heiligen Geist und durch unsere geordneten Priester. Der h. Geist allein ist es, der uns die Wiedergeburt reicht, dem Neugebornen, wie dem Erwachsenen bewusst oder unbewusst, dass wir, Klein oder Gross, alle in einen

Himmel kommen. Was der Priester uns reicht, ist nicht das Sakrament, das uns gen Himmel bringt, sondern. allein das Gedächtniss Christi, das uns nichts nützet, wenn uns der heilige Geist nicht regenerirt. Der h. Geist ist unser Priester, der Statthalter Christi auf dieser Welt. Den Aposteln ist auch nur geboten, zum Gedächtniss Christi das Nachtmal auszutheilen; Wiedergeburt und Taufe kommen nur vom h. Geist. Im Priester soll der Christ drum nichts suchen. Darum sind auch all die Gebräuche und Riten unwichtig, auch das Streiten um einerlei oder zweierlei Gestalt. Es ist ein Irrsal und Verdammniss, aus den Gedächtnissfeiern der Taufe und des Nachtmals durch den verordneten Priester eine Seligkeit zu machen. Glauben wir, so gibt's uns der h. Geist, so oft wir's begehren.

> Vnnd wiewol viel noch von sollchem . zu mehrer erclerungkh zuschreyben noth wer . Was abgeht yn diesem Libell . Dasselbig sollt Ihr suchen Inn den Paramirischen geschrifften . da yr ersettigt werdt . Deßgleychen haben wir auch parasagia gemachtt .|. darynn yr die Magnalia fendten werdent . mit wz außlegung sie verstandten werden .|. Auff das boschließen wir hie Inn diesem Libell . Inn dem puncten . das wir vnns nitt zumeßßen sollen . das wir die seindt . dz der heyllig geyst ist .|. Vnd was wir thundt . das nur ein gedechtnus ist . die nit mehr bedeut . denn wie ein schadt an der wanndt .|. durch wellchen schatten . der mensch verstandten wirdt, vnd ist ein hardter verstandt . dann die redt, ist auch hardt . Darumb yr In den Paramirischen geschrifften vehrner erleücht werdt . Vnnd allso damit endten . zu dieser Collation .|: Finis . Libellj . Theophrasti De corporis Christj sumptione.

Auch zahlreiche andere Handschriften haben diesen zweiten von Stariz nicht gegebenen Theil (No. 104 Bl. 202ff.; No. 105 Bl. 8; No. 110 Bl. 1; No. 116); in No. 108 und 114 fehlt derselbe wie bei Stariz. Was Stariz S. 20 von Zeile 13 ab gibt, findet sich in unserer Handschrift überhaupt nicht. Als marginale Citate finden sich: „Vide lib: De poenitentia“ und „De his lege Libros Autoris De Coena D. XXIII. scriptos.“

Bl. 296a—299a **De Coena Dominj ex Lumine naturae.**

> Die fürsichtigkheit Dei patris . hat auff zukhünfftige dinng . Auch in prima creatione rerum natürliche weyssagung geordnet . die biß an Jüngsten tag bleyben . ym liecht der natur . Vnnd sollches von wegen der Magi vnnd philosophj vnnd Naturales . Dann sie müßen nur durch natürlichen verstandt ad Dej mysteria et cogitationem trinitatis . ꝛc. gefüert werden .|. Non credunt scriptis prophetarum Theologorum . ꝛc. Sic Christus uoluit ex operibus suis cognoscj filius Dej . Sollcher weyssagung werden hie nur ettlich wenig angezaygt . Dann yr seindt vil auff die Virginitet mariae . Natiuitatem christj . mortem eius . Coenam

dominj . diem Judicij . ꝛc. Darumb hat Gott allen dingen ein weyssagung Aduentus filij dej gelegt . Das kheiner cuiuscunque status puritatis . ꝛc. Creatur vnnd Naturn der welt entschuldigt werden möchte . d. i. hatt fürgebildet naturalem theologiam . Auß der sie Magi würden d. i. natürliche gelehrten zu Gott.

Die Jungfrau mit dem Sieb in Rom; Löwe, der seine Jungen lebendig brüllt — Auferweckung am jüngsten Tag; Eisvogel — Auferstehung; Phönix auf dem Holzstoss — Wiedergeburt von oben herab; Bär, der seine Jungen in die rechte Form leckt — der neue Adam; Pelicans Blut — Blut Christi. Jeder Gelehrte soll in seiner Wissenschaft die Wunder Gottes erkennen und danach Christi Lehre, so wird ihm darin eine Lehre seines Wandels. Arcana und Magnalia des Arztes: Erneuerungskraft des Antimon, Magnalia aus Menschenblut und -fleisch gegen den Aussatz — Wiedergeburt durch Christum, der Arzt und Arznei zugleich ist. Philosophia der Gewächse. Verwandlungskraft der Magi; die Astronomen erkennen die Verwandlungen der Sterne übernatürlich. Die vermeinten Theologen verachten solche Offenbarungen Gottes in der Natur, aber ein Christ soll sie nicht verachten; alles ist Gottes Werk. Die Wunder der Verdauung und Milchbildung. Leib und Blut Christi ist eine verborgene Speise, keine Völlerei: der Glaube verdaut's, magnum est mysterium. Christus hat Brod und Wein genommen, weil Brod die unentbehrlichste Speise, die Speise der Armen ist, und der Wein des Menschen Herz erfreut; man soll aber nur einen Tropfen nehmen. Die Natur herrscht für sich; das Wirken des Geistes fällt nicht auf ihr Gebiet. Die Heimlichkeit des Leidens Christi hat nur Dionysius Areopagita erkannt. Die Hoffart des Menschen vom Teufel, will über die Natur sein.

Propterea qui uiuit in natura . uiuit in deo . Derselbig erkhendt sich . vnd sein sündt . vnnd beüchts . vnnd erkhenndt Gott . aber nit ohn Gott . Das ist . der Vatter muß Ine ziehen . Derselbig ist der der die hertzen erkendt . wellche zu ziehen seindt oder nit . darumb christus den Aposteln leher geben . wo der fridt nit sey In denen da soll man auß . vnnd den staub schütteln . Dann er wayß wol . welche seinem Vatter gefallen oder nit . Darumb allen erwöhlten thut die natur potentiam diuinam gnugsam dar . der Ihr nit glaubt . wz will er dem schreyben glauben. Finis.

Hier ist vieles Lateinische eingestreut (manchmal ganze Satzreihen lateinisch), was schon mit Wahrscheinlichkeit auf eine kürzende Bearbeitung (bei Montanus?) hinweist; wir werden denn auch dieser Abhandlung in etwas erweiterter (also wohl der ursprünglichen) Gestalt begegnen, No. 100 S. 460—490. Vieles berührt sich mit dem 6. Buche der Abendmalsschrift an Clemens VII.

Bl. 299b—302a **De resurrectione mortuorum.**

Ecce concipies et pacies [!] filium . ꝛc. vnnser aufferstehung wirdt sein wie die gepurt Sambsonis . wider die natur . auß einer vnsichtbarn frauen . Darumb auß vnserm alten vnsichtbarn Adam wirdt entspringen . der new leyb der aufferstehung . vnnd sollchs durch Gott . vnnd so wunderbarlich werden sein dieselbigen leyb . wie Sambson war . vnnd andere Männer .|. deßhalben dieße leyb die wir hie tragen . sollen nichtz ad glorificationem . dann er verprindt ym feuer . Es muß ein bestendtiger leyb sein auß Gott geborn . Darumb nun die kinder Gottes werden aufferstehn . die menschen kinder nit .....

Aus unserm Leibe, nicht mit unserem Leib werden die Corpora auferstehn, wie die Rose aus dem Samen aus der Erde, so werden auch wir nicht corporalisch, ut sumus, auferstehn, sondern wir sind nur ein Samen. Wir sollen nicht grübeln darüber, wenn auch unserer Philosophie soviel erlaubt ist, als die Natur vermag zu ergründen; es bleibt immer nur ein Schatten. Auferstehung zu Gott und zum Teufel. Im Samen ist auch nichts, das aus ihm wächst, sondern nur eine Gabe und Gnade von Gott. Sollen wir im alten Adam, „glatzet, kolbet, zänlucket" gen Himmel kommen? Oder in alter Gestalt, nur renovirt? Dann wäre es ein Jungbrunnen und kein Himmelreich. Rosen und Lilien werden aus der Erde und vom Himmel ernährt (Thau, Regen), so haben auch wir doppelte Nahrung; die Rose in uns, die glorificirt wird, wird gespeist von oben herab. Die andere Kreatur kann keine Philosophie ergründen. Reinigung des Goldes etc. von den Schlacken. Sind wir klarificirt in actu, so steigen wir auf gen Himmel. Zwischen-Zustand zwischen Auferstehn und Auffahren wie bei Christus auch beim Menschen vielleicht möglich. So können vielleicht auch Menschen auferstanden erscheinen. Die Seligen stehn auf zum Paradies, die Verdammten zur Vorhölle (Fegfeuer), am jüngsten Tage die Seligen in's Reich Gottes, die aus der Vorhölle in die Hölle. Die Makel und Masen der Heiligen, welche sie in Christi Namen empfangen haben, bleiben bei der Auferstehung, schwinden aber beim Auffahren gen Himmel nach dem Gericht. Nur Christi Leib steigt in's Reich der Himmel.

Wann wir In Adams leyb gehn Himmel gemöcht hetten . So hett Christus nit dörffen fleysch werden . auß dem h. geyst empfanngen . darumben muß yn der Aufferstehung vnd auffahrung gehn himmell allein christj leyb sein . An den hayl-ligen . Et contra an den vnseeligen.

In summa nichtz kombt gehn himmel . Es sey dann vom himmel .|. Allso müeßen wir durch Christi carnem et sanguinem . auch vom himmel sein . yhn crafft deß heylligen geysts . In welchem die dinng alle gewürckht werden . Darumb wir ym Glauben sollen nichtz disputiren . Sonder den khrefften der himmel nachgeben . Auß welchem glauben in diem iudicij . dz sichtbar vnnd greyflich wirdt . das wir glaubt haben. finis.

Wird uns in derselben Gestalt in einem Mscr. der Rhedigerana begegnen (No. 95 Bl. 126), dort aber durch den Titelzusatz „Ex libro" schon als Auszug gekennzeichnet werden. Im Codex Palat. 476 Bl. 236—245 (unsere No. 90) werden wir diese Abhandlung denn auch wesentlich ausführlicher antreffen, wahrscheinlich in der originalen Gestalt.

Bl. 302b—303b **De desperatis morbis.**

> Diser kranckheiten auß verzweyfflung seind vihl vnd manicherley . vnnd so subtiel vnnd scharpff . Das sie gar schwer zu erkhennen seindt . Man hab dann Ihr einen grundt . vor hinderstelligen geschlechts . darumb dieser kranckheyt anfanng ist allso . Gott hat einem yeden menschen gegeben sein gewiſß vnnd ganntz eigenthumb . Darynn der mennsch hatt alles dz der Mensch haben soll . . . . Darumb änder deine khrefft nit . mitt andern khräfften . Dann die frembden khräffte machen nur kranckheyt yn der vernunfft . vnd ym leyb . vnd gedancken .|: Deßhalb bewahr wol dein aigne natur:|: finis.

Dieser kurze Tractat findet sich bei Huser Bd. V S. 154—157 abgedruckt. Unser Text weicht von dem Huser'schen recht vielfach und oft nicht unwesentlich ab, obgleich der Sinn niemals verändert wird. Vgl. auch unten Bl. 348f.

Bl. 303b—307b **De Sanguine ultra mortem.**

> Nit allein wie da angezaygt ist . Sonder noch vil mehr vrsachen sein . Sosein doch die dinng verantwortet . das da kein Hexenwerk ist . dz da auch khein zeuberey ist . Dann solten sie dz blut Adams khönnen machen . so weren sie Gott gleych . es zerbrech ehr himmel vnnd erdten ehe das geschehe . . . . Darumb ob wohl die geyſst vnnd zaubrer vil khönnen . So ist doch yr sach von diesen dinngen geschayden . alls yr blut yn andere farb vnnd gestallt . dann menschen blut . dasselbig menschen blut khönnen die menschen . Dz ander khennen die yrigen auch . ꝛc.

Stimmt fast vollkommen überein mit dem gleichzeitigen Drucke in der Philosophia Magna Köln 1567 (Theil I No. 86) S. 80—93, wo dies Fragmentum genannt wird. Huser gibt Bd. IX S. 280—292 auch eine am Anfang defecte Lesart, da das Autogramm, welches er benutzt zu haben angibt, verstümmelt sei. Was Flöter und unsere Handschrift geben, bezeichnet Huser als „Summarischen Außzug" und ich bin geneigt, ihm darin Recht zu geben. Jedenfalls waren derartige gekürzte Bearbeitungen Paracelsischer Schriften (von Montanus her?) handschriftlich verbreitet, wie wir dies schon bei dem Görlitzer Mscr. (No. 83) und bei dem Wolfenbütteler Extravagancodex (No. 84) gesehen haben. Auf einer solchen gemeinsamen gekürzten Quelle beruht auch Flöter's Druck und unsere Handschrift. Uebrigens scheint die Abhandlung „De Sanguine ultra mortem" handschriftlich nirgends weiter erhalten zu sein.

Bl. 307b—310b **De martyrio Christj.**

Der Irdische geyst der erdten soll nichts . Allein der himblische geyst deß ewigen lebens . Im ersten geyst ist freudt vnd wollust der erdten . so die weltkinder suchen . ym weg aber zur seeligkeit ist kein lust . noch ruhe . noch reichthumb . Sonder allein veruolgung . verachtung . verachtung vmb christj namens willen . . . . dann so der gerichtstag kombt . mit seinem erdtpidem vnnd strahl . So wirdt das mindste alles herfür gezogen . erzehlt vnnd erfordert . Darumb die Ihn Ihren sündten nit ligen blieben . Beeti . Die aber In Ir weyßheyt verhofft . Dem wirdt weder hye noch dordt vergeben . ꝛc.

Unser Text stimmt mit dem der Görlitzer Handschrift No. 83 gut überein, ebenso mit No. 95 Bl. 119 und No. 106 Bl. 65, während der Codex Palatinus 476 (No. 90) Bl. 94 den ursprünglichen ausführlichen Text bietet. Manchmal konnte unser Schreiber seine Vorlage besser enträthseln als der Görlitzer.

Bl. 310b—313b **De remissione peccatorum.**

So ein schwach geschöpff sein wir . So wir vnns zum hochsten bewehren . So werden wir doch yn sünden erfundten . vnnd khönnen nit ohn sünden sein . Vnnd derhalben yn kheinem seeligen leben recht erfundten werden . . . . Allsdann wirdt ein yeder seine belohnung nemben .|. der eines Propheten . der eines Apostels . der eines Jüngers . Von höchster gab byß zu der mindsten . Nachdem vnd er Ihm Buch deß Lebens geschrieben steet . vnd dz ist dz verloren schaff . so wider gefundten worden . ꝛc.

Stimmt mit dem gekürzten Görlitzer Text No. 83 S. 317ff., wo sich die Abhandlung ebenso an „De Martyrio Christi“ anreiht, gut überein. Eine für den Görlitzer Schreiber undeutliche Stelle hat unserm Schreiber (oder seiner Vorlage) keine Schwierigkeit gemacht; einmal hat unser Schreiber (Bl. 311b) ein Stück eines lateinischen Bibelspruches ausgelassen, vielleicht weil er nicht genug Latein verstand, um ihn zu entziffern. Vgl. auch No. 106 und den vollständigen Text in No. 90 Bl. 122ff.

Bl. 313b—317a **De Re . Templi . Ecclesiastica.**

Der fallsch so yn einem gerechten dinng eingefuert wirdt . Ist der anfanng der Abgötterey; Zwey tempel sollen wir haben . in Vita beata . Einen zur leher . vnnd ist Mauren, Ainen zu volbringung der leher . Der ist . wir selbst yn vnserm hertzen . . . . Darumb yn summa betten sollen wir ohn ergernus geben . wort . ꝛc. So vnnser hertz dahin stehet . dabit deus cognitionem nouae lucis . vnnd alle finsternus von vnns nembet, Amen.

Stimmt gut mit No. 83 und steht dort in derselben Reihenfolge. Einmal hat unser Schreiber (oder seine Vorgänger) eine in Görlitz unsichere Stelle zu lesen gemeint, ein ander mal gibt auch er unsicher nachgemalte untertüpfelte Schriftzüge. Denselben Auszug siehe auch No. 106; den ursprünglichen ausführlichen Text siehe No. 90 Bl. 108.

Bl. 317a—320b **De officijs . Beneficijs . et Stipendijs.**

Gott hat vnns ein Zal ämpter gesätzt . Die sollen wir hallten . Alls Apostell . Propheten . Doctores . Jünnger oder discipel . Solche werden wir haben usque ad finem mundj . Sie seindt verborgen vnns oder nit .... So haben wir vnns vnser liederlichen weyß . dz vnns buben vnnd schelmen baß gefallen . denn gottes leutt . Drumb eyllends auff vom schlaff . damit wir nach der bitterkeit deß Zorns vltimi iudicij enthrynnen :|:

Folgt in No. 83 ebenso und stimmt gut mit dem hiesigen Texte überein; vgl. auch No. 106 und den vollständigen Text in No. 90 Bl. 32ff.

Bl. 320b—321b **De resurrectione et Glorificatione Corporum . ꝛc.**

Deum qui te genuit dereliquisti et oblitus es Dej creatoris tui .|. Zwey herkomben haben wir menschen .|. Ains von Gott . der vnns beschaffen hat . Vnnd eins . auß Gott . der vnnß geporn hat . So wir nun verlassen die beide . yetzt wirdt khein aufferstendtnus yn vnns sein .... dann yr werdent fendten ein mehrern Irrsahl . dann ich hie anzayge . In summa vnnser Leyb auß Christo wirdt abfallen vom Leyb auß Adam . wie ein Pyrn vom baum . ꝛc.

Steht in No. 83 in derselben Reihenfolge und weicht nur wenig ab. Auf Bl. 321a gibt unsere Handschrift eine Lesart, die in Görlitz über ein unsicheres Wort übergeschrieben ist („Juden“ statt „niden“). Vgl. auch No. 106 und den weitläufigeren Text in No. 90 Bl. 232.

Bl. 321b—323b **De Sensu et Instrumentis** :|:

Die vernunfft ist richter yber die fünff wesen . So der Homo yn ym hat . vnnd nit dz die fünff wesenn meyster sein . Sonder die vernunfft . Dann nichtz ohn ein Obrigkeit . in rerum natura .|. .... Wo aber wir vnns dz zueignen ym freyen willen . so stelen wir Gott das seinige . wie wirdt nun dem, am Jungsten tag geschehen . Dann nyemands wayß die vihle vnnd schwere deß vrtheyls Gottes . ꝛc.

Folgt in Görlitz (No. 83) ebenso und stimmt hier im wesentlichen überein, hat auch die dort unsicheren Stellen nicht gelesen, sondern nachgemalt und untertüpfelt. Vgl. No. 95 und den Flöter'schen Druck, Theil I No. 86.

Bl. 323b—326b **De Superstitionibus et Ceremonijs.**

Auß der einfahlt der menschen khomben vil grolß Superstitiones . vnnd böße dinng . das . was von weyßen zur gedächtnus . bildtnus . gemacht vnnd geordnet . Sie ein Aberglauben drauß schöpffen .... Das ich der philosophia weg darynnen füere . vnnd Ir nit zuwider bin . Sonder mich erfreue ynn dem . das sie mir also bekandt ist . Euch dermaßßen auch bekandt zumachen . Dann es ist weitter auff der Zeyt . Dann es noch seydher dem todt christj nye gesein ist :|:

Stimmt im Gegensatz zu Huser IX S. 225ff. völlig mit No. 83, ist also ein auf der nämlichen Quelle beruhender Auszug, wie uns deren so viele schon begegnet sind. Einmal ist eine unserem Schreiber unsichere Stelle vom Görlitzer Mscr. richtig gelesen, ein andermal gibt unsere Handschrift eine Lesart, welche in Görlitz nachträglich übergeschrieben ist. Jedenfalls gehen das Leidener und das Görlitzer Mscr. auf dieselbe handschriftliche Quelle zurück; vgl. auch No. 106 und den ausführlichen Text (gleichlautend mit Huser) in No. 90 Bl. 200ff.

Bl. 326b—330b **De nupta . de alienis rebus non Concupiscendis.**

Es ist nit volkhomben, auß dem liecht der natur zu leben . vnnd regirn . ꝛc. Sonder zu dem seeligen leben ist noch ein ander ewigs liecht . das vnns lehrnet alle dinng der natur . so vnns eingegeben nach gottes willen . volkomben zu verfertigen .... Darmit wir Gottes willen vnd begern an vnns aigentlich wißßen . Nemblich . nichtz alls gleychheyt . freud . vnnd einigkheit gegen einandor . Kheiner hie auff erdten reychtumb suche . Sonder der Im himmel erwardte . vnnd suche . da nichtz zergengklichs ist . Sonder ein ewiger reychthumb . ꝛc.

Stimmt mit Görlitz (No. 83) überein, wo die Lesarten manchmal besser zu sein scheinen; vgl. auch No. 90 Bl. 149.

Dio acht zuletzt aufgeführten Abhandlungen finden sich in unserm und dem Görlitzer Codex (No. 83) genau in der selben Reihenfolge. Sodann folgt in Görlitz die Schrift De ordine Doni, welche unser Leidener Schreiber in den folgenden Band (No. 89) eingereiht hat, der also vielleicht früher geschrieben ist, als unsere No. 88. Danach folgt in Görlitz gleichfalls die nun folgende Schrift, an deren Ende unser Schreiber einen sehr beachtenswerthen Vermerk gibt.

Bl. 330b—335a **Von den beseßenen mit den bößen Geystern.**

* Defect : princip : praefationis . Von welchem nichtz beschriben wirdt . dann fürwahr . So vnglaubig ist dz . bey den menschen . dz * ohne zeügkhnus christj . sollchs nyemands

möcht müglich schätzen . wiewol die werckh da sein . das wirs sehen . Aber schwer ists zu vrtheylen . das . das der mensch nit khendt . der ym auch sollchs nit fürneme zu sein . dann es seindt ybernatürliche dinng . ohn erleüchtung von oben herab . dem fleysch nit zuergründen . 2c.

Das Buch Theophrastj . Von den Beseßenen . der erst Tractat . . . . [Bl. 333 a] Tractatus .II. De allegationibus ex .4. Euangelistis . Et primo Matheo .8. . . . . * Defect: 8. literae . . . . Tractatus .III. Conclusio . . . . Nun volget weitter die Allegation Christj fürzuhalten . yn yrer bedeutung . Dann allein ym wort christj ligt der grundt . Weitter ist von den dinngen nichtz zu Philosophiren . 2c. Defect . Liter .1. atque altera. Restabant . De uotis alienis . Et de Sursum corda . Quae uide in suis Libris . 2c.

Der Text stimmt mit dem der No. 83 ziemlich genau überein. Einmal ist von Görlitz nicht Gelesenes auch hier ungelesen geblieben; einmal wird die Lesart gegeben, welche Görlitz über eine ungelesene Stelle übergeschrieben hat. Dass diese Schrift ebenso gekürzt 1567 und ausführlich bei Huser IX S. 263 ff. gedruckt ist, wurde schon oben bei No. 83 bemerkt.

Im Görlitzer Mscr. (No. 83) folgt noch „Ex Libro de Votis alienis" und „Ex Libro de Sursum Corda", welche auch in der Vorlage unseres Schreibers angefügt waren, wie die Nachschrift besagt: ein neuer Beweis, wie nahe sich die beiden Handschriften stehn, dass beide direct oder indirect nach derselben (schlesischen) Vorlage gearbeitet haben. Von den Votis alienis und dem Sursum corda gibt unser Mscr. den weitläufigeren Text im Gegensatz zu dem gekürzten Görlitzer, ersteres schon oben Bl. 235 ff., letzteres weiter unten Bl. 439 b. Auch was zunächst weiter in unserer Handschrift folgt, findet sich in dem Görlitzer Mscr., aber an anderer Stelle eingefügt.

Bl. 335 b—340 a **De Baptismate.**

Sacrament . Das Wort hat vil Dolmetschung . die nit alle anzunemben . wegen deß falsch so darauß entsteht . . . . Ich tauffe dich . in nomine P. F. et S. Sanctj . Darbey ein pater noster vnnd glauben betten . damit der täuffling darbey bleybe . Et hic sufficiunt . alles ander ist menschen Zusatz . 2c.

Weicht nur wenig in Kleinigkeiten von dem Görlitzer Mscr. No. 83 S. 286 ff. ab. Einmal, wo Görlitz nicht lesen konnte, hat auch unsere Handschrift nur unbestimmte Schriftzüge, die als zweifelhaft untertüpfelt sind. Vgl. No. 96 Bl. 119b; No. 98 Bl. 7a; No. 107 Bl. 63b. Einen viel ausführlicheren Text bietet No. 90 Bl. 314ff.

Bl. 340a—342a **Aliud . De Baptismo.**

Der Thauff ist ein Zaychen eines Christen . wie ein Creutz eines Schweytzers . hatt aber die vndterschaydt . das creutz mag einer abthrynnen . vnd dauon lauffen . vnnd ein ander zeychen machen . Mit dem wasser aber nitt ....

Aber denn hayß ich ein zeychen . das ein weyhe . ein Zeychen für ander Caracteres auß . d. i. ein zaychen der zaychen der gantzen characteren . (creaturen .) Gottes . Darumben Ists ein hinwerffendts d. i. commune signum zaychen . Sonder alls ein geweychts Zeychen d. i. Priesterzaychen.. ꝛc.

Der Text steht dem Görlitzer bis in Kleinigkeiten sehr nahe; vgl. auch No. 107 Bl. 68; No. 98 Bl. 7; No. 96 Bl. 119b uud No. 90 Bl. 309.

Es folgt nun mit grösserem Abstand, als zwischen den vorhergehenden Tractaten allen gelassen ist:

Bl. 342a—345a **Prologo in Vitam beatam.**

Ein artzet braucht vil an einem kranckhen . byß er yn auffpringt . Ist darumb nit alles Artzney . Sonder dz yn hülfft ist ein cleins . vil ist vnnütz vnnd doch für nutz angesehen worden . Gott hat allen dinngen die Zeyt yrs wachßen geben . vnnd daruor nit zeittig zusein . Ehe es nu dahin kombt, laufft vil für . die proßlein . die schößling . die bluert . die frucht . ꝛc. die alle haben vil zufälle . vil vheindtschafft . byß sie yn die erndt vnnd hylßen kombon . Ich gedenckh . dz ich blumen sähe yn der Alchimia . vermäindt . dz obs wer auch da . aber da war nichtz . da aber die zeyt kham . da war die frucht auch da . vil fligend hab ich verloren yn der Geometrj . byß ich kham yn den aquae dudum [!] der lanng komben ist . Ich mäindte vylmals . Ich erndte morgen . war nichtz . ꝛc.

Ein yedlicher soll trachten . das er auff erdten sey . das er will nach seinem todt sein . der gut samen ist Gott . der böß samen der teuffel . der mensch ist der ackher . sein hertz . sein baum . sein werckh . sein fruchtt ....

der aber die liebe nit sücht In seinem Schatz . der hoffet leer stro . Allso ist die lehr gegründt nach einganng deß glaubens . Allein auff die liebe zu Gott vnnd dem nechsten . darauff die hoffnung dz wir vnns zu Gott versehen . das sein leyden vnnd sterben werde vnnßer erlößung sein zum ewigen . Amen.

Stimmt mit dem Texte der Görlitzer Handschrift (No. 83) S. 281—286 fast völlig überein; die Abweichungen im einzelnen sind sehr gering, nur fehlt dort völlig der erste Absatz unseres Leidener Textes, der einem späteren Zusammenhange des vollständigen Textes entnommen ist, den der Codex Palatinus 476 (No. 90) Bl. 210—222 bietet (unser Anfang steht dort Bl. 216a und 217b). Vgl. auch den Kopenhagener Codex No. 107 Bl. 60ff.

Bl. 345a—347b **De generatione et destructione Regnorum.**

Weyl wir mügen . wie Paulus sagt ergründen . die profunditet Gottes . vnnd das durch den geyst . Noch vil mehr das Zeytliche auff erdten . Auß wellcher nachgründung . die weyssagung der Magi entstohn . vnnd herkomben . originaliter . dann der geyst ist der . der den dursstigen . yn diesem trinckhet d. i. gibt Im das zuerkhennen . Darumb er sorget . vnd dem er nachstellet . Allso werden grolßе dinng erfundten . die ohn die nachthrachtung nit mügen ergrundt werden . Ja durch dieße wirdt eines yeglichen dinnges anfanng vnd endt erforscht . Die Taub legt yr augen auff khein ander geflügel . nembtt sich auch keins andern nit an . oder gesellet sich nit zu Ihm .|. bleybt allein yn seinem schlag . vnnd bleybt allso bestendtig In yrer angebornen einfallt . Die schlanng legtt yr gifft yhn schwantz zu hinderst . damit die gifft von natur vnd ahrt seiner hytz . die zungen mit berhüre . vnnd weitter . die leut ahnfalle . alls wann sie belaydigt wirdt . Wann sie aber dz gifft auff der zunngen behielt . So würde sie das hoffertigste thier sein vndter allen . vnnd würde die menschen verursachen . dz sie . die schlanngen all vmbbracht würden . Weyl aber dasselb nit ist . So lösst mans bleyben In yren wüesten vnd wülden . vnnd lessts leichen ꝛc. Alle dinng gemäinigclich nemben ein gutten anfanng . Zuuoran mit einfallt . Aber nit allwegen mit fürsichtigkeit . . . . Der todt zerbrycht kein reych . dz es werde auß gerheut . allein er straffts . Allso auch khein ander straffen . Allein die grolßе ärndt wirdts zerstören vnnd auffheben.

Auch hier hat unser Mscr. zu Anfang einen Absatz, der in Görlitz (No. 83) fehlt; der übrige Text stimmt in beiden Handschriften völlig überein. Einmal hat der Leidener Schreiber (346a) eine unsichere Stelle sicher enträthselt; ein andermal (Bl. 347a) ist er wie der Görlitzer in der Lesung unsicher geblieben.

Bl. 348a—349b **De morbis Somniorum.**

Was vnns ym schlaff begegnet ist auch ein kranckhheyt vnnd ob es schon nit wehe thut . vnnd geacht wirdt . Dann vil andere kranckheyt seindt die nit wehe thun . vnnd seindt doch

kranckheyt auch . Dann der leyb yberwindt vihl . das soll auch ein Artzet wißen . das der leyb yn ym selbst mehr kranckheit vertreybt . dann der Artzet vnnd seine Artzney . . . .
. . . . Derselbig leyb ist der thraumgeber . welches thraum lautter rhein . vnlautter vnnd vnrhein ist . nach dem vnnd der mensch geschickht ist . Im selbigen liecht der natur . Demnach ist auch der thraum lautter oder vnlautter . Fantastisch oder weyßlich . verständtig oder yhrrig . Groß ist der dem sein thräum richtig seindt . das ist . der recht yn diesem geporncn geyst lebet vnnd schwebet.

* De Immaginitionibus. * — Hic deficit scriptura forte non perlexit.
De Characteribus.
De alio mundo . ubi tractatur de mundo inuisibilj
De Nymphis.
De Spiritibus in nocte . waldfunckhen.
Visionibus { Christalli, Berillo, Vngue et Vrina }
. . . . . Gnomi.
. . . . . . Syluestres.

Huser hat dies 4°-Ed. Bd. V S. 157 abgedruckt und rechnet es, wie das oben Bl. 302bff. aufgeführte „De desperatis morbis“, zu einem „*Liber de morbis ex Incantationibus et Impressionibus Inferioribus: das ist von den unsichtbaren kranckheyten*“, also zu den „paramirischen“ Schriften. Huser weicht nur in wenigen Kleinigkeiten etwas von unserm Texte ab und hat ab und zu eine bessere Lesart. — Die kleine Uebersicht von Titeln am Ende des Tractates führt Schriften auf, welche meist als Paracelsisch überliefert sind; doch folgt nur eine der Genannten wirklich hier nach.

Bl. 350a—351a **De Characteribus.**

Wie yn diesem Buch etliche punct nach der kurtz fürgehalten sein .|. Nemblich mit dem Sabath . Nun der Sabbath ist gebotten zu feyrn . was ist dz anders . dann nach Göttlicher Ordtnung leben vff erdten . Das ist nun der will Gottes . . . .
. . . . . oder Aarons schlang . die verschluckhen alles am letzsten. *Defect.*

Darauff merckhent nun . Der geyst vnnd himblischen kräfften können vnns nit anders helffen . . . . Alls Inn die kreuter glauben wir nit . In Gott aber der sie geben hat . der diabolus vermag nit ein haar weyß oder schwartz zumachen . Allein yn die göttlichen Magnalia . Aberglauben . Ceremonia einzufüeren.

Findet sich bei Huser 4°-Ed. IX S. 308—310 abgedruckt, die Abweichungen sind aber recht zahlreich und beträchtlich. Vgl. auch No. 90 Bl. 250a und 253b—254b.

Bl. 351a—352b **De Mumia.**

Darauff weitter wissent . Das hie fürgenomben ist . In diesem Buch zu volstreckhen die leyblichen Archana deß menschen . d. i. die kräfft vnnd eigenschafft . so der mensch hat . wann sein seel . sein geyst . vom Leyb ist . Alls dann gehet sein natura . sein Archanum an . wellchs alles nichtz ist . so lanng der geyst bey ym ist . darumb wz auß dem todten geyst ohn den cörper beschehen mag . Volgt hernach . wellchs lannge Zeyt vnnatürlich . vnnd der himmel . als ein heylligthumb gehalten ist worden . das ergründens vnnd lesents wol . vnnd halltent dagegen die schrifft . ꝛc. . . . .

Der Mensch hat in sich alle constellationes und qualitates. Im lebendigen Menschen ist ein Magnet, der anzieht, z. B. grosse Redegewandtheit, Vertrauen zum Arzt, Glauben an ihn (die Arznei ein Zweites). Auch im Todten ist ein Magnet; Mumia ein Magnet der Kranken. Die Kranken laufen zum Grabe eines Heiligen, wo sie der Glaube gesund macht; doch thun die todten Heiligen auch Zeichen aus der constellirten eigenen Natur ihrer Mumia. Zeugniss Christi. Das Wirken der göttlichen Gewalt in den Aposteln gehört nicht hierher, nur die natürliche Wirkung. Fleisch und Blut des Nachtmals entstehen erst mit dem Geniessen des Mundes (das ist nicht sein Fleisch und sein Blut, was die Priester verwandeln in Haufen und liegen lassen), das ist kein Mumia, sondern übernatürlich im Glauben; ausserhalb des Nachtmals thuts kein Zeichen, noch weniger die Körper der Heiligen. Wunderbarliche Menschen werden geboren, in denen grosse natürliche Influenz ist, deren Mumia hat auch viel Gewalt, aber natürlich.

Darbey wissent . alls angezaigt ist . dz ettliche cörper sich nit tragen lassen . Allein von den gemeinen frawen . Oder nit weitter . Dann dahin . Oder dahin . ꝛc. vnnd setzt . Derselbig letzster sey heyllig . So muss ein sollchs durch Gott beschehen . Was die vrsach sey . wirdt yn seinem Buch erzehlt . Hie ist nur von Mumia mein fürnemben † So beschehen auch yn Mumia die andern dinng alle der Natur . wz crafft yn den Stäinen sey . vnnd dergleychen . vnnd sonderlich das Buch . De Characteribus das leßent . wellches auch dießen Mumiam bestehtet . mit mehrer erleütterung . hie aber nur die Natur . wie ein Mumia beschrieben.

Dies Fragment ist (theilweise ausführlicher) nur noch im Codex Palatinus 476 erhalten (No. 90 Bl. 251b—253 und 254—255b), — gedruckt ist es nicht.

Bl. 352b—358b **De Thoro . Vidua . et Virgine.**

In allen geschöpffen . wie eins das ander geberen soll . Da muß Vatter vnnd Mutter sein . Auß den Zweyen wirdt ein kindt . Alls ein yeglicher samen ist ein Vatter . vnnd die erdten ein

Mutter . So der samen kombt yn die erdten . So ist er yn der Mutter . yetzt ist geberung desselbigen kindts .... Allso yr älltern . werdt yr nit yn der forchtt Gottes bleyben . Die ein anfanng ist aller weyßheyt . Die kinder ohn ärgernus zu erziehen . ꝛc. So verdambent Ihr euch selbst . Vnnd ewere kinder vnnd aber kinder . ꝛc.

Die Abweichungen von No. 83 S. 267ff. sind nur gering; einige dort unsicher gelesene Stellen sind hier glücklich enträthselt. Vgl. auch No. 107 Bl. 53ff.

Es folgt ein unbeschriebenes, ungezähltes Blatt, darauf der Titel:

Bl. 359a: .1. De Inuocatione beatae Mariae uirginis.
.2. De Salue regina et Magnificat.
.3. Von der gepurt Mariae . vnnd Christj.
Theoph: Paracelsus ab Hohenheim.

Bl. 360a—366b **De Inuocatione Beatae Mariae Virginis.**

Von anruffung zu der Mutter gottes . Wir kinder Eua . yn disem yamerthal . Ist von nötten das zu verstehn . was da geschehen mög . vnnd soll . vnnserm christlichen glauben nitt zuwider . sonder zu einer rechten eröffnung.

Wir wissen wol . das wir kinder Eua yn diesem Jammerthal gewyßlch gefanngen ligen . Allein es sey dann . das wirs durch bitt . vnnd erbitten ledigen . Wer ist sonnst der, der vnns möchte ledig machen .|. Nun ist das nit zu widerreden . Anruffen muessen wir . Bitten muessen wir . Ankhlopffen muessen wir . Suchen muessen wir . Nun ligts yetz an dem . wo anruffen . wo bitten . wehn anruffen . wehn bitten . wo ankhlopffen .|: Wo suchen . wo begeren . vnnd gegen wehn .... zu meinen zeyten . yn den ich yetzt etwas gelebt hab . hat sich sollicher. Zannckh vil begeben . gar vnchristlich durcheinander . ohn rechten wahren verstandt der geschrifft . Der ein hats allso wöllen . der ander allso . vnnd alles gar nichtz auß christlichem glauben . Sonder es ist ein Zeyt . vnd ein lauff vndter ynen . das sye alle durcheinander lauffen, wie die säw . ynn die christus die teufel tryeb ....

Gott ist alles in allem (hat auch Arznei und Arzt beschaffen). Er hat auch den Heiligen viel Gewalt gegeben; sie thaten Zeichen im Namen Jesu zu Gottes Ehre, die sind ein Zeugniss, dass sie von Gott sind. Die nicht Zeichen thun, denen soll man nicht glauben; denn sie sind nicht von Gott. Wir fliehen allein zu Gott und zu keiner Kreatur; der Heilige geht von Gott aus, zu ihm laufen wir, von dem Gott Zeugniss gibt. Maria ist eine Kreatur, beschaffen von Himmel und Erde, die erste Kreatur, die Gott sich selbst beschaffen hat, also himmlisch, nicht aus der Erden, sondern aus dem heiligen Geist, nicht gleich Evas Töchtern zu achten, sondern zu der Schar der Heiligen. Sie ist stark: Gott ist mit ihr. (Es ist dann eine kurze Auslegung von Ecclesiasticus 24 (Sirach 24) und des Magnificat (Lucas 1, 46—55) eingeschoben Bl. 362a—365b). Wie der Mensch in seiner Krankheit einen Arzt ruft und nicht allein Gott bittet, ihn gesund zu machen, so können wir in unserer Noth auch Maria und die Heiligen anrufen, ohne damit eine Sünde oder Unchristliches zu begehen. Gott hat im alten und neuen Testament manchen etwas thun heissen, und die Wirkung war doch Gottes; er richtet durch die Seinen seinen Willen aus. Er hätte ja die 5000 auch sättigen können ohne die Vertheilung des Brodes und die Kranken gesund machen, ohne dass sie in den Teich stiegen.

Warumb solt es dann gleych eben . ynn die person gehn, vnd nitt auch yn die heylligen . durch die Gott will geehret vnnd geprysen sein . Allso bleybet der beschluß . wie die Zeugkhnus gibt . vnnd der will Gottes . allso ist es . allso muss es sein . dawider hülfft menschen yppigkheit nichtz . da wirdt sturmwindt auß . Darnach so fällts gehn boden.

Bl. 367a—376a **Vorredt . yn das Salue regina.**

Es ist nit gnug . das du allein lebst yn Christo . Sonder yn einem yegclichen hailligen . der da gehet auß christo.

Es ist nit gnug . das du lebest yn dem gebott Gottes . Sonder yhn einem yegclichen menschen gebott . dz da außgeet auß dem gebot Gottes . Es ist nit genug . das du allein durch einiges leben willt eingehn . ynn dz reych der himeln . Sonder von eines yegclichen fromben Mannes leben . solltu weg gehn himmel suchen . Es ist nit gnug die leher Christj . dich darnach seeligclich zurichten . Sondern auß einer yegclichen leher . die außgeet . von einem seeligen Mann . der da lebt . yn liebe seines nechsten.

Nun wiewol dz ist . das wir den zusamensetzer deß Salue regina nit erkhennen . wer er ist . der dz vil groſſe gebett vnd gruß gedycht hat . Jedoch so will vnns das nit hindern . Sonder das wir gedenckhen . das der . der sollches gemacht hatt . ein fürtreffendter seeliger vnnd gelehrter Mann gewesen ist . . . . der da geredt hat auß dem heil. Geist.

Durch das Buch Liber generationis christj . wirdt dz Salue regina verstandten, und das Salve ist ein Gruss, ein Gebet, gezogen aus der Auslegung des Evangeliums Matthaei. Maria ist keine Person in der Trinität, aber die Ehren des Salve regina gebühren ihr. Sie war die Frau Gottes, die andere Person bei Gott, eine unzergehliche Ehe in Ewigkeit, ein Wille in beiden. So steht die Jungfrau gleich neben Gott, in ihr ist kein Blutstropfen aus Abraham, sie war heilig und selig vor dem Sohn. Weit sei von uns die ketzerische Lehr, dass sie von Erbsünde empfangen sei. Sie ist Göttin. Ein Mann, der kein Weib hat, ist nicht vollkommen zu regieren und zu sorgen. Mann und Weib sollen sich ausgleichen: höchste Strenge, höchste Milde. Vor Gottes Strenge könnte keiner selig werden, aber die Mildigkeit der Frau Gottes, Mariä, die mildert soviel, dass es möglich wird. Beten sollen wir nicht zu einer Person der Trinität, sondern die andern sind immer mit inbegriffen, auch die Jungfrau Maria. Wer also zur Maria betet, der ist kein Ketzer, wenn ihm die Trinität vorschwebt, von der sie nicht geschieden werden kann. Das „Regina Coeli" soll die Jungfrau trösten wegen des Neides des Lucifer u. s. w. — Bl. 372b—373 eine kurze Auslegung des Ave Maria: „Das ist ein gruß . der die eheelichen treu antryfft . vnnd ist ein eheelicher gruß . der da zugebürt den eheeleuten . vnd den vermählten . vnnd wird der Maria zugeschickht . . ." Sie war schon vorher Gottes Gemahl; der Gruss ist die Empfängniss durch den h. Geist . . . .

Bl. 373a—376 Nochmals eine Auslegung des Magnificat: „Die seel Maria . das ist . die tugent Maria macht groß Gott den Vatter . wann ohne sie mag er nichtz . vnnd hat nichtz gemacht . Dann alle sein gnadt wer zu verderblich geweßen . vnnd zue schädlich . das hat Maria gestillt . vnnd gemiltert . Auß der milterung ist Gott großmechtig worden . vnnd fürtreffendt, mehr denn sonst . . . . Sie hat yhn allein volkomben gemacht . . . . Magnifico . hayßt volkomben machen . dz ist alles auff die ehee geredt . . . . Sye hat nichts darynnen [im Magnificat] vergessen . alles gemeldet . nit zuuil geredt . die recht maß gehalten . vnnd ist nit möglich einer sünderin . auß dem blut solches zureden . Noch einem Mann . dann allein yr . wann sie redt auß dem grundt yres gemahels . deß heymbligkeit sie wayßt . nichtz vergebens . nichtz vmbsonnst . Sonder die ganntze warheyt . einem yegclichen gnugsamb . der yr lehr zu hertzen faßt. . vnnd ym geyst pryndt . darynn ein yegclicher fendt . was er thun soll . was seine werckh auff erdten seindt . warzu er gut ist . ꝛc.

Bl. 376a—379b Volgt weitter . **von der geburt Maria vnnd Christj** . ꝛc.

Ein yede geburt ist mit Maria wie mit christo . Dann wie Christus von Maria geporn ist . Allso ist Maria von Anna geboren . Allso verstandts . das Maria vnnd christus beyde khein tödtlichen tropffen an ym gehabdt haben . noch nichtzit tödtliches . seindt auch nit gestorben . mügen auch nit sterben.

Da merckh . Sie haben zwen leyb . den himblischen vnd den tödtlichen . sie seind mit todtlichem nit vermyscht . Sonder yn beyden was da gewürckht hat . dasselbige hatt khein hayl noch nutz bracht . weder ynen noch der welt . es ist allein ein deckhmantel gewesen . auff minder erkandtnus . dann göttlichs vnd tödtlichs . machen ein ander ym sehen . ohn ein mittel . sie seindt auch kheins bluts thaylhafftig . das da khombt auß Adam . Allso . dz sye auß demselbigen blut her geboren

werden . wie sye geboren seindt worden . von einem andern . weder Maria noch Christus.
Gleych sey dir diß exempel . Ein wein wirdt yn ein glaß geschüt . vnnd kombt wider darauß . . . . Nun was empfacht er vom glaß? nichtz . Allso Maria . Ist yn das vaß Annas eyngoßßen . ohn allen Männlichen samen . vnnd also ynn die welt khomben . ohn allen Männlichen samen . vnnd ohn allen mackhel deß vaß . . .

So ist Maria durch Anna gegangen ohne Veränderung der Natur, Maria die geboren war vor aller Kreatur, wie sie jetzt im Himmel ist. Christus hat sterblich werden müssen, weil er zu unserer Erlösung sterben musste; seine Mutter war aber ebenso unsterblich wie er und musste ihm doch die Sterblichkeit vermitteln, darum musste sie zuerst in ein sterblich Gefäss gegossen werden. Beide mussten sich vermischen in den Schatten des Sterblichen; wie ein Mantel bedeckt die Sterblichkeit ihren himmlischen Leib. Ihr sterblicher Leib konnte aber keine natürliche Krankheit erleiden; denn sie waren nicht vom Blute Anna's, hatten keine Complexion wie Melancholia etc., sind auch nicht nach astralischen Ascendenten etc. geboren oder Planeteneinflüssen unterworfen gewesen. Auswendige Zufälle, wie Schläge und Streiche empfanden sie; Schmerzen waren der Mutter erspart, der Sohn aber musste leiden. Die Menschen sind Steine, aus denen keine Frucht wachsen kann; Maria hat von Anna und Joachim nichts Fleischliches empfangen, so wenig aus einem harten Stein eine Aehre wachsen kann. Maria war der Acker, Christus die Frucht, Gott der Same. Auf Erden war kein Acker, aus welchem diese Frucht hätte gezogen werden können. Darum hat Gott die Mutter in das Gefäss Anna geschickt.

Allso ist christus von Maria geporn . nach göttlichem wesenn der welt die Gottheit verborgen worden . die sonnst auff erdten nitt hat mögen gehn noch leyden . sterben noch reden . wie dann dz himblisch vrteil gefallen ist . auff den Son . Inn der abstoßung Lucifer . ꝛc.

Generatio Jhesu christj.

Ist ye gewesen . vnnd ist ohn ein Mutter . dann wie khan das ein Mutter sein . Ein tochter . die sie nit empfanngen hat . weder vom Mann noch sonnst . Sonder wz Gott geschaffen hat . In sie gelegt . von yr geboren zu werden . dasselbig ist beschehen .| Allso ist die verhayßung .|. Allso ist Gott wunderbarlich yn seinen werckhen . vnnd verborgen gar vnnd ganntz . das allein . so alle dinng geschehen seindt . vnnd von dem geschehen . Allein soll man die geschrifft lesen . So fündt man wie Gott so wunderbarlich gehandlet hat . das vor dem werckh nymmer möchte dahin verstandten werden . Aber nach dem werckh . so gibt sich die außlegung selbst yn allweg gnugsam . einem yeden verstendtig . Darumb . So mag dz vntödtlich . beym tödtlichen wol sein . doch da ist nichtz verainigets .

Allso . dz keins am andern hangdt . Sondern dz tödtlich verlässt alle dinng gehet yn die erdten zun würmen dann es ist ein fleysch . dz zu nichten gut ist .|:
Darauff solltu nur wissen . das yr die verhayßung anderst sollent erkhennen . dann natürlich . Sonder das es yber dz alles ist ein anderst . vnnd ein neues . Dann wer wayßt wz das thun soll . das die verhayßung betryfft . Darumb so habent acht . was dasselbig werckh sey . Alls dann so mügent Ir selbs wol ermeßßen . ob es natürlich . oder ybernatürlich sey . Demselbigen nach sollent yr handlen . vnnd christenlich die dinng erwegen . mit volkhombener geschrifft . vnd verstandt .|.
Finis.

Diese drei Schriften, welche nicht direkt ein Ganzes bilden, aber doch zu einander gehören, haben manches Besondere. Sie werden nur selten handschriftlich angetroffen. Vgl. No. 94 S. 12 und No. 123, sowie das Osseger Verzeichniss, Einleitung S. 36. — Es folgt ein leeres ungezähltes Blatt, darauf folgender Titel in rother Tinte:

Bl. 380a Liber
.1. De ecclesijs ueteris et noui testamentj . fragmentum.
.2. Erkhandtnus . Ad Clementem .7.
.3. Date Caesari quae sunt Caesaris . date deo quae sunt dej.
.4. Super uerbum dominj . compelle intrare.
Theophrastus paracels: ab Hohenheim . ꝛc.

Bl. 381a—387a **De ecclesijs Veteris et Noui Testamentj fragmentum.** Nachdem Adam vnnd Eua . auß dem Paradeis getryben . Seindt sye ohne hyrtten geweßen .|: Aber dieweyl Adam . So guts vnd böß gewüßt . wol hett yn ym mögen verstehn . selbs zu wandlen ym willen gottes . vnnd vff seinen wegen . Mitt leychter vndterrichtung erlanngen .|. Aber dieweyl Sathan ein vheindt Gottes wider Gott streyt . allein von wegen deß menschen . vnnd denselben begert zu haben . vnnd der homo ein schwache creatur ist . mehr zum bößen denn guten genaygt . vnnd darumb leycht verfüert werden .|. vff solches . wiewol Gott dem menschen zwen weg fürgelegt . den Enngen vnd weytten . Der weytt ist lusstig . wohl gezyeret . vnnd man geht yn lieber d. i. Böß vnnd gutts wayßt der mennsch . das gut . was er nitt haben will . das yms geschehe . Das ers auch einem andern nicht thue . yedoch hat Gott auch geoffenbart aigentlich den weg zur seeligkeit . wie er sey . vnnd yn versorget . das der teuffel ym selben nichtz schaffen mög . So der mensch ym nur will selbs gerecht sein .|:

Jedes Schaf muss seinen Hirten haben; Gott der oberste Hirte; Gottes Stuhl im Himmel, Hirten auf Erden; die rechten Hirten lehren Gottes Willen. Der Schafstall ist die Kirche, der Fels auf dem er steht, ist der von Gott erwählte Hirte; Gott hat jederzeit Hirten geordnet, je nachdem die Zeit war. Die erste Kirche ist auf Mose gestanden, auf Gott und Gottes Ordnung. Ihr sollen wir nicht mehr folgen, ihre Zeit ist aus, aber die zehn Gebote bleiben bis an's Ende. Jeder kann nur thun, was ihm Gott verordnet. Die Regenten (Herzoge, Richter) dienen göttlichen Zwecken, sind des Volkes halber da; Gott führt das Volk wieder auf den rechten Weg. Wir sollen sehr darauf achten, auf wen zu bauen und wem zu glauben ist. Die Bibel ein Spiegel des Zanks und Haders, der für und für gewesen ist. Ecclesia secunda. Herz und Gesetz haben wir aus der Hand Gottes. Das Herz ist ein Fels, auf dem wir stehen. Der gesegnete Same; die Heiden sind darum nicht verworfen, sie stehen auf dem Fels ihres Gewissens. Das Gebot der Liebe untereinander war nur den Juden ein neues, nicht den Heiden, die hatte es ihr Gewissen schon vorher gelehrt. Christus ist gefallen von den Juden allen und hat sich beschlossen in die heidnische Art und das Gesetz der Natur. Das alte Gebot der Heiden gab er den Juden. Auf diesem Fels stand die Kirche der Heiden, d. h. der Nichtauserwählten. Liebe zu Gott und dem Nächsten aus der von Gott eingepflanzten Natur. Wenn den Heiden die Erlösung durch den Sohn gepredigt wird, müssen sie dieselbe annehmen, sonst sind sie verdammt, so sie aber vom Sohn nichts wissen und wandeln auf ihrem Felsen, so wandelns wohl. Wehe aber den Aposteln, die nicht wandeln zu den Heiden, wehe denen, die immer wollen predigen hören und entziehen den Heiden die Prediger. Ehe den Heiden die Predigt der Erlösung wird (und sie soll allen werden), ist ihnen geboten, im Gesetz der Natur zu bleiben. Der Heidenstand ist jetzt besser als der Stand der Juden, die Gottes Huld verloren haben. Der Fels des natürlichen Lichts, so lange er im engen Weg bleibt, ist gut, aber nicht vollkommen. Juden und Heiden müssen jetzt zu Christo kommen, die Schrift kennen lernen, damit sie ihre Gebrechen erkennen. Aus den zwei unvollkommenen Kirchen ist eine vollkommene geworden. Was ausser denen ist, sind falsche Kirchen. Zu Christo sollen kommen, die im Mosaischen Gesetz und dem Lichte der Natur aufrecht gewandelt haben; aus beiden werden die Perlen ausgeklaubt und zum Sohn gezogen. Ecclesia Tertia. Die alten Formen der Juden sind bei den Christen Abgötterei (Bischof, principes, pontifices), wie die Opfer und Götter bei den Heiden. Sind wir durch Christum erleuchtet, so erkennen wir aus unserm Herzen die Gerechten. Der Teufel schafft Verführer des Volkes nach dem Bilde der Männer Gottes. Auf Titel, Namen, Kleidung der Vorfahren sollen wir nicht achten. Jeder gehe in seinen Geist und lasse einen andern auch in seinen gehn; alle sind Menschen und Brüder Christi. Auf die Liebe sollen wir warten und uns in die schicken. Ecclesia Quarta. Alles geht zu Ende, Gutes und Böses, also ist auch das jüdische Reich zu Ende gegangen durch Christi Menschwerdung, Böses durch Gutes. Christus hat uns erlöst von der falschen Kirche. Die Strafe durch Titus und Vespasianus war gerecht nach Gottes Willen.

Ecclesia Quinta . So nun ein böses abgethan wirdt . Ist billich dasselbig mitt eim guten zu widerstatten . damit die lere statt erfühlt werde . Darumb hat christus den syeg an die statt gesetzt .|. das ist . ein kyrchen . so der Diabolus yn ewigkheit nit mag ymbstoßßen . Dann er ist ewig Sygloß worden gemacht, mit allem seinem reych :|:

Einmal hat unser Schreiber eine Lücke gelassen, weil er einige Worte nicht lesen konnte. Denselben gekürzten Text bietet der Codex Rhediger 334 (No. 95) Bl. 121ff.; den vollständigen Text des Originals hat unser Codex Palatinus 476 (No. 90) Bl. 284—308 überliefert.

Bl. 387b—393b **Sermonum . Der erkhandtnus . Ad Clementem .7. Lib: j.**

Besser ist ruhe . dann vnrhue . Aber nützer vnrhue . dann rhue . Darumb müeßßen ergernus vnnd laster sein . wehe aber denen . durch den sye khomben .|. Der Rychtige betrachtet allein was zu freuden gehört . der vnrhueige ligt yhn täglicher ybung .|. Bey den vnrichtigen ist die erfahrnheyt . weyßheit . Kunst . deren dinng yn deren er sich dann ybet . Bey denselben sollen lehrnen vnnd erfahren . die geschickhligkeit haben wöllen . dann nit ein yeglicher gibt sich ynn vnrhue . alls der . der Vnrhue nutz hat . Wie laster treybt frombkheit herfür . Darumb muß guts vnnd bößes sein . Das ye eines dz annder raytz . das herfür khombt . Das yn einem ligt verporgen.

Der ein Kunst schyldt . Der bewegt den andern künstler . dz er sich deffendirt . vnd allso khombt die kunst dessto heller ån tag . . . .

So kann das Böse das Gute herfür treiben. Einem jeden ist das Seinige sein Licht, das er nicht verbergen soll. Alles muss von Herzen gehn. Alles muss vollkommen betrachtet werden, nicht als Stückwerk. Eine jede Veränderung ist eine Monarchie und eine jede hat eine Weissagung auf ihre Zukunft. Ein jeder soll in seinem Wesen und Amt bleiben. Wir sollen uns üben in der Erkenntniss der Zeichen der Dinge, nicht aus den Früchten allein. Nichts kommt ohne Vorboten. In der Welt ist Vollkommenes und Unvollkommenes. Der soll schneiden, der gesäet hat. Wort und Werk sind verbunden wie eine Ehe; auf beide ist zu achten. Neben Gottes Wort sollen wir unser Wort nicht predigen. Man soll Verkündiger haben, nicht Verkehrer, Einfalt, nicht eigene Weisheit. Wir bedürfen weder des römischen Stuhles, noch der Prädikanten, die jener Ketzer heisst; sie sind uns beide nichts nutz. Die Christen bedürfen keiner Prediger, sondern die Heiden der Apostel. Aller Jammer und Noth kommt von den Pfaffen und Prädikanten, alle Zwietracht u. s. w.

Darumb du Clemens der Sibendt . Mit allen deinen gesalbten hauffen .|. Erforsche die schrifft .|. du bist die wurtzen . die haw ab . so ligt das annder alles hernyder .|. Es ligt allein an dir . Alls dann sollen deine vheindt . die dein stuhl erbrechen wöllen .. sye selbst auch abhauen . Ein yedlicher sonderbar . dann sye haben nitt ein wurtzen . sonder vil wurtzen : distell vnnd Doren, Recht thusstu . das du sie nit an dein statt laßt sytzen .|. Behüet vnnd schaff auch Gott dafür ., dann sie wurden ärger dann du .|. Bößer denn der teufel durch die Syben . die sie mit ym brinngen wurden :|:

Die ander erkhandtnus.

Dahin ist es khomben . vndter allem volckh . dz ein blynder den andern füert .|. vnnd sich kheiner auff den andern vertröhsten darff . vnnd suchen bey ym das ym geprysst . Der Pabst fuert den Kayser . der Kayser den Bapst . Sie seindt baydt blindt . Darumb christus von zweyen blinden sagt . bedeut die zwen ständt der christen . Sie fallen baydt ynn die gruben d. i. yn die hellen .|. dann die christen haben kheinen füerer alls christum . was ausserthalben ym .|. das füert sich selber an einander auß der vernunfft . wie die hayden aber Veri christiani . thundt die vernunfft weg . vnnd ergeben sich Gott yn einfalt . vnnd seinen gebotten . . . . .

Nur Gottes Wort ist nachzufolgen, der heil. Geist nicht ausserhalb der 12 Lichter der Erden, der Apostel, zu suchen und Paulo. Erst wenn die ganze Welt gläubig ist, können die Apostel stille liegen. Die Geschichte des Leidens Christi kann uns jeder vortragen, der lesen kann; wir bedürfen keiner Pfaffen. Die wollen mit Seelenmessen etc. die Gestorbenen in den Himmel bringen, die sie im Leben verführt haben. Christus hat die Apostel Laien bleiben lassen; sie haben wohl Weib und Kind verlassen, aber den Stand nicht geändert; sie sollen arm sein und keine Pfründe etc. haben. Armuth und Verfolgung sind Zeichen der Jünger Christi. Das Ferment der Pharisäer sind die Pseudoconcilien, Synoden und Hohenschulen; Gottes Sohn ist unsere Weisheit. Mosis Stuhl der Gewalt ist von unnützen Leuten besessen. Die Schafskleider sind auch auf die Priester gemeint, nicht auf eine, sondern auf alle Sekten, die in üppiger Hoffart einander feind sind. Sie sollen stark in der Lehr der Apostel bleiben und in ihren Fussstapfen, nicht Neues und Subtiles predigen und keinen Buchstaben verändern, sondern im einfachen Verstand bleiben.

.Sye die pseudo . werden sollches nit bestehen . denn wer Irem geschwätz will glauben .|. So seindt sye yber alle Apostell . vnd sie . vndter ynen .|. Sollche poßßen hat auch Lucifer geryßßen .|. darumb sollen wir bitten ym pater noster . Dein will geschehe d. i. wie Lucifer auß dem himmel genomben . Allso auf erdten alle ergernus von vnns genomben werden .|: Wie khann aber vnnser pitt gewehrt werden . weyl wir dem Lucifer noch anhanngen . Darumb sey ein yeder gewahrnet . vnnd hab achtung auff sich selbst .|:

Diese Schrift ist spätestens im Jahre 1534, dem Todesjahre Papst Clemens VII., geschrieben. In derselben gekürzten Gestalt werden wir sie im Codex Rhediger 334 (No. 95) Bl. 162 und in einer Handschrift

Widemann's (No. 98 Bl. 135) antreffen, beidemal mit dem Titelvermerk „Ex libro". Den ausführlichen Text hat uns nur der Codex Palatinus 476 erhalten (No. 90 Bl. 43—56). Vgl. auch Einleitung S. 38 No. (14) und (15).

Bl. 393b—399a **Sermon . Date Caesari quae sunt Caesaris . Et deo quae sunt Dej.**

Haec dej sunt . Vonn vnnser substantz . sollen wir gott geben . das ist von vnnsern cräfften . seel . vnnd gemuet . den armen helffen . auß allen vnnsern cräfften . vnnd da khein scheu haben vnns selbst abbrechen . vnnd nit erben den armen dürfftigen . Das ist . Gott geben . Dann wir geben Gott . so wir dem armen geben . vnsernn schwayß vnd blut . In seinem namen . Darumb dem armen vnser arbeyt vnnd schwayß gehört . dem kayser allein die müntz . Allso bleibt die Allmusen Gott . vnnd die Müntz dem kayser . Darumben dz die Jüden fragten . ob man dem kayser sollt geben den Zinß oder nit . Das nun allein nur zeytlich gut antrytt . da beschaydet sie christus . dem kayser das zugeben . dz in der handt war d. i. monetam . . . . . .

Was aus der Substanz gehet, gehöret den Dürftigen. Die Armen sind Gottes. Der Erdboden ist des Kaisers, die Arbeit des Arbeiters und frei. Der Erdboden soll keinem zueigen sein, sondern geliehen werden, ausgetheilt vom Kaiser; keiner soll mehr Land haben, als dass er sich davon ernähren kann. Der Rest ist an die Armen zu vertheilen. Die Münze soll Zahlungsmittel sein; mit ihr soll das Kaiserthum erhalten werden. Des Kaisers ist auch das Schwert. [Hier beginnt No. 90 und 95]. Nur dem Kaiser ist Zins zu geben. Von der Arbeit sollen wir leben, nicht vom Zins, auch die Edelleute nicht, die haben für ihre Arbeit die Nahrung vom Kaiser. Niemand darf müssig gehn. Die Klosterleute sollen auch arbeiten und nicht vom Zins leben; denn Gott nimmt keinen Zins und dem Kaiser nützen die Klosterleut nichts. Im neuen Testament haben wir keinen Altar, also auch keine Altardiener, die davon leben dürften. Christus allein ist der Tempel, ohne Zins; Kirchengüter etc. darfs nicht mehr geben. Gott gehört allein dein Herz. Die Apostel sind nur Gäste; ihrer sind nur 12. Aber die Kirche frisst den Kaiser arm. Der Zehente ist nicht für die Armen, sondern die freie Barmherzigkeit ohne Zwang, direct in die Hände des Armen. Opfer und Zehnte sind von Christo aufgehoben. Dem Papst und den Geistlichen ist nichts zu geben, sie haben auch keine Gewalt von Gott; alles Weltliche ist des Kaisers, die Seele nur Gottes allein. Der Kaiser soll seine Gewalt nicht aus der Hand geben, er hat auch allein zu strafen. Alle Stände und Ordnungen sind vom Satan.

Darumb . Allein es werde dann ein kayser auff erdten . Ein reych .|. Nitt zwey . drey . vier . ꝛc. Souil stätt . Sonnst wirdt khein christlich regiment sein .|. Dann sollen wir bitten . zu komb vnns dein reych . So muß ye die erdten sein .. wie der himmel .|. der Himmel hat allein ein Haubt . dz behellt sein gewallt . gibt yn nit auß . Der sich dann vndterstehn will . dem haubt gleych zusein . der wirdt verstoſſen wie Lucifer . Soll es nun allso werden auff erdten . So müeſſen Fürsten vnnd herren . Bischoff . Stett . verstoſſen werden . vnnd alle ställ ein stall . Ein kayser . dann vihl hyrtten hüeten nitt wol .|. Alls dann wann dieser schaffstall sein wirdt . so wirdt der kayser haben wz ym zugehört . der betrug wider den gewalt gottes wirdt nymmer sein . Alls dann wirdt vnnser reych so leycht vnnd süeſſe Alls ym Himmel . .|. ꝛc.

Denselben Text werden wir in dem Harpersdorfer Mscr. vom Jahre 1588 (No. 95) Bl. 10f. antreffen, doch fehlt dort der Anfang. Dieselbe Kürzung am Anfang weist auch der Codex Palatinus 476 (No. 90) Bl. 223ff. auf, gibt aber im übrigen einen viel ausführlicheren Text. Im Harpersdorfer Mscr. heisst es denn auch „Ex Sermone".

Bl. 399b—400b **Sermo . Super uerbum Dominj . Compellae [!] intrare.** Ein exempel sagt Christus von einer hochzeyt . die lautt allso . Es hat ein Haußuatter ein hochzeit gehabt . Auff dieselbige hat er geladen . all sein volckh . wz ym bekanndt gewesen ist . von den herrlichen vnnd fürsten .|. Darnach da die nit haben wöllen komben .|. Da hat er geladen die armen leut . vnnd darzu sie gezwungen hineinzugehn mit gewalt . wellche nit gern wollten .|. Auff dasselbige . hat er am letzsten einen gefundten . der war nitt hochzeitlich bekhlaydet . den schuff er hinauß . yn die eüsserste finsternus . Ein sollich exempel . Sollt yr hye verstohn . Deus pater Ist der haußuater . Christus ist sein Son . Die hochzeyt ist der Jungstag . die ersten gässt . Seindt die reychen dieser welt . die aigennützigen .|. die bey den zäunen sein die bettler . Der nit hochzeitlich bekhlaydt gewesen . das seindt die eigennützigen bettler . Münch . vnnd dergleychen . . . .

Die ersten Gäste nicht würdig, die rechten die Armen, die soll man hineinzwingen Scham halben, denn ihrer ist das Himmelreich. Die Mönche etc. unwürdig; denn sie betteln um Gewinn. Bei diesem Nachtmal ist der Eigennutz ausgeschlossen. Die armen Verschmähten sind selig. Keiner von denen, die eigne Häuser und Schlösser haben, kommt zu dieser coena, auch nicht die unnützen Mönche und Prediger.

. . . Predige du allein wz dich antrifft . alls ein Apostell . dz ynnerlich . das eusserlich geet auß dem Innern .|. vnd will es Gott allso laſſen . vngeurthaylt . Es sey Meſſ . es sey liechter . es sey vassten . es sey annder dinng . yn was weg es sey . das vrtheyl du nitt . Es gehört Gott zu . vnnd nit dir . Allein predige dz Euangelium allen creaturen .|. vnnd nu dz eusserliche hayß sie nit thun , verbeuts yn auch nit . Predige das euangelium . wz darnach Gott eusserlich handelt . das laß Gott beuolhen sein :|:

Dieser Sermon über Luc. 14,23 (Matth. 22,2) findet sich ebenso in No. 95 Bl. 161f. und No. 120 Bl. 140b. Vgl. Einleitung S. 39 No. (45). — Das nächste Blatt ist ungezählt und unbeschrieben; darauf folgt ein Titelblatt in Rothschrift:

Bl. 401a De Sumo et Aeterno bono.
Theophrastus ꝛc.
.De felicj liberalitate.
.De honestis utriusque diuitijs.
.De uirtutė humana.
.De predestinatione et libra uoluntate.
.De decem Virginibus.

Bl. 402a—405b **De Sumo et Aeterno bono.**

Das höchste gut . khan nit sein . hie auff erdten . yn dem zergengklichen, dann es muß ye was vnzergengkhlichs sein . Den bauch fressen die würme . Die zung . schlecht das paradis [!] . Allso mit andern dinngen allen . so auß den elementen wachßen . darumb muß allein daß vil höcher sein . das das ander alles yberwindt . Es seindt yn diesem leben ya hohe gütter; Alls . Das wir erhalten werden . der vnns aber beschaffen . Ist noch ein höchers gut . Aber das höchste ist Christus . der vnns erlößet . vnnd vnns yn das ewige versetzt . Das gut khennen allein die christen . vnnd khein philosophus . Das höchst gut Gott der Vatter . So vnns das leben . vnnd die erdten geben . zeucht zuletzst ab von vnns . lasst vnns yn verdambnus fallen . Darumb ist Christus das aller höchst gut . dann er nymbt vnns yhn die Aufferstehung . ynns ewige . . . . .

Die Seele begehrt nach dem höchsten Gut; der Leib achtet sein nicht. Der h. Geist gibt es zu erkennen; die weltliche Weisheit disputirt davon umsonst. Nichts Irdisches dürfen wir so hoch schätzen, das ist viehisch; wegen des Thierischen in uns haben wir die 10 Gebote. Das Wissen des höchsten Gutes genügt aber nicht, sondern wir müssen drinnen sein und des geniessen. Unsern freien Willen nicht ansehen, sondern im Höchsten haften; darin wachsen die Kinder Gottes in die Viele wie der Sand am Meere. Dann werden aus uns wachsen die Früchte des Lebens im Paradies, dann werden wir essen von allen Früchten, des h. Geistes Gaben. Doch sind wir nur so lange bestätigt im höchsten Gut, so lange wir im Gehorsam bleiben. Die Bösen laufen unter den Frommen wie die Schlange im Paradies. Ein demüthiges reuiges Herz wird Gott auch nach der Verführung nicht ausschlagen. Gleich ist die Gnade und Erlösung allen, ungleich die Gabe, die aus der Liebe entspringt. Sonst sind wir alle gleich vor Gott und unter einander Brüder. Unser Vorgeher ist Christus allein, ihm sollen wir nachfolgen, keine andern Schriften und Lehrer uns zur Richtschnur annehmen. Im Licht der Natur haben auch andere

Gutes geschrieben bei Heiden und Christen, das können wir im Menschlichen beachten. Was aber ausserhalb der Natur und der Lehre Christi ist, ist Verdammniss. In der Liebe Gottes und im Leben nach seinen Geboten haben wir allzeit genug. Die Theuerung aus der Natur geht vorüber und schadet uns nicht, wenn die Liebe unter uns ist, verderblich die Theuerung durch Wucher, Zins und Zehnten. Doch ist keinem verwehrt sich zu bekehren, auch den Mönchen und Buben nicht. Wir sollen uns auch nicht schämen, dass wir offenkundige Sünder sind, wenn wir nur demüthig werden.

.... Darumb nichtz auff erdten gesucht oder vnns vom höchsten gut hindtern lassen . Dann nembt ein Exempel . So einer hundert Jar allt . Im todtbett ligt . wie ist ym anderst . Dann alls sey er erst gestern khomben . Er betracht seine sündt . reychthumb . wollust . ꝛc. vnnd alles myſſfellt ym . an der stundt der rechnung . würffts alles von Im auffs aller verschmächlichste . So er nun ein sollches betrachtet dieweyll er gesundt . noch brauchet . So würdt er diesen dinngen nit nachstellen . sonder von ym werffen . Dann er bedechtte die stundt vnnd zeyt . da böses vnnd guts von einander geschieden wirdt . vnnd das die seeligen werden ewigclich vor Gottes angesycht wandlen . da nichtz arges . nichtz widerwerttiges . khein wintter noch raucher lufft ist . Sonder alle willte . die nyemandt mag außſprechen.

Wird uns im Codex Rhediger 334 (No. 95) Bl. 124—126 wieder begegnen mit der Ueberschrift „Ex libro“ und mit dem unsern im Wesentlichen übereinstimmend; einen wesentlich ausführlicheren Text, der wohl der ursprüngliche ist, werden wir im Codex Palatinus 476 (No. 90) Bl. 268—283 antreffen. Vgl. auch die Einleitung S. 11.

Bl. 405b—410a **De felici Liberalitate.**

Nyemandt khan außgeben . allein der reyche . Es sey yn wz gaben es wöll . geystlich oder leybliche gutter . Die seeligen Liberalitas soll sollichen leütten angeboren . vnnd eingepflanntzt sein . Dieweyl aber die natur vil seltzamer kinnder hat auff erdten .|: Der ist Saturnisch . neydisch . vntrew . eigennützig . Der ist Saturnisch [muss „Jovisch“ heissen] vnnd faul . der Mercurialisch . gar zu leuchtferttig . Darumb soll der mangel mit der Leher von Liberalitaten gestatt werden . vnnd dieselbig hören . vnnd mit gewallt yn sich pflantzen . wie die Lehr deß glaubens gepredigt vnnd angenomben wirdt . von den vnglaubigen . Allso da die tugent . von den vntugenthafftigen . Darmit doch ettliche . ob nicht vihl darzu bewegt werden.

Die Reichen sollen austheilen, nicht alles für die Kinder sparen. Wer eine Gabe hat, der muss sich vor allen Dingen frei machen. Sei du keines andern, damit dein Gab mit Freud von dir gehe. (Ein Arzt soll keine Anstellung annehmen; man soll sich von Weib und Kind nicht binden lassen.) Umsonst austheilen die Gabe und ohne Unterschied, aber auch nicht unnütz und mit rechtem Verstand. Wer Gut hat, solls mit den Armen gleich theilen und nicht mehr als die Nothdurft nehmen; die Städte sollen keine üppigen Rathhäuser bauen und die Armen in baufälligen Hütten wohnen lassen u. s. w. Aus Bilderdienst im A. T. ist Menschenvergötterung im N. T. geworden. Die Hoffart und Pracht der Grossen ist zu mindern und den Armen der Ueberfluss zu geben. Auch die Sorge um die Zukunft die Liberalität nicht mindern lassen, der Gefangenen und Kranken sich annehmen. In Summa zwei Ding gehören zu der Tugend, der Verstand und fröhlich frei Gemüth und reines Herz. Nicht dem Buchstaben nach leben, sondern dem Geist. Die Bettler sind auch nicht alle aus Gott, aber wir könnens nicht erkennen vor dem jüngsten Tag.

Darumb yn Christo vnnd seinem Gebott sollen wir vnsere seelige Liberalitet füeren . In ym werden wir aufferstehn . vnd auß dem stinckhendten mysst cörper . ein einiger seeliger Leyb erstehen vnnd wachßen . der mit Gottes Son yn aller Liberalitet . an seinem tysch das mahl eßßen wirdt . Darzu er dir die Liberalitetes [!] geladen.

Der Text des Codex Rhediger (No. 95) Bl. 167ff. bietet manchmal bessere Lesarten; dort ist die Abhandlung „Ex Libro" überschrieben und der Codex Palatinus (No. 90) bietet Bl. 69ff. denn auch wieder einen wesentlich ausführlicheren Text. Vgl. auch Einleitung S. 11 und 38.

Bl. 410a—413a **De honestis utriusque Diuitijs.**

Psal: 127. Beati omnes qui timent Dominum . Qui ambulant in Vijs eius . ꝛc. Vnnser Vernunfft . vnd weyßhait . mag nit erdennckhen . weyß vnnd wege . Gott wolgefällig zusein . yn yren werckhen . Alls yn der seeligen nahrung . die mueßßen wir auß Gottes wort nemben . Gott fürchten . vnd seinen weg wandlen . Labores manuum tuarum quia manducabis . Vnser seelige nahrung stehet yn der arbeyt vnnserer hände . nit mit müeßßig gehen oder Finantzerey . Nit dem nechsten zu schaden . Alls du bist ein artzet . Die kunst ist dein handt . Ernehre dich von den kranckhen . Doch ohn abgehn yrer nahrung . Dann die nahrung ist manigfältig . Dir vnnd deinem nechsten zur nahrung . vnnd beyde mit einander ohn reychthumb . . . . . .

Jeder soll für seine Arbeit seine Nothdurft erhalten und nicht mehr. Alle Gewalt ist von Gott; er wirkt Zeichen und Wunder, auch durch die Bösen; ihm allein gebührt der Dank. Um des Gutes willen wird getödtet und wer einem die Nahrung raubt, ist wie ein Todtschläger. Wer mehr gewinnt, als er nöthig hat zum Leben, ist wie ein Räuber oder Dieb und fälschet Gottes Gaben. Auch auf Zins leihen ist wie ein Diebstahl. Ohne Handarbeit keine Seligkeit, darum auch keinen Reichthum vererben auf Müssiggang. Lass dich durch den Reichthum nicht vom Kreuz bringen u. s. w. (Es werden noch die andern Verse des 128. Psalms kurz glossirt und das Beispiel des reichen Mannes und des Lazarus den Reichen vorgehalten.)

Darumb yr reychen . Sehent dz der will Gottes geschehe auff erdten . wie ym himmel d. i. aber ewer seeligkheit auff erdten ist nit der will Gottes . darumb die seeligen reychen . suchen kheinen lusst . alls yren nechsten . haben khein freudt ohn anngst .|. vnnd not . Aber ym ewigen leyb . haben wir alle ruhe . freude vnnd fridt . einigkheit yber einigkheit . Amen . ꝛc.

Dieser kleine Tractat ist in derselben Gestalt auch in No. 95 Bl. 273 erhalten und mit „Ex libro“ dort bezeichnet; die manchmal recht zerhackte Redeweise lässt es hier wie in den vorhergehenden Tractaten als wahrscheinlich erscheinen, dass wir nur Auszüge vor uns haben. Ein vollständiger Text ist uns denn auch in Heidelberg erhalten, vgl. No. 90 Bl. 165ff. und Einleitung S. 11 und 38.

Bl. 413a—418b **De uirtutę Humana.**

So vnns nur Gott geben hat . ein zyer vnnserm leyb . dz er an ym selbst merckhen mag . wz yme ybel ansteht .) sein eigen erkhandtnus . So soll er auch dasselbe meyden . der sich nur ym bösen erkhennen will . vnnd sich zum gutten füeren . Der soll am aller erssten yn die einfahlt vnd demut gehn . so mag ers erkhennen . vrsach; wie khanst ohn die demut . die hoffart erkhennen . So du aber ynn die Demut gehest . so siehest die hoffart vor dir . vnnd magst dich vor yr hüetten . vnnd dieweyl Gott alle sündt verzeyhet . vnnd aber der Hoffart nit . so meyde sie dessto eher . vnnd würff sie fluchs von dir .|. so eine großße sündt ist hoffart . dz alle gute tugent von einem weychet . dann hoffart verderbt alles guts . . .

Hingegen blühen und sprossen alle Tugenden, so man die Hoffart ablegt. Demuth in Christi Nachfolge. Meide den Prunk in Kleidung und Schmuck und Edelsteinen, in Aemtern und Würden. Eine weitere Tugend ist Mildigkeit. Der Geiz differirt gar wenig vom Stehlen; wo Geiz ist, da ist auch Untreue und Betrug und Neid. Nicht Rache gegen Rache, sondern gütig gegen alle; kein Zorn soll in uns sein, sondern die Verfolgung leiden. Masshalten im Essen und Trinken ist auch eine Tugend, und von unserm Ueberfluss den Armen geben. Eheliche Werke ohne Luxuriren treiben; denn die Kinder sind gezeichnet für ihr Leben, die mit luxurischen Lastern erzeugt sind. Wir sollen allezeit in Arbeit liegen und nicht träge sein, sondern Gott um unsere Nothdurft u. s. w. bitten, ob wir sie auch vorher schon haben. Denn Gott will in allen Dingen ersucht werden, wie wohl wirs vorher haben. Alle Tugenden sollen in uns grünen, die in uns sind von Natur. Allezeit in den Geboten Gottes leben.

Wie aber die barmhertzigkheyt Gottes ein richter sein wirdt . das mögen wir vor der Zeyt nicht wissen . Sonder allein yn Ine hoffen . vnd damit von yme vergebung der sündten begeren .

Ob wir schon gar gerecht vnnd gutt seindt . nit darauff achten . damit nit hoffart darauß erwachße . vnnd nachuolgents verachtung deß nechsten . vnnd Innsuma die angebornne tugenten nit erblinden lassen ynn vnns . durch die bößen tugenten . der zufallendten sünden . Dann es ist mit vnns wie ein plater Im wasser . Darumb sollen wir gerecht erfundten werden . Es khomb die stundt wenn sie wöll . ꝛc.

Auch dies steht im Codex Rhediger 334 (No. 95) Bl. 139b, „Ex libro“ überschrieben. Der ursprüngliche vollständige Text ist nirgends erhalten. Vgl. auch die Einleitung S. 5 und S. 39 No. (38).

Bl. 418b—421b **De prędestinatione et Libera uoluntatę.**

So haben wir von den Göttern ein freyen willen . den sie vnns gegeben haben . Damit sie vnnser vernunfft . leben . eigenschafft vnnd ahrt erkennen . Ob wir wöllen nachuolgen dem gestirnne . Oder dem wesenn yn vnns . vnnd haben vnns den freyen willen geben vnnd gesetzt . yn gewinnung vnsrer nahrung . Darumb haben sie vnns khein gut geschaffen . Im muterleyb . vnnd kheinen erbthyl . khein aigen wyßen vnd äckher . vnnd darzu nackhet vnnd ploß . Darumb müessen wir vnns durch vnsern Freyen willen ein nahrung gewynnen . vnnd vnns eine erwöhlen . . . .

Darin sind wir also frei; wir können uns zum Guten und Bösen kehren in dieser Wahl unsrer Nahrung. Sobald wir gewählt haben, sind wir unfrei; dann prädestiniren uns die Götter. Haben wir schlecht gewählt und geben unsern Ueberfluss den Armen, so nützt es uns doch nichts, Gott nimmts nicht an. So haben wir unsern freien Willen nur einmal im Leben. Auch in dem Verhältniss zwischen Mann und Weib ist ein freier Wille, rein Leben in der Ehe oder in Unkeuschheit; wir können in die Ehe treten oder nicht. Der Mensch hat die Vernunft erhalten, um gegen die Einwirkungen des Firmaments sich zu wehren, um seinen Verführungen zu widerstehn, aus der in ihn gelegten Erkenntniss Gutes und Böses. Kämpfen wir tapfer gegen das Gestirn, so lachen uns die Götter an; unser Kampf ist ihnen wie ein Fastnachtsspiel, wie Kinder oder Hündlein, die mit einander spielen und scherzen. Die Wahl zwischen gut und böse ist nicht ein freier Wille, trotz unserer Vernunft, auch nicht der Prädestination unterworfen, sondern der Strafe.

Die gebott der götter seindt vnns allein geben . wider das Gestyrn . Allso, das wir obsygen . vnnd nit vndten ligen . damit vnser vernunfft . nit yn die straf Gottes khomb . Stehlen vnnd diebische nahrung ist zweyerley . Stehlen kombt auß den planeten . Diebisch nahrung khombt auß eignem willen . Alles das auß eignem willen prycht . das brycht den Freyen willen . Alls die nahrung stehet yn eignem willen . dz khombt auß der wahl d. i. Ander ybel . alls stehlen . mörden . seindt verbotten von Gott . Mörden vnnd Kriegen ist zweyerley . Mörden ist vndter

dem gebott . vnd ist auß dem zuverstehn . Krieg ist brechung deß Freyen willens . .|.
Die Zehen Gebott . dienen allein zuerkhennen . das kheiner soll ynn böser nahrung leben . Allein yn gutter.

Auf der ersten Seite hat der Schreiber einmal ein Wort nicht lesen können und eine Lücke mit * gesetzt. Diese Abhandlung ist uns nur einmal erhalten in einer Münchener Handschrift (No. 94) in den Matthäuskommentar eingefügt (S. 111—113).

Bl. 421b—423b **Ex Math: Cap: XXV. De Decem Virginibus.**

In diesem exempel wirdt verstanndten . das durch die Fürsichtigkeit die ewige seeligkeit erkhennt wirdt . vnnd durch die Fürsichtigkeit der menschen . dringt yn der geyst . durch den er darnach in die seeligkheit khombt . Dergleychen herwiderumb . Wo nit fürsichtigkeit ist . Sonnder thorheyt . da volget hernach die ewig verdambnus . Auß vrsach . die thorheyt gibt khein gedanckhen zu Gott . Allein die Fürsichtigkeit . Dieselbig gibt zu verstehen die seeligkeit . . . . .

Die Fürsichtigkeit gibt dem Menschen die Weisheit der Gerechtigkeit. Die Natur erkennt ihre eigene Unvollkommenheit und Vergänglichkeit. Dies führt zur Betrachtung des Ewigen, dem Hunger nach Christo; das Licht des Geistes erstickt das Licht der Natur, daraus folgt die ewige Ruhe der Seligkeit im Reiche Gottes. Die fünf weisen Jungfrauen haben die Stunde ihres Endes bedacht und sind für ihre Seligkeit bei zeiten besorgt gewesen; auf dem Todtenbett ist nicht mehr Zeit, den rechten Weg einzuschlagen oder ein neues Wesen an sich zu nehmen.

. . . . . Sicut enim homo peregre proficiscens Vocauit seruos suos. [Matth. 25,14ff.] . . . . Darumb ye mehr sich einer schickht . yn die gnad Gottes . Je mehr gnad der Fürsichtigkeit ym Gott verleyhet . deßhalben so werden die ewig vil haben . dann sye gewynnen vil . vnnd die nichtz haben . das ist . von gewin . Denselben nembt man Ir hauptgut hinwegkh . vnd gibts denen die mehr haben . yn der gnadt gottes .|. Allso dann würfft man den knecht der nichtz gewynnt . Inn die eusserste Finsternus . zum Sathan . da nichtz ist dann waynen vnnd zyttern . Dann ein yedlicher . mag sich vor dieser Finsternus erwöhren . mit diesem hauptgutt der gnaden gottes . Darumb ein yeglicher auffsehen hab . auff sich selbst . ꝛc. Gott sey vnns allen gnedig . Amen.

Dies ist keinem der bekannten Mattheuskommentare entnommen (vgl. (No. 89) und auch sonst nirgends handschriftlich überliefert, vgl. No. 97. — Das nächste Blatt ist unbezeichnet und unbeschrieben. Bl. 424a ein neues Titelblatt:

Librj
.1. De Justitia.
.2. De Penetentiae.
.3. De Imaginibus . Idolatrie.
.4. De Sursum corda.
Theophrastus paracelsus ab Hohenheim.

Bl. 425a—430a **Liber . De Justitia.**

So der grundt der gerechtigkheit betracht . vnnd gehallten soll werden . Soll ein yegclicher wisszen . das derselbig ynnwendtig soll gesucht werden . vnnd nit außwendtig .|. Dann alle gerechtigkeit der menschen . sollen ynnwendtig sein . vnnd nit außwendtig .|. Allso . wellcher die gerechtigkeit brycht . der brycht sie ynnwendtig .... [428b] Alls Ir de Immaginibus Idolatriae hernach hören werden .... verflucht seindt yr Ir gesatz erfahrnen . dann alle gesatz für sich selbst . glauben yn das gesatz . das ist yn den teufel . vnnd hayßt ewer gesatz . Justitiam . vnnd so yr Justitia seyt . wo müeßte Christus sein . Aus mit euch hundten . Ir verfluchte gesatz erfahrnen . Gehet yn das Euangelium . vnnd nit yn ewern buchstaben . Ir teuffel vnnd teufflin.

Wird uns handschriftlich in No. 110 Bl. 33ff. begegnen und findet sich gedruckt 1618 in der „Philosophia mystica“ Theil I No. 306 S. 13—21 ziemlich in den Lesarten mit unserer Handschrift übereinstimmend. Die Abweichungen sind meist auf andere Lesungen undeutlicher Schriftzüge zurückzuführen; auch kleine Aenderungen im Satzbau findon sich hie und da.

Bl. 430a—434b **Liber . De poenitentijs . Incipit Theophrastus.**

Ohn die Bueß . oder Bußferttigkheit . khombt kheins gehn himmel .|: Allein es sey dann . das ein mensch ynn die Bueß gehet . Das ist penitentia . Sonnst ist er nit auff dem weg der seeligkheyt .|. Wann durch nichten wirdt dem menschen die sündt genomben . er leyde dann poenitentiam .|: Penitentia ist die . Die den menschen yn die gnad gottes bringt . das er wirdt ein kindt gottes .... wöllen wir dasselbig melden . ym Buch . der weg der rheinigkheit, vnd ym andern . von den gelübdtnußen .|: deßgleychen yn allen außlegungen so yber die wort, gottes . vnd der propheten gemacht werden . Damit wir hye beschließen dieses Libel . Das wir gemacht haben . zu dienst denen . so die sündt vergeben . nach der zahl . deren die sündt nit ist . damit das sie erkhennen yr blindheyt . das sye die seindt . die das volckh

> yn die yrrung füeren . vnnd auff den weg der verdambnus . Wie wir De Indulgentijs melden werden . vnnd hie allso damit beschloßen haben.

Eine Schrift „Der Weg der Reinigkeit“ ist mir ebensowenig begegnet wie eine besondere Schrift über den Ablaß. Handschriftlich ist uns „De penitentiis“ in zwei Wolfenbütteler Handschriften erhalten (No. 98 Bl. 41 und No. 110 Bl. 20); gedruckt findet es sich mit ganz geringen Abweichungen ebenfalls in der „Philosophia mystica“ S. 5—13 (Theil I No. 306).

Bl. 434b—439a **Liber . De immaginibus Idolatriae.**

> Demnach vnd dz allt Testament ynnen helt . vnnd yn dem Neuen dergleychen . das die Bilder nit sollen angebettet werden .|. Sonder allein Gott .|. Nun begegnet vndter denen Im neuen testament eine groſße yrrung .|. Allso . das sye maynen . es seyn die höltzine bilder . wellchs fürwahr nitt ist . Dann endtlich . Auff das holtzwerckh . yn der gestallt . hett sie Gott nit so schwer bekhümbert . dann khein mensch ist . das ym ein holtz für ein Gott erschaffe .|. vnnd ob es doch beschicht .|. So muß dasselbige mensch ein Narr sein . . . .

Gott nimmt aber kein Argument von den Narren, sondern von den Verständigen. Man soll zwar nicht vor Bildern beten, sondern im Herzen; Bilder haben wohl ihre Bedeutung gehabt im alten Testamente und ihre Verführung, im neuen Testament aber sind andere Abgötter gemeint, die uns die Seele verführen, nicht die hölzernen, die nur den Leib verführen aus Unverstand („das De Miraculis sanctorum erzählt wird“); das ist nur Zauberei, Incantatio, keine Abgötterei, sondern die Abgötter von Fleisch und Blut, die gezieret wie Bilder einhergehen, Papst, Bischöfe, Mönche und ihres gleichen in seltsamem Ornat, die sinds, die uns die Seele verführen, die sich an Gottes Statt setzen, wollen binden und ledigen u. s. w. Warum werft ihr die hölzernen Bilder aus der Kirche, sie schaden nichts. Reinige den Tempel deines Herzens und wirf heraus die bösen Bilder, die du darinnen hast, stuprum, adulterium, Todtschlag, Betrug etc. und die lebendigen Bilder, die auf dem Stuhl Mosis sitzen und sich Gewalt anmassen. Thue ein jeglicher die Bilder aus seinem Tempel, die ihm den Weg zu Christo nehmen oder hindern, es sei im Ornat oder im Menschen.

> Yhr macht euch ein Bischoff yn dem geyst .|. vnd sagt ewerm Nachparn nichtz dauon . Sie werden das wol sehen . wann sie komben werden . da ein yeglicher yn seiner glorj stehen wirdt . Allso sollt yr die bilder erkhennen . So yr doch wölt die tempell rheinigen . Lassets den ynnwendigen sein . vnnd nit den außwendtigen .|. Wz außwendtig; dasselbig laſßet ein Commemoration sein . vnnd ein munditia .|. Alls ein Buch der Hystorien . vnnd nit der Seeligkheit . So yr aber werdet ewern tempel sauber machen vnnd hallten .|: so bederfft yr kheines

bildtschnytzers . noch Stainhauers . Ihr werdets selbst sein . vnnd euch selbs schnytzen . wz yr bederfft .|. vnnd der geweychten Bischoff die da bleyben . Euch ynnwendtig berayten .|. vnnd nur laßßen ein Abgötterische Bildtnus sein . dz Gott verbotten hatt :|. Finis.

Diese Abhandlung wird uns noch mehrfach handschriftlich begegnen, vgl. No. 96 Bl. 175ff.; No. 98 Bl. 57ff.; No. 110 Bl. 54ff. und Einleitung S. 37.

Bl. 439b—448a **Liber . De Sursum corda.**

Wiewol wir menschen auff erdten . Auß der erdten seindt . Aber dieweyl vnns die handt gemacht hatt . die himmel vnd erdten vnnd alles beschaffen hat . der ewig Gott . So sollen wir vnns doch ohn das zu ym versehen . das er auch der ist . der vnns alles das gibt . Das wir von ym begeren . Dann zu seinen kindern hatt er vnns gemacht . vnd zu erben auff erdten . . . . Darumb sollen wir menschen alle . die da wöllen zum seeligen leben . dahin gerüßt sein . das wir nichtz auß vnns weder handlen noch wandlen, dann da stehet vnns dz ewig auff . vnnd die ewig peyn . Derhalben So thue ein yedlicher seine augen auff . hye auff erdten . Das er hie auf erdten seelig werde . Dann wz hie nit den anfanng nembt . dasselbig ist versaumbt . vnnd dem ewigen todt yberantwort :|: Finis.

Dies ist uns handschriftlich schon oben im Görlitzer Codex (No. 83) S. 394ff. begegnet und wird weiter noch in No. 91 Bl. 18; No. 95 Bl. 144; No. 107 Bl. 115; No. 114 Bl. 101 angetroffen werden. Unsere Handschrift gibt den weitläufigeren (ursprünglichen) Text, wie er in No. 312 und 313 des I. Theiles gedruckt ist. Abweichungen des Druckes von unserem Texte finden sich im Einzelnen recht häufig, Verbesserungen und Verschlechterungen, aber alle nicht von Bedeutung.

Es folgt ein Titelblatt:

Bl. 449a Liber
.1. De Venerandis sanctis.
.2. De sanctorum Autoritate et blasphaemis.
.3. De purgatorio Sermo
Theophrastus paracels: ab Hohenheim . ꝛc.

Bl. 450a—458b **De Venerandis Sanctis.**

Wir wissen vnnser herkomben . durch Gott den Vatter . den schöpffer aller dinng . vnnd dz wir die edleste creatur seindt . beschaffen zu dem reych gottes, Aber gleychwol schwach . vnnd aller geprechlichkeyt vndterworffen worden . durch den fall

Adam . yn alle anngst vnnd not . Aber dieweyl wir die liebst creatur seindt . So hatt er vnns durch seinen Son wider zu dem reych gottes bracht . In die neu gepurt . vnnd yn ein andern Limbum gesetzt . ꝛc. Hierauff ist von nöten vnnsere danckhbarkheyt . ꝛc. vnd ist zuwißßen . wie wir den schöpffer der Altuätter . vnnd den schöpffer der neuen creatur ehrn sollen . Loben . preysen . vnnd erhöchen . Nun den ersten schöpffer belangent . So vnnser einer auß einem stain oder laymen kündt einen mennschen machen . wie gern wölt er haben . das yn derselb yn ehren hielt . Ime volget vnnd danckhbar wer . ꝛc. . . .

Unterweisung durch das Licht der Natur und das ewige Licht des Himmels, den heil. Geist. Erkenntniss Gottes in der Dreieinigkeit, Wissen von Gottes Lehre und Willen, Glauben an dieselbe und Bestätigung in der Liebe. Nur in Gott unsern Trost und Hoffnung setzen, in sonst Niemanden. Gott liebt seine Heiligen, darum sollen wir sie auch lieben und die Heiligen auf Erden wie unsere Nächsten, aber weiter nichts bei ihnen suchen. Lass den Menschen fahren und geh in dein Kämmerlein und rede heimlich mit Gott. Wir sollen den Sabbath und unsere Eltern ehren und alle die uns Gutes gethan haben.

[Bl. 453 b] Darumb wir billich Gott nymmer gnugsam ehren khönnen, vnnd Gott will hinfüran von vnns vnueracht sein . Er will das wir yhn yn vnnsern hertzen haben yn ewigkheit . Gott der vnns erschaffen hat . Gott der vnns erlößt . vnnd Gott der vnns erleücht hatt . vnnd yn summa In lieben . nach vermügen der vier stückh . khrefft . gemuet . hertzen . vnnd seel . vnnd den nechsten alls vnns selbst.

Außlegung deß 149. Psalms.

.1. Ein newes gesanng dem Herren yn den kindern der Kyrchen.

.2. Das lob Regis Israel . Inn dem sich die Kinder Syon freuen.

.3. Lob deß Namens Gottes mit thrumen.

.4. Die rhue der heylligen . Item das schwerdt der heylligen . wider yre widerwertigen.

.5. Vom trefflichen gewalt der haylligen . so trefflich zumerckhen . . . .

. . [Versweise ausgelegt] . . . .

[Bl. 455a Außlegung . defs . 150 . psalm.

.1. Yn den ersten zweyen verßen begreyfft er dz ewige . die stadt Gottes . darynn er zuloben vnnd zusuchen ist.

.2. Inn dem andern verß . womit wir yn loben sollen . ynn den Irrdischen dinngen . d. i. yn zergengklichen.

.3. Im Beschluß . gibt er den ganntzen Psalmen zu verstehen . . . . .

Wird auch versweise ausgelegt. Wie wir Gott im Geist und Herzen preisen sollen und ihn auch in seinen Heiligen loben sollen u. s. w. (Der Geist soll Organist sein.)

[Bl. 456b] De Sanctis.

Es ist ein solliche mäinung . dz ein yegclicher mensch . ein sondere natur an ym hat . ym leyb . Allso ein besonderen geyst . Auch hatt einer ym betten zu einem dinng mehr denn zu dem andern . Alls einer lieber pfeyffet . Allso dergleychen einer hat ein lieb zu dem Handtwerckh . der ander zu dem . Allso ist auch khein mensch er begert doch etwas wytzigers . fürtreffenlichers zuwißßen . Es sey Landtwytz . rhatwytz . kunst . 2c. Auff welliches nun sein geyst zayget . yn dem soll er fürfahren .|. so wirt er das gewehret . dann derselbige geyst zayget . vnd raytzet yn darauff . Ist ein anzaygung . welliche weg er gohn soll . vnnd kheinen andern . denn der geyst seindt manicherlay .|.

Auff dz volget hernach das·Betten.

Das wirdt beschirmbt vor dem teuffel . Oder wellicher ein liebe hat zu S: Lorentz . mehr alls zu den andern haylligen . Soll wißßen das er denselbigen sich gleych soll halten . yn denselbigen stuckhen . deßgleychen wellichen liebt dz pater noster zubetten . Soll wißßen das ym Gott vff dasselbige etwz wirdt zufüegen . dz durch ander gebett nit beschech . Deßgleychen wellicher liebet vnser frau . der soll wißßen . das yn sein geyst dahin weyßt . Auß vrsachen . das sein hülff yn yr ligen wirdt . . . . . .

Die Heiligen werden nicht angerufen, dass sie helfen, sondern sie ermahnen uns zu beten, und das Beten, hört Christus. In Geistes Nöthen kann nur Gott uns helfen, aber in Nöthen des Leibes, die der Teufel uns anthut, können die Heiligen uns helfen, die der Teufel ebenso angefochten hat; denn ihnen ist diese Gewalt von Gott gegeben, dass sie dem Teufel widerstehn können; Gott hat sie an seine Stelle gesetzt.

[Bl. 458a] Der Haylligen feyer . Wir sollen feyren alle Hayl-ligen . das wir lehrnen khönnen .|. wz ein heilliger sey . womit er gehn himmel khombt . vnd wie er sich gehalten hat . das wir vnns auch allso hallten . . . . das vnns die heylligen Exempel seindt . . . . .

Es sind nur Erinnerungsfeiern, damit das Beispiel nicht verloren gehe; dass man ein sacrificium daraus gemacht hat, ist Ketzerei. Wenn einer in die Kirche geht, um sich zu bekehren, so ist es gut, sonst nicht.

. . . Es ist alles nichtz . das einer gehn kyrchen gehet . thut dannocht wz er will . wann es nit der mainung gehet . von seinen sünden abzustehn . So ists alles vmbsonnst . Nun hör auff . Sonnst alles vergebens.

Nur der erste Abschnitt dieses Traktates bis zu dem Psalmenkommentar ist noch weiter handschriftlich erhalten und zwar in der nämlichen gekürzten Gestalt im Harpersdorfer Mscr. No. 95 Bl. 136—137 und in wesentlich ausführlicher Gestalt im Codex Palatinus 476 (No. 90) Bl. 188—199. Alles Weitere ist mir sonst nirgends begegnet. Der Kommentar zu Psalm 149 und 150 ist durchaus abweichend von dem in dem grossen Psalmenkommentar erhaltenen, in No. 92 und No. 95 Bl. 271. Vgl. Einleitung S. 11 und 38 No. (23).

Bl. 458b—463b **De Sanctorum authorithate et blasphęmijs.**

Die haylligen So wir ym wissen haben . Seindt mit mehr vnd grössern cräfften begabet . Alls anndere menschen . vnd khombt nit auß vnnserm glauben yn sie . Sonder auß yrer gewalt . die sie vnns alls yrem nechsten schuldig sein . d. i. Auß crafft desselbigen gebots . Darumb seindt zwen puncten hie zumerckhen . . . . Darumb ym beschluß zureden . Schände nyemandts der haylligen thun vnnd laſſen . so sie verbracht . vnnd auch verlaß sich niemandt darauff . auch nach zu affen . Sonnder ein yedlicher wandel ym weg deß herren . so wirdt ym der Heyllig geyst gesandt . der lehrnet yn wie er wandlen soll . vnnd wie yn Gott haben will . yn was regel . orden . heymblich oder offenlich . ꝛc. darein wirdt ein yeder gefüert . yn seinem theyl . wie Petrus vnnd Paulus yn yrem theyl . In deren Ampt kheiner nymer mehr khomben khan vnnd mag.

Dieselbe Abhandlung findet sich gedruckt bei Huser Bd. IX S. 208—225, „auß Theophrasti eigner Handschrifft“. Huser's Text ist wesentlich ausführlicher, wir hätten also hier in Leiden, wie im Harpersdorfer Mscr. No. 95 Bl. 134, nur einen Auszug aus der Schrift, wie es denn in Breslau auch „Ex Libro . .“ heisst. Den ursprünglichen Text bietet auch der Codex Palatinus 476 (No. 90) Bl. 177—188. Vgl. Einleitung S. 11 und S. 39 No. (39).

Bl. 464a—466a **Sermo . De purgatorio.**

Wir muessen nach vnserm todt . yn ein Fegen . deß mag sich kheiner erwöhren . vnnd müeſſen da so lanng fegen . byß wir gerheiniget werden . werden wir nun nit gerheiniget . so bleiben wir ewigclich . werden wir aber gerheiniget . so werden wir erlößt . . . . Ettlich werden erhört . vnnd erlößt durch christum . auß ernnstlicher pitt der menschen . auff ein Zeyt . nicht eyllendes . Ettlich eyllendts nach ynnhalt der fürpitt . Dann kheine pitt wirdt ohnerhört bleyben . vnnd kheine pitt . nach dem vnnd es vnnß menschen auß dem hertzen gehet . Es sey vil oder wenig . Sye werden alle erhört . ꝛc.

Dies ist 1618 im Libellus Theosophiae gedruckt (Theil I No. 307) S. 30—34. Der Druck weicht von unserem älteren Texte nur wenig ab;

zweimal hat er einige Zeilen eingeschoben. Vgl. auch No. 94 S. 230ff. und No. 95 Bl. 129ff. so wie die lat. Bearbeitung No. 123 Bl. 80—83 und Einleitung S. 39 No. (42).

Bl. 467a ein Titelblatt:

Außlegung yber die Zehen gebott Gottes,
Durch . Den Edlen vnnd Hochgelehrten Herren . D:
Philip: Theoph: von Hohenheym . ꝛc. beschryben ꝛc.

Bl. 468a—514b der Text des Buches:

Vorredt, yber die .10. gebott Gottes . Wiewoll Gott auf gegenwertiges geredt . vnd gebotten hat . so vor augen gelegen . Auff das dasselbig vermitten würde .|. vnnd diese gebott für gegenwerttiges nit allein anzunemben . Sonder auch für zukhünfftiges . dieweyl vnns Christus dahin weyset . das wir die gebott sollen halten . Darauff nur ist vnnß zubetrachten . Auß was vrsachen dieselbigen seindt gegeben worden . Nit allein den yhenigen zu denselbigen zeyten gegenwerttig . Sonder . dieweyl sie ewig gehallten sollen werden . seindt sie derowegen den zukhünfftigen beuolhen . darzu auch den christen .|: vnnd aller menigclich . die da wollen ynn das reych gottes .|. Nun seindt sie dermassen gesetzt . geben vnnd gebotten . das sie durch christum . so bestendtig . vnnd cräfftig erfundten . vnnd so gründlich angezaygt seindt . das sie durch den son gottes becräfftiget.

Wir Christen müssen die 10 Gebote auf unsere Monarchia auslegen, nicht auf die der Juden, die z. B. von der Trinität nichts wussten. Wir müssen alles prüfen an Christi Lehre. Die Gebote erstrecken sich auf alles, was wider Gottes Gebot gehandelt wird und das ist heute viel mehr als bei Israel.

[469b] .... Also verstehen wir alle dinng nit christenlich . Sondern auff vnser eigennützige ahrt . ꝛc.

Außlegung defs ersten Gebotts, Du solt glauben an einen Gott . Glauben an einen Gott . das ist Christlich glauben . In die drey person . Gott vatter . Gott son . vnnd Gott hayligen geyst . doch nitt drey . Sonder yn einen . Inn allweg . wie das symbolum Athanasij ynnhellt ......

Jedes einzelne Gebot wird eingehend ausgelegt nach dem Evangelium und ein „Epilogus“ angefügt.

Epilogus . Darauff . So wir nun wöllen die gebott erkhennen . So muessen wir sye durch Christum erkhennen . Der vnns dieselbigen ym euangelio lehrt . vnnd nit durch vnns selbst . Dann wie wolt ein christ verstehen . Du solt glauben an einen gott . . .

Christus hat die Gebote erst recht erklärt.

Darum die Jüden ynn Israel . haben die gebott von gott dem Vatter empfanngen . Auff yr weyß vnnd Leben . Auch wohl vnnd recht verstanndten . wir christen aber nemben sie nit yn sollcher außlegung ahn . Sonder yn außlegung deß Sons . darumben seindt wir yn erfülltem gesetz . vnnd nit yn dem schlaffendten gesatz . Dann was wussten die yn Israel von dem Son . was wussten sye vom schweren, was wussten sie vom Ostertag . der erlößung von dem teufel . was wussten sie das die seeligkeit berhuert . darumben sassen sie yn der finsternus . das der Son nit geboren war . vnd nichtz verstenndtigs hetten . Allso ist bey vnns christen nichtz zuhelffen auß yrem gesetz . Außlegung yber die Zehen gebott . wie sie es gehallten haben . Sondern wie vns christus dieselbigen lehret . Allso sollen wir sie hallten . vnnd vnns nit yn der Jüdischen ordnung oder gebrauch geben . Dann wo haben die Jüden ein auffrechten eheestanndt gefüeret? Nye . Sonder allezeit Hurerey . yppigkeit ꝛc. getryben . vnnd schaidtbrief geben . ꝛc. Yber das . So yn gebotten ist worden . vnd vermeindten es wer khein eheebruch . yber die recht eheefrau . haben noch vihl mehr eheefrauen genomben . vnd dergleychen . wellches alles bey vnns christen gar nit sein soll . Sondern ein exempel zum guten nemben .|. nach zuhalten . Dann sie saßen yn der finsternus . nit ym Liecht . da vnns hergegen das liecht . das allein christus ist . vnd die Apostell . die er auch liechter gehayßen hat . leüchtet . vnnd weder Israel noch Gallileam . oder Judeam . fürgehalten hat . Allein sich selber . vnd seine Apostell . In demselbigen liecht sollen wir wandlen . vnnd sonnst yn kheinem andern . Nicht yn vnserer außlegung . oder verstanndt. Finis.

Dieser ausführliche Kommentar der zehn Gebote ist uns auch in No. 103 und No. 108 S. 59—137 erhalten, einen andern haben wir in No. 86 und 87 schon kennen gelernt. Vgl. auch die „Lamentationes“ in No. 95 Bl. 129b—131b.

Es folgt ein neues Titelblatt:

Bl. 515a **Explicatio . In Danielem prophetam . Lib: 4tus . Durch D. Theophrast: Paracels: ab Hohenheim.**

Bl. 516a—544b der Text der Explicatio.

Vorredt . In Danielem Prophetam.

Nachdem vnnd yr gehört habt . yn andern büchern . von den falschen Christen . vnnd falschen propheten . wellichs denn der namen ist . von christo eingesetzt . allen denen . die wider christum seint . Sollent yr euch nit verwundern . yn dem .

das sie nit gnugsam mügen beschryben werden . mit allen yren sachen . wesen . wandlung.. regel . gebehrden . vnnd dergleychen . nit möglich zu erzelen ...... Allso auch der verstandt ye lannger ye mehr ym wort christj . vnnd derselbigen Antechristen buberey sich selbst . ye lennger ye mehr offenbaren wirdt.

Caput primum . Zum ersten solt yr merckhen von Anfanng vnnd einganng Danielis .... Caput Duodecimum .... Weitter Setzt Daniel dz gesycht . das da werde abgethun dz tägliche opffer . d. i. die opffer der haylligen zu Gott : Allein dz kheiner mehr hayllig wirdt sein .|. Alsdann so wirdt derselbe seinen Gott an der H: H: statt sytzen . d. i. lautter Antechrist . mit seinem ganntzen regiment . werden sein ein Zahltag · wie ym textt stehet . wz die tag deß herren seindt . Sein vnns verborgen . wol dem der die Zeyt erraychen mag . d. i. wol dem . der da verharret yn Christo Jhesu byß zum endt . ꝛc.

Nun aber da gehört nichtz mehr dazu . So dz endt kombt . dz die h: gottes . yn die rhue legen . wie Daniel vermelt . so lanng byß die zeyt der auffersteheung kombt . In dem thayl der lebentigen ꝛc. Finis.

Dieser Kommentar zum Daniel ist 1618 in der „Philosophia mystica" (Theil I No. 306, S. 54—99) gedruckt. Abgesehen von zahlreichen kleinen Abweichungen im Einzelnen, stimmt der Druck vollkommen mit unserer Handschrift, welche vielfach lateinische Stücke des Prophetentextes gibt, die sich im Druck nicht finden. Andere Handschriften siehe No. 95 Bl. 111—117, No. 102 Bl. 186—245 (ohne die Vorrede); No. 104 Bl. 98—157; No. 105 Bl. 76; No. 106 Bl. 101b—145; No. 108 S. 159—220. Eigenthümlich ist der Titelzusatz „Liber quartus", den der Druck nicht hat, der sich aber in den meisten Handschriften ebenso findet. Im Osseger Verzeichniss heisst es „Auslegung über den Propheten Daniel 12 Kapitel 12 Bogen", vgl. Einleitung S. 36.

89. Leiden, Univ.-Bibl., Codex Vossianus Chymicus in Folio No. 25. 612 Bll., doch nur bis zum Bl. 566 beschrieben, alles von derselben Hand wie Codex 24 (No. 88) sehr sauber und leserlich. Auf der Innenseite des vorderen Einbanddeckels das grosse Ex libris des Peter Vok Ursinus von Rosenberg (1609).

Auf dem ersten nicht gezählten Blatte der Titel:

Außlegung yber den Euangelisten Sanct Matheum . Durch .

Den Edlen . vnnd Hochgelehrten Philosophus Aureolus Philippus Theophrastus . genant Paracelsj . von Hohenheim.

Bl. 1a—117a Außlegung yber dz Euangelium Sannct . Mathej . Durch D. philipp: Theophrastum von Hohenheym. Liber generationis . Das ist generatio . das von einem sondern stamb khombt . Alls generatio Adę . das ist sein vnnd seiner andern geschlecht .|. Oder generatio Julij . da werden die Kayser ynnen verstandten .|. Oder generatio Appollinis . Da werden die Arztet verstandten . Oder generatio Melchisedech . darynn werden die priester verstanndten . ꝛc. das ist souil . Nitt allemahl nach dem blutt . Sonder auch nach dem wesenn. Jhesu Christj . Darumb das Abraham versprochen ist worden . das auß seinem samen . der Sun Gottes geporen soll werden . Auß der vrsach . nymbt sich da ein besonndere generatio .|. geschayden von der generatio adę . Alls da sagt der text . Das ist die gepurt Jhesu Christj . der auß dem Limbo Abrahę . vnnd nit Ade geporen ist.

Abraham autem ꝛc . Wie Adam gebar vom ersten Limb . Cayn vnnd Abel . Sech . ꝛc. vnnd allso ye einer byß zum andern . Allso auch Abraham gebar auß seinem Limbo den Isaac . vnnd Isaac . Jacob .|.

Genuit ꝛc . Gott hat nit mehr denn ein yede creatur zweyfach gemacht . dz ist . selbander . vnnd aber denselbigen die crafft geben . sich zu mehrn . vnnd wie allso ein yede Creatur sich selbs mehr . dz ist . vnnd hayßt geboren . nit allein vom menschen allso zuuerstehn . sonder auch von allen Creaturen . endtpfindtlichen vnnd vnendtpfendtlichen . ꝛc.

Genuit Joseph . ꝛc. Allso ist vonn dem Limbo abrahe der letzst deß Linj geporen .|. mit namen Joseph . vnnd allso dieser Limbus yn ym geendt .|:

Maria . Maria ist auß dem Limbo geporen . vnnd von yrentwegen ist Abraham geporen . yn ein Limbum .. geschayden von dem blutt adę vnnd eua . Darumb sie ohn alle erbsündt geporen .|. entpfanngen . vnnd gewandlet . Deren Gemahl ist gewesen Joseph . Ir gefreündter .|.

De qua natus est Jesus . Darumb . das sie gewesen ist . auß andern Linien . nit ade . Auß der vrsachen . ist auß Ihr geporen Jhesus . der nitt nach Männlichem willen geporen ist . Sonder auß Gott . . . .

Et ecce ego uobiscum . ꝛc. Vnnd So wir allso wandlen yn seinem Namen . vnnd yhn seinem gebott vnnd leer . so ist er bey vnns . byß zu endt der wellt . So er nun bey vnns ist . wer ist wider vnns . So wir aber nit nach seinem willen seindt . So ist er nit bey vnnß . Wer ist dann nitt wider vnns . Da er nitt ist . da ist khein fridt . da er ist . da ist fridt . Vnnd das wehret biß yn verzehrung der welt . das ist . der menschen . vnnd aller creaturen . yn himmel vnnd Erdten . vnnd der himmel . vnd der erdten . ꝛc. Finis.

Ein fortlaufender, meist kurzer Kommentar zu allen 28 Kapiteln des Matthäus, manches naturwissenschaftlich und medicinisch betrachtet und erklärt. Vollständig und auszüglich findet sich dieser Kommentar öfters in den Handschriften, vgl. No. 91, 94, 95, 99, 115 und 119.

Bl. 125a—174b **Die ander außlegung yber den Euangelisten Sanct Matheum.**

Das .3. Capitel.

Vox clamantis . ꝛc. Das ist ein schreyendte stymb . die nyemandt hören will . vnnd für vnnd für fürhellt das vnbillich . Aber die ohren der anderen seindt verstopfft zuehören.

Deserto . Ist ein einöde . ynn der alle wollust verlassen seindt . da nichtz ist was einer will d. i. nichtz mennschlichs.

Parate uiam dominj . Zwen weg seindt auff erdten ynn dem die menschen wandlen . yhn bößem vnnd yn guttem . Zu der Zeyt waren die leüt böß, darumb war Johannes baptista ein berayter deß gutten wegs . In dem der herr gehn wirdt . Das was ein Zaychen . das vor Christo khein gutter weg nye gewesen ist . vnnd laut die sum allso . dz einer der da schreyen will . vnnd berayten den weg deß herren . Auff das darynn gewandelt müg werden . So soll er auß der wüesste schreyen . nitt auß der vohllen kuchen . Nitt auß dem vohllen kasten . alls vnnsere phariseer thundt . Auch nit auß dem wollust .|. Darumb steet das deütlich durch den Euangelissten . Auß der wüessten hat er geschryen .|: Darumb So werden da die Prediger geschayden . die auß der wüessten schreyen . vnnd die auß der küchen schreyen . wiewol sie schier ein Matterj füeren . doch schaydt es sich ym geyst.

Chamel . Er hat ein khlaydt . das auß dem Chamel haar ist gemacht . Ist ein Fültz gewesen . von solchem fültz ist er beklaydt geweßen . nach sitten der armen . die gutte tuch nit zubezalen haben.

Zoenam . vnndterhalb der Lennden gegürdt . auß einem gemainen Leder . ein rhüemen darzu geschnidten . ꝛc. .... Hospes eram . ꝛc. Da zaygt vnns Christus an . Das wir auff den tag der barmhertzigkheit hoffen . vnnd abe; er wirdt vnns nitt mitgetheilt .|. dann vrsach . wir haben auch nyemandts barmhertzigkheitt mit gethaylt . die nackhten nit klaydt . die hungerigen nitt gespeyßt . ꝛc. das ist ein anzaygung . auff den tag . Der aber das gethon hat . Dem wirdt auch barmhertzigkheit mit getailt . der aber nitt . Der wirdt müessen gehen . yhn dz ewig feür . ohn ennden :|: Finis.

Ein neuer Kommentar zu Kapitel 3—25 des Matthäus, der vielfach kürzer gefasst ist, als der erste, aber keineswegs einen Auszug aus demselben darstellt, sondern ein völlig anderes Werk. Die Gedanken freilich stimmen meist überein. Kapitel 4 und 5 sind zusammengefasst unter der Ueberschrift „Das 4. vnnd 5. Capitel", es fehlt aber der Kommentar zum 4. Kapitel gänzlich; am Ende des Kommentars zum 5. Kapitel ist noch eine „Weittere erclerung deß 5. Capitels" angefügt, welche mit Vers 21 beginnt. Auch beim 6. Kapitel ist eine doppelte Lesart gegeben als „Weittere erclerung deſs 6. Capitels", die wieder von vorn beginnt. Es ist zu untersuchen, ob durch diese eingeschobenen doppelten Lesarten nicht Verwirrung in der Kapitelfolge der Matthäuskommentare entstanden ist; denn es werden uns Handschriften begegnen, welche Kapitel 1—6 aus diesem zweiten Kommentare geben, die folgenden aber aus der gleich zu besprechenden dritten Gestalt, und umgekehrt andere, die Kapitel 1—6 aus der 3. Gestalt geben und die folgenden Kapitel aus dem zweiten Kommentar. Vgl. No. 94; No. 95 Bl. 25ff.; No. 120.

Bl. 175 ist unbeschrieben; Bl. 176 ein neues Titelblatt:

Außlegung yber den Euangelisten . Sanct Matheum . Durch den Hochgelehrten Herrn . D: Philippum Theophrastum von Hohenhaim.

Auf Blatt 177a—247 der Text:

Außlegung yber dz .j. Capitel Sanct Matheus deſs H: Euangelisten . Durch Philippum Theophrastum ab Hohenheim . ꝛc.

Hie meldet der Euangelist . damit wir sehen . von wahnnen christus geboren sey . dieweyl vnnd die weyßſagung ganngen ist . auf den samen Abrahae . das auch christus hierynn . auß den Samariten verstanndten . vnnd erkändt wird . von der gepurt her . der mutter .|: Darynnen ist eins, dz sich nit vergleycht . vnnd das allso die geburt ligt auff Joseph . dem vermählten . Maria; So es nun allso sollt sein gewesen . dazumal wie yetzt . So wer christus nit von Gott; sonder Joseph . Dann Maria sein mutter hett nit mügen sein auß der Linien . Dieweyl die Linien nit zusamen gehören . noch erlaubdt sein . Darauff ist der fehl .|. vnnd das zuwißen . Dz Maria auß natürlichen samen ist geboren . von seinem samen her . nach Dauidt . vnnd von Salomon . Joseph . Allso sye beyde yber die fünfften Linien . nach der yetzigen ordnung . so wir christum nach halten :|. Nun ist Maria nit auß Vrya geboren . wol Joseph . kombt von yrem samen her . Aber Maria nit;|. Maria kombt her vom samen natürlich*: der Mutter nit Vrya gewesen ist; Allso seindt zwo Mütter . geweßen . vnnd ein Vatter . von welchem die zwey .|. Joseph . vnnd Maria geboren seindt .|. Allso werden hie erzehlt die geschlecht Joseph . auch Maria . yn der Linien . Das sye zusammen mügen heyraten . Ausserhalb der vierdten vnd fünfften Linien . oder Sypten . wie hye geschehen* . Darumb ist Dauidt sein eheebrechen khein sündt geweßen . dann vrsach er ist nit yn der erbsündt geweßen .|. Nun ist aber hye auch zuewißen . Das sich der Limbus allso geschayden hat . yn das keusch . vnnd vnkeusch . Alls Dauidt gebar Salomon den hurer vnd eheebrecher . vnnd Nathan den fromben Mann . Von fromben ist Maria geporn . von andern nit;|. Dauidt war auch ein eheebrecher . vnnd ein stückh . das dem Limbo Abrahae nicht zustiendt . Der Limbus aber ist geflossen von der keüschen mutter Dauidt . vnnd nit von Dauidt . Dann allein seindt vorbehalten worden deß neuen Limbj . auß dem Maria geboren ist . vnnd das von wegen der erbsündt . Darynn etlich geweßen seindt . vnnd ettlich nit . Nemblich die nit auß Maria ist geboren.

Wie es sich zu bayden seydten gemacht hat nach der Euangelisten schreyben . Matheo . vnnd Luca . So ist an dem ort die gepurt nit beschrieben . Alls allein . dz da muß sein ein vndterschaydt . von Nathan vnnd Sara her . Der khamb auß Joachim . Sanct Anna Mann . vnnd khamb auß Joseph der Mann Maria . Vnnd doch Beide das ein . von Sara . das ist Joseph . der ander von Nathan . dz ist Maria . ꝛc. .... Vigilate . ꝛc. da ist aber zumerckhen . das diesem sein todt . hatt sonderlich wehe gethon . Dann bitten . sein himblischen Vatter . das dieser todt . von ym ganng . so es sein müge .|. So ist er nur darumb mennsch worden . Das sein Leyden mögen ynn Im sein . Durch dz Leyden muß der mensch erlößt werden .|. darumb ist er auff das Leyden mensch worden . Darmit das schmertzlich . vnd mit anngst müg erlößt werden . das menschlich geschlecht .|. Auß der vrsach . das die vndannckhbaren . seines leydens . desto höcher verdambt werden .|. vnd die dannckhbarn deßto lieber ynn dem reych Gottes behallten. Finis.

Es ist ein vollständiger Kommentar des 1.—26. Kapitels des Matthäus unabhängig von den beiden vorhergehenden, aber in den Gedanken doch übereinstimmend. Die ersten fünf Kapitel (das 6. ist nur ein fragmentarischer Schluss des Kapitels, der schon mehr zum Folgenden passt) greifen nur einige Gedanken aus dem Zusammenhang heraus und erklären sie in mehr zusammenhängender Gestalt, stimmen insofern mehr mit dem zweiten Theile des vorhergehenden Kommentares von Kapitel 7 (resp. dem 2. Kommentar zu Kap. 6) an in der Form überein, während hier der zweite Theil, Kapitel 7—26, (wie dort der Anfang Kap. 3—6a) auf den Inhalt der Kapitel im einzelnen mehr eingeht und unter vielen Stichworten den Text erklärt, so dass man anzunehmen geneigt ist, die Zusammenfügung des Anfangs von II mit dem Ende von III und umgekehrt, wie sie öfters vorkommt, sei vielleicht das Ursprüngliche. Auffallend ist es, das in unserm III. Kommentar bis zu Kapitel 16 viele Textworte, und zwar bei weitem die Mehrzahl hier deutsch gegeben ist, während der Bibeltext sonst immer lateinisch angeführt wird; doch begegnet uns derselbe Text auch in andern Handschriften mit lateinischem Bibeltext; überhaupt scheinen die Abschreiber mit dem Textwort recht willkürlich verfahren zu sein: der eine gibt grössere, der andere kleinere Stellen der Verse.

Es hat ja gewiss viel Gezwungenes, anzunehmen, dass diese drei Matthäuskommentare, welche wir hier als Paracelsisch kennen gelernt haben, von einer Person herstammen sollen, aber ihrem Inhalt nach ist das recht wohl möglich. Wie intensiv sich der Verfasser dieser Kommentare mit den Evangelien beschäftigt hat, dafür geben die folgenden Sermones zu den Gleichnissen, zu den Krankenheilungen, zu den Heilungen Besessener u. s. w. einen Beweis. Vgl. Einleitung SS. 11 u. 36.

Bl. 248 ein Titelblatt:

Sermones in Similitudines Euangeliorum.

Bl. 249a—293b der Text:

Es gieng ein Seemann auß zusäen seinen samen. Math. 13. Am ersten . So wissent . das der Seeman ist Christus . Der allein das wort säet .|. Zugleycherweyß . Es ist nur einer der da gesäet . yn himmel vnnd erdten . yn allen elementen . was auß ynen wechßt . alls waytzen . habern . gerssten . baum . vnd alles . das ist nun Gott der Vatter . Nun aber Gott der Son ist allein der . Der dz wort der warheyt säet . Darauß volget nun . So nun Gott der erst ist . der allen anfanng gesäet hat . vnnd hat yn ym gethon . d. i. gesäen . Allso das der mensch sein samen ist . der von seiner stat wechßt . vnnd säet yn . In die wüesste, yn ander äckher . nach seinem gefallen . da macht er weitter mehr samen .|. Allso von eim zum andern . So lanng byß die ganntz welt voll ist . vnnd alles erbauen wirdt . doch so ist es nur der erste samen . den Gott gesäet hat . wie er yn gesäen . Allso wirdt er wider gesäet . vnnd wird der letzste gleich dem ersten . der von der handt Gottes komben ist .|. Allso yn sollcher gestallt . Sollent yr wißßen . das christus der erste Seeman ist . der da gesäet hatt . dz wort deß reych Gottes . Weitter sollen die Apostell oder Jünnger . alle die äckher; das wort Gottes; dasselbige tragen . an endt vnd örther . da es nit ist . das ist . Inn frembdte landt . dem volckh verkündigen . so lanng byß auch die welt voll ist........ ...... wie mag ein lügen vnnd ein warheyt yn eim stehn . ohn zerbrochen .|. dz nit ein nachschnaltz darauß volgete . Wer khan dem hauß dienen . vnnd waß ynn das hauß gehört . vnnd dz gesünde (. wie sye sagen .) ohne hinderung vnnd ärgernus vollenden? Nayn . dieweyl du nitt sytzest yn der Niniuitischen bueß . dann bisstu yn sündten .|. vnnd der heyllig geyst, ist nitt ynn dir . vnnd lebst yn hoffart . vnd nitt yn demutt . Darumb gehesstu haym . Dz ist . Inn yhene wellt . ohn vergebung . ꝛc. Finis.

Es sind 20 Gleichnisse erklärt: Vom Säemann; Unkraut im Weizen; Senfkorn; Sauerteig; Schatz im Acker; Kaufmann, der schöne Perlen suchte; Netz, das in's Meer geworfen wird; Hausvater, der Altes und Neues hervorträgt (Matth. 13); Was in den Mund eingeht (Matth. 15); König, der Rechenschaft verlangt (Matth. 18); Arbeiter im Weinberg (Matth. 20); Zwei Söhne; Hausvater, der seinen Sohn sendet (Matth. 21); Hochzeit dem Sohne (Matth. 22); Kluge und thörichte Jungfrauen (Matth. 25); Feigenbaum; Wachet und betet (Marc. 13); Wir sind unnütze Knechte (Lucas 17); Ungerechter Richter; Pharisäer und Zöllner (Lucas 18). Ein 21. Gleichniss ist ohne Ueberschrift dem 17. (wachet und betet) angefügt: Vom blinden Wegweiser, Lucas 6 Vers 39. Der Text ist dreimal deutsch gegeben, sonst immer lateinisch.

So ruhig und harmlos im Ganzen die Matthäuskommentare gehalten sind, so scharf polemisch sind diese Sermones, namentlich gegen Pfaffen und Mönche und andere „falsche Apostel“, gegen das Papstthum, das keine Gewalt habe, nur verführen könne; aber nicht nur gegen die Papisten, sondern ebenso auch gegen die „Lutteristen“, Zwinglianer und Täufer. Einige Stellen siehe im 2. Hefte der Paracelsusforschungen S. 153. Vgl. No. 95 Bl. 12; No. 120 Bl. 102; No. 94.

Bl. 294 ein Titelblatt:

De miraculis Christi . Super obsessos.

Bl. 295a—324b der Text:

Sermo in IX. Marci . Respondit illi Johannes . Dicens . Magister, Vidimus quendam in nomine tuo eijcientem dęmonia . ꝛc. Der Euangelist . hat an andern .endten gemellt . wie die Zwelff Jünger Christj . haben gewalt empfanngen von christo . Außzutreyben die teuffel .|. Darauff nun beschloßßen wird . welicher nit den gewalt empfächt . oder ym geben wirdt . der treybt den teufel nicht auß .|. So volgt auch auff dasselbige . das Christus sagt . Ir sollent euch deß darumb nit yberheben oder freuen . Das die teüfel euch gehorsam muessen sein . Sondern deß sollent yr euch frewen . das ewere namen geschryben seindt . yn dem buch deß lebens :|. Auß dem volgt nun das teüfel außtreyben ein gebner gewalt von Gott sey . Dehn er gibt wem er will . Es befendt sich aber nicht . das dieselbigen alle ynn das buch deß lebens geschryben seindt . Dann der Apostell seindt nur zwelff geweßen . vnnd haben alle gleychen gewalt gehabt . darumb ist nun Judas auch einer geweßen . der dießen gewalt gehabt hat . allso wol alls die andern . Sein namen aber ist nit geschryben wordenn ynn dz buch deß lebens . . . .

. . . . Darumb sollen wir Im geben wz er fordert . Ist nit mehr am gut da . So sey es am leyb . dann vndtern dieben vnd mördern . soll man henckhen . Derselbig hat ein Obrigkheit . die dz schwerdt yber ym tregt . von Gott . Der Sathanas . dz ist die rhömisch kyrch hatt khein Obrigkheit . Sye ist das geschlecht ohn ein haubt . damit sagt christus . dz wir sollen nach geben .|. mit Inen nit rechten .|. vnnd auff solchs alles ist vnsere hoffnung . Das am endt der welt . die khrafft von Gott werde gehn . vnnd werde erleüchten die schäflein .|. dz sye zu yrem rechten hyrdten werden lauffen . vnnd beym selben erlößt . Das soll vnnsere hoffnung sein ynn ewigkheit . vnd von Im nit fallen noch weychen . Sonder dz hertz yn Christo vnbefleckht erhallten . ꝛc.

Es sind elf „Sermones“ über verschiedene Stellen der Evangelien, welche von Besessenen handeln. Die Bibelverse der Ueberschriften sind die folgenden: Marcus IX, 38; Matth. VII, 22; VIII, 16; X, 9; XII, 39; Marcus VI, 7; VII, 26; IX, 17; Sermo II. in IX Marci vers. 17; Sermo III. in IX. Cap. Marcj Vers 28; Lucas VI, 18. Auch dies ist wieder scharf polemisch gehalten gegen den geistlichen Stand, der sich für den Verweser Gottes ausgibt; das sind die Antichristen. Die „katholische“ Kirche Christi wird hier wie anderwärts strenge von der römischen

Kirche geschieden, die voll unreinen Geistes ist, ebenso wie die andern falschen Christen: Lutteristen, Zwynglisten, Anabaptisten, Pickardisten, Hussisten und andere Haeresiarchen, die alle des Satans sind und ihn nicht austreiben (Siehe Heft II der Paracelsusforschungen S. 154 und 155). Im Gegensatz dazu steht der „gemeine arme Mann". — Oefters finden sich kleine Lücken, wo der Schreiber seine Vorlage nicht lesen konnte. Dass aber diese Sermones nicht etwa von einem andern aus Hohenheim's Evangelienkommentaren zusammen gelesen sind, sondern so wie sie hier gegeben sind, zusammen geschrieben sind, ergibt sich aus dem allgemeinen Zusammenhang und aus vielfachen Verweisen auf vorhergehende Sermones. Im 11. sagt er ausdrücklich „yetzt zu einem ende, alls dz letzst Miracul. dieses meines Libells." Vgl. No. 95 Bl. 2b—12a; No. 94 S. 503ff.

Bl. 325 leer; Bl. 326 ein Titelblatt:

De Miraculis Christj Super infirmos.

Theoph: paracelsj magnj.

Bl. 327a—366b der Text:

Sermo . Mathej am .4ten . Et circuibat Jesus totam Gallilaea . docens in Synagogis eorum . Et praedicens Euangelium regnj . et sanans.

Die grossen wunderwerckh So vnns der Euangelist beschreibt . die christus auff erdten gethan hat . Sollen von vnns christen hoch ermeßßen werden . Dann nit allein dz wir wißßen sollen . an ym selbst . wie es ergannngen vnnd beschehen . Sondern alls ich offtmals . ynn dem buch von den Miraculis christj yn den beseßßnen menschen volbracht hatt . Dann wir nit sollen die geschichten allein erkhennen . Sonder die weyßßagung . vnnd wz das bedeut . das er souil kranckhen hatt gesundt gemacht . vnnd yn villerley kranckheyten geholffen . Vnns yn dem newen testament ein lehr ist . das dieselbigen bedeütungen vnnß nit verborgen seindt . Dann nit allein hat er außwendigen vnnd ynnwendtigen kranckheyten gewehrt . Sonder die kranckhheyt . die vnns leyb vnnd leben antreffen In der seelen . Was dann nun dieselbigen kranckheyten seindt . das ist vnns not zuwißßen . Dann nit das wir allein gnug haben an den werckhen die beschehen seindt . Sonder auch auff dieße stundt . vnd yn zukhünfftigen zeyten . beschehendt nit allein yn dem Natürlichen leyb . sonder auch ym leyb der da ewig ist . vnnd werden wirdt . . . . deßhalben so sehent ahn die groß lieb so groß sie christus gegen den Armen tregt . vnd ruffet Ine ahn . Das er euch dz gesycht geb . zu ewrer handtarbeyt .|. vnnd nit zum reychthumb . Das ist . Nitt arbeittet zur verdambnus . Schätz zusuchen dießer welt . Sonder arbeytent nur für ewern nechsten . Alls Ir von ym begeren . dz alles muß In khrafft deß glaubens geschehen . so ist es fruchtbar .¦. wie dann christus gesagt hatt . zu diesem blinden . Dein glaub hat dich gesundt gemacht . Nun sein [seit?] gesehen worden ist die frucht . die von seinem glauben entsprungen ist . Allso sollen wir solliche frucht yhn vnns wachßen laßßen . wie sie da Im plinden bewyßen wirdt . dann khein glaub ist nit ohn werckh . Das ist . ohn göttlich werckh . Sondern alle fruchtbar . Der glaub gibt aber die Lieb . die liebe würckhet . Sie gehörendt zusamben . mügen nit geschayden sein :|: ꝛc. Finis.

Es sind 17 Sermones über folgende in den Ueberschriften genannte Stellen der Evangelien: Matth. IV, 23; VIII, 2; VIII, 5; IX, 2; IX, 18; IX,20; IX,27; IX,32 (kurz); X,1 (ganz kurz); XIV und XV; Lucas VI,6; VII, 14; VIII, 50; XIII, 11; XIV, 2; XVII, 17; XVIII, 41.

Wir haben es hier nicht etwa mit einer medicinischen Betrachtung der Krankenheilungen Christi zu thun, wie man sie von einem Arzte erwarten könnte, sondern, wenn auch manches Medicinische, mehr noch als anderwärts, mit unterläuft, so ist das Ganze doch im übertragenen Sinne auf die Heilung der Leiden der Seele, auf die Erlösung durch Christum gemeint. (Es liegt alles im Glauben; der Glaube allein wirket.) Die Polemik gegen die Geistlichkeit ist wieder recht scharf. Anknüpfend an die legendäre Heilung des am Aussatz leidenden Kaisers Constantin durch Papst Sylvester und die legendäre Schenkung Constantins wird gleich zu Beginn die römische Hierarchie angegriffen, die dann auch weiterhin „die Constantinischen“ genannt wird. (Wir bedürfen der Vermittelung der Pfaffen nicht, allein des Glaubens an Christum.) Doch ist dieser Traktat so wenig wie die vorhergehenden immer einseitig polemisch gegen die Geistlichen, sondern er wendet sich gegen die Missstände in der Christenheit im allgemeinen (Laien und Pfaffen sind gleich aussätzig), gegen den Eigennutz, das unchristliche Leben aller Stände (die Ansichten in medicinischen Dingen sind durchaus Paracelsisch, die Aerzte werden besonders scharf hergenommen), gegen die falschen Lehren der hohen Schulen aller Fakultäten („Im neuen Testament ist nit von nöthen daß man Scotum, Thomam, Albertum, Occam ꝛc. müßte nehmen und mit ihnen disputiren, noch auch von nöthen Augustinum, Ambrosium, Bernhardum, noch Cyrillum, Hypolitum, Theophylactum, noch Ecken, Fabrum, Luther, Zwinglium, sondern das ist von nöthen wider die zu disputiren wie Christus durchs Werk und Frucht, die beweisen wo die Wahrheit ist“), gegen die Hartherzigkeit der Besitzenden, und klingt in eine warme Aufforderung zur Wohlthätigkeit und Nächstenliebe aus; die Armen sind selig, die Reichen verflucht. Christus hat das gemeine Volk geistig und körperlich gesund gemacht, nicht die Hochstehenden, Gelehrten u. s. w., die sich für besser hielten, und dem armen geplagten Volke schlägt auch das warme Herz des Verfassers dieser Sermone. — Vgl. No. 95 Bl. 33ff. und No. 120 Bl. 141—153.

Bl. 367 unbeschrieben; Bl. 368 ein Titelblatt:

De Genealogia Christi .9. Bücher
Theophrastj paracelsi ab Hohenheim.

Bl. 369a—429b der Text:

De Genealogia Christi . 9 Bucher D: philipp: Theoph: paracelsj. Defect.

Es seindt vier Bücher nit verhandten . Sampt dem einganng deß Fünfften Buchs . Gott waysst wo sye hinkhomben . Dann allso ist diß funden worden :|:

Es ist nit minder . die Person deſs Hayiligen geysts . Soll clarer fürgehalten werden .|. Auff dz yr desster mehr vnderricht haben . Nämblich . von der transfiguration christj . da er von seinen Jüngern gesehen wardt . mit Moße vnnd Helia reden . Da Petrus drey tabernackhel bauen wolt . da christus transfigurirt ist worden yn sein rechte person .|. Nun ist dieselbige person ein menschliche person gewesen . vnnd blieben yn derselbigen .|. aber die eigenschafft der rechten person ist nitt Irrdisch gewesen . Wie sie aber an yr selbst gewesen ist . Allso ist Christus yn derselbigen gestallt seinen Jüngern erschynen . vnnd sich da erzaygt . wie er yn dem reych gottes ein mensch sey . Dann ein ander wesen hatt Gott der himblisch leyb an ym . In den Himeln . Ein anders auff erdten . Gleych wie ein wachsliecht gegen der sonnen . Die weyl nun die person Christj . Sich hat erzaygt yn einem wahrhafften wesen . seines leybs . Gleych ein Sonn die schwartz wirt . von der Finsternus . vnnd nachuolgent den scheyn widerumb empfacht . Allso ist der Irdisch leyb gegen dem himblischen .|. Allso auch merckhent die corporalitet christj . yn vergleichung der corporalitet deß hayligen geysts .|. Allso dz wir den hayiligen geyst himblisch gesehen haben . In derselbigen corporalitet . wie dann gemelt ist :|: . . . . . .

[Bl. 370a] Von einigung vnnd einigkhait der Trinitet.

Dreiheit in der Natur aller Dinge: Salz, Schwefel und Liquor; das ist der Grund aller Philosophie etc. Aus dem Natürlichen muss man das Uebernatürliche zu verstehn suchen. So wenig ein Kraut oder sonst ein natürliches Lebewesen noch seine natürliche Wirkung entfalten kann, wenn es in seine drei Corpora zerlegt ist, so wenig kann die Trinität getheilt werden; drei Personen sind aus dem Geist Gottes geworden, aber der Geist ist ungetheilt geblieben, „einsinnig und einmüthig". Auch die Wirkung ist ungeschieden, wie bei der Sonne, die die Weltmaschine lenkt, dem Tag sein Licht gibt und Wärme spendet als wachsende Kraft in allen natürlichen Geschöpfen. Alle unsere irdischen Dinge sind nur wie ein Schatten des Himmlischen, wie ein Schein im Spiegel. Die drei Personen der Trinität sind in einander, nicht wie die Irdischen neben einander; im Himmlischen wird „keine Statt besessen". Die drei Personen der Trinität sind nicht geschieden in loco. Es ist Schwärmerei und falsche Lehre, dem Vater und dem Sohne sein gesondert Reich und seinen gesonderten Geist zu geben, der doch von Beiden gemeinsam ausgeht. Schon in der Jugend soll man die Kinder recht lehren.

[Bl. 373b] Wie sich die Trinitet gegen dem Menschen veräinigt.

Alle Menschen bedürfen der Trinität, nicht einer einzelnen Person. Die ganze Welt glaubt an Gott den Schöpfer, der uns alles Sichtbare gibt; sie empfängt auch nur nach ihrem Glauben Irdisches, ihr Glaube ist unvollkommen. Die Gabe vom Sohn ist der neue Mensch, durch ihn haben wir eine neue Welt zu erwarten, ein Paradies, das Reich seines Vaters, im englischen Leib, im Blut und Fleisch darin zu wohnen. Im Sohn ist uns Gott nicht nur Schöpfer, sondern auch Vater. Wir sollen das Brod vom Schöpfer väterlich essen, im Glauben brauchen alles Irdische. Die an den Sohn glauben, die empfangen die neue Geburt, die Erlösung. Der heilige Geist gibt Erleuchtung nach dem Glauben; die in Liebe an den Schöpfer glauben, die werden erleuchtet vom h. Geist, der vom Schöpfer ausgeht im Licht der Natur; das waren die Erleuchteten unter den Heiden, wie Aristoteles und Plato; der h. Geist, der vom Sohne ausgeht, erleuchtet in's ewige Licht zur Seligkeit, die an den Sohn glauben. Es ist ein h. Geist; alles liegt an unserm Glauben. Drum soll sich jeder selbst erkennen, wie er steht zur Trinität. Bei unserm Tod werden wir separirt von der Trinität zur Verdammniss oder incorporirt zur Trinität zur Seligkeit. Ich liess dies Buch das fünfte Buch sein in der Genealogie Christi, um die Genealogie unseres christlichen Herkommens zu entdecken. Je mehr Verstand vom Wesen der Trinität, je höher die Liebe zu Gott und die Seligkeit. Die Trinität ist ohne Anfang und Ende. Der Mensch der neuen Geburt hat einen Anfang und kein Ende, weil unsterblich. Nur der Erleuchtung aus dem h. Geist sollen wir Glauben schenken; denn es sind viel fliegende Geister, die uns betrügen, viel falsche Lehrer. Tod und Vergänglichkeit nahmen erst ihren Anfang mit der Austreibung aus dem Paradies; durch Christum ist die Rückkehr in's Paradies geschehen, wie alles zu seinem Ausgang zurückkehren soll. Der Mensch war sterblich erschaffen und sollte im Paradies unsterblich werden, aber der Satan hat ihn verführet. Gott hat gereut, dass er die Menschen erschaffen hat, aber aus Mitleiden göttlicher Barmherzigkeit ist die Erlösung durch Christum geschehen.

[380a] Von dem Gewalt den der Mennsch hat. yn der Trinitet.

Die falschen Apostel geben vor, sie könnten Christum vom Himmel herabzwingen in ihre Hände. Wir essen aber nicht seine Person, so wenig wir die Erde essen in der irdischen Speise. Wir können nur durch Bitten etwas erlangen, nicht durch Zwang; wir sind Kinder. [Vgl. No. 114 Bl. 245b—247.]

[381a] Das Sechste Buch von der Genealogia Christj.
Wa wir hinkhomben nach vnserm todt.

Das irdische Theil des Menschen muss wieder in die Erde; der Tod ist der Termin der Scheidung des Körpers vom Menschen. Nach dem Tod ist ein Warten auf die Posaune des jüngsten Tags; in der Zeit ist keine Genugthuung durch Busse. Verzeihen und Fürbitten kommen erst am Tage des Gerichts zu statten. Alle Menschen liegen in der Ruhe, jeder nach seinem Werth. Himmel oder Hölle kommt erst nach dem jüngsten Gericht. Doch gibt es auch geborne Verdammte und geborne Selige, die vom Mund aus zum Teufel fahren oder in's Reich Gottes (Prädestination). Wir andern können Gute aus Bösen werden und Böse aus Guten (Liberum arbitrium), wie uns aber der Tod trifft, so liegen wir. Auferstehen müssen aber alle, Selige und Verdammte.

[385a] Von der zukhunfft deß Herren am Jüngsten gericht.

Dess Stunde weiss niemand und lässt sich nicht voraussagen, wie manche falsche Christen versucht haben; die verheissenen Zeichen auf Erden und am Himmel werden allenthalben gewaltig sein. Alle Laster und Verführungen der falschen Propheten werden den höchsten Grad erreicht haben. Wenn der Tag des Gerichts da ist, dann werden sie alle ihre Falschheit erkennen; falsche Christen auf dem Stuhl Mosis, falsche Obrigkeit. Es ist falsche Lehr, dass der Mensch nach dem Tod von Stund an fahre zur Hölle oder in den Himmel.

[389a] Vom sterben defs Sons Gottes.

Der sterbliche Leib Christi ist nicht irdisch gewesen, nicht materialisch, aber empfindlich; die Sterblichkeit ging von Christi Leib hinweg, aber nicht die Leiblichkeit; die Empfindlichkeit schied von ihm nicht am Kreuz, sondern mit dem Augenblick der Auferstehung von den Todten. Auch wir verlieren den Tod erst völlig beim Gericht, wenn wir eingehen zur Seligkeit. Gewalt der Obrigkeit über Leben und Tod; darum haben die Juden Christum vor Pilatus geführt und den Unschuldigen verurtheilen lassen, der schlimmste Mord. Im neuen Testament sind wir in irdischer Strafe alle dem Kaiser unterworfen; zwei Herren über uns: Gott und der Kaiser.

[393a] Von dem leyden Christj.

Die Empfindlichkeit des Leibes Christi ist weit grösser als die irdische, sonst wäre der Schmerz der Erlösung der Welt nur ein kleiner gewesen. Christi Leiden und Schmerzen und Qual war um so viel grösser als die unsere als er grösser ist denn wir. (Es werden dann die Antworten Christi besprochen, bei der Salbung mit Narde, bei Petri Verleugnung und Vertheidigung mit dem Schwerte u. s. w.; darauf folgt die Besprechung der Zeichen, die während der Passion Christi geschehen sind.) Wir sollen um sein Leiden und Sterben nicht aufhören ihm dankbar zu sein, als die ihn lieben, erleuchtet vom heiligen Geiste.

[400a] Das Sybendt Buch. Von der Genealogia Christj.
Von der geburt Johannis Baptistae.

Was die Natur gebiert, ist voller Lügen; Gott hat sich die gottesfürchtigsten Eheleute ausgesucht und von ihnen wider den Lauf der Natur den Johannes zum Vorgeher und Täufer seines Sohnes geboren werden lassen. Gott ist nicht der Natur Knecht. Johannes ist die Erfüllung des Elias; er ist auch wie dieser vor der Zeit der Auferstehung gen Himmel kommen. Schon im Mutterleib war er erfüllt vom h. Geiste.

[404b] Von geburt der Propheten. Alltuäter. vnnd Hayligen. deß allten testaments.

Sie sind alle nicht nach dem Lauf der Natur geboren, sondern nach göttlicher Fügung sind ihre Eltern zusammengekommen, nicht nach irdischem Lauf des Gutes oder der Wollust, was teuflische Ehen gibt. Nicht Gleiches zu Gleichem!

[406a] Von der geburt der Aposteln vnd haylligen Gottes.

Alle heiligen Männer und Frauen sind und werden geboren von der Zusammenfügung göttlicher Ehe, heilig wachsen sie auf. Auch böse Zusammenfügungen gibt es, die von Gott verordnet sind. Göttliche Schickung — Satanische Schickung. Die den Glauben annehmen, sind von ihren Eltern aus göttlicher Ordnung geboren in die Erwählung zum Glauben, sollen als Kinder getauft werden; die andern nehmen Glaube und Taufe nicht an.

[409a] Von der geburt der Christen.

Nicht ein jeder Mensch mag einen Beruf haben oder ein Amtmann Gottes sein, wohl aber ein Glied Christi. Geburt der Christen von oben herab durch das Wasser und den h. Geist; der Glaube wirkt die neue Geburt, der kommt aus dem h. Geist, dem Erleuchter des Menschen zum Glauben. Neue Geburt, neue Welt, neue Speise und Trank. Als Wiedergeborne sind wir auch in der Genealogie Christi.

[412a] Von Vrsachen der tödtlichen geburt.

Nichts ist das nit ein Fegteufel habe; alle Dinge sind zum Leiden geschaffen; die falschen Propheten etc. sind erschaffen, damit der Gerechte dulden müsse. Auch Gott der Schöpfer hat gelitten durch die Menschheit.

[414a] Das achte Buch . Von der Genealogia Christi.

Handelt von den Weissagungen göttlicher Weisheit auf die Jungfrau Maria und gibt eine Erklärung von Sirach 24,1—14, des englischen Grusses und des Magnificat, ist aber nicht dasselbe wie „De Invocatione beatae Mariae virginis“, No. 88 Bl. 360ff. Der Schluss des Buches lautet:

> [Bl. 421b] Et in plenitudine sancta . Vnnd die vihle der hayligen kyrchen wirt verwundten ein yedlichen ausserwöhlten . von den groſſen wunderzaychen . so Gott yn Maria volbracht, darumb yn der vyle der ausserwöhlten wirdt sie das lob erlanngen . wunderbarlich yber alle wunder . Nämblich . das sie die ist . die den schöpffer himmel vnd erdten tragen soll . yn yrem bauch . da ist vor khein grössers zaychen geschehen . vnnd wirdt nymmermehr geschehen . vnnd die . so von Gott gesegnet seindt . vnnd auſs der zal der gesegneten . wirdt sye gesegnet werden, von den gesegneten . Von den teufflischen wirdt sye khein lob empfahen . vnnd auff sollchs so wirdt sie sagen werden den gesegneten . den erwöhlten . Allso. Deffect.

Andere Handschriften bieten auch nicht mehr.

[Bl. 421b] Das neundte Capittel [!statt „Buch“].
Von dem anruffen der warhafften Haylligen.

Ohn Gebresten können wir nicht sein auf Erden. Gott hat Arznei beschaffen in zwei Wegen, natürlich durch den Arzt und übernatürlich durch die Heiligen Gottes, beide aus Gott durch Christum. Gott hat jedem seine Gaben gegeben, deshalb ist auch nicht jeder ein Arzt; jeder soll in seiner Weise dem Nächsten helfen.

Gott und der Teufel können Bitten gewähren; der Teufel ist der Affe Gottes. Die Heiligen leben ewig ohne Tod. In der wahren Kirche Petri sind die Heilgen bei uns. Gott hat den Aposteln die Gabe gegeben, zu predigen, Kranke zu heilen und Teufel auszutreiben, dass sie diese Gaben brauchen; so sollen auch die Heiligen an ihren Früchten erkannt werden, Mirakel thun; Gott wirkt durch sie wie durch Arzt und Arznei. Da sie diese Gewalt von Gott haben, warum soll man sie denn nicht anrufen? Wir laufen ja auch zum natürlichen Arzt; so sollen wir auch im Uebernatürlichen Hilfe suchen, da sie ist. Selig ist der, der das erkennt, das in der Natur ist, noch seliger der, der das Uebernatürliche erkennt und sucht die Kraft Gottes an dem Orte, da sie ist. In der Kirche Christi und der Gemeinschaft der Heiligen sind wir nicht hülflos.

> So beschleüß ich damit . das wir der Neuen gepurt . die da seindt auß der Genealogia christj . mügen yn allen vnsern nötten . die Haylligen gottes anrüeffen, vnd von yn bitten wz vnns zur notturfft gepürt . so werden wir gewehrdt .|. Durch christum vnsern herren, der will yn sein heylligen gelobt sein . vnnd gepryßen . vnnd seine werckh durch sye vollbrinngen . vnnd zeugkhnus den seinen geben . durch das wir erkhennen mügen wz auß Gott ist . vnnd was nit auß Gott ist :|:
> Allso verstandent nun mich . das alles wz auß Gott ist . das soll yn loben . vnnd yn ehren angenomben werden . vnd zu vnserer notturfft gepraucht . dahin sie vnns helffen mügen.
> Allso ist . dz neündt Buch auch beschloßßen . Von der Genealogia christj . vnnd von denen die yn der Genealogia seindt . So vil wayß ich aber wol . das dem teuffel gar zuwider ist .|. das die christenliche kyrch . soll einig sein . vnnd yn einer gemainschafft handlen . vnd das ye einer dem andern helffen mag vnd soll .|. Seelig ist . vnnd mehr dann seelig dem die hayllligen helffen .|. verdambt der . Der ohne hülff ist . vnnd hatt nyemandts der ym helffen khan noch mag. Finis.

Mit den Abschnitten „De venerandis sanctis" in No. 88 Bl. 450ff. stimmt dies 9. Buch nicht überein, auch nicht dem Inhalt nach, sodass man, will man beide Schriften einem Verfasser zuschreiben, diese jedenfalls in verschiedene Perioden setzen muss.

Mehr als diesen fragmentarischen zweiten Theil der Schrift „De Genealogia Christi" habe ich nirgends angetroffen, das hier Gegebene aber des Oefteren. Siehe No. 108 S. 223—345; No. 114 Bl. 245; No. 115 Bl. 49—109.

In unserer Handschrift finden sich manche kleine Lücken, wo der Schreiber seine Vorlage nicht lesen konnte.

Bl. 430 ein Titelblatt:

De Secretis Secretorum Theologiae, Theophrastus,

Bl. 431a—459a der Text:

Prologus . Totius operis Christiane uitae.

Alls ich mir fürgenomben hab . zuschreyben . Von dem seeligen leben Christliches Glaubens . hat mir . ohn dieße Vorredt nit gepürt etwz ymselbigen anzuzaygen . Darumb Ich mir . dieße Vorrede . Inn das seelige leben . christlicher wandlung zum ersten zubeschreyben . fürgenomben habe . Dann damit ich mich am ersten entledige meines auffzugs . vnnd verlengerung deß schreybens yn diesem werckh . Inn dem ich nun yn die .20. Jar angefangen vnd gearbeit habe . warumb ich allso lanng verzogen . vnnd mich gesaumbtt hab . Ist ohn vrsach nit geschehen . Aine ist die . das die Jugend nit soll für der Zeyt auffgehn . vnnd nichtz soll für seiner Zeyt herfür brechen . sonder der stundt erwartten . Inn dz wir alle gehnt.

Zum anderen . nit allein mein Jugent . Sonder auch . das mich anndere sachen meiner Facultet abgehalten haben . Alls die Astronomey . vnnd auch die Medicin . vnnd die werckh der Philosophey auch beschryben würden . das ist . was da antrysst dz liecht der Nattur . vnnd laßße ein spähtern herpst fallen zu der h. geschrifft . damit dieselbig wol zeyttig werdt . Byß yn das endt damit verzogen . vnnd das weniger zuuor abgefertigt . Das seindt zwo vrsachen . Die mich etwz vasst geursachtt haben.

Nit allein aber . das yn den die hindterung gestandten sey . Sonder yn dem vyl mehr . Das ich yn grosser armuth erzogen vnnd auffgewachßen bin . dz meines vermügens nit geweßen . meinem gefallen nach zu handlen.

Vnnd so ich gleych wol geferttiget gewesen were . So seindt yn meinen sachen . haimlichen vnd offentlichen . vyl widerwerttigkheit zugestandten . Die allein auff mein rugkhen gelegen seindt .|: vnnd nyemandts ist da geweßen . der mir hett ruckhen vnd schyrm gehallten . Dann die vyl seltzam ahrt der menschen . hat mich schwerlich veryagt . vnnd getadelt . gehinndert . vnnd ohnwerdt gemacht . Das ich nit vil ansehen gehabt hab . für den menschen . sonder verachtung . Dann mein Zungen ist zum schwätzen nit gericht . Sonder allein zun werckhen . vnd warheit . Das hat die vrsach geben . dz ich bey den Logicis . Dialecticis . yn der Artzney . vnnd Philosophey . vnnd Astronomey . nichtz hab gollten .|. Auch yr brachtt . pomp . vnd schöne redt bey den Fürsten höuen . vnnd für den reychen . Den ich gar nit gleich gewesen bin . Allso verlaßßen blyeben bin .|: So hat mich auch groß gepeiniget . der pflug meiner nahrung . Inn der Astronomey . Inn dem . das sye ahn yr selbst nitt gültig ist .|. die Artzney dergleychen . yn dem . dz sie die gnadt yn kranckhen nit allen hatt . In der Philosophey dergleychen . Inn dem . dz sie spöttig gehalten wirdt . wann In dem allem ist die welt nit zu gewynnen . Alls yn khauffmanschätz vnnd höfischen geberden .|. Das ist mir ein creütz geweßen . vnd noch byß auff die stundt. Defect.

Noch ist dz alles das wenigst geweßen . yber das . dz ich anderen hab gutts bewysen .|. vnd hett ein schloß auff sye gepawen .|. am wenigsten . yn werttschafft eins Stäins gewesen seindt .|. vnnd yber alles das . dz ich erzelt hab . das dann der wenigste theyl ist . der mehrer ist groß . dz ich yn nit beschreyben mag . dz ist die grösseste vrsach . die mich gehindert hatt zuschreyben .|: dz ich nitt für ein volmächtigen christen bin geachtet worden . dz mich hardt betrüebdt hatt.

Dan dieweyl ich bin ein creatur Gottes . erlößet mit seinem blut . Damit gespeyßet vnnd getrinckht . ynn die New gepurt . hatt mich dz für gnug angesehen . ein vollmächtiger christ zusein .|. Sonder mir ist entgegen gestandten . ein anderer hauff . vnnd reych . Der da gesagt . Du . Alls ein Lay, Alls ein paur, Alls ein gemain Mann, Solt von den dingen nit reden . wz die h. geschrifft antryfft . Sonder vnns zuhören .|. was wir dir sagen . dabey bleyben . vnnd khein anderen solltu hören . oder leßen . Dann allein vnns .|. Nun dieweyl ich dermaßen In ein fryst getryben worden bin . hab ich mich nit vasst mügen rhüeren . Dann sie warent groß für der welt .|. hab es müeßen gedulden .|. Alls einer der vndter der stiegen hat müeßen ligen . Jedoch aber . So ich geleßen hab den eckhstein der christenheit . vnnd hab gehört der andern predigt vnnd disputationes . so ist es gegen einander geweßen wie ein Müller vnnd Köhler . Ist mir nun von nötten geweßen . vnnd augenscheynlich . Das ich mehr soll die warheit . dann die Lügen annemben . Mehr die gerechtigkheit . dann die vngerechtigkeit . Mehr das liecht dann die finsternus :|: Mehr Christum dann Sathanam .|. Da ich die vndterschaidt gesehen hab, hab ich den gegentheyl ohn widerredt . laßen bleyben .|. den christlichen eckhstein für mich genomben . Da ich denn gefundten hab . das ym Layen . In dem gemäinen Mann .|. Im paurn . (: wie sie dann am schmächlichsten . yren gegentheil schmähen khönnen mit namen.) . die vohlkombenheyt . Christlichs seeligs lebens . am mehresten wohnet . Bey den andern gar nichtz .|. Ihn dem hab ich angefanngen zuschreyben . die warheyt der Christlichen wohnung . Da ich nun vollendet hab yn demselben schreyben .|. vil mit hoffnung wol beschloßßen . Da ist eingeryßßen die Zerthrenung deß reichs dieser welt . So yetzt ist .|. Hab ich ein Auffzug genomben . vnnd ein stillstanndt . Verzogen byß auff ein andere ärndt vnd Herbst . Das mich dann yetzt für gut hat angesehen . Das endt zu geben . Das ist; die frucht deß samens . der ye vnd ye ym anfanng geweßen ist . bey mir . vnnd allso mit dießen Buchern beschließen.

Allso hab ich nun beschlossen zusamben yn ein werckh . dz wesen der Christen zu dem seeligen leben .|. vnnd dz weßen dern Christen zu dem vnseeligen leben dergleychen . Dann dieweyl zwen weg vndter den Christen seindt . die gehn himmel . fürgehalten werden . So ist der ein gerecht . der ander vngegerecht . Darumb . damit der gerechte den vngerechten erkhendt . vnd der vngerechte den gerechten .|. hat mich für billich angesehen . sie beyde für zu halten .|. Vnnd alles das . so yn dz seelige leben vnnd yn dz vnseelige leben antryfft . In beyden gnugsam anzeig . vnnd zuerkhennen gebe . so [Lücke]

Die ynn dem vnseeligen leben . seindt groß . seindt hochmüettig . Sie habent die wellt . Sye ist yr . Sie seindt kinder deß liechts der welt .|: Die seeligen aber . die habent nitt die welt . sonder sie haben Ihr reych nit von dieser welt . Sonder von dem ewigen . vnnd bey dem ewigen . wo yr zwen bey ein ander seindt . von dem seeligen leben . da ist Christus der dridte . Das ist die reychthumb yn dieser welt . die sie habendt .|. Vnnd wiewol der theyl . So wider mich seindt . mich hoch gehindert; hat doch nit geschmäckht . wz yn meiner federn geweßen ist . Mein mundt hab ich zugehallten . damit mir das wetter . vnnd der Donder nit ynn ackher schlüge . Darmit hab ichs hindurch bracht . byß auff die Zeyt . vnnd hab mich nit bekhümbert vmb sie . Mit gemäinen leüten gesellschafft gehalten . deren sye sych geschämbt haben . vnnd mich dadurch verachtet . Das ist mein fürderung geweßen zu dießer arbeyt :|:

Damit hab ich diß mein Buch . Zu dem seeligen leben angefanngen zum ersten zue beschreyben den vnseeligen . darnach den seeligen . Mit den vnseeligen fahe ich ahn . Vnnd beschleuß Im seeligen .|. das seindt meine Tragaediae vnnd ist das die vrsach . dz gut vnnd böß bey einander stehet . damit volkhombene erkhandtnus darauß gnomben werdt . vnnd weitter .

Dieweyl das ansehnlicher allemal für gehet . hab ichs auch zum anfanng genomben . Vnnd dieweyl das vnansehenlicher hernach gehet . hab ichs hernach gesetzt . Dann zwen Gott seindt vndter den Christen . Der Gott . vnnd der Abgott . der In Abgott sündet . der wirdt gestrafft . bey schwerer peen . Der yn Gott sündet . der ist . vnd wirdt nit geschmächt .|. Nun ist der Abgott der weg deß vnseeligen lebens .|. Gott ist deßs seeligen lebens der weg .|. yedoch der vnseelige gühlt auff erdten . Der seelige nichtz .|. Allso muß mit gedultigkheytt . vnnd mit dem Creütz der seelige sein Leben verschließen hie auff dieser welt . vnnd sich gar nichtz hie auff erdten vertrössten . denn yamer vnnd not . vnnd bey den vnseeligen freudt vnnd aller wollust .|. Allso volgen nun auff sollches hernach die ersten eingänng meines fürnembens . von den vnseeligen zuschreyben . vnnd dasselbige yhn dieser vorredt zu endten, vor dem Anfanng deß haubtpuchs . Damit yr etlichs theyls In dem vndterrichtet werden . wz der grundt sey der vnseeligen . vnnd wie sye seindt . vnnd dz sollches auff die redt christj gegründet . vnnd yn sie beschloßßen . Auß yr genomben .|. vnd wie der geyst wider gehet zu dem der In beschaffen hat . Also gehet auch wider dz endt meiner geschrifft auß dem es gangen ist . der Ertzfürst Michael . sey ein trewer gesandter zubeschyrmen . In dem Namen deß Vatters . vnnd deß Sohns . vnnd deß haylligen geysts . Amen :|:

[433a] Ein yegliches Reych . dz yn ym solbst zortheylt wirdt . zergehet . Allso sagt Christus.

Alles was nicht aus Gott gehet, hat kein Bleiben. Das Reich des Papstes ist nicht aus Gott; daher die Zertheilung im Glauben, bella intestina, auf beiden Seiten falsche Christen. Anders das Reich Christi ohne Ende in Ewigkeit. [436a]. Agite poenitentiam. In jenem Reich der Zerstörung ist nur durch lebenslange Busswirkung Erlösung aus der Sünde gegen den h. Geist, darin sie liegen, vielleicht zu erhoffen; völliges Abthun des vergangenen Lebens. Von der Geistlichkeit etc. hat zu Johannis Zeiten keiner Taufe empfangen, nur das gemeine Volk. Im alten war wie im neuen Testament die Priesterschaft uneins miteinander.

Darumb . So merckhent nun weitter . das ym Neuen testament . yetzt zu meinen zeyten . sollche Saduceer . Pharisäer . Elltesten . vil seindt . vnnd vil verfüeren . Sie schellten die allten ständt . Auß dem sye entlauffen seindt; vnd doch ynn derselbigen selben sterben müeßen . Sie sagen wir waren hurer . wir wahren spyler . sauffer . vnnd aller yppigkeit voll . wir habens verlaßßen . vnnd seindt eheelich worden . wir predigen yetzt ym Namen deß herren . dz Euangelium . vnnd seindt yetzt seine Propheten . seine Apostell . sein scribenten .|. Auff das merckhent . das sie sich selbst dahin einsetzen . Sie seindt von Johanne geuordert . In die buße . Die würdig weren yre sündten zuuergleychen . vnnd würdig seyn von Got anzunemben . In die Buß gehet yr kheiner . Dann nur von einer huren . yn die crüne derselbigen huren . oder sonnst von einer küe . yn ein andere . von eim weyßen rockh . In ein grüen . Wo ist die Buß ewer sünden deß vergangnen lebens? Niergendts ist sie .|. Ewer keiner hatt nye Zeher darumb geweinet . es sey ym dann In der kuche der vysch verdorben . Deßhalb gehören yr nit weitter zum predigen . Dann yr seytt eben auch die . wie ewer gegen parthey . von den Ihr entlauffen seindt .... Ir seindt yn der sündten deß heylligen geysts .... Du gehe yn die buß . dir ist dz predigampt nitt beuolhen ..... Die Götzen yn der kyrchen seindts fürwahr nit . Sie habent khein arges gethon . haben auch nit gesündet . Ir seindt höltzine prediger . höltzine pfaffen .. höltzin propheten .... Schelten allso einander mit der warheytt . du hast den teüffel .|. Es ist allso .|. Gott behelt aber nit dessto minder yn seiner handt die wurffschaufel . Lässt sie Iren betrug auf Iren termin treyben . den sie nit ybergehn mögent . Alls dann wirdt er die spreuer mit einem vnyberwindtlichen feuer verbrennen . Das seindt nun yr . deß reychs dz zergehn wirdt .:|:

[440a] Matth: XXIII. Tunc locutus est Jesus ad turbas et discipulos . Dicens . ꝛc.

In dem verstandent . das der Euangelist meldet das Christus allein geredt hat . von denen . ym zergencklichen reych . mitt der schaar vnd seinen Jüngern . Darauß Ir wißßen sollent .|. Das dz Euangelium denen nit gesagt ist . die von dem zergengkhlichen reych seindt, darumb soll dz Euangelium von denen auß dem zergengkhlichen reych nit gehört werden .|. Allein von denen deß ewigen reychs . bey dem ist es . zu denselbigen ist es gesagt . vnnd vertrauet . darauß volget nu . das alle die fallschen christen . fallschen lehrer . falsch propheten . falsch prediger . seindt die . so von dem zergengkhlichen reych seindt . Es seindt noch die Publicaner . Papistler . abtrinnigen Apostaten . oder Ketzer . es ist einer wie der ander . dann sehent an den Bapst . wz falsch er mit dem Euangelio getryben hat . dz auch yetzt die welt sein ist . Secht nun wz sich seine Apostitzler ketzer auch vndtersteen . So es Inen für sich gienge yr fürnemben . die welt wer zwyfach yr . Dz geschicht alles durch dz Euangelium . yn falscher außlegung . Bey kheinem sehent yr khein gut werckh . noch bey den Irigen . Darumb so mögen sye wol falsch gehayßßen werden . Christen zusein . Alle yn einer summa.

An der Hand des 23. und der ersten 30 Verse des 24. Kapitels Matthei wird dann in sehr scharfen Worten das zergängliche Reich des Papstes und der modernen Secten, Luther's, Zwingli's u. s. w. „mit dem Deckmäntlj des Euangelions“ getadelt als wider den Willen Christi „Apostaten oder Pauliten und die beständigen Papisten“.

Die dem Bapst beystehen .. die halten yn für ein lebendtigen haylligen . die dem Ariano beysteen .. dergleychen für ein gerechten . die dem Zwinglj beistehen dergleychen für ein gerechten menschen ..Die dem Luther beystehn dergleychen für ein rechten propheten . Allso werden die leut beschißßen mit euch .... ein yedlicher narr lobet seinen kolben . der auff dem Bapst . der stehet auff eim kyß . der auff den Zwinglj stehet . der stehet auff einer spellunckhen .. der auff dem Luther stehet . der stehet auf einem rhor ..... So richten sie sich selbst yber einander . vnnd schänden einander Antichristen . widerchristen . Ketzer . vnnd seindt vier par hosen eins tuchs . Es ist mit ynen wie mit einem paum . der zwyfach peltzet [gepfropft] ist . tregt weyßß vnnd gelb pyren ..... wellcher kombt wider euch . vnd sagt die warheyt . der muß sterben ..... wieuil tausent haben sie erwürgett . vnd sie zuerwurgen bracht . yn kurtzen Jaren :..... Darumb hat er zu euch geschickht Propheten . vnnd weyß leüt . vnd schreyber . das ist er hatt nit den Luther . den Zwingli . den Butzer . den Lamperten ꝛc. geschickht . dann sie seindt kinder deren . die der propheten plut vergoßßen haben . Sonder er hatt zu den allen . vnnd dem Bapst . Propheten . weyßleüt . vnd schreiber geschickht . vil . Sie habens getödtet . peiniget . außgestrichen [gestäupt] vnnd haben sie für narren . für lohmen gehalten . für lügner . für falsch christen . für vnglaubige leut . für besesßene mit dem teüffel . vnnd veracht . vnd verschmächt . Das ein sollch narret volckh . sollt wider sollche hochgelerte leute reden . die griechisch . Caldeisch . Hebreisch . Alacutisch . Lateinisch . ꝛc. khönnen . gleych alls sey es ynen ein schmach . mit sollchen vnflehttigen pettlermänlein zu reden ...... sie dürffen ewere pücher nit . noch Cantarey [al. „Taulerj“] . noch Eccj, noch Fabrj ꝛc. Sonder sie werden von Gott gelehrnet vnnd reden die Sprachen : so die Apostell an Pfingsten geredt haben ..... [XXIIII] .. Es wirdt nit einer allein sagen . Ich bin christus . Sonder derer werden vihl sein . die da sagen werden . In den vihlen . werden deß Bapsts abthrinnige vnnd Apostäten . die er ketzer hayßt verstanndten .|. Dann ein yeglicher will ein besonders machen .. vnd der besser sein . So offt ein sollche newe fantasey . so offt ist ein newer . vnnd ein anderer christus ..... Das sie alle nichtz dann verfüerer seindt . das beweyßen die krieg . vnnd die rhatschlege der künige . vnnd der murmel der vndter dem volckh vmblaufft . man wirdt kriegen . es wirdt sich machen . Der Heßß wirdt auff sein . Sachßen wirdt ym helffen . vnnd die reychßstädte .. Der Schma[l]ckhaldisch bundt . Der ander der kombt . Das ist der Kayser . Er wirdt sie wol lehrnen . der dridt der türckh khombt auch [1532?] .... Darumb sollen wir pitten . dz vnser flucht von diesem falschen reych geschehe . ehe dz yre zerstörung ergangen . vnnd ein yedlicher der sich nit vor ynen hüttet . vnnd bewahret . der verleurt sein leben . Alls dann auch geschehen ist vilmahlen . vnnd sonderlich yetz yn dießen Euangelischen kirchen [al. „Kriegen"] so yn zweyntzig Jaren . ꝛc. geschehen seindt ....

.... So nun dz alles geschehen ist . So wirdt nichtz sein . dann ein finsternuß durch die gantz welt . yber alle creaturen . vnnd yhn derselbigen finsternus wird da erscheynen . dz zaychen Christi . das ist . Es wirdt ein new liecht werden . Ein ander tag . In dem das Zaychen Christj gesehen wirdt . ꝛc. Defect.

Hierher gehören auch die beiden Stellen, welche im 2. Hefte der Paracelsusforschungen S. 153 und 154 als „Matthäus-Kommentar" angeführt sind. Dass dieser Kommentar zu dem 23. und 24. Kap. Matthäi der „Secreta" aus keiner der drei oben beschriebenen Lesarten des Matthäuskommentars zu Anfang dieser Handschrift entnommen ist, braucht wohl kaum gesagt zu werden.

Auch diese Secreta secretorum theologiae sind einmal ganz und einmal stückweise deutsch erhalten (No. 108 S. 1—58 und No. 120 Bl. 82ff.) und einmal lateinisch in London (No. 123 Bl. 54ff.).

Bl. 460a ein Titelblatt:

Sermo .I. De Antichristo . Liber . D: philipp: Theophrastj ꝛc. ab Hohenheim.

Bl. 461a—501b der Text:

S e r m o I. D e A n t i c h r i s t o Math: 16. Cauete à fermento pharisęorum et Saducęorum ꝛc.

Ir Christen yn Christo . Christus legt vnns für ein Spruch . vnnd lehret vnns auß seinem Göttlichen mundt . da er sagt . hüetent euch für dem saurtayg der phariseer . Das ist . Der tempel obersten Herren vnd verwalter . . . .

Bl. 464a. Sermo .II. De Antichristo . Math: 8. Marcj .5.
Bl. 467a. Sermo .III. De antichristo . Math: 8.
Bl. 470b. Sermo primus De incantatoribus et Maleficis.
Bl. 474b. Sermo .II. In Incantatores.
Bl. 478a. Sermo .III. De Incantatores [!] Marcj .3.
Bl. 482a. Sermo .IIII. De Incatationibus.
Bl. 484b. Sermo .V. De Incantatoribus et Superstitionibus.
Bl. 491a. Sermo .I. In pseudo doctores.
Bl. 492a. Sermo .II. In pseudo doctores.
Bl. 492b. Sermo .III. In pseudo doctores.
Bl. 498b. Sermo .IIII. De pseudo doctoribus triae miraculae]!] . Marcj .1.

. . . . das volckh . das der kolb . vnnd die Fürsten verfüeren . dasselbig wirdt von christo erledigt werden . das ander aber wirdt yn die ewig verdambnus . yren bracht . pump . reputation . vnnd gewalt der predig . ꝛc. gehen . Da wirdt nymmer Synagogen sein . noch hochschulen . Sondern gryßgrammen . heulen . vnnd pellen . ꝛc. finis.

Alles 1619 gedruckt; vgl. Theil I No. 311 und 313; doch bietet der Text im Einzelnen viele kleine und grössere Abweichungen, auch kleine und grössere Auslassungen. Vielfach sind die Lesarten dieser ältesten Handschrift besser als die des Druckes, doch kommt auch das Umgekehrte vor. Die Bibelworte sind in der Handschrift immer lateinisch gegeben, fehlen aber oft gänzlich, wo der Druck sie deutsch gibt. Die Anordnung ist insofern eine ganz andere, als die Handschrift die Incantatores an zweiter Stelle setzt und die Pseudodoctores an's Ende, während der Druck umgekehrt anordnet. Der Schluss des Sermo quintus in Incantatores ist im Drucke viel weitläufiger als in der Handschrift, welche am Ende noch 4 Folioseiten ohne andere Ueberschrift als die Bibelworte Marc. I Vers 23 bietet; es ist dies dasselbe was der Druck S. 25—28 als ersten Sermo in Pseudodoctores gibt. Der Sermo I in Pseudodoctores unserer Handschrift ist gleich S. 29—30 Zeile 11 von unten des Druckes, Sermo II in Pseudodoctores der Rest von Seite 30 und die Seite 31 des Druckes. Sermo III und IV stimmen in Druck und Handschrift überein. Kleine Lücken für Ungelesenes sind im Mscr. nicht selten.

Bemerkenswerth ist es, dass die Jahrzahl 1540 als Abfassungszeit im Texte der Handschrift mehrfach ebenso sich findet, wie im Drucke. Dagegen fehlt die Widmung „Doctor Botzen [boltzen

No. 95] zu Ruffach aus dem Opfer" in unserer Handschrift völlig (vgl. Paracelsusforschungen. Heft II S. 64 Anm.). Doch geben zwei Handschriften diesen Elsässischen Doctor ebenfalls. Ein Valentin Boltz von Ruffach hat 1539 sechs Komödien des Terenz deutsch herausgegeben, Tübingen, Ulrich Morhardt Anno M.D.XL. 4°, 153 Bll. — Vgl. No. 95 Bl. 153ff. und 164ff.; No. 106 Bl. 1—59; No. 108 S. 369ff.

Es folgt direct ohne Titelblatt:

Bl. 502a—512b **Liber . De religione perpetua . Theophrastus Paracels: ab Hohenheim.**

So vnns Gott nun beschaffen hat . vnnd darzu einem yeden sein gaab geben . Sich derselben zuerhalten auff erdten .|. vnnd aber dieselbig ist dermaßen beschaffen . Das wir dieselbige füeren sollen auff erdten seeligclich . vnnd nit vnseeligclich :|: dann da ist nichtz . das vnns Gott geben hat . es sey vnns dann gegeben . dasselbig seeligclich zugebrauchen .|. Dieweyl aber wir dz holtz geßen haben . da guts vnnd böß ynn geweßen ist . Auß dem wir gelehrndt vnd erfahren haben .|. So volget nun auß dem . dz wir dasselbig . So vnns Gott geben hatt . wol auch mit guttem gewißen vnseeligclich brauchen . zu guttem vnnd argem . Darumb so vnns der gewalt ist geben . vnnd auch das wissen .|. So werden wir ermahnt . dz wir yn khein weg dasselbig zu argem brauchen sollen . Nun allein zu gutten ꝛc . Vnnd wiewol das ist . dz Gott grosse wunderbarliche dinng erschaffen hatt . durch vnns menschen zu erfahren . yn vil weg . vnnd vnns großen gwalt geben . dieselbigen zugebrauchen . yn vyhlerley weyß . . . . . [504a] . . Das ist die wahr religion des gaysts . der da ist vom himmel ohn allen betrug . ohn allen beschyß . ohn allen fallsch . yn der religion ist die warheyt . vnnd die warhafftige verkhündigung . . .

[504b] Wie vnns Gott vnser gerechtigkhait fürbildet.

Allso . dieweyl vnns Gott erkhandt hat . In vnsern gebrechlichhayten .|. Anfängkhlich . das wir mit vihl kranckheyten beladen seindt . vnnd werden .|. Auch darbey yn götlicher fürsichttigkheit wol ermeßen .|. Das wir die selber ym gayst einer wahren religion . nit allzeit haben . Sondern [505a] dz die stundt komben wirdt . das sie vnns genomben werden . vnnd an yr statt komben . die nit mit zaychen . vnd mit dem hayll igen gayst reden . oder würckhen werden .|: darumb vil kranckher werden trostloß ligen . yn yhren krankheyten vnnd ellendt . demselbigen kranckhen zue guttem . ist nun ein warhafftige religion . von Gott erstanndten vnnd gemacht . das ist . die

Artzney . die Gott erschaffen hat . besonnder zusein . vnnd die Artzney auß der erdten besonnder . damit sie dem kranckhen künden helffen .|. Nun aber ist nöt . dieselbig wol zubeschreyben . dann es ist nit minder .. Sie ist die nechst nach der religion deß geysts . darumb gebürt sich dieselbig zusein auß Gott . vnnd auß einem rechten grundt . dann der böß vheindt ..... fellt auch yn die Artzney . das sie nit recht erfundten wirdt . yn yrer warheyt . sonder lügenhafftig . darumb ist not . dieweyl die Artzney ein theyl ist zu dem seeligen leben . der allso sein muß vndter dem volckh . Auff dz . So die von vnns genomben seindt . die mit dem wort mügen vnnd künden gesundt machen . dz ein anders an sein stadt sey . dasselbig zuuolbrinngen . so weyt der natur müglich ist . vnnd von Gott geordnet . vnnd gewalt gegeben .|.. So wissent das der Artzney souil soll vertraut werden vnnd glaubt .|. Betreffendt die gesundtheyt . dz yr müglich ist . ein yede natürliche kranckheyt zu benemben . vnnd zuhaylen . dann wo hat Gott ein zoren gehabt . vnd nit dagegen barmhertzigkeit . . . ist allmahl gegen einer yeden kranckheyt ein Artzney beschaffen . Dieselbig hin zu nemben . Dann Got begert nit das wir sterben . Sonder allein . dz wir bey dem leben bleyben . vnnd lanng leben . vnd ymselbigen leben . yber vnnsere sündt . rheu vnnd laydt tragen . das ist . dz wir vnns bekheren . darumb . So veracht der weyß Mann die Artzney nit ....So ist doch die wahr religion der Artzney . das sie am aller ersten wissen . vnnd orkhonnen . alle natur yn den gewäxen . wz zu einem yeden sey . vnnd so sye nun das wißßen . So wissen sie nun was die kranckheyten seindt . das ist wieuil yr seindt . vnnd allso artzney gegen der kranckhheit . Auß der artzney anzaygung gebrauchen . dann die kranckheyt deß leybs ynnwendtig zu erkhennen . mag nit sein . ohn die eüsserlich natürlich anzaygung . Dann wellicher artzet khan sagen . Das kalt wehe khomb auß der ahrt . oder ab dem endt :|. vnnd das warhafftig kheiner nit wayß . was allso der Canon ynnhelt . Ist ein gute mainung .|. vnnd allso wähnet mans . das aber nit für ein warhait zusagen ist . das ist aber wohl wahr . das man Artzney fündt . die da haylen das kaltwehe . die ander . ein anders kaltwehe . die dridt . dz viert kaltwehe . vnnd dz yn Jungen . dz ynn alten . das yn yhenem . das yn dem Landt . das ynn der zeyt . dz yn yhener zeit . der nun die Artzney erkhendt . yn was cräfften sie ist . derselbig erkhendt darnach wol . wz sye für crafft hat .|. Vnnd allso die artzney gegen derselbigen kranckheyt zugebrauchen . vnnd nicht dem nach gedennckhen . die kranckheyt khomb daher . [506a] vnnd ist allso oder allso . dann so seltzam seindt die Physische cörper . das sie leüchtlich nit mügen yn ein sollichen verstandt bracht werden .|. Ob schon ettwas da gespürt wirdt . das ym gleych sycht; So ist es doch an der natur vnd vrsprung nit allso . dann es widersagen die Theoric der Artzney . vnnd dienen nit zusamben .|. darumb so geht die wahr religion der Artzney ynn der gestalt . Das wir wißen sollen . was yn den dinngen der natur sey . vnnd wißen sollen den vndterschaydt . vnnd nemben aller kranckheyt war . vnnd auff das . kranckheyt vnnd artzney zusamben füegen . vnnd nit achten wz der vrsprung sey . oder handtlung ym anfanng .|. dann mügen wir wissen . Auß wem die Artzney yr crafft hab genomben . Alls allein auß dem gewalt gottes . darbey müeßen wirs bleyben laßen :|. Allso ym leyb . So der mensch kranckh wirdt . Khan man khein andere vrsach da anzaygen . Dann allso hats Gott geordtnet . Wer will nun seinen dinngen vnnd werckhen auff ein endt komben? Niemandts . Darumb ist die warhafft religion ym seligen leben .|. Allein das . das wir sollen wißen . die Namen der kranckheyt . vnnd die crafft der Artzney tugent . vnnd dagegen dem seinen das sein zufuegen .|. Dann ein Artzet hat an dem wie yetzt gemelt gnug zuschaffen . zulehrnen .|. Ob er schon wol die ander artzney verläßt .|. Ob sie gleich allso were . ꝛc.

Gott hat cräfft geben den stäinen . das sie mit wunderbarlicher ahrt vnnd natur begabt sein . dann Gott will yhn seinen werckhen wunderbarlich erkhandt sein . Nun seindt stain . für die . so dz gesycht verloren ist . widerbrinngen . So nun Gott den stäinen sollche crafft gegeben hat . was ist dann die vrsach darzu . nichtz anders . Alls sprech Gott . Ich hab den stäin die cräfft geben . die erblindten augen wider zubrinngen . Darumb du Artzet frag nit . wie die crafft ynn steinen sey . vnnd darein khomben . Frag auch nit wie der vmb sein gesycht sey komben .|. Allein füege die zwey zusamen, So geneüßt er . Allso hat er auch vndtern stäinen . wurtzen . kreütern . vnnd samen . ein crafft geben . die alle not ist die crafft zu erkhennen .|. zum gehör . zun zähnen . zu den ohren . zu allen andern kranckheyten . yedlichs ynnsonderheyt . Dasselbig soll der Artzet erfahren vnnd gelehrt sein . Dann ob er gleychwol vermaindt vil rhum zu haben . vnnd den vrsprung zuerkhennen . So wayß er doch nit . ob es allso ist . oder nit .|: Auch obs gleych allso würdt sein . So khan er doch die theoric der artzney nitt fenden . Dermaßßen wie seine vier humores ynnhalten . Darumb so ist deß Artztes höchste religion . die vndterschaydt der kranckheyt zu erkhennen . Ein yede yn seinen Specibus vnd seinen namen khünden verstehn .|. Alls dann die Archanen zu erfahren . gegen sollichen thayl . Das ist seeligclich gehandelt . vnnd nach dem grundt der rechten Artzney . wie sie Gott verordtnet hat . Dann wz gehts den stain an . wie dz aug blindt sey . Oder . wz gehts dz aug an . wie der stäin geferbt sey . kheines fragt dem andern nach . Warumb wolt denn der artzet den dinngen nachfragen . da die natur khein frag nach hat . die cräfft ist die . so alle kranckheit haylet . So nun die cräfft das ist . so alle kranckheyt haylet . was darff die Artzney dann vil vrsachen . vnnd vrsprung suchen . die Zustörung macht die kranckheyt . wz ists . das wir zu der störung vrsprung suchen vnnd wissen wz gehts die crafft ahn .|. Ist ein wunden yn Leyb gehauen . was gehets das Pflaster an . es habs ein Degen . Hellepardten oder ein Messer gethon .|. Ist ein gifft geßßen worden . wz gehets das gifft an . ob die Artzney braun oder schwartz sey . So sie nur ist auff yrer complex . dz zuerkhennen ist nit not . [507 a] die oder yhene vrsach zusuchen . humores oder Complex . Ein yedes wasser löscht feur . wz gehts das wasser ahn . wie das feür sey .|. Allein so baldt es zusamben kombt . so würckt das wasser . vnnd ligt ob . ꝛc.

Allso ist der grundt der wahren Artzney da . dz wir ya ymselbigen grundt wandlen mügen . vnnd yn demselben leben . Seeligclich . dieselben füeren vnnd brauchen gegen vnnserm nechsten . ohn vnserer seel schaden . ꝛc.

Vnnd yr Magos von Saba, vnnd die da yn derselben Religion wandlen . das yr sie cräfftigclich brauchen . vnd wahrhafftig . dann yr wissent . Das die Constellation . vnnd die zusamben geordtneten Influentz groß dinng . würckht auff erdten . Allso das yr mügent machen Gamahy für hauen vnd stechen . vnnd Gamahy zu erheben lieb . yn wem yr wöllet . Gamahy zu reychthumb . vnnd zu vihl andern dinngen . vnnd dz mit wunderbarlichen cräfften deß Fürmamentischen Lauffs ym Himmel . So euch nun solliche cräfft zuwissen ist geben . . . das yr dieselben nit zu vnnütz anlegt . dann dieße religion ist warhafftig . . . . wiewol sich vil yn dieße Religion müschen . vnnd solliches mit teüfflischen cräfften . . . Ihr Magi aber von

Saba, habt nye khein Maleficium vnd Sagam vnnd Incantament vndter euch gehabt . Sonder dieße religion auffrecht hindurch gefüeret . . . . Dann allso eröffnet Gott den seinen . seine haymbligkheit allwegen . denen . die da wandlen In seiner religion mit warheyt . vnnd auffrecht . mit Gott gelehrneten künssten.

Vnnd yr Caracteristen vnd Exorcisten . yr wüsst dz Gott große crafft hat geben . den kreütern . Mehr dann phisice vnnd Medice wißßen . vnnd yn erkhandt ist . . . So wüßßt yr auch mit wz grossen cräfften . die wörtter begabt seindt . Nitt auß cräfften deß teüffels . Sondern auß den cräfften gottes . . [508 a] . . treybt die teuffel auß . wie christus hat gelehrt . . . . So muß es doch alles yn der crafft Gottes geschehen . Dieselbig wirdt wunderbarlich erfundten . yn wörtern . vnnd Caracteren . vnd segen .|. Aber dieselben werden bey der schrifft wahrhafftig geredt vnnd gefuert . darumb nit allein dz es ein natürlicher weg sey . der sie außyag . Sonder mehr dann einer . Doch alles ym namen vnd crafft Gottes . . . . Darumb so füert den warhafften glauben . nit yn die kässtengeyster nitt yn die Superstition . Sonder yn warhafften grundt yn Gott . So widerstehet euch nichtz .|. vnnd yr treybt den wasserfluß hindter sich . Ihn dieser Religion.

Vnnd yr alle . die yr ewer religion füeren . weyßzusagen den leüten zukhünfftig dinng . verganngne vnd gegenwerttige . die da sehen yn weytte Landt . vnnd leßen verborgene brief . vnd verschloßßene büecher . Suchen yn der erdten . vnnd ynn Mauren . was vergraben ist . die auch groß weyßheyt vnnd künsst lehrnen . Gedennckhet . So yr die dinng alle wöllet brauchen . das yr die Religion der Cabalen an euch nembet . vnnd yn derselben wandlent . dann Cabalia ist gesetzt auff den grundt . Bittent . So werdt yr gewehrt . Klopfft ahn . So werdt yr erhört . vnnd euch wirdt auffgethon . vnnd das thun fleüßt herauß . das . so yr begert ynn das tieffest der erdten zusehen . Inn die höhe der Himmel . yn den dridten Himmel . Ir erlanngt mehr dann die weyßheyt Salomonis ist . Ir wert mehr gemainschafft mit Gott haben . dann Moses vnnd Aaron . . . [509 a] . . Aber Ihr die yr doch wissen . Im natürlichen lauff zuwandlen . auß crafft der natur . vnd anzaygung derselbigen . Gedenckhet auch . das yr die Religion der natur warhafftig vnnd gerecht füeren . dann es ist nit minder . die Physionomj gibt dem menschen zuerkhennen . was sein ahrt vnnd aigenschafft ist, Dann nichtz ist so heymlich ym menschen das sich nit offenbart mit außwendigen Zaychen . . . . Bedarff einer grossen erfahrenheyt .

weyßheyt vnd verstandts .|. die Fürmament mag ergründt werden . durch vnns genugsam . wiewol es auß der natur ist . So bedarff einer yn dieser Religion wol . dz er nit ohn den Cabalischen grundt anthrett . Darynnen yr Astronomisten auch wandlen sollen .|. Ob yr auch gleych etlicher aspecten centrum wissent . So ist doch der Himmel nit Im ganntzen grundt da . dann wer ist der yn die tieffe deß centrum sehen khan . In dem die natür ligt . darumb dieselben dinng grundtlich ligen am liecht der natur zu erfahren .|. eygendtlich wissens bedarff . der Chyromantia . Astronomia . wie die seindt . vnnd auch der Anatomey der kreüter . der paumen . von wegen der menschen kranckheyt zu erfahren . oder concordirung . Auß dem grundt der Cabalia herfließ . . . [510] Juristerey . . . . Rhetorica . . . [511] . . aber so ein religion auß dem rechten weg kombt . so fellts selb ynn die tödtlich weyßheyt . vnnd so sye mäynen .|. Sye seindt am bessten vnnd subtilesten . So seindts die grössten Narren . dann nit vnnser weyßheit soll gebraucht werden . Sonder die götlich . . . nit ynser Inuentiones sollen fürgehn . Sonder die göttlichen . . . . Musica . Ist ein Artzney denen . die da mit Melancolia . vnnd Fantasey beladen seindt . . . darzu auch so vertreybt Musica die gayst der Hexen . der Vnholden; der Zauberey . vnnd deren . die sich vom menschen wollen sönderen . yn die hexischen Ort . deßgleychen nymbt hin die Musica . den gayst . auß dem die tauffer . vnnd dergleychen secten der Melancoley . auß entstehen . die da vermäinen . sie sehen den himmel offenn . vnnd Gott darynnen .|: Das seindt alles kranckheyten deß hyrns . vnnd der vernunfft . vnnd wie yn einem gartten kreuter wachßen . die selben vertreyben kranckhheyten, die ynen füeglich seindt .|. Allso [512a] ist die Musica ein gartten sollcher Fantasey vnd zerrütten hyrns vnnd synnen . . . . . Darumb . So soll yn vil künssten nachgelaßen [-lesen 90] werden . Alls der Alchimey . vnnd wz dergleychen belusstiget . Auff dz annderst ym nit genomben werdt .|. vnnd wiewol der thon der saydten mit dem gryff hinweg gehet . vnnd der gewyn der Alchimey mit den kholen vergehet . Jedoch So seindt nit alle künst beschaffen . vernembdt reychtumb . Sonder zu erfreuung deß gemüets . yn gestalt einer Artzney . Dann da ist nit allein ein Artzney . die man yßet vnd trinckht . oder yberlegt . dieße aber auch die freuliche hertzen macht . . . . Allso seindt die seeligen . yn dem seeligen leben . von Gott hoch begabt . so sie die seindt . die da khein religion falsch brauchen . Sonder yn yrem rechten grundt . wie sie von Gott geordtnet ist . vnnd dasselbig alles yhn forcht gegen Gott enden . vnnd vollbrinngen . nach seiner lehr vnnd gebott . dann dieweyl wir Gott rechnung geben müessen . vmb ein yedes vergeblichs wort . wie schwer wirdt da die rechnung sein . der religion . yhn denen vihl andere worter sein . Dann vergebene wörtter . dieweyl vnnd yr wissen . das vnnser reych nit von dieser erdten ist . vnnd hye auff erdten nichtz mehr brauchen . denn speyß vnnd khlaydtung . Dieweyl wir nichtz hierynnen abweg brinngen . Sollen wir auch billich nichtz mehr zusamben legen . Dann dasselbige . vnnd vnns reych machen . ynn den werckhen . vnd tugendten . die vnns werden nachuolgen . [512b] Inn yhener welt . Ob wir gleych aller könig vnnd Fürsten huldt haben . vnnd hoch bey yn angesehen .|. So der Oberst könig nit will . wz seindt alle Künig auff erdten . darumb nit dem menschen wol gefallen . Nit Irrdisch reych sein . Sonder himblisch reych sein . vnnd nit Irrdisch gelert sein . Sonder von Gott gelehrt sein . vnnd alle religion brauchen . das vnns dieselben mit freuden nachuolgen . In den ewigen leyb . ab dieser erdten . ynn dz ewig leben . Auf das wir mit vnserer Religion . vor Gott dem Allmechtigen freulich mügen erstohn . ganntz vnuerschrockhen . Dann vnnsere gaaben . die vnns Gott geben hat . werden vnns nachuolgen . yn den himmel . vnnd die werckh . so wir außerhalb der gaben gottes . gethon haben . werden vnns nachuolgen . yn die ewig verdambnus .|. Dann merckhet . Bey dem höchsten wird ein yeder examiniert werden . ꝛc. Finis.

Ein dürftiger Auszug aus dieser Abhandlung ist uns schon im Görlitzer Codex (No. 83 S. 279 ff.) begegnet und wird uns noch weiter vorkommen vgl. No. 101 Bl. 131 und No. 107 Bl. 59. Ausführlich wie hier findet sich der Text im Heidelberger Codex Palatinus 476 (No. 90 Bl. 80a). Genannt wird die Schrift auch in den Neuburger und Osseger Verzeichnissen, siehe Einleitung S. 11 und 32/33.

Bl. 513 unbeschrieben, Bl. 514 ein Titelblatt:

Lib: De ordinarj dominj . philip: Theoph: ab Hohenheim.

Bl. 515a—522a der Text:

De ordinarj dominj . philipus Theophrastus ab Hohenheim.

Gott hat vnns gaben geben . auff erdten . vnnd cräfft derselbigen . die ein yedlicher gebrauchen mag vnnd soll . Nicht ym selber . Sonder den andern . Alls sich selbst :|. Darumb ist sich wol zu bedenckhen . wie ein yegliche gaab zugebrauchen sey . gegen dem nechsten . damit auff das das gebott gottes . volkomben erfühlt werde .|. wiewol der Sathan dieße liebe deß nechsten gar häfftig vnnd vil verhindert hatt . vnnd auff den aigen nutz zeucht vnnd treybet . yedoch mag er nichtz erhallten . So wir annderst gehn vnnd wanndlen ym weg vnnd willen gottes vnns befleyſßen denselbigen zu erfüllen . Wo aber nicht .|. Allsbaldt nun ein cleiner finnger wannckhet . von vnns . abzuziehen . so tringt der Sathan mit hauffen lysst herein .|. Allso das wir zu gottes handt nymmermehr khomben . Allso wirdt der gemaine nutz zerstört . vnnd zerthrinett ahn reychthumb . hoffart . lästerung . spilen . vnnd huren . ꝛc. vnd allso thut ein yedlicher yn dem seinen . was ym gelüsst . vnd wie es ym gefellt . dahin richt ers .|. Damit aber nun sollehes reych . vnnd aygen nutz in uita beata nit eintringen möge . volgt allso ein ordtnung der gaaben eines yegclichen gegen dem nechsten . . . . . . [520a] Weiter ausserhalb der vier Monarchia . Ist noch ein nahrung von Gott beschaffen . dieselbigen sein mit den vier Monarchien nit fürgenomben worden . vnnd dz seindt die voglen . vyschen . vnnd wilde thyer . yagen . . . . [520b] vnnd weder Sonn noch Mon . seindt vnns günstig . vnnd kheins dem anderen . Das vych auff der gassen hasset vnns . Dann deß teuffels regiment ist nichtz anders.

Ausserhalben dieser Monarchien . Seindt ettlich rotten mit eingewurtzelt . Die ausserhalb der vier yr besondere nahrung haben . Aber ym weg der vnseeligkeit . Alls die khauffleut, tuchleut . zynnßmacher . geltleyher . fürkäuffer . grympler . Merzler vnnd dergleychen vil andere mehr . . . . warumb behalt yr sie vndter euch . So yr mainet sie seyen mit euch . So seindt sie mit yn selbst . vnnd achten weder gottes noch seins reychs . Sie besytzen den Obristen stuhl . vnnd den Obristen sytz am tisch . vnnd werden vor aller welt herr gehayſßen.

[Diese beiden letzten Abschnitte hat das Görlitzer Mscr. (No. 83 S. 360ff.) in umgekehrter Reihenfolge und schliesst mit „des Teuffels Regiment ist nit anders“ die Abhandlung. Mir scheint, dass Görlitz das Ursprüngliche bietet und dass Leiden oder seine Vorlage diese Verstellung vorgenommen hat, um den hier noch folgenden Abschnitt über die Kaufleute, der wohl eigentlich nicht dazu gehörte, besser anfügen zu können. Im Uebrigen stimmt Leiden mit Görlitz ziemlich überein, wenn auch die Abweichungen im Einzelnen zahlreich sind. Görlitz zeigt einigemal, dass es in der Lesung seiner Vorlage nicht ganz sicher war, wo Leiden ruhig darüber hinweg schreibt; einmal gibt Görlitz (S. 367) sogar in Klammer ein Facsimile der schwer zu enträthselnden Schriftzüge, die es mit „die letzte Minute“ gelesen hat, was auch Leiden bietet. So scheint Görlitz denn dem Original, das es excerpirt hat, näher zu stehen als Leiden, welches Bl. 521a—522a noch Folgendes anfügt, was Görlitz ganz fehlt:]

Von den khauffleuten ist zuwissen . So einer einem vheindt ist . wie kündt er yn ein vnbrüderlichern standt vnnd wesen komben . Darynnen doch noch souil wittiben vnnd wayßen sein .|: Nach dem dann der vheindt ist . Allso böße stückh seindt yn ynen . vnnd ist yn khein schalckheit zu groß . khein lügen zuuil vnnd alle die so sich mit ynen nehren . Sich sollichen pflegen zugebrauchen . Sie hayssens ein beschyß . ein geschickhlichheyt . dz betriegen ein wolthun . Schaweut . wie khan doch auff den nechsten menschen ein grösserer betrug sein . Denn der von khauffleuten all yr Leben ist teüffellisch . vnnd ist khein khauff . Sie verfürn reych vnnd arm darmit .|. Stehlen mit lüssten vnnd hoflichem betrüegen . Fürsten vnnd herren . Landt vnnd Leut . verfüern alle ständt . vnnd sollen sein die bössten . vnnd seindt den Fürsten die allerliebsten . vnd die nechsten an den seydten . vnnd haben am mayssten auffsehen .|. Item . Sie vermyschen sich vndtern Adel . damit sie nur gewaltig betriegen mügen . vnnd ist nit genug . das sie allein buben seindt .|. Sie müeßßen mit sambt ynen buben sein . die Fürsten . Wo ist doch einer fromb? . . . . . es ist alles betrug . vnnd ein teuffellisch leben . Seindt sie pfeffer krämer . vnnd handlen mit gewürtz .|. Zu wz ist es gutt . . . : Lebt nit der paur ym ruben ackher so wol alls einer der gewürtz yßßet? .|: darauff sag ich . Das alle khauffleut . die mit gewurtz handtieren . zu einem schleckh ynn die khelen; voller teufel .|. vnnd seine diener seindt . . . . Daruon werden grümpler . khauffer . vnnd verkhauffer . Lieger vnnd betrieger . wo sye hinkhomben . damit nur sye reych werden . da khomben nur fallsch krämer her . Fallscherey mitt dem gewürtz . vnnd aller betrug . Wane allein der Betrug nit wer von kaufleuten ynns Landt komben . So würden etlich schelmen nit sein . Gewolb herren . ettliche Khauffherren . . . . von wannen kombt ynen yr gut her . Anderst nit . dann dz sie nit liegen vnnd triegen . vnd vnbillichen abnemben gewohnnen haben :|:

Darnach seindt die kauffmannsknecht . Factor . Buchhalter .

Nun schaw wz sye für leut seindt . das bösst muß da sein . Sie künden nit gnug darfür fressen vnnd sauffen . vnnd alle frembdten frawen vnnd Jungkhfrauen . Schänden vnd zu huren machen . . . . das alles kombt von müessig gehendten leüten . . . Sie haben allen gewalt yn stetten vnnd Ländern . vnd habens darzu gebracht . wellicher nicht gut hat . der hatt auch khein ehr . . . Sein sie khauffleut mit dem tuch . So seindts die grofßen schälckh . mit liegen vnnd triegen . Dann möchten sie dem Armen Mann ein tuch auß roßharen . für Lündisch oder Scharlach geben . es geschech . . . . .

Demnach . So komben die khauffleut mit der seyden . warzu ist nun die seyden gut . Zu nichtz anders . dann dz durch sye alle hoffart auffkombt, vnnd alle hurn arbeit . Neehen . stryckhen . vnnd kombt darzue . dz die fromben frauen [522a] vnnd Jungkhfrauen . wie die Hurn herein gehen . Allso . dz die hurn . vnnd fromben . nicht auß einander zu erkhennen seindt .|. vnnd seindt sie fromb . so ist es doch nit yr will . dz weyßt yhr gebehrt auß . Auß diesen sünden komben alle dieb . vnnd andere . Alls die Sophoyer . vnnd Schotten . vnd andere samat krämer . die auch nit weniger lugen treyben . alls die tucher . Ist dann dz ein göttliches leben vnnd ein Euangelisches . so ist es doch vmbgekherdt . darzu haben es die pfaffen vnnd Münch bracht . haben ym zu yrem thun geholffen . vnd gestattet .|. Allso es nembt ein pfaff ein Jar . ein par pfenning . vnnd vergibt ym alles . was er dz ganntz Jar gestohlen vnd betrogen hatt . Ist das fromb vnnd gerecht . vnnd ein billichs vergeben . So sey die stundt verflucht . darynnen ich geboren bin . zu einem menschen . vnnd nit zu einem hundt . der doch seeligclicher lebt . ꝛc. Finis.

Dies Schriftstück findet sich auch anderwärts im Anhang an „De ordine doni" (No. 102 und No. 108), es wird uns aber auch einmal für sich allein begegnen, s. No. 98 Bl. 49—51. Sollte es vielleicht ein Rest des verloren gegangenen vollständigen Textes von „De ordine doni" sein? Ich glaube es nicht.

Bl. 523 Titelblatt:

De thoro Legitimo . D. Philipp: Theoph: ab Hohenheim . ꝛc.

Bl. 524a—566b der Text:

De thoro Legitimo . D: Philipp: Theo: ab Hohenheim . ꝛc. Si licet homini dimittere Vxorem suam quacunque ex causa . Matth. 19 Auß dem text ist zuuerstehn . das ym alten testament . die Jüden vnnd yres gleychen . vil ursachen halben .

die Ehee geschayden haben .|. Souil zuuerstehen . So baldt ein vnlust da gewesen sey . So haben sye geschayden . vnd andere genomben . ein yedlicher nach seinem synn . vnnd nach seiner weyß . was vnnd wie yn gelust hatt . der frauen . gleych alls der magt . vrlaub geben . Oder die frau dem Mann . vnnd dergleychen .|. Von dieser schaydtung . ob sye billich sey . haben sie christum gefragt . Der antwort allso :|:
Non legistis . Quia qui fecit hominem ab initio . Masculum et foeminam fecit eos . Das ist souil geredt . Alls wollt christus sprechen .|. Nun habt yr doch weder Mann noch weyb gemacht (. sonder allein Gott .) wz nembet yr euch dann dessen an . Das yr die ehee schayden? vnnd sie ist nit ewer; Sye ist deß . der sie von anfanng gemacht hat . vnnd wz euch derselbig gehayſßen hatt . vnnd gebotten . yn der ehee . daßselbig das thundt .|: . . . . [Vers 3—12 erklärt] . .

[Bl. 529a] Math. 22 . Moyses dixit . Si quis mortuus fuerit . non habens filium [Vers 24—30].

[530a] Marcj .10. Si licet uiro uxorem dimittere. [Uebereinstimmung und Unterschied zwischen Matth. und Marcus.]

[Bl. 530a] Lucae .16. Omnes qui dimittit uxorem suam et alteram ducit moechatur.

[Bl. 530b] Joann. 8. Adducunt autem scribae et pharisei mulierem in adulterio deprehensam. [Vers 3—11].

[Bl. 532b] Math. 5. Non moechaberis ego autem dico uobis . Quia omnis qui uiderit mulierem. [Vers 27. 28. 31. 32.]

[Bl. 533a] Paulus .j. Ad Corinth: 7 . Bonum est hominj . uxorem non tangere . [Das ganze Kapitel].

[Bl. 540b] 1. Corinth: 6. Nescitis quam corpora uestra membra sunt christj. [Vers 15].

[Bl. 541b] 1. Corinth: 13. Caput autem mulieris. uir. [Vers 3—9].

[Bl. 542b] Ad Ephes: 5 Formicatio autem et omnis immunditia aut auaritia nec nominetur in uobis. [Vers 3—5, 25—31].

[Bl. 543a] 1. ad Timoth: 3. Si quis episcopatum desijderat bonum opus desyderat . . . [Vers 1, 2, 11. Kap. 5, Vers 14].

[Bl. 544a] 1. petri .3. Similiter et mulieres subditae sint uiris suis. [Vers 1—5].

[Bl. 544b] Außlegung . was die Ehee betryfft begryffen ym allten testament.
Genesis .1. Laſßt vnns menschen machen . ein bildt dz vnns gleych sey . . . . .
Genes: 2. Es ist nit gut . dz der mensch allein sey . . . . die

aber zu dem Apostelampt . zu propheten . zu den gegenwertigen nötten berufft seindt . derffen kheins gehülffens . kheins andern denn deß heylligen Geysts . Nemblich christj . . .
Genes: 3. Vnnd die Schlanng war lüstiger denn alle thyer . . . .
Genes: 6. Dann es gerheuet mich . dz ich sie gemacht hab . . .
Numerj .30. Wenn yemandt dem Herren ein glübdt thut . . . .
Deuteronom: 5. Du solt dein Ehee nit prechen . . . .

[Bl. 551b] . . . Nun mag der teuffel khein grössere freudt haben . dann das er die glider christj zu huren leg . vnnd euch ewer weyber . töchter ꝛc. zu huren mache . vnnd weyßt die hurer zue . das sie euch lieblich vnd angenemb seindt . mit süeßen wortten . reden gesprech . gut vnnd gelt . dann sye haben den seckhel . vnnd haben das groſſe Ampt . das verreycht yn der fürst dieser welt . vnnd nit Gott . Allso hat der Sathan gewohnnen das Imperium . was sollichen leuten gebotten . Das muß gehallten werden .|: Allso regiert der teuffel mit seiner Obrigkheit . die auß Iren hüerischen werckhen zuerkhennen seindt . Dz seindt yre frücht .|.

[Bl. 552a] Von der ehee ordnung vnd aigenschafft .|:
Die ehee ist ein Sacrament . vnnd billich . dann Sacramentum an dem ortt . Ist vom Latein Sacramens . genomben d. i. Ein heyllig werckh d. i. das soll mit heylligem hertzen geschehn . vndter dem gebott gottes . Nit der menschen . dann hye entspryngt auß Gott . . . . die Obrigkeit auß natürlichem verstanndt . sich drein gemyschet . . . . Ob nun etliche schwermer billich [al. solliche] vrsachon anzaygen . Allß mit der zahl der weyber . was gehts vnns an . . . . Allsdann ein par Schwermer . von der ehe geschryben haben . Moysen . Kayser . Bapst . vnnd sich selber herein gezogen .|. dem Bapst seinen dreckh außkheret . vnnd ein andern dreckh an die stadt gesetzt . vnd erdychtet . warumb Gott geboren sey . wz er von vnns haben will . Im neuen testament :|:

[Bl. 552b] Warumb die ehee beschaffen sey . von Gott selbs . Nitt vom Mennschen.
. . . Nitt zusamben khombung . ohn verfüegung gottes . . . . vnnd hats allso frey yn den grundt hertzlicher Lieb gesetzt . Wer setzt die hertzen zusamben . alls Gott . . . In christo erfüllen wir das gesätz seines Vatters . . . Sollches alles ist bey den christen durch christum auffgehebt . das weder Vatter noch Mutter . die ehee zuuerbieten hat . yren kindern . noch leybaignen . noch yemandts . . . . Aber hiemit will ich nit fürdern

die yppige eheen, so auß falschem hertzen zugehn . Alls von guts wegen ....

[Bl. 553a] Warumb die ehee durch Gott gebotten sey.

.... Im Paulo stehet . zuuermeyden hurerey ... volget . dz der eheebruch straffmäßig ist zum todt ... da wirdt dz höchst gut deß Manns . oder Vatter vnnd Mutter gestohlen ... die ehee soll stehn ym freyen willen . Ist einer . oder eine keusch . Sollens nit gebunden werden ... So zwey zusamben khomben . vnd eins dz ander verfellt . wie es geschicht . So mags noch nit hurerey gehayßen werden . Sie zwey halten dann sich selber fur Huren vnnd buben .... So gibt das werckh den anfanng der ehee . Soll man nun da nit bünden . sonder schayden . eins vom andern . Ist wider Gott ... darumb yr gewaltigen seyt rheyn . straffet . verhennget nit offne Hurenhäuser .....

[Bl. 554a] Von zusamben khomben der eheeleut.

Hynzunemben hurerey . Muß die zusambenkunfft geschehen nach lusst vnnd begyrdt der personen . bayder maydlen vnd knaben . dann so ein thayl dem andern nicht gefallen . vnnd haben einander genomben . gibt hurerey . darumb stehn sie baydė ym freyen lusst . das yr selbst aigene liebe sye zusamben füere . vnnd vermähle . Darumb . wo außer dieser liebe . gut gesucht . vnd angesehen wirdt . So stehesstu mit den werckhen zu einer anderen . Nit zu deinem weybe . Ist wider Gottes zusambenfüegung .... So nun zwey bey ynen selbst dz vrthayl fennden . einander die ehee vnbrüchlich zulayssten . So volget darauff das gelübde . durch werckh . oder mundt . oder kuß . So zwey einander mit hertzen faßen . Womit sie das eusserlich bestehten . Ist für Gott cräfftig ... die ehee will Gott frey haben . nach einš yedlichen hertzens außweyßung . darzue soll man helffen . vnd zwyngen . bünden wo das gebunden wirdt . Ist ym Hymmel vnd erdten gebundten .|. Nun ist gelübt vnnd ein ehee . auß crafft dießer zweyer hertzen .|. Aber die schwermer setzen Nayn . vnnd ziehen vyl herein . Alls Vatter vnnd Mutter ehren . soll sein . souil . Alls ein kindt soll nit heyraten . ohn willen vnnd wißen Vatter vnnd Mutter .|. Aber merckh . Vatter vnnd Mutter seindt offt langsamb zum außgeben der kinder . dem bryßt gelt . denn rheuet das gelt . ohn gelt wills nyemants . Allso sollens wartten auff glückh . vnnd khünfftiger zeytt . Sagt nur yr schwermer . Was geschrifft habt yr . von dießem wartten vnnd erhalten ... Sehent Vatter vnnd Mutter ahn; vnnd nit die crafft göttlicher zusambenfuegung . vnnd yr sehent . dz Vatter vnd Mutter auff hoffart nur handlen . vnnd yr schwermer vnd rottengeyster sagent . es sey schön vnd hüpsch . O yr Laster lehrner .... So es haymlich geschicht .. .. sehe ein obrigkheyt yhn allen dinngen . auff zusamben treybung . yn sollchen händlen ...

[Bl. 555a] Was zusamben khomben mag . oder der ehee gemeß sey . oder nit.

Ein yedlicher erwachßener knab; Item tochter .|. Seindt der ehee gemeß . wa sie yr hertz hin lenndet .... wz aber sein Jar nit hat . macht khein ehee . dann die liebe muß einen verstanndt haben .... Item es begeb sich ein glübdtnus der Jungkhfrauschafft verschweren . Solche glübdtnus seindt da nit lennger gebunden . dann so lanng das hertz verwilliget ... darumb ist Vater vnnd Mutter gebot vnnd verbott . so wol ärgerlich . als der Clöster gebott ... dann so das Hertz bryndt ... Sonst hatt sollche not khein gesätz . Allso ist auch vnmüglich . zwen vngleyche thayl zusamb erlauben . Alls vnfruchtbar . zu fruchtbar . Es sey Weyb oder Mann ..... wz aber yn dz groſße Alter kombt . zu den .70. oder .80. Jaren .|. vnnd .60. fürwahr es ist ein yammer ehee . vnnd ellendt . Püeßt sich auch selbst . Allso ist auch nit eheegemäßig . das ein Junnger ein alte nembt . oder mit vnzymblichen Jaren . das ist nun ein halbe ehee ... Allso seindt auch nit eheegemäß . So von natur eheelicher werckh beraubt . vnnd vnordtnung darynnen haben . Alls yn der Artzney beschryben .... allso auch die . So von mennschen verschnidten seindt . Item . den Jungfrauen . So nach der welschen ahrt . vnfruchtbar gemacht werden ... Allso ist auch diesen verbotten die ehee . So Apostell seindt ... Darumb ausserthalb deren drey Eunuchi . Wer nemben mag . Qui potest capere capiat.

[Bl. 556a] Von der schaydung der ehee.

Der die ehe zusamben füegt . der hat sye zuschayden . Sonnst nyemandts . vnd das durch den todt ... das gebot laut den eheebruch zu tödten ... dieweyl aber wir christen seindt . vnnd mitt barmhertzigkeit handlen sollen ... Allso mag khein kranckheyt die ehee schayden . Dann die ehee ist die höchst liebe . ... alls so ein Mann ynn krieg liefe ... khemb nymmer . So soll die frau khein Mann nemben ... Allso laufft die frau hin yn eheebruch . dieweyl sie lebet . ist dir die ehee verbotten ... die frau laß yr nit anderst sein . alls wer yr Mann ein pethryß . vnnd musst yn doch haben ... Paulus besteht die ehee allso . . aber die schwermer setzen sich yber yren Mayster . . . .

[Bl. 557 a] Von brechen der Ehee.

. . . Vatter vnnd Mutter verlaßen . . . auch yr gebott zu verlaßen . vnd anhanngen dem gebott Gottes . . . der da nit zusamben hülfft . der ist ein eheebrecher . er hindert den willen gottes . . . Allso seindt auch eheebruch . die gebott für die glübdt der Jungkhfrauschafft . . . . die ehee muß sein . haymlich oder offentlich . wer dawider ist . brycht die ehee . . . das ist auch ein eheebruch . vntreu sein yn der ehee . mit der nahrung . ybelhaltung . verschmächung . bellen . widerwillen . In summa teuflisch wesen füeren . Sollches begibt sich fürwahr nitt . wo die hertzen zuesamen heyraten . . . ein yede ehee . da eins dem andern nit thut alls ym selbst . Ist eheebrecherey . . . So aber einer yr Mann genomben würde . gefanngen . erschlagen . So nun diesem Mann vnbillich geschicht . So wirdt dieser eheebruch am Jüngsten tag schreyen . . . .

[Bl. 558 b] Wie weyt sich die ehee streckhet . yn der freundtschafft . glaubig vnd vnglaubig . Nahent oder fehrn.

. . . christus hat khein neuerung gemacht, noch die Apostel . . . dieweyl ein fleysch ist . Ist auch billich ein glaub . . . vnglaubig nit verworffen . . . die kynder yn den christen glauben schlahen sollen . . . der Zahl halber . vil oder wenig weyber . dauon haben wir nichtz . alls zwey sollen yn einem fleysch sein . . . . so der weyber mehr weren . denn Mann . damit hurerey vermitten würdt . möcht die zal zerprochen werden.

[Bl. 559 a] Beschlußredt.

Wie wol groß von nötten were . denen so nur ynen vnnd andern geschwystern zu eylen . mehrern vndterricht zugeben . Will ich hiemit entschuldiget haben . Ein yeder gehe seinem willen nach . nit meinem . . . Nit das man mir nachvolg . sondern der schrifft . die von den schwermern schwer gefälscht ist . vnd yn ein leüchtferttigkheyt gezogen . . . es stehe bey Gott . Ir oder mein schreyben . Nun yhr rechten eheeleut . bleybent yn der ordtnung gottes . Gedenckht an khein heyratgut . morgen gaab . steur . . . Steht euch ellendt zue . tragendts gedultig . Sehent an die Marterer . . . yr werdent nit weniger für seinem angesycht . alls die lieben haylligen . Secht an ewer hertz . Nit der älltern gut . . . Lebet yr vndter einander nach dem willen gottes . wie es euch gehet . So stehts yn der handt Gottes . Ist ein anderer reycher yn seiner ehee . hat mehr glückh ꝛc . Laß yms . Es ist ein anfanng seines greynens . Es stehet yn der schrifft . Es werden fallsch Apostell . so vnnd so komben . die nit Gottes wort . sondern die natur yn yhrer vernunfft ansehen . die ehee wildt verwyrren . yr werdent yn nit nemben . sye seindt so geurthaylt . Aber volgt yn nitt . Sie haben gnedige herren . Fürsten . Stätt . vnnd Landt .|. Christus . Paulus . hettens nitt . Auff sollche gnedige gnadt seindt sie Apostell . wo ist da die gemainschafft mit christo . das gemäine pöffel die göttlichen weg nit hallten . Ist geweßen edel vnnd vnedel . seindt yre gesellen . Khere sie Gott zum rechten weg . ꝛc.

[Bl. 559b] **Sermo . Von der ehee Gesetz auff dz wort Gottes.**

Qui potest capere capiat.

Demnach ich . hab ettliche mal von der [al. von der ehe] Sermon geben . Auß welchen yr ein vngnugsamben grundt zu haben vermäindt ;|. will ich euch hierynn vnderrichten . wie geuährlich der eheestandt denen sey . so yn den Apostolat geyst verfaßßet vnd berüfft . Darumb nit ein yeder yn die ehee verordnet . Sonder ein yeder bleyb yn seinem Ampt . stanndt vnnd arbeyt . darein er verordnet . Mach sich nit mehr . schayd auch nit dauon .|: wz dir darynnen wider werttigs zusteht . verordnet dir gott .|. So du darynnen nit ohn sündt sein khannst . oder magst . Alls yn dem eheestandt . so nembt dir gott dz hin . Allein bleyb In deiner ordnung . Allso auch zuuerstehn : Wann du ein Jungkhfrau zu sein verordnet . ꝛc. Darumb will Gott vnns yn vil weg haben . Ainen mit dem geyst deß Euangeliums . Ainen yn geyst der arbeyt . . . das yr aber mäinet . es sey khein vnderschaydt . Ein yedlicher mög ein eheeweyb haben . das wider sprich ich euch . . . dann der geyst der lehrer . vnnd deß weybs . vergleichen sich nit . Item der geyst contemplationis vnd die ehee mügen auch nit bey einander stehen . . . der eheestandt ist ein herrlicher standt . der aber vmb des namens christi willen . weyb . . . verläßt . . . ist nun ein mehrer stanndt . alls der erst . . . . darumb ist der eheelich stanndt der wenigest . vndter den ständten der seeligen . Demnach ist der stanndt der Apostell . . . höcher ist khein stanndt nit darumb der erst standt allein ist eheelich . die andern zwen nit . . . zwen geyst auff dem weg der seeligkheit . der eusserlich . vnnd der ynner . der eheelich geyst ist eusserlich . . . Gott will nit zwey yoch haben . . . Seelig ist der [Ehe-]mann . Seelig der Jünger yhn seinem standt . Seelig der Apostell yn seim standt . Ein yeder bleyb ein felß yn seinem wesen . . . .

der kheusch sein will . der sey keusch . der sprech nit . Ich bin blut vnnd fleysch . der sollches sagt . der soll ein eheeman sein . . . Besser ists . es sey yn fünfftzig meylen nur ein Apostell . der beruffen sey von Gott . Als dz yr yn fünfftzig meylen . solt haben .500. Münch . vnnd funff hundert priester . die da sagen . Sie seindt fleysch vnnd blut . damit yr Sodomische vnlautterkheyt zu beschönen . . . So yr ein gerechten hon . Inn fünfftzig meylen . ist gnug . Ich sorg yn hundert meylen .|. wolt Gott es wer einer .|. Aber es ist yetz khein wöer [al. weiler], khein dorff . khein alb . Es seindt apostell darynnen . Ach Gott der falschen Apostell .|: Gedenckhet liebe freundt . das christus nur zwelff Apostell gehabt hat . vnnd damit die ganntz welt versorgt . . . O du zerthaylts reych . wann würsstu gar zerstört werden .|. darumb lieben freundt Lehrnet die rechten wol erkhennen . wellche die kranckhen gesundt . die Aussetzigen rheinigen . das ist aber weytt fehl; von ewern Aposteln;|. Vor denen vnns behüet der ewige Gott Amen.

[Bl. 561 b] **Sermon . Von der ehee der priester . gesetzt auff dz wort . ym . Euangelio . Matth. .19.**

Si ita est causa hominis cum Vxore . Die ehee mag nyemandt verbotten werden . ist yederman frey;|. Außgenomben wie oben erzehlt . So nun einer ym ein vnmüglichs aufflädet . dz er am letzsten nit tragen mag . Allsdann mag er allemahl . yn die ehee gehn . dann besser ein seeliger eheeman . dann ein falscher Apostell . oder beüchtiger . Besser die Apostelkhlayder hingelegt . vnnd ein schauffel yn die handt . vnnd ein Axt . Aber wie dem allem . so schaw er doch auff . dz er ym khein gewyssne ym hertzen mache . d. i. nit bößer werde . Dann alle yppigkheit soll vom bößern zum bessern gehn . Bisstu ym standt deß ynnern geysts . Schau . das du nit leüchtferttig . von ym abziehest . Nit von wegen freyes leben . vnnd lautterkheit [al. Unlauterkeit] halben .. Sonder mit erschrockhnem hertzen . thryth erauß . der besserung zu . mit gerechtem grundt . Dann leichtferttigkheyt ist dir schwer zu verantwortten :|. in die judicij . . . . allzeyt ym willen gottes . vnnd seinem wort . . . Der Apostel kheiner ist gewychen auß yrem ynnern stanndt darumb ich besorge . vndter euch keuschen . yr macht euch selber ein gaylhayt . auß bösem fürnemben . darumb ewer geyst nichtz wayß . vnnd ewer gewißne verstehts wohl . . . Es ist noch bißher wenig frücht vnnd gar kheine . von ewern kindern entsprungen . Gott will nit von einem yeden kinder haben .|. Sye haben ym von den Aposteln nit gefallen . die besser geweßen alls yr . vil weniger von euch.

Die ehee ist yedermann erlaubdt . Aber siehe [= sie] . vnnd Apostell . oder beüchtiger ampt . gehören nit zusamben .... ein Bischoff ist ein weltlich Mann vnnd ein weltlich ampt . so er ein weyb hatt . So er aber khein weyb hatt . so ist er ein geystlich Mann . von dem redt paulus nichtz ... Ich sag nit wz ein Bischoff haben soll . dann ich hör nichtz ym euangelio . dz ein episcopus darynnen stiende . Mag vielleucht paulus ein andern vermäinen . denn der namen außweyßet ... Noch eins füer ich ein . Seindt yr Münch oder Priester worden . vnd euch der ehee verzygen . darauff geschworen . So halts .... Seyt yr aber ym eheestandt . vnnd werdt erwöhlt ynns Apostelampt . so habt yr die wahl . ob yr euch der ehee verzeyhen wolt oder nit ... Es ist offtermals wider die Inuentio Monachorum et Sacerdotum geredt worden . vnnd nit vnbillich . Dann ein Apostell sol khein Münch noch römischer priester sein . die keuschheyt . ꝛc . der geyst ist gut . aber nitt die eusserlich ordtnung;|. der widerspricht man . dieweyl sye aber von dir nit kombt . vnnd erdacht ist worden . Sonder von den vorfordern :|: So laß dieselbige sein ... was schadt es dem Innern menschen? nichts . was schadets dir an der seeligkeit ... Bisstu ein Carthäuser . yssest nymmer khein fleisch ... nemb dir khein ärgernus dran . Laß dir ein eusserlichs fieber sein . dz dir dz fleysch erleütert . Allso mit andern orden ... Es seindt sollche stückh nur eusserliche ding . Nemb dir khein scrupel darumb ... wiewol du dir sollcher wennden möchst . So wayß Ich das dich dein gewyſſen solches nitt lehrnet ... Sollches alles ist auff dz geredt : dz wir vnns nit sollen ein recht schöpffen . die orden hinzuwerffen ... was aber die anfännger der Orden . vnnd die . die die seeligkheyt dreyn gesetzt haben . von Gott erlanngen werden . Stehet ym willen gottes . Rechtfertige dich mit nichten : Brychsstu aber dein gelübdt mitt der ehee . so wiſſe grundtlich . das dir yn haltung deiner ehee . gehn wirdt . wie du gefundten bist . yn haltung deines gelübdts . So du ye vermäinest . du möchst dein glübdt nit halten . So bisstu nyrgent hin beſſer . dann yn ein kram . Oder zu einem Mandtel an den windt . vnd bist nichtt werdt . weder yn keuschheyt . noch im eheestandt leben .|. dann es ist khein felß . sonder ein sandt yhn deinem hertzen . wirdt vnd bleyb wz du wilt . So bisstu der verloren Son.

[Bl. 563 b] **Die geuährlichheyt auß dem eheestandt . seindt die ꝛc.**
Anfangklich So haben die frauen khainen gehn himmel bracht;|. wann es ist ein Instrument . daher kheiner gehn himmel kombt .|. Es ist zergengklich . vnnd nit ein ewigs .|. Inn yhener welt gylt khein ehee nichtz . Sie khennen auch einander nicht . Sye gehören auch nit zusamben :|:

Der ander .. wellcher ynn der ehee ist . der ist yn erbsünden .|. wann vrsachen . Es soll khein arbeyt des werckhs nit geschehen . Allein sie geb ein kindt . wieuil geschicht vergebner arbeyt . mit schwangern vnnd sonst . . . .

Der dridt . So ist vndter tausent ehee . nit ein ehee . die da sey nach götlicher ordtnung . . .

Das vierdt . So einer ein eheemann ist . So thryt er von stundtan yn yren eigen nutz . das ist er sucht seinen leyb sein eigen lusst . . . . . Nun schau wie mag sollches ein Apostell sein . . . . Wann die ehee ist sorglich.

Q u i p o t e s t c a p e r e c a p i a t . Der es allso versteht . wz die ehee sey der nemb ein weyb . damit er wißße . wo er nit soll yn verfüerung gehn . Nur allein actum begehn .|. Item den neydt laßßen . . . Gott hatt die ehee gesetzt dem arbeiter vnd nit dem Apostell . . . . die Apostell . . sollen nichtz handeln . das wider die demüettigkheit sey . . . So ist khein eheemann schuldig demüettigkheit zuleyden . wider sein . zeytlichen nutz . Sonder gewaltig denselbigen . Im vnd seinen kindern zu beschyrmben . vnd behalten . . . ein yegclicher bleyben soll . yn seim berüeffnen Ampt . . . dann Gott hat vnns vil weg gesetzt zum himmel . . . wz ein vermyscht plunderwerckh ist . Alls Apostell vnnd eheeleut zusein . die seindt fallsche propheten . fallsche Apostell . vnd Jünger christj . . . der teuffel hat das zamengeben erdacht . vnd nit Gott . dz ist Göttlichs zamen geben . zwey einander selbst nemben . ym fleysch . Nit ym maul . . . . wz Gott zusamben füegt . dz mag der mensch nit schayden . es sey gut oder böß . so muß sie bleyben . . . Die ist ein gemahel . die einer verfellt . . . So er die nembdt . so handelt er billich . vnnd lebt yn Göttlicher ehee . . . . Kheiner soll sollich werckh brauchen . dann eheelich . . . . Ein yedliche Jungkfrau . Ist ein gemahl deß . der zukhünfftig die nembt . Auff dasselbige wartten . . . . Das ist auch die ehee brochen . das einer . der fruchtbar ist . vnnd will nicht fruchtbar machen . . . . dann von wegen der ehee . seindt wir alle beschaffen :|:

FSC
www.fsc.org
MIX
Papier | Fördert gute Waldnutzung
FSC® C083411

Kolibri 360 GmbH
Ferdinand-Jühlke-Straße 7
99095 Erfurt, Deutschland
produktsicherheit@kolibri360.de